95,00

// **Gestão do conhecimento médico**

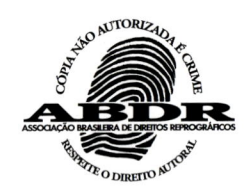

G393   Gestão do conhecimento médico : guia de recursos digitais para atualização profissional / [organização] Fábio Freire José, Fernando Sergio Studart Leitão Filho, Isabel Bueno Santos Menezes ; Amílcar Marcelo Bigatão .... [et al.]. – Porto Alegre : Artmed, 2009.
468 p. ; 25 cm.

ISBN 978-85-363-1849-3

1. Clínica médica. 2. Semiologia. I. José, Fábio Freire. II. Leitão Filho, Fernando Sergio Studart. III. Menezes, Isabel Bueno Santos. IV. Bigatão, Amílcar Marcelo

CDU 616-07

Catalogação na publicação: Renata de Souza Borges CRB-10/1922

// Gestão do conhecimento médico

**GUIA DE
RECURSOS DIGITAIS
PARA ATUALIZAÇÃO
PROFISSIONAL**

**Fábio Freire José
Fernando Sergio Studart Leitão Filho
Isabel Bueno Santos Menezes**
& Cols.

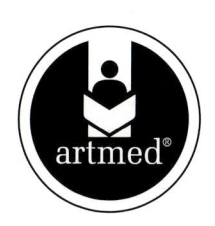

artmed®

2009

© Artmed Editora S.A., 2009

Capa
Paola Manica

Preparação de original
Daniele Azambuja de Borba Cunha

Leitura final
Luiz Alberto Braga Beal

Supervisão editorial
Carla Paludo

Projeto e editoração
Armazém Digital® Editoração Eletrônica – Roberto Carlos Moreira Vieira

Todos os programas, *sites*, marcas, produtos, empresas, organizações, nomes de domínio, endereços de correio eletrônico, logotipos, pessoas, lugares e/ou eventos apresentados nesta obra são marcas comerciais registradas ou são de propriedade e domínio de seus respectivos proprietários e eventualmente aparecem aqui sem qualquer intenção promocional e/ou comercial por parte dos autores ou da editora desta obra.

Ademais, os autores e a editora não se responsabilizam por eventuais danos de qualquer espécie ou natureza causados ou que vierem a ser causados ou supostamente causados, direta ou indiretamente, por atos escusos, ilícitos ou de qualquer forma advindos do mau-uso do teor desta obra, parcial ou integralmente.

Reservados todos os direitos de publicação, em língua portuguesa, à
ARTMED® EDITORA S.A.
Av. Jerônimo de Ornelas, 670 – Santana
90040-340 – Porto Alegre, RS
Fone: (51) 3027-7000 Fax: (51) 3027-7070

É proibida a duplicação ou reprodução deste volume, no todo ou em parte, sob quaisquer formas ou por quaisquer meios (eletrônico, mecânico, gravação, fotocópia, distribuição na Web e outros), sem permissão expressa da Editora.

SÃO PAULO
Av. Angélica, 1091 – Higienópolis
01227-100 – São Paulo, SP
Fone: (11) 3665-1100 Fax: (11) 3667-1333

SAC 0800 703-3444

IMPRESSO NO BRASIL
PRINTED IN BRAZIL

Autores

Fábio Freire José
Médico.
Especialista em Clínica Médica e Medicina de Urgência pelo Conselho Federal de Medicina/Associação Médica Brasileira/Sociedade Brasileira de Clínica Médica (CFM/AMB/SBCM).
Especialista em Reumatologia pelo CFM/AMB/Sociedade Brasileira de Reumatologia (SBR).
Pós-graduando da disciplina de Reumatologia da Universidade Federal de São Paulo – Escola Paulista de Medicina (UNIFESP-EPM).
Médico assistente da disciplina de Clínica Médica da UNIFESP-EPM.
Diretor Geral de *e-learning* dos programas do Sistema de Educação Médica Continuada a Distância (SEMCAD) da Artmed/Panamericana Editora.

Fernando Sergio Studart Leitão Filho
Médico.
Especialista em Clínica Médica e Medicina de Urgência pelo CFM/AMB/SBCM.
Especialista em Pneumologia pelo CFM/AMB/Sociedade Brasileira de Pneumologia e Tisiologia (SBPT).
Doutorando da disciplina de Pneumologia da UNIFESP-EPM.
Médico assistente do Serviço de Doenças do Aparelho Respiratório do Hospital do Servidor Público Estadual de São Paulo (HSPE).
Professor da disciplina de Sistema Respiratório do Curso de Medicina da Universidade Nove de Julho (UNINOVE).

Isabel Bueno Santos Menezes
Bibliotecária.
Especialista em Informação em Ciências da Saúde pela UNIFESP-EPM.
Bibliotecária da Biblioteca Central da UNIFESP-EPM.

Amílcar Marcelo Bigatão
Médico.
Residência em Clínica Médica e Pneumologia pela UNIFESP-EPM.
Especialista em Pneumologia pelo CFM/AMB/SBPT.
Médico do Centro de Reabilitação Pulmonar da Disciplina de Pneumologia da UNIFESP-EPM/Lar Escola São Francisco.

Ângela Freitag Brodbeck
(capítulo Noções de informática – *on-line*)
Doutora em Administração. Professora da Escola de Administração da Universidade Federal do Rio Grande do Sul (UFRGS).

Bruno Frederico Medrado
Médico.
Residência em Clínica Médica pelo HSPE.
Residente do Serviço de Gastroenterologia da Faculdade de Medicina da Universidade de São Paulo (FMUSP).

Henrique Jorge Brodbeck
(capítulo Noções de informática – *on-line*)
Mestre em Engenharia. Professor do Instituto de Informática (UFRGS).

Dedicatória

Dedico este livro a minha mãe, Nadja Maria Smith Freire, pelo incondicional apoio em toda minha vida, e a todos os profissionais de saúde que arduamente lutam por manter viva a arte de cuidar e curar o próximo.

Agradeço a todos os alunos, pacientes, colegas de trabalho, médicos e demais profissionais de saúde de cujo convívio saíram o conhecimento e a fonte de inspiração necessários para a concepção e a realização desta obra.

Fábio Freire José

Dedico este livro aos meus pais, ao meu irmão, André, e especialmente a minha esposa, Kelly, pelo constante incentivo e apoio incondicional, que muito me ajudaram a superar os momentos de dificuldade.

Agradeço a Artmed Editora pela dedicação, mais do que especial, durante o desenvolvimento deste livro, bem como à disciplina de Pneumologia da UNIFESP, pelos ensinamentos recebidos durante a pós-graduação, que muito me auxiliaram na confecção de várias partes da presente obra.

Fernando Sergio Studart Leitão Filho

Dedico este livro aos meus pais, pelo constante incentivo, ajuda e amor nas etapas mais difíceis da minha vida pessoal e profissional, bem como ao meu esposo, Clovis, e ao meu filho, Rodrigo, pelo carinho e compreensão durante os meus momentos de ausência.

Agradeço a todos que participaram direta e indiretamente no desenvolvimento desta obra.

Isabel Bueno Santos Menezes

Prefácio

Sabe-se que, ao longo da história da Humanidade, grande parte do conhecimento era gerada por algumas poucas pessoas, as quais também detinham essas informações. Essa realidade, contudo, tem mudado nas últimas décadas, pois agora quase todos podem contribuir de alguma forma para a produção de conhecimento, facilitada pelo advento do computador e da internet.

Essa nova realidade tem repercutido tanto de forma positiva quanto negativa na vida da maioria das pessoas. Com relação à medicina, por exemplo, o acesso facilitado ao conhecimento fez com que alguns tratamentos, considerados de primeira linha há alguns anos, fossem totalmente desaconselhados, seja por terem sido suplantados por outras opções mais eficazes ou por proporcionarem poucos benefícios à custa de efeitos colaterais importantes. Em contrapartida, além de estarem em constante busca por novas informações e atualizações, os profissionais da área médica também sofrem com o excesso de informações, o que gera angústia, insegurança e ansiedade, sobretudo para aqueles que não são proficientes no acesso e na gestão desses novos conhecimentos.

Gestão do conhecimento médico: guia de recursos digitais para atualização profissional vem preencher essa lacuna, auxiliando os profissionais de medicina e saúde a gerirem as informações que chegam até eles. Escrito por profissionais da área médica e uma bibliotecária especializada na área de saúde, este livro se destaca pela abrangência e linguagem de fácil compreensão, trazendo para o leitor informações sobre os melhores programas, bem como indicando *sites* para a atualização profissional.

Para tornar esta obra ainda mais interativa e inovadora, foi desenvolvido um *hotsite* (www.artmed.com.br/gestaodoconhecimentomedico) com diversos materiais complementares: vídeos tutoriais (identificados ao longo do livro com o ícone ▶), suplementos especiais (incluindo um capítulo exclusivo), questões para estudo, *blog* dos autores, entre outros.

Entre outras vantagens, a gestão do conhecimento por parte dos profissionais da área médica proporciona: otimização da relação médico-paciente – o que torna o médico mais preparado para possíveis questionamentos e argumentações por parte do paciente; cumprimento de pré-requisitos relacionados à obrigatoriedade de recertificação profissional – que é a correta utilização de plataformas de informática e tecnologias de educação a distância visando à continuidade da atuação do profissional; e conhecimento sobre as vantagens e desvantagens da medicina baseada em evidências, uma vez que a necessidade da informação para fundamentar uma conduta ou questionar a posição das seguradoras é essencial em um ambiente de escassez de recursos tecnológicos e financeiros.

A correta utilização da gestão do conhecimento influencia positivamente a prática médica e qualifica o profissional para exercer de forma eficiente sua atividade. Além disso, entre outros benefícios, destaca-se a melhora na administração do tempo no processo de atualização e na seleção mais adequada das evidências disponíveis, o que permite a escolha das melhores condutas nas mais diversas situações.

Estudantes e profissionais de medicina e das demais áreas da saúde que desejam aprimorar sua qualificação profissional por meio da gestão do conhecimento terão nesta obra uma excelente fonte de consulta.

Fábio Freire José
Fernando Sergio Studart Leitão Filho
Isabel Bueno Santos Menezes

Sumário

Prefácio VII

Capítulo 1 // Acesso à informação em medicina e atualização profissional 13
Fábio Freire José

Capítulo 2 // Ferramentas básicas da internet e Web 2.0 37
Fernando Sergio Studart Leitão Filho
Fábio Freire José

Capítulo 3 // Educação médica continuada 73
Fábio Freire José

Capítulo 4 // Assistentes pessoais digitais 91
Bruno Frederico Medrado
Fernando Sergio Studart Leitão Filho

Capítulo 5 // Guia de sites e de portais de atualização científica 135
Fernando Sergio Studart Leitão Filho
Fábio Freire José

Capítulo 6 // Buscadores de informação acadêmica 195
Isabel Bueno Santos Menezes

Capítulo 7 // Princípios básicos de pesquisa bibliográfica 201
Isabel Bueno Santos Menezes

Capítulo 8 // Bases de dados bibliográficas da *Web* 211
Isabel Bueno Santos Menezes

Capítulo 9 // Como localizar e recuperar um artigo científico 355
Fernando Sergio Studart Leitão Filho
Isabel Bueno Santos Menezes

Capítulo 10 // Indicadores de qualidade de produção científica 371
Isabel Bueno Santos Menezes

Capítulo 11 // Introdução à medicina baseada em evidências e avaliação crítica da literatura 381
Fernando Sergio Studart Leitão Filho
Fábio Freire José

Capítulo 12 // Organizadores de referências 423
Amílcar Marcelo Bigatão
Fernando Sergio Studart Leitão Filho

Índice 465

1// Acesso à informação em medicina e atualização profissional

Fábio Freire José

> *"Conte-me, e eu esquecerei.*
> *Mostre-me, e eu lembrarei.*
> *Envolva-me, e eu entenderei."*
> *Confúcio, filósofo chinês, 450 anos a.C.*

// INTRODUÇÃO

A informação tem sido identificada como um aspecto fundamental para o aprimoramento profissional na área da saúde, mas ainda representa uma necessidade atendida de maneira insuficiente. Dessa forma, cabe ao profissional aprender a buscá-la, interpretá-la e aplicá-la na sua prática diária. Na medicina, cada informação está associada a um custo ou risco.

Antes do século XX, o conhecimento médico limitava-se a poucas descobertas de grande importância. Nas últimas décadas, houve um grande avanço no que diz respeito a tal conhecimento, por meio de informações científicas que constituem a base da medicina atual.

// INFORMAÇÃO E PRÁTICA MÉDICA ATUAL

A atualização do conhecimento pelo médico representa, atualmente, um desafio, visto que esse profissional tem de dividir seu tempo entre a rotina clínica e as questões pessoais e administrativas. É importante ressaltar que, além de uma boa formação universitária, é fundamental também a continuidade desse processo, ou seja, deve haver uma constante preocupação em buscar novos conhecimentos para realizar sempre um trabalho de qualidade. Infelizmente, muitos profissionais estão deficientes em seu conhecimento técnico, não apenas por falta de atualização, mas também por saírem da universidade limitados e despreparados em habilidades básicas. Por essa razão, como veremos adiante, ganharam importância os processos de certificação (controle de qualidade) e recertificação em todo o mundo.

A busca por informação deixou de se restringir à produção acadêmica e passou a ter papel importante na prática diária para resolver casos e fornecer respostas a questões suscitadas na atividade rotineira.

// ACESSO À INFORMAÇÃO – PRÉ-REQUISITO DE UMA COMPETÊNCIA BÁSICA

Os profissionais que atuam em universidades têm mais acesso a fontes de produção de conhecimento, o que lhes proporciona uma reciclagem contínua. Já os que trabalham fora desse meio têm mais dificuldade de acessar novas informações e a atualização se torna uma tarefa particularmente árdua. Apesar de isto ser uma competência básica definida pelo Ministério da Educação (MEC) para os graduandos em medicina (Quadro 1.1), não estão incluídos, no currículo da maioria das universidades brasileiras, cursos direcionados ao desenvolvimento de habilidades envolvendo o processo de busca de atualização.

Nesse sentido, destaca-se o exemplo do trabalho realizado, nos Estados Unidos, pela Acredittation Council of Graduate Medical Education, entidade cuja finalidade consiste em avaliar a qualidade dos formandos levando em consideração uma série de competências básicas (Tabela 1.1).[2] Nessa mesma linha,

Quadro 1.1 // Formação e competência para o graduando em medicina no Brasil[1]

- ➡ Postura ética, visão humanística, senso de responsabilidade social e compromisso com a cidadania
- ➡ Orientação para a proteção, promoção da saúde e prevenção das doenças
- ➡ Capacidade de compreensão, integração e aplicação dos conhecimentos básicos na prática profissional
- ➡ Orientação para atuar em níveis primário e secundário de atenção e resolver com qualidade os problemas prevalentes de saúde
- ➡ Capacidade para o primeiro atendimento das urgências e emergências
- ➡ Capacidade para comunicar-se e lidar com os múltiplos aspectos da relação médico-paciente
- ➡ **Capacidade de aprendizagem contínua durante toda a vida profissional e de auditoria do próprio desempenho**
- ➡ Capacidade de atuação e eventual liderança na equipe de saúde

no Brasil, cabe ressaltar a iniciativa de Lopes e colaboradores, com o movimento de valorização dos aspectos humanísticos denominado Medicina Embasada na Competência.[2-3]

O Juramento de Hipócrates, prestado por todo médico ao concluir sua graduação, contempla a educação médica, mas não menciona preceitos para a continuidade da formação. Sua essência altruística, no entanto, deixa isso implícito, já que não causar danos e deixar de oferecer benefícios estão em patamar de equivalência como prioridade do profissional. Em diversos países desenvolvidos as diretrizes de boa prática médica contemplam a atualização profissional.

Tabela 1.1 // Competências gerais do profissional[4]

COMPETÊNCIA GERAL	DEFINIÇÃO
Cuidado com o paciente	O médico deve prover o cuidado apropriado ao paciente e ser efetivo na promoção da saúde e na prevenção e no tratamento de doença.
Conhecimento médico	O médico deve demonstrar conhecimento de ciências biomédicas, clínicas e cognatas e aplicá-lo no cuidado ao paciente e na educação de outros médicos.
Profissionalismo	O médico deve demonstrar comportamento que reflita o comprometimento com a educação médica continuada, a prática ética, o entendimento e a sensibilidade à diversidade, além de ter atitude responsável perante os pacientes, a profissão e a sociedade.
Técnicas de comunicação e relacionamento interpessoal	O médico deve desenvolver técnicas de comunicação e relacionamento interpessoal que o capacite a estabelecer e manter relacionamentos profissionais com pacientes, famílias e outros membros da equipe de saúde.
Conhecimento baseado em prática e melhoria contínua	O médico deve usar evidências científicas e métodos para investigar, avaliar e melhorar as práticas de cuidado aos pacientes.
Prática baseada no sistema	O médico deve demonstrar tanto entendimento dos contextos e sistemas em que o cuidado de saúde é fornecido quanto habilidade de trabalhar efetivamente em sistemas para melhorar e otimizar a assistência à saúde.

No entanto, a qualidade do serviço médico é deficiente em quase todo o mundo. Nos Estados Unidos, nem mesmo sua forte economia evita os alarmantes registros de deficiências graves no sistema de saúde.[5] É inquestionável que o acesso contínuo à informação de qualidade correlaciona-se diretamente com a melhoria do serviço médico. Esse motivo se constitui na principal razão para o profissional de saúde dominar essa competência e tê-la como pendência prioritária a ser resolvida quando identificar que não a possui.

Apesar de essa iniciativa de se atualizar em medicina ainda não seja tão difundida quanto deveria, é evidente que há profissionais que buscam novos conhecimentos, e as duas principais razões que os levam a tomar essa atitude são as seguintes:[6]

1. Desejo de atualização com notícias relevantes para a prática clínica.

2. Problemas apresentados por pacientes. Nesse caso, a busca das melhores informações para a tomada de decisões é essencial para a segurança e a qualidade do atendimento. Dessa forma, as ferramentas necessárias para responder às diferentes questões e os métodos de recuperação de documentos são, cada vez mais, imprescindíveis à prática diária.

Habitualmente, cerca de três questões surgem a cada consulta médica.[7,8] Em geral, o médico procura a resposta para cerca de quatro em dez questões e consegue a resposta em três delas.[9] Uma revisão da literatura internacional entre 1975 e 1992 mostrou que os médicos generalistas buscam a informação por meio de contato com colegas e em periódicos, raramente recorrendo a fontes eletrônicas de base de dados.[10]

// OBSTÁCULOS AO ACESSO E À UTILIZAÇÃO DA INFORMAÇÃO

// Sobrecarga de informação

As estimativas atuais são de que o conhecimento médico dobre a cada cinco anos.[11] O número de ensaios clínicos subiu de 500, em 1970, para mais de 10 mil no final da década de 1990.[12] Com base nesses fatos, pode-se afirmar que apenas nas três últimas décadas a informação gerada supera todo o conhecimento acumulado em cinco mil anos.

A sobrecarga de informação torna a tarefa de se manter atualizado bastante difícil e impõe ao profissional a necessidade de administrar as informações relevantes à sua prática. Em outras palavras, a capacidade de ser gestor de informação é fundamental para o exercício da profissão.

// Fatores individuais ou fatores inerentes à medicina na prática atual

Nesta seção, serão analisados diversos fatores ligados ao médico no mundo contemporâneo que dificultam o acesso à informação, como aspectos comportamentais da formação e de tempo dispendido.

Muitos aspectos comportamentais têm papel preponderante como obstáculo no acesso à informação. A prática médica contínua e a experiência são evidenciadas por diversos médicos como fatores primordiais para a qualidade do atendimento. Entretanto, uma revisão sistemática recente sobre a relação entre a experiência do médico e a qualidade do serviço de saúde questiona essa proposição; foi demonstrado que, em geral, o conhecimento e a habilidade do médico diminuem ao longo do tempo[13] (no entanto, deve-se fazer ressalvas devido a potenciais fontes de erro metodológico). Levando-se em consideração o resultado desse estudo, pode-se imaginar o que se sucede ao longo do tempo com aqueles médicos que, no momento da graduação, já apresentam um nível aquém do considerado mínimo para a prática da profissão.

A percepção de que a formação proporcionada pela faculdade de medicina não prepara suficientemente bem os estudantes para os desafios da prática já foi bem documentada.[14,15] Assim, conclui-se que a prática contínua e a experiência não asseguram a qualidade do trabalho e não devem ser um argumento que desvalorize a busca de atualização. Sem conseguir adequar a sua prática às exigências atuais, os médicos ficam mais suscetíveis a sofrer com problemas psicológicos, como depressão, baixa autoestima e medo de processos judiciais.

A tecnofobia, definida como medo da tecnologia moderna, é um fator pouco documentado cientificamente em medicina, porém possui prevalência considerável na prática e certamente interfere no acesso aos meios necessários para encontrar a informação de maneira eficiente.

No intuito de solucionar esse problema, destacam-se as intervenções educacionais, que têm obtido sucesso por motivar o profissional e são adequadas ao seu ritmo de aprendizagem.

Outro aspecto que dificulta o acesso à informação é a formação médica tradicional, que consiste em um ensino passivo, no geral os estudantes aprendem a "estocar" a informação que lhes é dada e recuperá-la no momento das provas para progressão no curso.[16] Os "melhores" alunos são aqueles que dominam esse método e se destacam com uma média alta de notas. Nessa situação, o professor está sempre presente, orientando sobre os tópicos que devem ser estudados. Contudo, quando não há mais o auxílio do professor, percebe-se a dificuldade em lidar com a dinâmica de produção e a atualização de conhecimento.

Além de as deficiências de conhecimento se acentuarem ao longo do tempo e de a sobrecarga de informação configurar uma dificuldade, a pouca percepção dos médicos com relação a esses problemas é um fator complicador adicional. Davis e colaboradores demonstraram que, entre os médicos, a autoavaliação acerca de suas deficiências e habilidades não é acurada e, como consequência, eles não podem direcionar seu aprendizado pautados nas suas reais necessidades.[17] Por essa razão, parece razoável buscar opiniões de colegas de trabalho para que eles auxiliem a perceber os objetivos de aprendizado a serem atingidos.

Na prática médica, tem-se observado que a maioria dos profissionais prefere a conveniência no acesso à informação em detrimento da qualidade.[18]

Além disso, nem sempre as informações são filtradas, o que é fruto muitas vezes da dificuldade de optar entre tantas possibilidades que são oferecidas. Assim, destacam-se como principais barreiras à busca de informação na literatura médica, em ordem de importância, o tempo, as dificuldades com tecnologia da informação e recursos de internet, a falta de habilidade de busca da informação, o alto custo e a falta de interesse ou necessidade urgente.[19]

O tempo é uma variável fundamental no acesso à informação.[19] Khan e colaboradores demonstraram que um informacionista (especialista que busca e analisa criticamente as informações) leva cerca de 53 minutos para responder a questões de cirurgia.[20] Em outro estudo, com médicos de família, foi demonstrado que o médico leva cerca de dois minutos buscando a informação necessária para responder às questões suscitadas na consulta.[9] Além disso, uma pesquisa revelou que, para um recurso ser prático à beira do leito, ele deveria estar disponível em cerca de 10,2 a 25,4 segundos.[21]

Ely e colaboradores afirmam que as duas principais razões que levam o médico a não buscar informação são acreditar que não existe uma solução para o problema e ter a preferência em encaminhar o paciente ao especialista – que teria a incumbência de conduzir a busca na literatura.[22]

A correta busca de informação na literatura médica está associada à melhoria da qualidade do serviço médico. Frequentemente há o equívoco de se considerar que o domínio desta técnica seja restrito aos profissionais no ambiente acadêmico, quando é claro que o impacto sobre o cuidado aos pacientes e a revisão de literatura para tomada de decisões devem ser práticas presentes no cotidiano de todo profissional de saúde.[23] Como exemplo disso, destaca-se um estudo que mostrou associação positiva entre a busca de literatura pelo médico e a diminuição de custos e tempo de hospitalização em casos de pacientes com o mesmo diagnóstico no momento da internação.[24]

A eficiência da busca, adquirida com o domínio das habilidades necessárias para tal, é um determinante da qualidade do esforço empenhado. Nesse sentido, Cheng constatou que 73% dos problemas relacionados ao cuidado ao paciente foram solucionados com uma busca bem-realizada.[25] Em outro estudo, Ely e colaboradores afirmaram que, de 55% das buscas realizadas, 72% das questões eram de fato respondidas.[22] Outro estudo que avaliou a eficiência da busca mostrou que, em 18% das vezes esta era de boa ou muito boa qualidade; em 52%, era razoável; e, em 30%, era ruim.[26] Portanto, a falta de técnica na aquisição da informação pode levar a resultados equivocados, uma vez que ela, na verdade, não foi encontrada. Em outras palavras, não bastar buscar a literatura, mas fazê-lo da maneira correta.

Byrnes e colaboradores demonstraram que o ensino de técnicas de busca no Medline via Pubmed se associou à mudança no comportamento do médico com relação à busca de informação.[27] Dentre os interessantes achados desse estudo, pode-se citar que apenas 9% dos profissionais se consideravam confiantes ou muito confiantes ao realizar buscas no Medline antes de uma intervenção. Quando as variáveis foram avaliadas, três meses após a intervenção, o nível de confiança aumentou para 39%. Com a conclusão do projeto, a percepção da importância da medicina baseada em evidência no cuidado ao paciente aumentou em 35% dos médicos.[27] Na experiência dos autores deste livro com médicos em diferentes etapas de formação submetidos a treinamento semelhante, é evidente a satisfação e a autoconfiança que se seguem ao desenvolvimento dessa habilidade.

// Acesso à tecnologia

Embora a democratização do conhecimento pela internet seja inquestionável, em diversas partes do mundo subdesenvolvido, o acesso a essa tecnologia é um grande obstáculo. Como exemplo de precariedade estrutural até mesmo em centros universitários, um estudo realizado na África mostrou que, entre quatro instituições que ofereciam pós-graduação, em duas o principal acesso era em locais de internet paga (*cyber* cafés).[28] A Organização Mundial de Saúde (OMS), preocupada com a questão de acesso em países subdesenvolvidos, criou um programa de subsídio a assinatura de periódicos médicos para faculdades, hospitais de ensino e escritórios governamentais chamado HINARI (Health InterNetwork Access to Research Initiative), que conta atualmente com 3.750 títulos.[29,30]

// Qualidade da informação médica na internet

A internet tem como uma de suas principais características a dinâmica no acúmulo da informação, o que a torna imbatível em comparação com as formas tradicionais de conhecimento. Infelizmente, esse instrumento tão poderoso não possui um sistema de controle de qualidade. Nem mesmo setores específicos, como *blogs*, são proficientes na seleção da informação publicada no que diz respeito a critérios de qualidade.

Estimativas recentes dão conta de que 9% do total das buscas realizadas na internet são sobre assuntos relacionados à saúde.[31] No entanto, a qualidade da informação, que normalmente não é filtrada, é considerada baixa. Por exemplo, uma análise pontual de oito mil artigos publicados em 85 periódicos mostrou que cerca de apenas 2,6% deles apresentavam informação médica útil e relevante.[32] Embora a metodologia utilizada para avaliar a qualidade da informação médica na internet ainda esteja em desenvolvimento, uma meta-análise revelou que 70% dos usuários consideravam o problema da qualidade da informação na internet gritante.[33]

Analisando esses dados, é possível afirmar que mais usuários têm utilizado a internet para acessar informações de saúde do que para verificar notícias de celebridades, ações da bolsa ou resultado de disputas esportivas. Esse fato tem um aspecto preocupante, pois os pacientes têm acesso a informação de saúde sem saber a diferença entre relatos de casos e ensaios randomizados, ou seja, eles nem sempre farão uma interpretação correta do que leem. Em contrapartida, os leitores médicos podem considerar, na escolha de fonte de pesquisa confiável, o prestígio da base de dados, o fator de impacto das publicações e revisões de consultores científicos e médicos especializados.

A constatação da falta de qualidade e de controle das informações na internet favoreceu o aparecimento de estudos e a mobilização de autoridades e associações ligadas à proteção do consumidor em todo o mundo.[34] Como resultado de tais iniciativas foi criado o código Health on the Net Foundation (HON) para avaliar a qualidade da informação na internet e certificar os *sites* seguros. Esse código é considerado um bom índice para assegurar a qualidade ética da informação.[35] Com o mesmo objetivo, uma comissão europeia elaborou critérios para certificar *sites* considerados confiáveis[36] (Quadro 1.2). Lamentavelmente, a utilização desses critérios está muito aquém do necessário.[31] No Brasil, o Conselho Regional de Medicina do Estado de São Paulo (Cremesp) publicou um guia de ética para *sites* de medicina na internet, com exigências convergentes em relação a outras associações e organismos internacionais.[37]

Quadro 1.2 // Critérios europeus de confiabilidade de um *site* na internet[38]

➡ **Transparência e honestidade** – fornecendo detalhes completos do patrocinador do *site*, o objetivo (incluindo quaisquer considerações comerciais), o público-alvo e as fontes de financiamento

➡ **Autoridade** – referenciando e datando todas as informações mostradas e fornecendo credenciais completas para indivíduos e instituições

➡ **Privacidade e confidencialidade** – com o requerimento de *opt-in** para qualquer informação pessoal

➡ **Atualidade** – atualizando regularmente o conteúdo do *site*

➡ **Responsabilidade** – por meio de avaliação de usuários, resposta e clara declaração de política editorial

➡ **Acessibilidade** – com atenção à usabilidade e à facilidade de busca

*O *opt-in* é o termo empregado para as regras de envio de mensagens que definem que é proibido mandar *e-mails* comerciais (*spam*), a menos que exista uma concordância prévia por parte do destinatário.

// PRESSÕES PARA DOMÍNIO DE HABILIDADES DE GESTÃO DE INFORMAÇÃO

// Pressão das fontes pagadoras, cenário médico atual e binômio qualidade x recursos

A tecnologia ampliou os horizontes diagnósticos e terapêuticos, sendo que os custos a ela relacionados cresceram na mesma proporção. Esse cenário provocou mudanças profundas na medicina tradicional, focada na prevenção, no diagnóstico e no tratamento das doenças. A fim de reduzir os custos relacionados à assistência à saúde, cada vez mais elevados, os profissionais da área precisam fundamentar sua conduta de acordo com as melhores evidências e práticas disponíveis. A economia da saúde surge, então com grande força na prática médica.[39]

As batalhas de argumentação com as fontes pagadoras elevam o estresse profissional, interferindo diretamente no cuidado com o paciente. Em outras palavras, o acesso aos recursos passa a depender da economia de saúde que, com frequência, conflitam com as variáveis humanísticas. Dessa forma, o profissional em saúde tem de fornecer a máxima qualidade em ambiente de recursos limitados, o que resulta na massificação do atendimento médico. Esse é um ponto de conflito entre prestadores e fontes pagadoras e traz à tona a importância da lógica e da argumentação na ciência médica para fluidez do trabalho diário. Curiosamente, há muitos séculos, a lógica e a argumentação eram disciplinas obrigatórias nas faculdades de medicina.

A qualidade do atendimento está diretamente relacionada com a forma de organização, o compartilhamento e a utilização da informação para a tomada de decisões médicas. Portanto, não é de surpreender o impacto na qualidade que se relaciona com a capacitação de trabalhadores individualmente.[40]

// Informação, internet e relação médico-paciente

Imagine o seguinte caso:

> "Doutor, estou sentindo dores no peito e já fiz o teste ergométrico, que foi normal. Estou aqui pois gostaria de realizar um ecocardiograma de estresse e cintilografia."

> A paciente Y, de 24 anos, diagnosticada com síndrome do anticorpo antifosfolipídeo recebe a recomendação de seu médico, Dr. X, para procurar informações na internet sobre a sua doença, a paciente segue o conselho e encontra diversas imagens de pacientes sofrendo de complicações da doença com amputações e sequelas neurológicas. O Dr. X recebe a ligação

dos pais da paciente dizendo que ela se encontra em depressão profunda e não retornará mais aos seus cuidados.

Casos como o mostrado anteriormente são cada vez mais comuns na prática médica e estão transformando a dinâmica da relação médico-paciente.[41] A utilização da internet para consultas de assuntos relacionados à saúde é comum entre usuários, com estimativas variadas de uso. Nesse sentido, foi constatado que cerca de 80% dos adultos nos Estados Unidos e 66% dos adultos na Europa pesquisam assuntos relacionados à saúde na internet.[42] Baker e colaboradores, em uma pesquisa de alto rigor científico nos Estados Unidos, observaram que 40% dos 4.764 adultos americanos utilizaram a internet para obter informações de saúde, sendo que um terço destes afirmou que ela interferiu na decisão dos cuidados com a saúde.[43]

Nos Estados Unidos, a maioria dos usuários inicia a pesquisa em um buscador, como Google e Yahoo. Apenas 15% dos usuários que buscam informações sobre saúde dizem averiguar sempre a data e a fonte da informação, ao passo que 10% afirmaram que o fazem na maioria das vezes. Portanto, a maioria dos usuários americanos – ou seja, cerca de 85 milhões de pessoas – está consumindo informação sem realizar uma avaliação consistente da qualidade.[44]

É importante investigar quais os motivos que levam os pacientes a buscar informações sobre saúde na internet. Um levantamento sobre o assunto revelou as seguintes razões:[45]

➡ Mudar de decisão sobre tratamento da sua doença (70%);

➡ Descobrir novas questões que os motivem a ouvir a opinião de outro médico (50%);

➡ Influenciar sua decisão sobre ir ou não ao médico (28%);

➡ Melhorar o cuidado com a saúde (48%).

Os médicos estão atendendo um número cada vez maior de pacientes que realizam pesquisas na internet antes de ir à consulta, o que muda a dinâmica desta.[46, 47] Entretanto, cerca de metade dos pacientes realizam estas pesquisas antes da consulta não comunica esse fato ao médico.[48]

No Brasil, foi realizado um estudo do impacto da internet na relação com o médico sob a perspectiva do paciente. A análise do conjunto de dados mostra que a maioria dos entrevistados acessa a internet com a frequência de, pelo menos, uma vez por semana, utilizando-a para consultar informações sobre saúde e doença relacionadas a casos vivenciados por ela ou por aqueles que a afeta diretamente (familiares). Além disso, os entrevistados também a utilizam após alguma consulta médica para verificar, entender ou complementar as informações dadas por seus médicos. Um número significativo de entrevistados considera que as informações acessadas na internet sobre saúde e doenças são úteis. Estes entrevistados ainda afirmam que acessam essas informações para conversar com seus médicos em consultas posteriores e demonstram mudança de atitude, assumindo uma postura mais participativa no processo de decisão sobre sua saúde.

Já na perspectiva dos médicos, alguns estudos apontam mudança nas decisões médicas quando os pacientes buscam informação em fontes como a internet.[49, 50] A resposta habitual dos médicos é a solicitação de exames, mesmo que estes sejam desnecessários.[51] Como uma das explicações para isso, pode-se enfatizar que atender às expectativas do paciente faz parte dos anseios dos médicos, pois fortalece a relação de confiança, o que é vital para o seguimento do paciente, e tem implicações diretas no nível de qualidade de atendimento. Nesse sentido, há o exemplo de um estudo conduzido na Inglaterra, o qual comprovou que, apesar de se demonstrar que a radiografia simples não era necessária na avaliação rotineira de pacientes com lombalgia, a satisfação destes era maior quando o exame era solicitado.[52] Além disso, há outro caso em que o acesso prévio a *sites* pré-selecionados indicados por cirurgiões proporcionou índice de satisfação com a intervenção, após a correção de hérnia inguinal, em 79,4% dos pacientes, contra 45,5% dos que não receberam a lista de *sites* recomendados.[53]

Portanto, o acesso à informação e a comunicação com o médico de maneira assíncrona por meios eletrônicos podem ser benéficos ao paciente, situações que vêm crescendo exponencialmente em todo o mundo. Esses pacientes com acesso à informação estão transformando o sistema de saúde em todos os níveis.[54] Dessa forma, destacam-se como pontos fortes da comunicação entre médico e paciente a conveniência de encontro e o fortalecimento do paciente por possuir informação em geral e dados particulares, como de resultados de exames laboratoriais.[55] A Tabela 1.2 lista as potenciais vantagens e desvantagens do acesso à informação na internet.

A informação adquirida pelo leigo, no entanto, também pode gerar conflito na relação médico-paciente.[56] Muitos médicos apresentam resistência e reações de desprezo quando confrontados com pacientes bem-informados. No Brasil, os re-

Tabela 1.2 // Vantagens e desvantagens do acesso à informação na internet para pacientes e médicos[57]

VANTAGENS	DESVANTAGENS
A informação de saúde na internet pode tornar pacientes mais informados, levando a melhores resultados de tratamento e prevenção de doenças. Essa informação pode aumentar a adesão ao tratamento.	A qualidade da informação na internet é bastante variável, podendo levar a comportamentos inadequados dos pacientes, solicitação de exames e realização de procedimentos desnecessários, além de gerar ansiedade.
Melhora da relação médico-paciente por meio da efetividade da comunicação e divisão da responsabilidade pelo conhecimento. O trabalho de equipe e a cooperação podem ser mutuamente benéficos. A informação aumenta o controle do paciente sobre sua doença e permite melhor tomada de decisões.	Apesar do potencial de disseminação da informação, o acesso à tecnologia mínima pode estar distante dos menos favorecidos economicamente e dos que residem longe dos grandes centros.
O acesso prévio a informações pode otimizar o tempo de atendimento por proporcionar a reflexão prévia sobre preferências dos pacientes.	O uso da informação obtida em páginas da internet pode esbarrar em questões de responsabilidade legal. Os pacientes podem acionar judicialmente um profissional que não forneceu o tratamento necessário com base em referências que obtiveram na rede, mesmo que não haja quaisquer falhas por parte do profissional.
O acesso a informação após a visita médica pode proporcionar aumento da informação fornecida pelo médico e levar a posterior participação na tomada de decisão médica em um paciente relutante.	O acesso a informação pode causar visitas desnecessárias ao médico, gerar conflitos e interferir na relação médico-paciente.
A comunicação entre pacientes com a mesma enfermidade tem o potencial de promover diálogo, o qual gera informações que melhoram o cuidado com sua própria doença.	O uso excessivo e sem bom-senso da comunicação pode levar a atendimento sem personalização e humanização.

sultados do estudo citado anteriormente sobre a internet e a relação médico-paciente foram os seguintes para a reação do médico: a reação de seu médico foi neutra, natural ou indiferente (5,08%); positiva (25,42%); contraditória, com argumentos positivos e negativos (13,56%); negativa (55,94%). Neste último caso, foi relatado que o médico não gosta que o paciente tenha informações técnicas, que discuta, questione ou conteste seus diagnósticos e procedimentos.[49]

Além da influência da informação na relação do médico com o paciente, a segurança deste é outro aspecto importante a ser considerado, visto que há acesso livre à informação na internet. Um estudo recente mostrou a existência de dezenas de *sites* pró-suicídio, reforçando a necessidade de psiquiatras analisarem melhor a utilização da internet por seus pacientes com depressão e outras enfermidades com potencial suicida, pois ela pode ser uma facilitadora dessa complicação.[58]

Nesse contexto, como o médico deve reagir diante dos pacientes bem-informados? Em primeiro lugar, o domínio de técnicas de comunicação é fundamental para isso.[59] Assim, os médicos devem ter a coragem de dizer a seu paciente que não sabem determinado ponto e que buscarão mais informação para esclarecer a discussão. Esse ato reforça a atitude humilde no profissional, que não deve temer ser visto como incompetente. O Quadro 1.3 apresenta sugestões de postura e atitude do profissional nessas situações.

// Processos de certificação profissional e qualidade

Os processos de regulação profissional buscam três propósitos principais:

- Assegurar que um mínimo padrão de qualidade está sendo oferecido;
- Prestar contas e tranquilizar a sociedade e instituições financiadoras mostrando que os médicos são dignos de confiança;
- Elevar a qualidade de atendimento de saúde fornecendo orientações sobre as melhores práticas e estimular o desempenho profissional por meio de avaliação constante.[60]

O profissionalismo é um contrato entre a medicina e a sociedade. Dessa forma, serão analisados agora os principais aspectos dos processos de regulação profissional nos Estados Unidos e no Brasil.

Quadro 1.3 // Recomendações para lidar com pacientes que buscam informações da internet[57]

➡ Apresente atitude positiva diante de um paciente que buscou informações na internet. Essas informações podem colaborar com o tratamento do paciente por deixá-lo mais envolvido.

➡ Veja o paciente que busca informação na internet como interessado em sua própria saúde. Estimule o comportamento de interesse para atingir melhores resultados na parceria do tratamento.

➡ Ouça atentamente o que o paciente relata e faça a sua leitura de como ele está enxergando a doença e seu tratamento. Coloque sua opinião de maneira a não desprezar a do paciente, mas como visão alternativa dos fatos.

➡ Tenha cuidado ao explicar para o paciente por que alguma informação não é adequada ao seu caso. Diversos testes e procedimentos não são aplicáveis e custo-efetivos.

➡ Reconheça que o paciente pode estar ansioso e assustado por ter informações do pior cenário possível.

➡ Conheça e oriente o paciente a buscar os recursos da internet que são confiáveis, atendendo aos critérios de qualidade, como os *sites* de hospitais, associações e sociedades médicas.

// Certificação e recertificação nos Estados Unidos

A preocupação dos norte-americanos com seu sistema de ensino remonta a 1910, com a publicação do relatório Flexner.[61] Um dos pontos enfatizados no relatório sobre a situação norte-americana era a criação desenfreada de cursos de medicina, levando a um número substancial de médicos formados com treinamento abaixo do padrão mínimo aceitável. Além disso, o relatório recomendava a avaliação do paciente à beira do leito e a integração com a pesquisa como missões da escola médica.

Devido a essa preocupação com a qualidade do serviço de saúde, as sociedades de especialidade norte-americanas regularmente aplicam exames de certificação para seus médicos. No intuito de assegurar a qualidade do profissional, a American Board of Ophthalmic Examinations foi a primeira a aplicar o exame, em 1916. Em 1933, foi criado o American Board of Medical Specialities (ABMS), que tinha a missão de agir como conselho consultivo para outras especialidades e promover melhorias na pós-graduação médica.[62] Com o passar do tempo, constatou-se que o avanço do conhecimento médico poderia deixar o teste inicial obsoleto; no ano de 2000, portanto, a recertificação obrigatória passou a ser automática, estabelecendo o comprometimento do profissional de saúde com a educação médica continuada.[62]

O ABMS instituiu, no ano de 2000, o processo de recertificação, em que a certificação passava a ter um prazo de validade. Como pilares desse processo estão a exigência de comprometimento com educação continuada e avaliações padronizadas de desempenho na prática clínica.[63]

Em uma revisão sistemática, metade dos estudos correlacionou positivamente a certificação com a qualidade do atendimento prestado.[64] Posteriormente, um estudo em pacientes hospitalizados por infarto do miocárdio nos Estados Unidos constatou associação entre a certificação e a redução de 19% na mortalidade.[65] Também na área cirúrgica a correlação entre qualidade e certificação dos cirurgiões foi observada, em estudo de ressecção colônica.[66]

// Certificação e recertificação no Brasil

Certificação – Inexiste, até o momento, exame de certificação para os médicos récem-diplomados no Brasil. No entanto, essa questão vem ganhando espaço, devido à crescente demanda de qualidade pela população, que sofre com um sistema de saúde insuficiente e com consequências de erros de profissionais mal qualificados. Assim, setores diversos da classe médica têm se mobilizado contra a abertura de novos cursos de medicina, visto que o Brasil possui o segundo maior número de faculdades de medicina do mundo, atrás apenas da Índia e superando a China e os Estados Unidos. O Conselho Federal de Medicina (CFM) luta ativamente contra a abertura de novos cursos, e, recentemente, o MEC aplicou um exame para avaliar os 172 existentes. Os resultados revelaram que 25% das faculdades apresentaram conceito insatisfatório, o que levará estas faculdades a serem avaliadas por uma comissão de especialistas médicos indicada pelo MEC.[67] De forma pioneira no Brasil, o Conselho Regional de Medicina do Estado de São Paulo (Cremesp) realizou uma avaliação padronizada dos graduandos do estado de São Paulo, sendo o índice de reprovação, em 2005, de 31%; em 2006, de 38%; em 2007, de 56%; e, em 2008, de 61% dos participantes.[68] A existência de profissionais com formação deficiente aumenta os danos à saúde da população. No Estado de São Paulo, no período entre 2000 e 2006, o número de médicos denunciados no Cremesp aumentou em 75%, bem acima da taxa de crescimento de médicos inscritos e da taxa de crescimento da população. No mesmo período, o número de processos ético-profissionais em andamento no Cremesp cresceu 120%.

Recertificação – No que diz respeito à recertificação, houve avanço nos últimos anos, no Brasil, por meio de esforços combinados da Associação Médica Brasileira (AMB) e do CFM.

Nesse sentido, o CFM publicou, no Diário Oficial da União, a resolução de número 1.772/2005, a qual institui o Certificado de Atualização Profissional (CAP) para os médicos que possuem títulos de especialista e certificados de áreas de atuação. Ainda seguindo a referida resolução, foi criada a Comissão Nacional de Acreditação (CNA), que tem como função elaborar normas e regulamentos e coordenar a emissão dos certificados.[69]

A recertificação é obrigatória para profissionais que obtiveram título de especialista e área de atuação a partir de 2006, sendo facultativa para os demais. Para obter o CAP, o médico especialista tem de acumular 100 pontos ao longo de cinco anos (máximo de 40 pontos por ano), participando de diferentes atividades de atualização devidamente credenciadas pela CNA. Os pontos do sistema de créditos são conseguidos em eventos e em atividades científicas e acadêmicas,[70] bem como com os cursos à distância, tanto os com material impresso quanto os realizados pela internet.

Pela maneira como a recertificação foi concebida, os médicos não precisarão alterar drasticamente a sua rotina – a participação em um congresso da especialidade uma vez por ano já garante os pontos necessários no prazo de cinco anos. Apesar da excelente iniciativa, o sistema de créditos tal como existe atualmente pode não atingir o seu objetivo de manter o profissional atualizado, pois não há, nas diversas atividades credenciadas, um sistema de avaliação posterior do conhecimento adquirido.

// GESTÃO DA INFORMAÇÃO – NECESSIDADE EMERGENTE

Como visto anteriormente, a crescente demanda por informação e os obstáculos para a aquisição desta representam um grande desafio para o médico. Dessa forma, ele precisa estar preparado para lidar com tais situações, e a melhor maneira de fazer isso é tendo o domínio de técnicas de gestão da informação. Essa habilidade contribui para a sua atualização profissional e lhe confere segurança para enfrentar as dificuldades com as quais pode se deparar em sua prática diária (ver Figura 1.1). As vantagens de se saber gerir a informação médica estão relatadas no Quadro 1.4.

O termo gestão do conhecimento que dá nome ao livro é bastante utilizado em diversos campos do saber e quase sempre se faz a distinção entre o que é conhecimento e suas dimensões, sendo que a presente obra se propõe a trabalhar a gestão do conhecimento explícito armazenado e alcançável pelos meios atuais.

Cabe destacar que apenas a informação processada, inteligível e útil é convertida em conhecimento médico. Ademais, este

Quadro 1.4 // Vantagens da correta gestão da informação

➡ Administração da sobrecarga de informação
➡ Melhora da qualidade do serviço prestado
➡ Tomadas de decisão baseadas na melhor evidência disponível
➡ Revisão sobre condutas para casos específicos
➡ Melhor comunicação com os colegas
➡ Aumento da segurança do profissional
➡ Melhora da relação médico-paciente

conhecimento pode ser gerado pelos próprios profissionais, individualmente ou em grupos, em sua experiência pessoal na prática clínica. Este conhecimento é denominado conhecimento tácito, ou seja, que é intrínseco, subjetivo e produto de experiências individuais. O conhecimento formal, organizado e estruturado, que pode ser transmitido, é chamado conhecimento explícito. Este conhecimento médico de reconhecido valor praticamente não é disseminado, e quando é disseminado apresenta padrões distintos, carecendo de maiores ferramentas de acesso e gestão. Por exemplo, tudo que um médico aprende sobre como lidar com o paciente e sobre as interações com o meio em que trabalha é uma forma de conhecimento que com

Figura 1.1 // Pressões e obstáculos ao médico moderno que determinam a necessidade de gestão da informação.

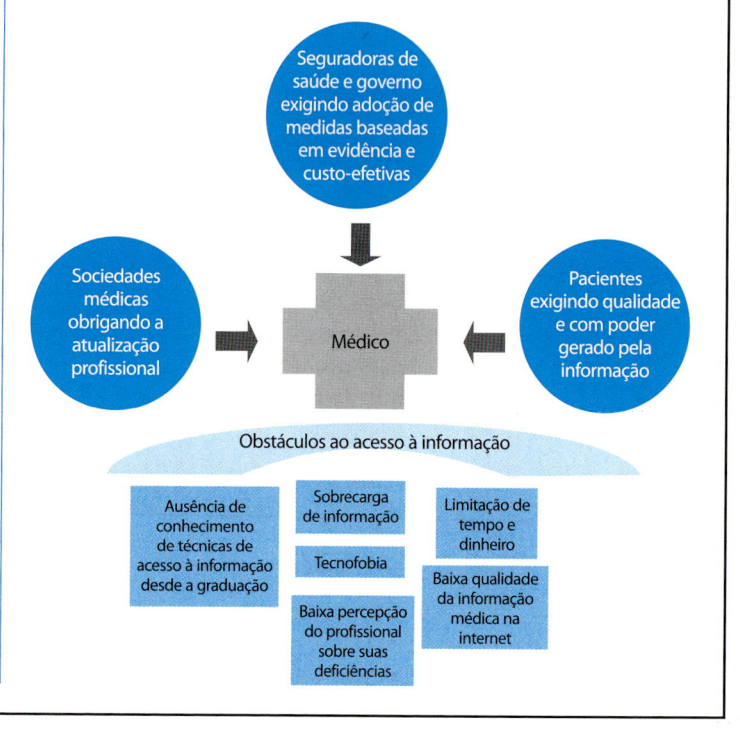

- Seguradoras de saúde e governo exigindo adoção de medidas baseadas em evidência e custo-efetivas
- Sociedades médicas obrigando a atualização profissional
- Pacientes exigindo qualidade e com poder gerado pela informação
- Médico

Obstáculos ao acesso à informação
- Ausência de conhecimento de técnicas de acesso à informação desde a graduação
- Sobrecarga de informação
- Tecnofobia
- Baixa percepção do profissional sobre suas deficiências
- Limitação de tempo e dinheiro
- Baixa qualidade da informação médica na internet

frequência não é transmitida ou é efetiva em um campo restrito. Nesse sentido, as tecnologias da Web 2.0, que são fundamentalmente de inteligência coletiva (ver página 54), contribuem para o compartilhamento de informações entre colegas e a transformação do conhecimento tácito em explícito.

A interpretação de dados é necessária, mas não suficiente, para oferecer o tratamento mais adequado em cada caso. Antes de tudo, é preciso saber identificar a informação relevante e válida para a atualização, recuperá-la de maneira eficiente durante o atendimento e combinar a evidência encontrada com as preferências do paciente, tendo em vista o melhor cuidado orientado para este.[18] Por essa razão, assim como tem sido sugerido no meio acadêmico, os autores acreditam que é mais importante para o profissional de saúde saber buscar, avaliar e incorporar a literatura na prática diária do que apenas aprender a analisá-la criticamente. Um estudo recente constatou que, no momento da tomada de decisões, os residentes utilizam mais recursos de gestão da informação do que conhecimento de análise de medicina baseada em evidências (MBE).[71]

O fundamento principal da gestão da informação é o conceito de utilidade da informação,[72] o qual pode ser definido a partir da fórmula a seguir.

$$\text{Utilidade da informação} = \frac{\text{Relevância} \times \text{Validade}}{\text{Trabalho}}$$

A relevância é definida em termos de sua aplicabilidade direta para o cuidado com os pacientes e se baseia em três características essenciais que devem ser investigadas:

1. Essa informação atenderá a pontos com os quais o paciente se preocupa? Em outras palavras, esse paciente viverá mais, terá melhor qualidade de vida ou ambos com essa intervenção?
2. Essa intervenção ou prática é viável e o problema abordado é comum na prática clínica?
3. Essa informação, se verdadeira, demandará uma mudança na prática clínica?

O termo POEMS (do inglês *Patient-Oriented Evidence that Matters*, evidência que tem importância orientada ao paciente) foi cunhado para designar as evidências produzidas sob essa perspectiva.[72]

A validade diz respeito ao rigor técnico, que é o cerne da MBE. O trabalho, por sua vez, corresponde ao tempo, ao dinheiro e ao esforço necessários para a obtenção de uma resposta clínica.

Um exemplo da dificuldade que o custo pode acarretar são os artigos científicos, que podem custar cerca de U$ 35,00 cada para o profissional que deseja adquiri-lo em diversas editoras.

Devido à importância da gestão da informação atualmente, cabe destacar algumas ferramentas úteis para isso, como os repositórios e os buscadores. Um exemplo de repositório é o Journal Watch,[73] um serviço que mantém o profissional informado sobre novas publicações por meio de mensagens semanais enviadas por *e-mail*. Esse serviço conta com uma equipe editorial especializada para realizar tal trabalho. Como será visto mais adiante neste livro, as ferramentas de Web 2.0 são a maneira mais moderna e eficiente de repositório.

Infelizmente, os repositórios não promovem o aprendizado duradouro, uma vez que não contribuem para a retenção e a recuperação da informação quando esta é necessária. Por essa razão, foram desenvolvidos os buscadores de evidência, que têm como principal função recuperar a informação útil no momento do atendimento com o paciente. Como representante maior desse serviço, destaca-se a base de dados Dynamed,[74] na qual se pode encontrar os resumos de mais de dois mil tópicos, em formato claro e conciso, para auxiliar o médico generalista no atendimento primário. Quando, por exemplo, se pesquisa uma determinada doença (Figura 1.2), além de informações sobre ela, são fornecidos o seu código de classificação internacional e recursos para pacientes. Essa base de dados está disponível apenas na língua inglesa e mediante pagamento de assinatura. Ainda nessa mesma linha de organização de informação, está o Uptodate, que é uma referência mais completa e será abordado com maior profundidade no Capítulo 5. Além disso, serão analisados os buscadores, assunto que será tratado no Capítulo 6.

Figura 1.2 // Tela do Dynamed – base de dados de medicina baseada em evidência no local de atendimento.

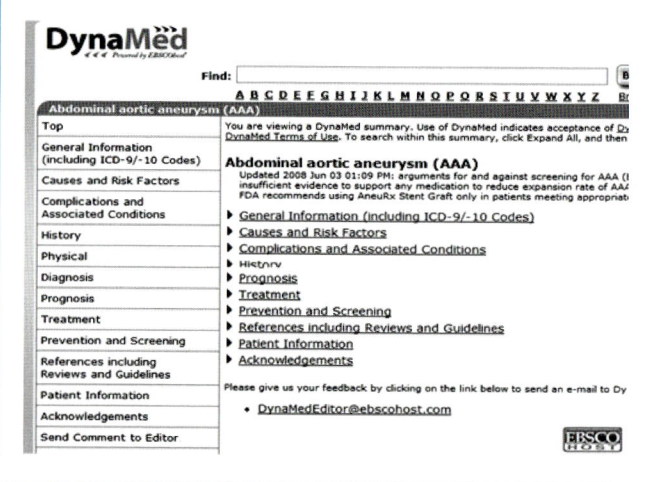

Outro meio bastante utilizado para revisão de dúvidas e atualização profissional são as revisões de literatura, frequentemente encontradas na forma de artigos de revisão, livros, relatórios de consenso e correlatos.[6] Entretanto, também é preciso cuidado na escolha das fontes, pois apenas um quarto desse material utilizou uma abordagem científica sistemática.[75]

// CONCLUSÃO

Atualmente, o médico moderno encontra dificuldades para enfrentar as pressões e os diversos obstáculos relacionados ao acesso à informação. Assim, o desenvolvimento da habilidade de gestão de informação lhe proporcionará um aprendizado que irá garantir mais tranquilidade e segurança no exercício diário da profissão. O resultado disso é uma prática embasada na informação útil o que possibilita encontrar novos meios de realizar o objetivo principal: cuidar e curar os pacientes.

// REFERÊNCIAS

1. Brasil. Ministério da Educação. Conselho Nacional de Educação Superior. Resolução n. 4, CNE/CES de 07 de novembro de 2001. Institui diretrizes curriculares nacionais do curso de graduação em medicina. Diário Oficial da União. Brasília, DF, seção 1, (2001 Nov 9) p. 38.
2. Heffron MG, Simspon D, Kochar MS. Competency-based physician education, recertification, and licensure. WMJ. 2007;106(4):215-8.
3. Dantas F, Lopes AC. Medicina embasada na competência. In: Lopes AC, José FF, Lopes RD, organizadores. Guias de medicina ambulatorial e hospitalar Unifesp - Escola Paulista de Medicina. São Paulo: Manole; 2007. p. 3-7.
4. MOC Competencies and Criteria [homepage on the Internet]. Evanston: American Board of Medical Specialities; c2006-8 [cited 2008 Jul 04]. Available from: http://abms.org/Maintenance_of_Certification/MOC_competencies.aspx
5. Jencks SF, Cuerdon T, Burwen DR, Fleming B, Houck PM, Kussmaul AE, et al. Quality of medical care delivered to medicare beneficiaries: a profile at state and national levels. JAMA. 2000;284(13);1670-6.
6. McConaghy JR. Evolving medical knowledge: moving toward efficiently answering questions and keeping current. Prim Care. 2006;33(4):831-7.
7. Osheroff JA, Forsythe DE, Buchanan BG, Bankowitz RA, Blumenfeld BH, Miller RA. Physicians' information needs: analysis of questions posed during clinical teaching. Ann Intern Med. 1991;114(7):576-81.
8. Covell DG, Uman GC, Manning PR. Information needs in office practice: are they being met? Ann Intern Med. 1985;103(4):596-9.
9. Ely JW, Osheroff JA, Ebell MH, Bergus GR, Levy BT, Chambliss ML, et al. Analysis of questions asked by family doctors regarding patient care. BMJ. 1999;319(7206):358-61.
10. Verhoeven AA, Boerma EJ, Meyboom-De Jong B. Which literature retrieval method is most effective for GPs? Fam Pract. 2000;17(1):30-5.
11. Ebbert JO, Dupras DM, Erwin PJ. Searching the medical literature using PubMed: a tutorial. Mayo Clin Proc. 2003:78(1):87-91.
12. Chassin MR, Galvin RW. The urgent need to improve health care quality: Institute of Medicine National Roundtable on Health Care Quality. JAMA. 1998;280(11):1000-5.

13. Choudhry NK, Fletcher RH, Soumerai SB. Systematic review: the relationship between clinical experience and quality of health care. Ann Intern Med. 2005;142(4):260-73.
14. Prince KJ, Boshuizen HP, van der Vleuten CP, Scherpbier AJ. Students' opinions about their preparation for clinical practice. Med Educ. 2005;39(7):704-12.
15. Brown J. Chapman T, Graham D. Becoming a new doctor: a learning or survival exercise? Med Educ. 2007;41(7):653-60.
16. Shaughnessy AF, Slawson DC. Are we providing doctors with the training and tools for lifelong learning? Interview by Abi Berger. BMJ. 1999;319(7220):1280.
17. Davis DA, Mazmanian PE, Fordis M, Van Harrison R, Thorpe KE, Perrier L. Accuracy of physician self-assessment compared with observed measures of competence: a systematic review. JAMA. 2006;296(9):1094-102.
18. Slawson DC, Shaughnessy AF. Teaching evidence-based medicine: should we be teaching information management instead? Acad Med. 2005;80(7):685-9.
19. Davies K. The information-seeking behaviour of doctors: a review of the evidence. Health Info Libr J. 2007;24(2):78-94.
20. Krahn J, Sauerland S, Rixen D, Gregor S, Bouillon B, Neugebauer EA. Applying evidence-based surgery in daily clinical routine: a feasibility study. Arch Orthop Trauma Surg. 2006;126(2):88-92.
21. Sackett DL, Straus SE. Finding and applying evidence during clinical rounds: the "evidence cart". JAMA. 1998;280(15):1336-8.
22. Ely JW, Osheroff JA, Chambliss ML, Ebell MH, Rosenbaum ME. Answering physicians' clinical questions: obstacles and potential solutions. J Am Med Inform Assoc. 2005;12(2):217-24.
23. Stewart MG, Kuppersmith RB, Moore AS. Searching the medical literature on the Internet. Otolaryngol Clin North Am. 2002;35(6):1163-74, v-vi.
24. Klein MS, Ross FV, Adams DL, Gilbert CM. Effect of online literature searching on length of stay and patient care costs. Acad Med. 1994;69(6):489-95.
25. Cheng GY. A study of clinical questions posed by hospital clinicians. J Med Libr Assoc. 2004;92(4):445-58.
26. Scott I, Heyworth R, Fairweather P. The use of evidence-based medicine in the practice of consultant physicians. Results of a questionnaire survey. Aust N Z J Med. 2000;30(3):319-26.
27. Byrnes JA, Kulick TA, Schwartz DG. Information-seeking behavior changes in community-based teaching practices. J Med Libr Assoc. 2004;92(3):334-40.
28. Smith H, Bukirwa H, Mukasa O, Snell P, Adeh-Nsoh S, Mbuyita S, et al. Access to electronic health knowledge in five countries in Africa: a descriptive study. BMC Health Serv Res. 2007;7:72.
29. Katikireddi SV. HINARI: bridging the global information divide. BMJ. 2004;328(7449):1190-3.
30. Aronson B. Improving online access to medical information for low-income countries. N Engl J Med. 2004;350(10):966-8.
31. Merrell RC, Cone SW, Rafiq A. The authority and utility of Internet information. Stud Health Technol Inform. 2008;131:265-72.
32. Ebell MH, Barry HC, Slawson DC, Shaughnessy AF. Finding POEMs in the medical literature. J Fam Pract. 1999;48(5):350-5.
33. Eysenbach G, Powell J, Kuss O, Sa ER. Empirical studies assessing the quality of health information for consumers on the world wide web: a systematic review. JAMA. 2002;287(20):2691-700.
34. Lopes IL. Novos paradigmas para avaliação da qualidade da informação em saúde recuperada na Web. Ci. Inf. 2004;33:81-90.
35. Honcode. Código de conduta (HONcode) para sites Web medicina e saúde. [homepage na Internet]. Switzerland: Health on the Net Foundation;

2000. [capturado 2008 Jun 20]. Disponível em: http://www.hon.ch/HONcode/Portuguese/.
36. Watson R. European Commission to publish a code of practice for websites. BMJ. 2002;324(7337):567.
37. Conselho Regional de Medicina do Estado de São Paulo. Manual de princípios éticos para site de medicina e saúde na Internet [homepage na Internet]. São Paulo: CREMESP; c2001-6. [capturado 2008 Jun 28]. Disponível em: http://www.cremesp.org.br/.
38. Watson R. European Commission to publish a code of practice for websites. BMJ. 2002;324(7337):567.
39. Azevedo CBA, Torres MT, Ciconelli MR, Ferraz BM. Economia da saúde. In: Lopes AC, José FF, Lopes RD, organizadores. Guias de medicina ambulatorial e hospitalar Unifesp-Escola Paulista de Medicina. São Paulo: Manole; 2007. p. 101-11.
40. White R. Health information technology will shift the medical care paradigm. J Gen Inter Med. 2008;23(4):495-9.
41. Akerkar SM, Bichile LS. Doctor patient relationship: changing dynamics in the information age. J Postgrad Med. 2004;50(2):120-2.
42. Sillence E, Briggs P, Harris PR, Fishwick L. How do patients evaluate and make use of online health information? Soc Sci Med. 2007;64(9):1853-62.
43. Baker L, Wagner TH, Singer S, Bundorf MK. Use of the Internet and e-mail for health care information: results from a national survey. JAMA. 2003;289(18):2400-6.
44. Fox S. Online health search 2006: most internet users start at a search engine when looking for health information online. Very few check the source and date of the information they find [homepage on the Internet]. Washington: Pew Research Center; c2000-8 [cited 2008 Jun 21]. Available from: http://www.pewinternet.org/PPF/r/190/report_display.asp.
45. Taylor H. The Harris Poll #19 April 18, 2001: Cybercondriacs update [homepage on the Internet]. Rochester: Harris Interactive; c2008 [cited 2002 Feb 15]. Available from: http://www.harrisinteractive.com/harris_poll/index.asp?PID=229
46. McMullan M. Patients using the Internet to obtain health information: how this affects the patient-health professional relationship. Patient Educ Couns. 2006;63(1-2):24-8.
47. Sim MG, Khong E, Jiwa M. Does general practice Google? Aust Fam Physician. 2008;37(6):471-4.
48. Bylund CL, Gueguen JA, Sabee CM, Imes RS, Li Y, Sanford AA. Provider-patient dialogue about Internet health information: an exploration of strategies to improve the provider-patient relationship. Patient Educ Couns. 2007;66(3):346-52.
49. Murray E, Lo B, Pollack L, Donelan K, Catania J, Lee K, et al. The impact of health information on the Internet on health care and the physician-patient relationship: national U.S. survey among 1.050 U.S. physicians. J Med Internet Res. 2003;5(3):e17.
50. Gallagher TH, Lo B, Chesney M, Christensen K. How do physicians respond to patient's requests for costly, unindicated services? J Gen Intern Med. 1997;12(11):663-8.
51. Xie B, Dilts DM, Shor M. The physician-patient relationship: the impact of patient-obtained medical information. Health Econ. 2006;15(8):813-33.
52. Kendrick D, Fielding K, Bentley E, Kerslake R, Miller P, Pringle M. Radiography of the lumbar spine in primary care patients with low back pain: randomised controlled trial. BMJ. 2001;322(7283):400-5.
53. Danquah G, Mittal V, Solh M, Kolachalam RB. Effect of Internet use on patient's surgical outcomes. Int Surg. 2007;92(6):339-43.
54. Wald HS, Dube CE, Anthony DC. Untangling the Web: the impact of Internet use on health care and the physician-patient relationship. Patient Educ Couns. 2007;68(3):218-24.

55. Sands DZ. ePatients: engaging patients in their own care. Medscape J Med. 2008;10(1):19.
56. Broom A. Virtually he@lthy: the impact of internet use on disease experience and the doctor-patient relationship. Qual Health Res. 2005;15(3):325-45.
57. Wald HS, Dube CE, Anthony DC. Untangling the web: the impact of Internet use on health care and physician-patient relacionship. Patiente Edu Couns. 2007;68(3):218-24.
58. Recupero PR, Harms SE, Noble JM. Googling suicide: surfing for suicide information on the Internet. J Clin Psychiatry. 2008;e1-e11.
59. Murray E, Lo B, Pollack L, Donelan K, Catania J, White M, et al. The impact of health information on the internet on the physician-patient relationship: patient perceptions. Arch Intern Med. 2003;163(14):1727-34.
60. Sutherland K, Leatherman S. Does certification improve medical standards? BMJ. 2006;333(7565):439-41.
61. Flexner A. Medical education in the United States and Canada. From the Carnegie Foundation for the Advancement of Teaching, Bulletin Number Four, 1910. Bull World Health Organ. 2002;80(7):594-602.
62. Schrock JW, Cydulka RK. Lifelong learning. Emerg Med Clin North Am. 2006;24(3):785-95.
63. Horowitz SD, Miller SH, Miles PV. Board certification and physician quality. Med Educ. 2004;38(1):10-1.
64. Sharp LK, Bashook PG, Lipsky MS, Horowitz SD, Miller SH. Specialty board certification and clinical outcomes: the missing link. Acad Med. 2002;77(6):534-42.
65. Norcini JJ, Lipner RS, Kimball HR. Certifying examination performance and patient outcomes following acute myocardial infarction. Med Educ. 2002;36(9):853-9.
66. Prystowsky JB, Bordage G. Feinglass JM. Patient outcomes for segmental colon resection according to surgeon's training, certification, and experience. Surgery. 2002;132(4):663-70; discussion 670-2.
67. MEC ameaça punir 17 cursos de medicina com notas ruins. São Paulo, quarta-feira, 30 de abril de 2008. [capturado 2008 Jun 26]. Disponível em: http://www1.folha.uol.com.br/fsp/cotidian/ff3004200801.htm.   Página restrita
68. Conselho Regional de Medicina do Estado de São Paulo. Exame do CREMESP [homepage na Internet]. São Paulo: CREMESP; c2001-6 [capturado 2008 Jun 26]. Disponível em: http://www.cremesp.org.br/.
69. Conselho Federal de Medicina. Resolução do Conselho Federal de Medicina de número 1772/2005. Publicada no D.O.U. de 12 ago. 2005, Seção I, p. 141.
70. Comissão Nacional de Acreditação (CNA) [homepage na Internet]. São Paulo: CNA [capturado 2008 Jun 26]. Disponível em: http://www.cna-cap.org.br/.
71. McCord G, Smucker WD, Selius BA, Hannan S, Davidson E, Schrop SL, et al. Answering questions at the point of care: do residents practice EBM or manage information sources? Acad Med. 2007;82(3):298-303.
72. Shaughnessy AF, Slawson DC, Bennett JH. Becoming an information master: a guidebook to the medical information jungle. J Fam Pract. 1994;39(5):489-99.
73. Journal Watch [homepage on the Internet]. Massachusetts: Massachusetts Medical Society; c2008 [cited 2008 Jun 28]. Available form: http://www.jwatch.org/.
74. Schamp RO. Your clinical questions answered. Fam Pract Manag. 2005;12(10):23; author reply 23.
75. Silagy CA. An analysis of review articles published in primary care journals. Fam Pract. 1993;10(3):337-41.

2 // Ferramentas básicas da internet e Web 2.0

Fernando Sergio Studart Leitão Filho
Fábio Freire José

"Feliz aquele que transfere o que sabe e aprende o que ensina."
Cora Coralina

// INTRODUÇÃO

Neste capítulo, serão apresentadas as ferramentas básicas da internet e os recursos que permitem o compartilhamento de informações, a atualização profissional e o impacto desta na prática médica diária.

// INTERNET

A internet pode ser definida como uma rede mundial, de acesso público, composta por milhões de computadores que se mantêm conectados entre si por meio de protocolos específicos (descritos a seguir). Isso possibilita o envio e recebimento de pacotes de dados de um ponto para outro da rede, tornando possível, por exemplo, a verificação do endereço eletrônico (ou *e-mail*) em qualquer parte do mundo.[1]

Ao contrário do que normalmente se pensa, a internet não é representada única e exclusivamente pela *World Wide Web* (ver página 42). Mas, de fato, a *web*, que consiste em um sistema gigantesco de documentos em hipermídia interligados, representa a maior parte da internet atual.[1]

Apesar da sua importância atual, de acordo com dados do segundo semestre de 2008 da organização Internet World Stats, a internet ainda é usada pela minoria da população mundial, cerca de 21,9% (por volta de 1,46 bilhão de pessoas). A Figura 2.1 mostra o número de usuários de internet de acordo com a região no planeta.[2]

Figura 2.1 // Número de usuários de internet (em milhões de usuários) de acordo com a região no mundo. [2]

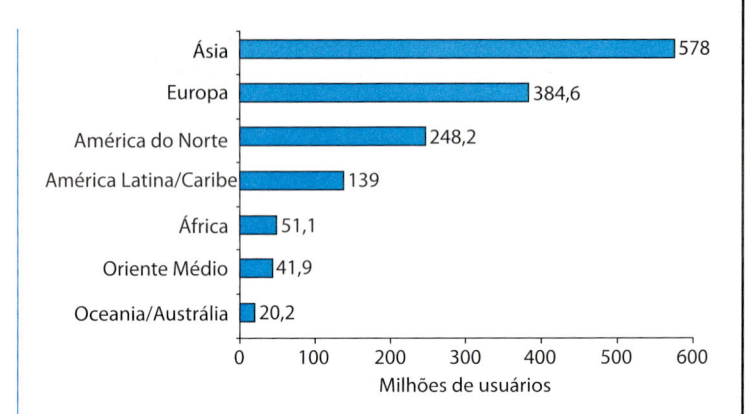

Região	Milhões de usuários
Ásia	578
Europa	384,6
América do Norte	248,2
América Latina/Caribe	139
África	51,1
Oriente Médio	41,9
Oceania/Austrália	20,2

// Histórico da internet

A internet de hoje, com seu potencial de encurtar distâncias e de facilitar a disseminação do conhecimento, teve sua origem alguns anos após a Segunda Guerra Mundial, mais precisamente durante a Guerra Fria, que representou um conflito armamentista e ideológico entre americanos e soviéticos.[3]

Assim, em 1958, como resposta ao lançamento do satélite Sputnik, em 1957, os Estados Unidos criaram a Defense Advanced Research Projects Agency (DARPA), uma agência vinculada ao Departamento de Defesa que tinha o objetivo de desenvolver novas tecnologias militares a fim de garantir a supremacia das forças armadas norte-americanas sobre os inimigos soviéticos.[3,4]

Nesse contexto foi criada, em 1968, em um dos campos de pesquisa da DARPA, a Advanced Research Project Agency Network (ARPAnet), considerada o embrião da internet atual. A ARPANet tinha como objetivo interligar os computadores, facilitando o processamento das informações, além de prevenir a perda de dados.[5]

De acordo com o planejamento previsto para a criação da ARPANet, foram instalados, progressivamente, inúmeros pequenos computadores conhecidos como Interface Message Processors (IMPs), os quais possuíam, inicialmente, funções de armazenamento ou envio de dados, sendo conectados entre si por *modems* que utilizavam linhas com velocidade inicial de 50 Kbps. Simultaneamente, foram instalados computadores maiores e mais potentes, conhecidos como servidores (*hosts*), que também se conectavam com os IMPs.[5,6]

Em 1974, a ARPANet já havia alcançado a marca de 46 IMPs, passando a 57 em julho de 1975. Em 1981, já havia 213 servidores, com novos sendo incorporados à rede a cada 20 dias, em média. Em janeiro de 1983, todos os servidores da ARPAnet já estavam configurados para uso com o protocolo TCP/IP, utilizado até os dias de hoje e descrito com mais detalhes na página seguinte.[1]

No ano de 1984, com a expansão rápida da ARPANet e a instalação da rede cada vez mais em locais não-militares, sobretudo nas universidades norte-americanas, houve a necessidade de separá-la em duas redes, a MILNet, que envolvia as instalações militares, e a nova ARPANet, que abrangia as instalações civis.[5]

Pouco depois, em 1986, foi criada a National Science Foundation Network (NSFNet), para viabilizar a conexão de pesquisadores aos maiores centros de computação dos Estados Unidos, abrangendo, logo a seguir, centros acadêmicos e escolares.[7]

O próximo grande passo no sentido do surgimento da internet deu-se com a criação da *World Wide Web*, a partir das contribuições do cientista Tim Berners-Lee e do Centro Europeu de Pesquisas Nucleares (CERN). Em 1990, Berners-Lee já havia desenvolvido todas as ferramentas necessárias para a utilização da internet: o primeiro servidor *web* (um computador NeXTcube), o primeiro navegador (*World Wide Web*) e as primeiras páginas *web*, que descreviam o próprio projeto. Em 6 de agosto de 1991, ele postou um resumo no grupo de notícias alt.hypertext. Essa data marca a estreia da *web* como um serviço publicado na internet.[3, 8]

Em 1991, a NFSNet perdeu o monopólio sobre o *backbone** da internet,[9] de modo que tanto as instituições governamentais como provedores comerciais puderam criar seus próprios *backbones*, fazendo com que as restrições comerciais terminassem.[7] Outro significativo avanço foi a criação do Mosaic, em 1993, um navegador com suporte gráfico desenvolvido por um grupo de universitários. Antes de seu lançamento, os gráficos na *web* em geral não vinham associados com textos.[8] Com o passar dos anos, a internet foi crescendo de maneira incontrolável, com a incorporação de novas tecnologias e o aprimoramento do conteúdo multimídia, tornando-se mundialmente conhecida.

// Como a internet funciona

Existem três camadas de protocolos utilizados rotineiramente para o funcionamento da internet. Na camada mais baixa, está

---

* *Backbone* é um termo inglês (cuja tradução é espinha dorsal) utilizado para representar a infraestrutura que conecta todos os pontos de uma rede à internet.

o *internet protocol* (IP, protocolo de internet), o qual define pacotes que carregam blocos de dados de um ponto da rede para outro. O IP define a identidade de qualquer dispositivo conectado à internet e dita como a informação passa através de suas redes.

Apesar de essencial, o IP não é suficiente para permitir a comunicação entre computadores. É necessário associá-lo a um protocolo de nível mais alto, o controlador de IP, que definirá como um computador gerenciará seus dados na rede. O controlador de IPs mais comum é o Transmission Control Protocol (TCP), o qual, juntamente com o IP, forma o TCP/IP.

Além do TCP/IP, existem vários outros protocolos que compõem a internet de hoje, como o DNS[10] (Domain Name System), o POP3[11] (recebimento de *e-mail*), o SMTP[12] (envio de *e-mail*), o HTTP[8] (dados da *World Wide Web*), o NNTP[13] (*Network News Transport Protocol*, necessário para a troca de notícias em grupos de discussão) e o FTP[14] (indicado para a transferência de arquivos). Todos os serviços da internet fazem uso de um ou mais protocolos de aplicação, sendo o correio eletrônico e a *World Wide Web* os mais conhecidos.

Toda máquina na internet possui um endereço IP, que em geral é fornecido pelos provedores de acesso aos seus usuários. Dessa forma, há provedores que fornecem sempre o mesmo IP para cada máquina, o que é conhecido como IP fixo; há outros provedores que fornecem IP que varia a cada acesso, configurando o IP dinâmico.[15]

Esse registro local de endereços IP é gerenciado por organizações internacionais, geralmente voluntárias, e por universidades ou por outras instituições públicas. A Internet Corporation for Assigned Names and Numbers (ICANN) é responsável por gerenciar a locação de endereços IP nos Estados Unidos,[16] o que é realizado no Brasil pelo Registro.br (www.registro.br), entidade subordinada ao Comitê Gestor da Internet (www.cgi.com.br).[17, 18]

Os IPs consistem em quatro sequências de números separadas por pontos, como, por exemplo, 192.132.34.36. Uma forma simples de descobrir seu endereço IP é entrar no Prompt do MS-DOS e digitar o comando ipconfig.exe. Seu IP aparece na tela quando você estiver conectado.

Para que ocorra a transferência de dados de uma máquina a outra, foram desenvolvidos os servidores DNS (*Domain Name System*). Um servidor DNS possui registrado todos os nomes de máquinas localizados na rede da qual faz parte, bem como os seus respectivos endereços IP. Quando, em algum ponto na internet, ocorre a solicitação de uma máquina a partir do seu nome, os servidores DNS entram em ação.[10, 15] Caso o endereço da máquina seja encontrado localmente, o processo é simples; caso contrário, a solicitação de endereço é transmitida rapidamente para uma árvore de servidores DNS até se encontrar o servidor DNS que possui a informação solicitada. Veja o exemplo a seguir:

1. Imagine o *site* www.exemplo.com.br. Este encontra-se registrado na internet sob um domínio, no caso, exemplo.com.br, e também possuindo um endereço IP, em algum servidor de DNS.

2. Ao se digitar esse endereço no navegador, inicia-se um processo de busca para a localização do servidor DNS que possui o endereço IP do domínio solicitado.

3. Ao se localizar o servidor DNS necessário, ocorre a conversão do domínio exemplo.com.br em seu respectivo endereço IP, que é enviado, em seguida, para a máquina solicitante. Isso é essencial para que ocorra a transferência de dados entre o computador e o servidor em que se encontra o *site* requisitado e a visualização e navegação do *site*.

Apesar de parecer uma tarefa simples, as seguintes considerações devem ser mencionadas:

- Atualmente existem bilhões de endereços de IP em uso.
- Bilhões de requisições são feitas aos servidores DNS todos os dias. Uma única pessoa pode fazer várias requisições em apenas um dia, e existem milhões de pessoas e máquinas conectadas à internet diariamente.
- Endereços de domínio e IP são frequentemente alterados.
- Novos nomes de domínio são criados todos os dias.

Assim, pode-se perceber que o TCP/IP e o DNS formam a base de como os computadores se comunicam pela internet hoje em dia.

// World Wide Web

A *World Wide Web*, também conhecida como www ou *web*, representa apenas uma das ferramentas da internet, e o seu funcionamento ocorre por meio do protocolo HTTP. Por meio da *web*, a incorporação de recursos gráficos e multimídia no dia-a-dia da internet tornou-se realidade, sendo cada vez mais frequente encontrar *websites* que ofereçam simultaneamente animações, vídeos e sons.

E o que é *website* ou simplesmente *site*?[1,8] O termo refere-se a um conjunto de páginas interligadas por meio de *links* (ou *hiperlinks*) que permanecem vinculadas a uma página principal, cujo nome técnico mais adequado é *home-page*. Hipertexto ou hipermídia são termos utilizados para se referir a esse sistema de visualização de informação, em que os documentos encontram-se associados a outros documentos, a partir de *links* ou *hiperlinks*.[19,20]

Tanto a *home-page* como as suas páginas associadas são escritas em uma linguagem de computação específica denominada HTML, abreviatura de *hypertext markup language*. Em outras palavras, pode-se dizer que um *site* é, na verdade, um programa, escrito em HTML, que permite a criação de *links* para acesso a documentos de textos ou a arquivos multimídia, como som e animações, localizados em outras páginas. É possível, por outro lado, a criação de *sites* sem a utilização de *links*, o que depende da preferência do desenvolvedor.[19-21]

É muito comum utilizar a expressão "portal" como sinônimo de *site*, mas esse termo é mais adequadamente reservado para se definir projetos maiores, que englobam vários *sites*. Veja o exemplo a seguir:

➡ http://www.uol.com.br/: consiste no endereço da página principal (*home-page*) do Portal do Universo Online (UOL), que possui inúmeros *sites* associados.

➡ http://economia.uol.com.br/: consiste em um dos vários *sites* acessados a partir de *links* presentes no portal do UOL.

➡ http://economia.uol.com.br/cotacoes/: representa uma das páginas acessadas a partir de *hiperlinks* no *site* de economia associado ao portal do UOL (http://economia.uol.com.br/).

Para que haja uma melhor compreensão de como funciona a *web*, será analisado o endereço: http://www.outerspace.ig.com.br/videos/fifa07_teaser.wmv. Cada parte dele tem um significado:

http:// significa *hyper text transfer protocol*. É o protocolo que será utilizado para recuperar a informação desejada.

outerspace.ig.com.br: É o nome do domínio onde a informação está armazenada, que se encontra hospedada dentro de um computador, conhecido como servidor (ver página 45 para maiores informações sobre domínios e servidores). Pelo formato do endereço, você já pode antever que tipo de informação irá encontrar. Os que começam com "www", por exemplo, fazem parte da web e contêm principalmente páginas de hipertexto.

⬇

/vídeos: é o diretório onde está o arquivo. Exatamente como no seu computador, a informação na internet está organizada em diretórios dentro dos servidores.

⬇

/fifa07_teaser.wmv: é o nome do arquivo que será enviado para seu computador. É importante observar se os nomes do arquivo e dos diretórios estão escritos em maiúsculas ou minúsculas. Na maior parte dos servidores, essa diferença é importante. A digitação, por exemplo, de ".../FiFA07_TEASER.WMV", faria aparecer a mensagem URL NOT FOUND. URL é a sigla de *Uniform Resource Locator*, cujo significado, em português, é localizador uniforme de recursos.[22] O URL representa o endereço de um recurso – o qual, no exemplo, era um arquivo de vídeo –, em que o acesso é realizado por meio de uma rede – nesse caso, a internet. Portanto, a mensagem "URL NOT FOUND" indica que o endereço digitado para a localização do recurso (ou arquivo) não está correto, seja por algum erro de digitação, seja porque ele de fato não existe.

Outro ponto importante a se destacar é a necessidade de usar um programa específico, chamado de navegador ou *browser*, para que se possa acessar e visualizar adequadamente qualquer *site* ou página na internet. Esse tipo de programa é encarregado de fazer o download, interpretar as informações presentes em *site*s e páginas e mostrá-las corretamente. Na página 65, o leitor encontrará maiores informações sobre esses programas.

// A internet no Brasil

A internet chegou ao Brasil, oficialmente, em 1988, por iniciativa da Fundação de Amparo à Pesquisa do Estado de São Paulo (FAPESP), da Universidade Federal do Rio de Janeiro (UFRJ) e do Laboratório Nacional de Computação Científica (LNCC).[23]

Em 1989, foi criada, pelo Ministério da Ciência e Tecnologia, a Rede Nacional de Pesquisas (RNP; http: //www.rnp.br), com os objetivos de iniciar e coordenar a disponibilização dos serviços de acesso à internet no Brasil, o que resultou na instalação de um *backbone* de alto desempenho, hoje conhecido como rede Ipê. A Figura 2.2 apresenta a organização e as conexões presentes nesta rede. No ano de 1994, iniciou-se a exploração comercial da internet no Brasil, a partir de um projeto piloto da Empresa Brasileira de Telecomunicações (Embratel).[24]

O *backbone* da RNP atualmente encontra-se disponível em todos os estados do Brasil, com as instalações localizadas em geral dentro das universidades federais. Seu principal objetivo é interligar as mais importantes instituições de ensino e pesquisa do país por conexões de alta velocidade. No Brasil, além do *backbone* da RNP, existem outros, como o da Embratel, que é utilizado, principalmente, para o funcionamento de redes comerciais, caraterizadas pela terminação "com.br".

Outro dado interessante refere-se ao número de brasileiros que têm conexão à internet em casa, que atingiu a marca de 38,2 milhões de pessoas no 4º trimestre de 2008, número 91% superior na comparação com 2005, segundo dados do Ibope//NetRatings.[25]

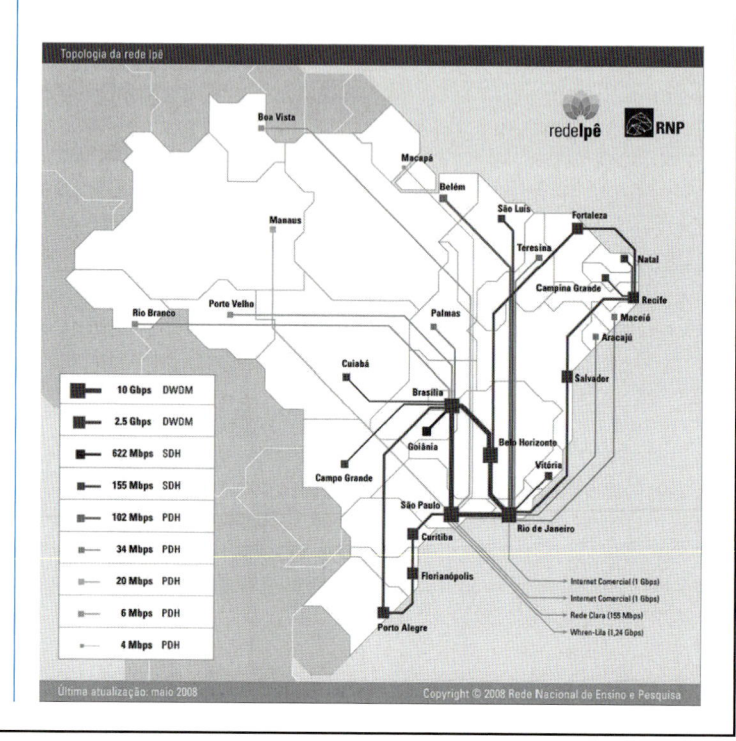

Figura 2.2 // Mapa do *backbone* da rede Ipê do Brasil.[26]

// Estatísticas sobre o número de hosts (.br) e domínios (.br) brasileiros

Nesta seção, serão apresentados alguns gráficos com informações interessantes sobre o crescimento do número de *hosts* (.br) e domínios (.br) na internet brasileira nos últimos anos. A seguir, a definição de *host* e de domínios:

➡ *Host* ou servidor: refere-se a um computador que fica permanentemente conectado à internet, tendo como objetivos hospedar *sites* e páginas ou armazenar arquivos. Um *site* só pode ser acessado na internet se estiver alojado em um servidor.[27] A Figura 2.3 mostra o crescimento do número de *hosts* no Brasil e a Tabela 2.1 o *ranking* mundial de número de servidores.

➡ *Domínio*: pode ser definido como um nome de identificação de uma empresa ou produto na internet. No exemplo usado, infohealth.com.br, o domínio está representando o próprio nome da empresa (Infohealth), com o .br indicando ser um domínio brasileiro e o .com implicando se tratar de um domínio com fins comerciais. É importante ressaltar que só é possível desenvolver um site registrando inicialmente um domínio.[28] A Figura 2.4 mostra o número de domínios no Brasil de 1996 a 2008.

// Conexões com a internet

// Acesso discado ou linha discada ou *dial-up*

A conexão por linha discada ou *dial-up* é um tipo de acesso à internet que tem como base a utilização de *modems* e de

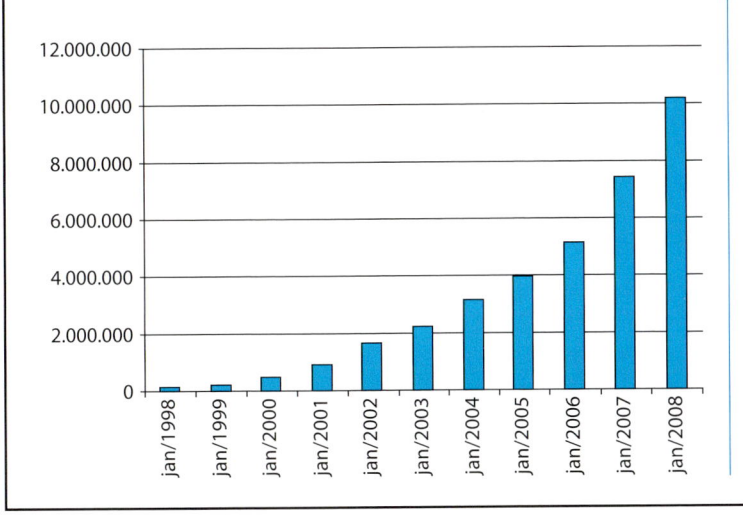

Figura 2.3 // Número de servidores registrados no mês de janeiro de 1998 a 2008. Em janeiro de 2008, o número de servidores alcançou a marca de 10.151.592.[29]

Tabela 2.1 // Classificação dos 10 primeiros países de acordo com o número de servidores registrados no mês de janeiro de 2008[29, 31]

País	Número de servidores
1º Estados Unidos[a]	302.884.146
2º Japão (.jp)	36.803.719
3º Alemanha (.de)	20.659.105
4º Itália (.it)	16.730.591
5º França (.fr)	14.356.747
6º China (.cn)	13.113.985
7º Austrália (.au)	10.707.139
8º Holanda (.nl)	10.540.083
9º Brasil (.br)	10.151.592
10º México (.mx)	10.071.370

[a] Engloba os domínios .edu, .us, .mil, .org, .gov, .com, .net e .info.

Figura 2.4 // Número de domínios registrados no mês de janeiro de 1996 a 2008. Em janeiro de 2008, o número de domínios alcançou a marca de 1.240.931.[29]

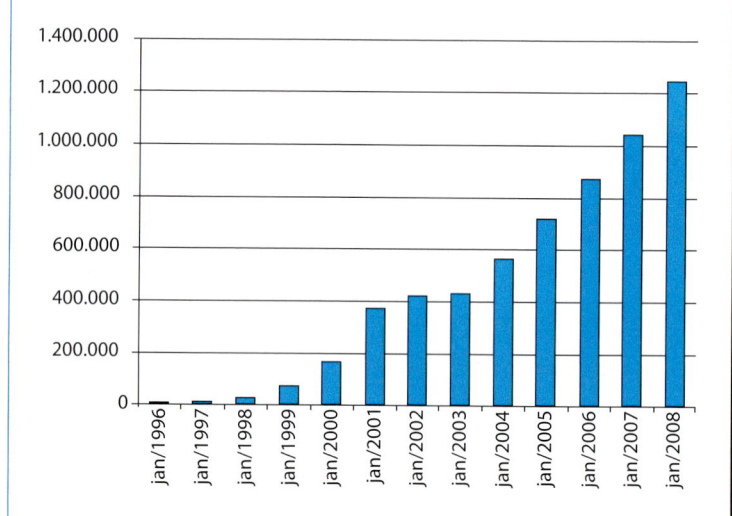

linhas telefônicas. O *modem* consiste em uma placa inserida dentro do computador, a qual permite conectá-lo às tomadas de telefone. Assim, na presença de dois *modems* (um em cada computador), e por meio de uma linha telefônica, é possível realizar a transferência de dados de um computador para outro e vice-versa.[30]

Nesse tipo de conexão, o acesso à internet é fornecido por provedores de acesso, os quais consistem em servidores, que possuem acesso a *backbones*. Os provedores servem como intermediários entre o computador do usário e a internet.[25]

Atualmente, esse tipo de acesso vem perdendo cada vez mais usuários, devido à massificação e ao barateamento dos serviços de banda larga, como ADSL e internet a cabo, descritos a seguir. Além disso, o acesso por linha discada possui as seguintes desvantagens:

- A velocidade de conexão é lenta, alcançando, no máximo, cerca de 56 kbps.
- Os custos são significativos, relacionados principalmente ao uso da linha telefônica e ao pagamento dos provedores.
- Associa-se a problemas de conexão, em que o usuário com frequência recebe mensagens acusando "linha ocupada" (ou seja, todas as linhas disponíveis para conexão com o provedor de acesso já estão em uso). Além disso, às vezes, a conexão com o provedor pode ser interrompida de forma repentina, levando ao incômodo de se conectar novamente.
- A linha telefônica fica impossibilitada de ser utilizada caso já esteja em uso para a conexão com a internet.

// ADSL

A Asymmetric Digital Subscriber Line (ADSL) é uma tecnologia de comunicação de dados que permite que estes sejam transmitidos de maneira muito mais rápida através de linhas de telefone do que com um *modem* convencional. Para usufruir dessa tecnologia, é necessário instalar um *modem* ADSL (Figura 2.5), que pode ser conectado tanto a uma placa de rede como a uma entrada USB (*universal serial bus*) no computador, dependendo do modelo utilizado.[32]

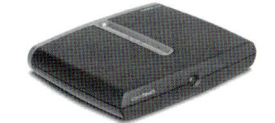

Figura 2.5 // Exemplo de *modem* ADSL.

Como vantagens, além do preço acessível, destaca-se o fato de ser uma conexão de acesso direto, em que o computador pode permanecer conectado o tempo todo sem gastar pulsos telefônicos. Além disso, é possível usar o telefone e navegar na internet simultaneamente.

Em São Paulo, destaca-se o serviço de banda larga ADSL da Telefônica, conhecido como Speedy e, em outros Estados, pode ser encontrado o serviço de banda larga Oi Velox, que usa essa mesma tecnologia, oferecido pela operadora de telecomunicações Oi.

// Internet a cabo

Essa tecnologia utiliza a porção de banda não-utilizada pela TV a cabo, possibilitando a transferência de dados na internet em altas velocidades.[33]

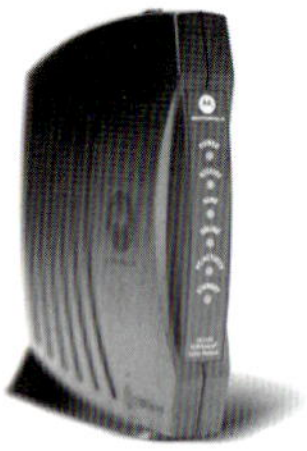

Figura 2.6 // Exemplo de *cable modem*.

No Brasil, as duas maiores companhias de TV a cabo são a NET e a TVA, que disponibilizam os serviços, conhecidos como Virtua e Ajato, respectivamente. Para o funcionamento, é necessário a conexão de um *cable modem* ao computador (Figura 2.6), o que é realizado, em geral, por uma placa de rede. Essa tecnologia possui várias vantagens, destacando-se as seguintes:

➡ Tem conexão de acesso direto, em que o computador permanece conectado à Internet o tempo todo.

➡ Não há necessidade de utilização de linha telefônica e nem de contratação de provedor de acesso à internet.

➡ Como a fiação para a instalação de TV a cabo e da internet a cabo são compartilhadas, as empresas geralmente oferecem pacotes com preços promocionais aos usuários quando ambos os serviços são contratados.

// Internet sem fio (Wireless ou Wi-Fi)

O termo Wi-Fi foi criado originalmente pela empresa Wi-Fi Alliance para descrever uma tecnologia de redes sem fio. Em 1997, o IEEE (Institute of Electrical and Electronics Engineers) definiu o protocolo IEEE 802.11 como o padrão a ser utilizado nas conexões sem fio.[34, 35]

Atualmente, esse padrão pode ser encontrado em várias versões, sendo as quatro principais mostradas na Tabela 2.2.

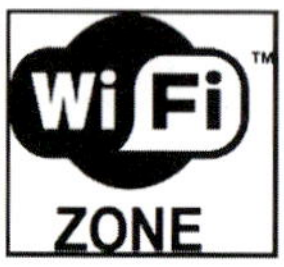

Em 2000, com o objetivo de garantir maior compatibilidade e interoperabilidade entre os produtos presentes no mercado direcionados para conexão sem fio, os fabricantes organizaram-se e criaram uma aliança, a Wireless Ethernet Compatibility Alliance (WECA). Essa entidade lançou, no mesmo ano, o selo Wireless Fidelity (Wi-Fi), (Figura 2.7), utilizado para indicar que determinado produto está de acordo com as especificações do padrão IEEE 802.11. Ainda em 2000, surgiram os primeiros *hot spots*, que correspondem a pontos de acesso de internet móvel, em geral presentes em aeroportos, *cyber*

Figura 2.7 // Selo identificando a presença de zona Wi-Fi.

Tabela 2.2 // Diferentes versões do protocolo IEEE 802.11

	Velocidade (em Mbps)	Frequência (em Ghz)
802.11a	54	5
802.11b	11	2,4
802.11g	54	2,4
802.11n	Até 300 Mbps	2,4 Ghz ou 5 Ghz

cafés, *shoppings*, escritórios, livrarias, restaurantes, etc., reconhecidos pela presença do selo Wi-Fi.[34, 35]

Para se usufruir dessa tecnologia, é obrigatório estar dentro do raio de cobertura de uma rede sem fio, em geral 100 metros da origem do computador que está oferecendo o acesso à internet. Além disso, é essencial dispor de uma placa de rede sem fio que possua compatibilidade com as versões IEEE 802.11b, a, g ou n. Atualmente, quase todos os *notebooks* já saem de fábrica com essas placas; além disso, já há vários modelos de PDAs (como o Palm TX) ou de *smartphones* (como o HTC iTouch) que também já possuem módulos Wi-Fi embutidos.

Com o surgimento dos roteadores sem fio (Figura 2.8a), tornou-se possível criar verdadeiras redes domésticas *wireless*, o que há alguns anos era difícil de se imaginar.

Como a mobilidade no mundo atual é cada vez mais importante, os fabricantes desenvolveram placas que, quando conectadas a um *notebook*, por exemplo, permitem acesso sem fio à internet de qualquer local, não tendo que se estar necessariamente dentro da área de cobertura de uma rede sem fio. Essas placas são conhecidas como PCMCIA (Figura 2.8b). Outra possibilidade é a utilização de *minimodems* especiais, conectados ao computador por meio de entradas USB. Já existem modelos compatíveis com o novo padrão HSDPA (High-Speed Downlink Packet Access), que é necessário para conexão à rede 3G, que é oferecida no Brasil pelas principais empresas de telefonia móvel.[36] A tecnologia 3G possibilitou o acesso à banda larga móvel, seja em celulares, *smartphones* ou *notebooks*, garantindo velocidades de *download* de até 14,4 Mbps.[37]

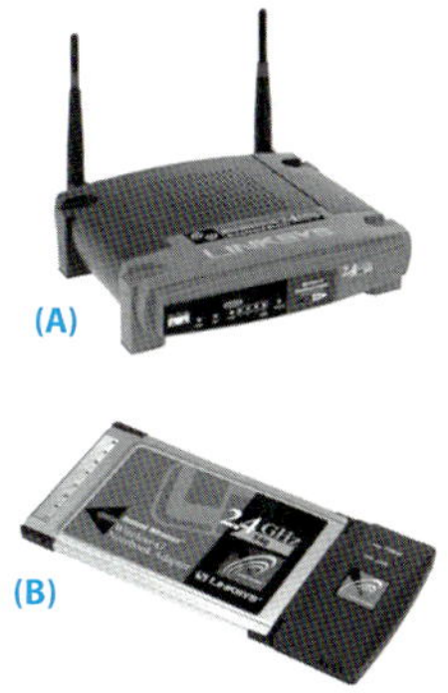

Figura 2.8 // Exemplo de um roteador *wireless* (A) e de uma placa PCMCIA para acesso *wireless* (B) em *notebooks*.

// Internet2

Considerada a evolução da Internet, a Internet2, também conhecida como University Corporation for Advanced Internet Development (UCAID), representa uma nova rede de computadores, muito mais rápida e econômica do que a internet atual. Vem sendo usada principalmente para projetos nas áreas de saúde, administração pública e educação.[38]

O limite teórico da taxa de trasferência pela Internet2 é de 10 Gbps (*gigabits* por segundo), resultando em uma velocidade de *download* de 1,25 Gb/s. Ou seja, usando-se a velocidade máxima, é possível transferir todo o conteúdo de um DVD em apenas 3,5 segundos. O recorde de velocidade na Internet2 é de um grupo de pesquisadores da Universidade de Tóquio, os quais obtiveram a marca de 9,08 Gbps, bastante próximo do limite teórico.[38]

O Brasil, por meio do Ministério da Ciência e Tecnologia e da RNP, vem participando ativamente do desenvolvimento da Internet2, o que ganhou formalidade a partir de um acordo internacional de cooperação assinado com os Estados Unidos em outubro de 1997.[39]

A primeira conexão do *backbone* da RNP à Internet2 ocorreu em 29 de agosto de 2001, passando a ser realizada, desde 2004, pela Rede Clara (Cooperação Latino-Americana de Redes Avançadas). No Brasil, o uso da Internet2 continua restrito, sendo esta utilizada principalmente para interligar computadores de instituições públicas e privadas.[39]

// *E-mail*

Os serviços de *e-mail* representam hoje, sem dúvida, um dos recursos mais utilizados da internet, juntamente com a *World Wide Web*. Atualmente, é quase impossível imaginar o mundo sem a utilização de correio eletrônico, já que ele oferece um modo fácil, rápido e eficiente de comunicação. Além disso, é possível anexar figuras, documentos, enfim, qualquer arquivo pode ser enviado junto com uma mensagem eletrônica, diminuindo a necessidade de se recorrer aos sistemas de correio comum. Existem duas principais formas de se acessar o correio eletrônico: via *webmail* ou com o uso de programas que funcionam como clientes de *e-mail*.[40]

O *webmail*, como principal vantagem, permite acesso ao seu correio eletrônico em qualquer lugar, ou seja, por qualquer computador no mundo, sendo necessário apenas a utilização de um sistema de identificação, em que é solicitado o *log-in* (em geral a sua conta de *e-mail*) e uma senha também previamente cadastrada. No Brasil, há várias empresas que oferecem serviços de *webmail*, como BOL, Yahoo, Zipmail, UOL e Terra. O serviço é gratuito no caso das três primeiras empresas citadas; para UOL e Terra, no entanto, exige-se que o usuário faça uma assinatura (ou seja, é necessário pagar). Por outro lado, a assinatura, nesses dois últimos serviços, além do *e-mail* propriamente dito, permite acesso a um vasto conteúdo *on-line*, que, dependendo do perfil do usuário, pode justificar o valor a pagar.

A outra forma de correio eletrônico é a utilização de programas que funcionam como clientes de *e-mail*, sendo os mais utilizados as versões do Outlook – que acompanha a série de aplicativos Office da Microsoft – e do Thunderbird – desenvolvido pela Fundação Mozilla. O Outlook exige o pagamento de uma licença para ser usado enquanto o Thunderbird é gratuito, estando disponível para *download* no endereço http://br.mozdev.org/thunderbird/, no qual também podem ser encontradas várias outras informações úteis sobre este programa.

Em algumas situações, especialmente no caso de se possuir várias contas de *e-mail*, esses programas são bastante úteis, pois permitem acesso simultâneo a várias contas, desde que adequadamente configuradas. Assim, não é necessário acessar vários *sites* para verificar mais de uma conta de *e-mail*, o que demandaria mais tempo. A Figura 2.9 mostra uma das comodidades oferecidas por esses programas.

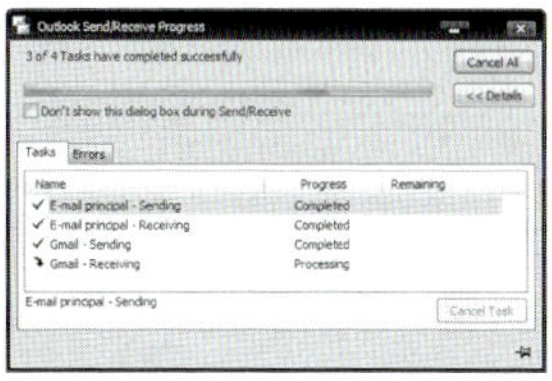

Além disso, os programas de clientes de *e-mail* possuem outras ferramentas, como bloqueador de *spams* (aqueles *e-mails* incômodos e inconvenientes com fins publicitários), *antiphishing* (característica que permite identificar *e-mails* direcionados para roubo de senhas e outras informações), corretor ortográfico, catálogo de endereços (para criação de uma agenda com nomes, telefones, *e-mails* de todos os seus contatos), leitor de RSS (que será descrito mais adiante neste livro), etc.

Figura 2.9 // Tela mostrando a checagem simultânea de duas contas de *e-mail* no Outlook 2007. É muito mais prático e rápido.

Outra vantagem, tanto no Outlook 2007 como no Thunderbird 2, é a possibilidade de se associar às mensagens marcadores para conseguir achá-las com mais facilidade, também sendo possível a criação de pastas de pesquisa por categoria, em que todas as mensagens identificadas pelo marcador da mesma cor ficam agrupadas, o que também facilita a organização.

Para a inclusão de novas contas, normalmente é necessário digitar o endereço do servidor de entrada (em geral POP3) e o endereço do servidor de saída (SMTP), o que varia de servidor para servidor. Para facilitar esse trabalho, na Tabela 2.3, o leitor pode encontrar as configurações POP3/SMTP dos servidores de *e-mails* mais utilizados no Brasil.

// File Transfer Protocol (FTP)

O File Transfer Protocol (FTP, Protocolo de transferência de arquivos) consiste em um outro protocolo usado na internet, que é direcionado, como o próprio nome ressalta, para a transferência de arquivos de um computador para outro. Esse protocolo é indicado pelo começo "ftp://" em vez do mais comumente utilizado "http: //", referente à *web*.[14]

Quando se deseja transferir arquivos de um computador para um servidor (computador que gerencia a transferência e o armazenamento dos arquivos), faz-se um *upload*; o processo contrário (transferir arquivos do servidor para o computador) é chamado de *download*. Qualquer arquivo pode

Tabela 2.3 // Configuração de POP3/SMTP dos servidores de *e-mail* mais utilizados no Brasil

Servidor	Servidor de entrada de *e-mails* (POP3)	Servidor de saída de *e-mails* (SMTP)
UOL	pop3.uol.com.br	smtps.uol.com.br
Yahoo	pop.mail.yahoo.com.br	smtp.mail.yahoo.com.br
BOL	pop3.bol.com.br	smtps.bol.com.br
Gmail[a]	pop.gmail.com	smtp.gmail.com
Terra[b]	pop.xyz.terra.com.br	smtp.xyz.terra.com.br
IG[c]	pop.ig.com.br	smtp.ig.com.br

[a] Gmail: é preciso, inicialmente, fazer *log in* no site do Gmail (www.gmail.com) e, no menu Configurações, ativar o serviço de Encaminhamento e Pop. Além disso, é necessário configurar a porta do servidor de saída (SMTP) para 465 e a do servidor de entrada (POP3) para 995. Por último, marcar a opção "Este servidor requer uma conexão segura".

[b] Terra: dependendo da sua região, as letras xyz podem variar. A descrição da sigla de sua operadora pode ser localizada na "Central do Assinante", acessada a partir do site do Terra (www.terra.com.br).

[c] IG: é necessário ativar, inicialmente, o serviço de Encaminhamento e Pop, a partir do menu Configurações, disponível ao fazer o *log in* no site do Ig (http://portal.ig.com.br/acesso_email.html). Em seguida, configurar a porta do servidor de saída (SMTP) para 465 e a do servidor de entrada (POP3) para 995. Por fim, marcar a opção "Este servidor requer uma conexão segura".

ser transferido via esse protocolo (programas, filmes, músicas, documentos de texto ou, até mesmo, uma apresentação eletrônica).

É possível, com os navegadores atuais, realizar *downloads* de servidores FTP, porém com restrição de funções, não havendo, por exemplo, a opção Resume, existente em programas específicos para FTP, em que se pode interromper o *download* e reiniciá-lo em um outro momento do ponto em que foi interrompido. Além disso, não há como se realizar *upload* para servidores de FTP com uso apenas de navegadores.

Há dois tipos de programas dedicados à utilização do protocolo FTP: a versão cliente e a versão servidor. O primeiro é indicado para a maioria dos usuários domésticos, caracterizando-se por possuir uma interface semelhante à do Windows Explorer (gerenciador de arquivos dos produtos da família Windows). Para a transferência de arquivos, geralmente existem duas janelas, uma mostrando o conteúdo dos arquivos do computador do usuário e a outra, o conteúdo dos arquivos presentes no servidor. Para se proceder com um *download*, basta arrastar com o *mouse* um arquivo do usuário para a janela do servidor; para se fazer um *upload*, é só realizar o processo inverso. A versão servidor é utilizada para a montagem de servidores FTP. A Tabela 2.4 mostra três sugestões de versões cliente de FTP.

Tabela 2.4 // Exemplos de alguns programas cliente de FTP

SmartFTP
- Distribuição não-gratuita (*shareware*), com versão de teste de 30 dias
- Endereço do desenvolvedor: http://www.smartftp.com/
- Compatível com Windows 98/2000/2003/XP/Vista

FileZilla
- Distribuição gratuita (*freeware*)
- Endereço do desenvolvedor: http://filezilla-project.org/
- Compatível com Windows 2000/2003/XP/Vista

CuteFTP Home
- Distribuição não-gratuita (*shareware*), com versão de teste de 30 dias
- Endereço do desenvolvedor: http://www.cuteftp.com/cuteftp/
- Compatível com Windows 2000/2003/XP/Vista

// NewsGroups

Newsgroups ou grupos de notícias são fóruns em que se podem discutir os mais diversos temas. São controlados pelo protocolo NNTP (Network News Transport Protocol). [41,42]

Para se visualizar ou enviar mensagens em um *newsgroup*, é necessário um cliente (programa) de grupos de discussão, também conhecido como *newsreader*, que permite acessar servidores de notícias. Duas ótimas opções de leitor de *newsgroups* são o Mozilla Thunderbird (já descrito na página 50) e o Outlook Express, que acompanha o Microsoft Internet Explorer 6.

O Outlook 2007, última versão de cliente de *e-mails* da série Office da Microsoft, não possui suporte para *newsgroups*. No Windows Vista, o Outlook Express foi substituído pelo Windows Mail.

// Grupos de discussão

Além dos grupos de notícias, atualmente, a criação de grupos de discussão e de comunidades virtuais (ver a seguir) com frequência é realizada por meio de *sites* específicos. Alguns dos mais conhecidos nesse sentido são os serviços do Yahoo Grupos! Brasil (http: //br.groups.yahoo.com), do Google Grupos (http: //groups.google.com.br/) ou do Grupos.br (www.grupos.com.br), todos gratuitos.

Em cada um desses grupos de discussão, o usuário observará que, de modo geral, existem categorias principais de assuntos, as quais, por sua vez, oferecem inúmeras subcategorias, com cada uma podendo conter dezenas ou mesmo centenas de grupos associados.

Todos esses serviços oferecem ferramentas de busca para a localização de grupos por palavras-chave. Assim, digitando-se a palavra "medicina" no Yahoo Grupos! Brasil até o dia 27 de Dezembro de 2008, foram localizados mais de 19.000 grupos relacionados.

Para o acesso a esses grupos de discussão, é necessário que seja realizado um registro em qualquer um dos serviços mencionados anteriormente. No caso do Yahoo Grupos! Brasil, é necessário a criação de um ID Yahoo!, que consiste em uma conta de *e-mail* no Yahoo. Da mesma forma, o Google Grupos e o Grupos.br exigem abertura de conta de *e-mail* nos seus respectivos serviços. Além disso, é necessário, obviamente, possuir um tipo de conexão à internet (ver página 45), sendo o acesso realizado com o uso de navegador (ver página 65), já que esses grupos de discussão consistem basicamente em *sites* com milhares de páginas associadas na internet.

A principal aplicação desses grupos, como o próprio nome já ressalta, é a possibilidade de interagir com os outros membros a partir do envio e recebimento de mensagens, como notícias sobre novos medicamentos ou atualizações de diretrizes clínicas. Além disso, os usuários do grupo podem compartilhar os mais variados tipos de arquivos (documentos de texto, apresentações eletrônicas, artigos científicos, etc.), podendo realizar uploads de arquivos para o grupo ou downloads dos já existentes em pastas que ficam dentro do próprio grupo. Isso facilita significativamente a troca de informações. A Figura 2.10, na p. 65, mostra a interface de um grupo de discussão do Yahoo Grupos! Brasil.[*]

// **WEB 2.0 E MEDICINA**

Recentemente, a internet deu origem a uma nova geração da rede que foi denominada de Web 2.0. A ideia de segunda geração da internet em que a rede é utilizada como plataforma de colaboração e compartilhamento de informação colocou as pessoas no centro do controle das informações. A Web 2.0

---

[*] O grupo foi escolhido unicamente por ser aquele do qual o autor faz parte.

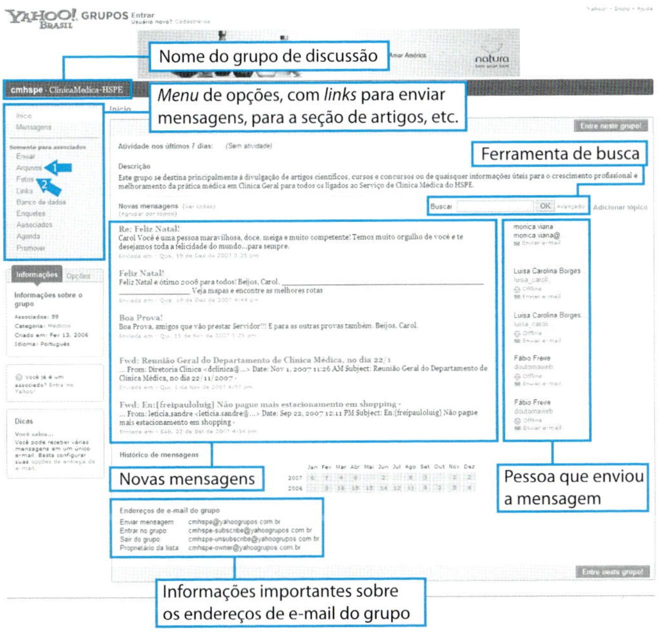

Figura 2.10 // Interface de um grupo de discussão no Yahoo! Grupos Brasil (nesse caso, o grupo de Residentes de Clínica Médica do Hospital do Servidor Público Estadual de São Paulo). Observar que existe uma pasta virtual, dedicada para o armazenamento de arquivos (seta 1), e outra para fotos (seta 2).

está transformando a internet em um ambiente em que os usuários podem criar e compartilhar informações *on-line* – um espaço para colaboração, conversação e interação que é dinâmico, flexível e adaptável. Segundo Tim o' Really, que foi o primeiro a cunhar o termo Web 2.0: "é a internet centralizada nas pessoas em que os usuários são ao mesmo tempo leitores e escritores. A espinha dorsal da Web 2.0 são programas abertos que criam plataformas para colaboração".[43] A Tabela 2.5 apresenta as diferenças entre a Web 1.0 e a Web 2.0.

Ainda segundo Tim o' Really:[43]

> "Web 2.0 é a mudança para uma internet como plataforma, e um entendimento das regras para obter sucesso nesta nova plataforma. Entre outras, a regra mais importante é desenvolver aplicativos que aproveitem os efeitos de rede para se tornarem melhores quanto mais são usados pelas pessoas, aproveitando a inteligência coletiva."

Na medicina, as vantagens mais evidentes são a possibilidade de utilização para atualização, benefício dos pacientes, colaboração em pesquisa e compartilhamento de conhecimento com médicos de todo mundo.[44] Os médicos e profissionais de saúde podem criar documentos que beneficiem seu crescimento mútuo e ajude seus pacientes.

Tabela 2.5 // Comparação entre a Web 1.0 e a Web 2.0

Web 1.0	Web 2.0
Encyclopedia Brytannica http://www.britannica.com/	Wikipedia http://en.wikipedia.org/
Sites pessoais	Blogs
Publicação de conteúdo editorado	Publicação de conteúdo colaborativo
Taxonomias	Folksonomias
Diretórios	*Tags*
Stickness, o que significa que o usuário fica preso ao *site*	Publicação simultânea do conteúdo em diversos meios, como RSS, *blogs* ou *wikis;* ou seja, o *site* vai até você
Processadores de documentos tradicionais	Google Docs
Utiliza o conhecimento de poucos para auxiliar muitos	Utiliza o conhecimento de muitos para auxiliar todos (efeito *network*)
Conhecimento em pedaços, ou seja, separado em diferentes sítios	Conhecimentos e recursos unidos em um mesmo lugar

A busca social não é um fenômeno novo. *Sites* que se baseiam nos usuários em detrimento a algoritmos apareceram no meio dos anos 1990. A taxonomia é utilizada na ciência para classificação geral, ao passo que a "folksonomia" (de *folks*, que significa pessoas) vem tomando conta da internet, pois não há controle sobre este crescimento. A folksonomia permite conhecer e aprender como os assuntos são vistos pelas pessoas, permitindo diversas inferências e ligações aparentemente não relacionadas, como ocorre na simbologia, em que uma rosa pode significar amor. Para ilustrar o poder que a internet dá as pessoas por meio da Web 2.0, pode-se relatar a eleição de "Você" como pessoa do ano da revista Time. Esta escolha ocorreu devido à possibilidade de qualquer pessoa poder controlar a era da informação.

Em um mundo que vive a era da informação, os buscadores podem ser a porta para um mundo social. As mudanças que a internet está provocando na medicina são enormes e se fazem até mesmo em áreas que nunca antes poderiam ser imaginadas. Como exemplo, podemos citar o estudo de Tang e colaboradores, que mostrou que a busca no Google usando palavras-chave para casos clínicos apresentados no Massachussets General Hospital mostrou que o diagnóstico correto foi alcançado em 58% dos casos, levando os autores a indicar esta ferramenta como auxiliar em diagnóstico de enfermidades, sobretudo daquelas de diagnóstico difícil.[45]

Em seguida, serão apresentadas as principais tecnologias da Web 2.0, que vêm sendo denominadas coletivamente de tecnologia transparente, pois o usuário pode ver através da tecnologia e enxergar o conhecimento de maneira simples, mesmo que o veículo de acesso à informação seja produto de uma tecnologia sofisticada. Como exemplo, pode-se citar o compartilhamento de documentos e o *bookmarketing* social (para mais informações, visite o *hotsite* www.artmed.com.br/gestaodoconhecimentomedico).

// Wikis

Um *wiki* (do havaiano, significa apressar-se, rápido, ligeiro) é uma página da internet colaborativa cujo conteúdo pode ser adicionado e editado por qualquer pessoa que o acessa. A Wikipedia é o melhor exemplo dessa plataforma.

Quais as vantagens dos *wikis*? Assim como nos *blogs*, não há necessidade de conhecimento de linguagem de internet para publicar, o que possibilita a participação de muitas pessoas. Dessa forma, diversas instituições acadêmicas, comunidades, empresas e associações militares têm adotado os *wikis*.

E quais as desvantagens? Como a maioria dos *wikis* é livre e não passa por editoração podem ser publicadas informações incorretas e pode, até mesmo, ocorrer "vandalismo digital". A possibilidade de correção por outros usuários deu origem ao conceito de "darwikinismo", em analogia à evolução darwiniana, com o conteúdo dos *wikis* sendo melhorado progressivamente. Como será visto mais adiante, a introdução de editoração para *wikis* médicos procura eliminar essa deficiência.

Os *wikis* são um instrumento essencialmente de compartilhamento de informações. Nesse sentido, há estudos que mostram que a acurácia da Wikipedia e da Encyclopedia Britannica são similares.[46] Mas, em um ambiente aberto à colaboração, qualquer pessoa pode disponibilizar material protegido por direitos autorais sem permissão, colocar conteúdo não-relacionado ou editar um conteúdo com prejuízo de qualidade ou acurácia. É importante ressaltar que, no caso específico de *wikis* relacionados à saúde, deve-se sempre estar atento para preservar o anonimato dos pacientes citados nos casos clínicos. Além disso, outro problema que pode surgir é a dificuldade de contatar os autores de um *wiki* quando se busca informações adicionais sobre determinado assunto.[47]

// *Wikis* médicos

Na medicina, destacam-se diversos exemplos de *wikis* importantes. O Flu Wiki (http://fluwikie.com) tem intenção de ajudar comunidades de saúde a combater e se preparar para uma pandemia de influenza. Para as especialidades, pode-se citar o Wiki Surgery (http://wikisurgery.com) e o HealthEva (http://www.healtheva.com). O AskDrWiki (http://askdrwiki.com) contém informações variadas para médicos e profissionais. Também digno de nota é o Ganfyd.org (http://www.ganfyd.org), uma base de conhecimento médico aberta a todo o mundo – entretanto, apenas médicos registrados no Reino Unido, no Canadá, na Irlanda do Norte ou na Nova Zelândia podem colaborar e editar (Figura 2.11). Recentemente lançado, o WiserWiki (www.wiserwiki.com) é um tratado de medicina *online* colocado no ar já completo que permite a colaboração e edição de médicos com certificação nos Estados Unidos, mas também é aberto à participação de médicos de outros países, desde que estes atendam às exigências dos mantenedores do *site*. Uma lista completa de *wikis* médicos pode ser encontrada no *blog* de David Rothman (http://davidrothman.net).

Os *wikis* também podem ser utilizados como método de colaboração virtual para compartilhar informações de participantes de grupos e interagir com outras pessoas de mesmo interesse.

// RSS

O RSS oficialmente não tem nenhum significado. É comumente referido como *really simple syndication* (sindicação realmente simples) ou *rich site summary*. Sindicação é o procedimento pelo qual o autor ou editor de um *site* torna disponível toda ou

Figura 2.11 // Tela do *wiki* Ganfyd. Esta iniciativa representa um marco nos *wikis* médicos editorados onde se restringe a participação a médicos registrados e o conteúdo é revisado por uma equipe especializada.

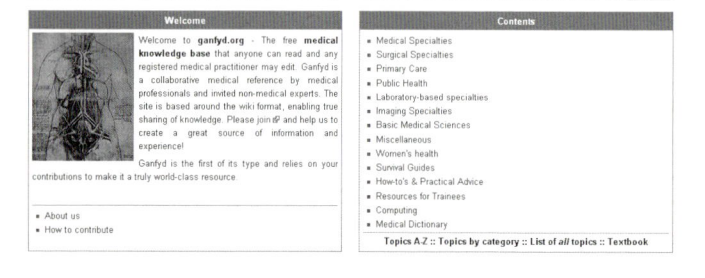

uma parte do seu conteúdo para publicação em outro *website* de informação em um formato de texto chamado *extensible mark-up language (XML)*. Assim, o conteúdo atualizado é chamado de *feed* (alimentação), que se associa a contínuo recebimento de conteúdo. Essa tecnologia se popularizou e já tem adesão de mais de 50 mil *sites*, inclusive dos principais jornais e sociedades médicas. Para a leitura desses arquivos, existem programas que podem ser utilizados *on-line* ou podem ser instalados no computador. Exemplos destes últimos incluem o FeedReader (http://www.feedreader.com), o SharpReader (http://www.sharpreader.net/) e o BlogExpress (http://blogexpress.com/), que estão disponíveis gratuitamente na internet. Como exemplos de leitores *on-line*, há o Google Reader (http://www.google.com.br/reader) e o Bloglines (http://www.bloglines.com/).

A principal aplicação dos RSS é a publicação de conteúdo atualizado com frequência, como o de jornais e revistas. Sua maior vantagem é a possiblidade de agregar em um mesmo local material proveniente de diversas fontes. Além disso, o RSS também contribui para a medicina móvel por meio da possibilidade de transmissão em aparelhos portáteis. Assim, um *software* livre permite aos usuários assinar *feeds*, fazer *download* automaticamente e transferi-los a um aparelho portátil (como um iPod ou aparelhos MP3 e MP4) para reprodução posterior ou para reproduzi-los no computador de mesa ou *notebook* equipados com multimídia. Se o aparelho tem acesso à internet, utilizando-se leitores de RSS *on-line* pode-se acessar os documentos sem a etapa de passagem ao *desktop*. A Figura 2.12 ilustra todo o processo.

Já para a utilização de leitores de RSS que são instalados no computador é necessário, primeiramente, entrar no *site* para

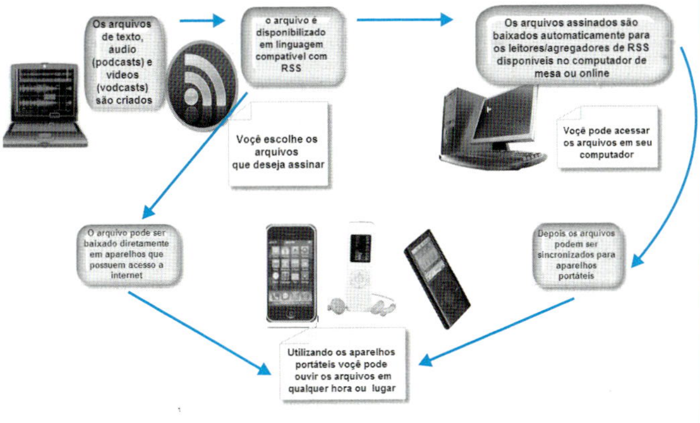

Figura 2.12 // Esquema representando como o conteúdo distribuído por RSS pode ser levado ao computador de mesa (*desktop*) ou em qualquer lugar em aparelhos portáteis. As possíveis aplicações deste recurso são várias e contribuem significativamente para conveniência e tempo.

realizar o *download* (como exemplo, foi utilizado o Feedreader, cujo endereço é http://feedreader.com). A tela do leitor apresenta suas funcionalidades, e há espaço para adição do endereço do *feed*, o que pode ser feito manualmente, copiando-se o endereço do RSS ou automaticamente. Assim, depois de acessar o *site* de interesse, deve-se procurar o ícone de RSS e saber quais os tipos disponíveis. Seleciona-se, então, os escolhidos, os quais podem ser incorporados ao navegador ou colocados diretamente no leitor (Figura 2.13).

// **Podcasting**

Podcasting não é uma tecnologia, mas utiliza tecnologias existentes para facilitar o acesso a várias mídias digitais, como arquivos MP3, por exemplo, que podem ser baixados e executados em um dispositivo móvel, como um MP3 *player*. O termo *podcasting* vem da união de duas palavras: iPod, o aparelho que toca MP3 e MP4, e *broadcasting* (transmissão de rádio). Além disso, é possível transmitir arquivos de vídeo associado ao áudio, os quais são denominados *videopodcasts* ou *vodcasts*. Os *podcastings* também podem ser criados por meio de *softwares* que transformam texto em áudio. Assim, a essência do *podcasting* é a criação de conteúdo (áudio ou vídeo) para quem deseja ouvir o que, onde e quando quiser. Quando se assina um *podcast* de determinado jornal ou tema de interesse, as notícias são recebidas automaticamente. Os *podcastings* têm sido utilizados no currículo de diversas faculdades de medicina devido a suas potenciais aplicações, como gravação de palestras para alunos que não puderam estar presentes.

Outro atributo dos *podcastings* é a possibilidade de se publicar informação por meio de RSS. Assim, em uma universidade, os

Figura 2.13 Esquema representando a inscrição de conteúdo de um jornal médico em RSS para acesso posterior (leitura, áudio ou vídeo).

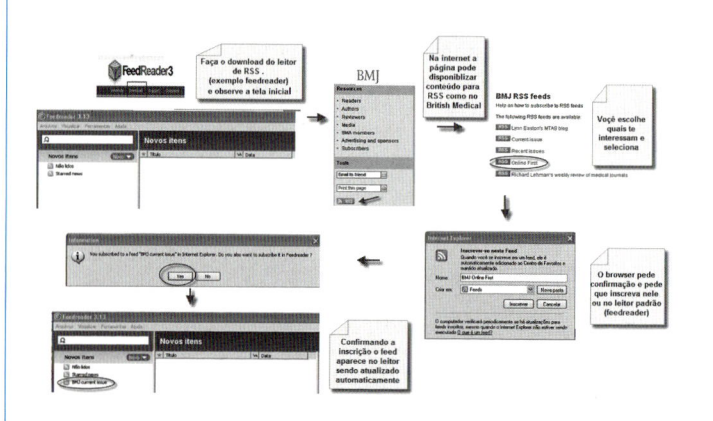

diversos departamentos podem, por exemplo, divulgar informações sobre reuniões e congressos ou publicar estudos. Além disso, pode-se difundir informação pessoal útil para outras pessoas – por exemplo, a publicação de diários de casos clínicos. A publicação pode ser em página própria ou em diretórios.

Outro potencial uso seria conectar serviços que possuam necessidades que se intersectam – por exemplo, assinar RSS que seria alimentado com a informação de casos de pacientes com determinada enfermidade os quais seriam alocados a estudo clínico que estaria recrutando. Universidades norte-americanas, como Duke e Drexel, distribuíram iPods aos estudantes no intuito de analisar os benefícios dessa tecnologia para a educação.[48]

Como exemplos de *podcasts* médicos, podemos citar o New York University Ophthalmology CME (Continuing Medical Education) programs via podcast As Seen From Here (The Ophthalmology Podcast - http://www.asseenfromhere.com/) e o The New England Journal of Medicine podcasts (www.newjm.org) (ver Figura 2.14), McGraw.

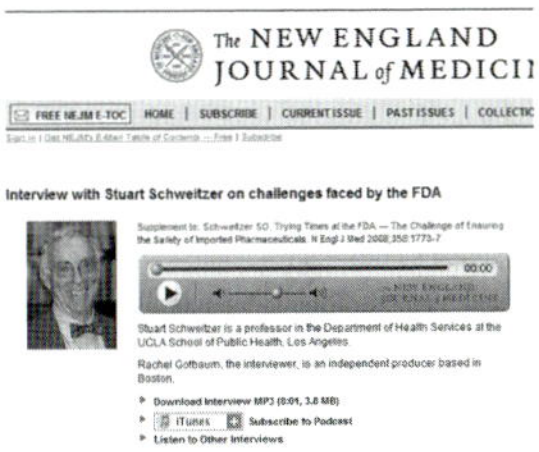

// **Blogs**

Blog é uma página da *web* cuja estrutura permite a atualização rápida a partir de acréscimos de tamanho variável, chamados artigos, ou *posts,* que são, em geral, organizados de forma cronológica inversa. Os *posts* costumam abordar a temática do *blog* e podem ser escritos por uma ou mais pessoas, de acordo com a política do *blog*.

// Vantagens

A revolução mais aparente dos *blogs* é a possibilidade de um indivíduo publicar informações, pensamentos e opiniões sobre qualquer tema sem a exigência de conhecer qualquer noção de publicação em linguagem HTML ou outras relacionadas à informática. Na forma de diário virtual, as publicações em geral são apresentadas em ordem cronológica, com ligações e comentários sobre temas de interesse. Os *blogs* são fáceis de criar e modificar, e são necessários poucos minutos para isso. Além disso, há serviços gratuitos para a criação de *blogs*, como o Google blogger (www.blogger.com) e o LiveJournal (www.livejournal.com).

A "blogosfera" (como é chamada a rede de *blogs*) cresce exponencialmente e já conta com milhões de participantes. Cerca de 80% de usuários *on-line* com menos de 28 anos relatam que visitam *blogs* com regularidade, e 40% afirmam ter criado o seu próprio *blog*.[49] Há estimativas de que um novo *blog*

Figura 2.14 Exemplo de *podcast* do periódico New England Journal of Medicine. Se o usuário assina este *podcast*, ele recebe automaticamente o conteúdo e pode ouvir em aparelhos portáteis.

é criado a cada dois segundos, de modo que já existem mecanismos especializados de busca, sendo o mais importante desses o technorati (www.technorati.com). O inglês e o japonês são as línguas mais populares.

Os *blogs* funcionam como jornais *on-line* em que se pode seguir o desenvolvimento de um tópico com uma velocidade maior do que a dos métodos de publicação tradicionais. Eles também aderiram à tecnologia RSS e podem ter suas atualizações monitoradas e trasmitidas por esse meio.

Cabe ressaltar que os *blogs* oferecem independência de visão, e o usuário pode ver diferentes facetas do mesmo tópico. Além disso, abrem oportunidade a pessoas de grande capacidade que podem ter espaço de expressão na mídia tradicional reduzido por questões políticas ou limitações de ordem financeira. Nos *blogs*, o acesso à fonte de informação é imediato, ou seja, você pode navegar e conhecer de onde partiu a informação, o que não é comum na mídia tradicional. Há *softwares* que podem conectar as informações entre diferentes *blogs* que falam sobre um mesmo assunto. Por todas essas razões, os médicos têm adotado essa ferramenta como passatempo, fonte de informações e, até mesmo, com fins profissionais.[50] Os "blogueiros" (pessoas que utilizam *blogs*, postando conteúdo) profissionais muitas vezes agem como editores de conteúdo da internet, separando, para disponibilizar, os melhores fatos e *sites* e divulgando ferramentas e até mesmo campanhas de interesse público.

// Desvantagens

A desvantagem mais evidente diz respeito ao fato de que, como não há profissionalização de usuários, as informações podem ser postadas de maneira equivocada ou sem embasamento, o que compromete significativamente a qualidade do material publicado. Entretanto os *posts* realizados por editores sérios são confiáveis e recebem audiência de maneira proporcional. Por exemplo, buscando no *site* del.icio.us a expressão *diabetic foot* (pé diabético) encontram-se as palavras-chave *health* (saúde), *diabetes*, *shoes* (sapatos), entre outras. Entre os artigos selecionados pelos usuários, por exemplo, há um sobre o uso do mel para prevenir amputação em diabéticos, além de uma loja de artigos de saúde para os pés.

// APLICAÇÕES SELECIONADAS DA WEB 2.0 EM SAÚDE

Uma aplicação crescente de recursos de Web 2.0 são os *mashups*, os quais permitem a integração de informações de várias fontes. Um exemplo de *mashup* na área da saúde é o HealthMap (http://healthmap.org), que combina informação contínua de mapas de saúde em todo o mundo com *feeds* de RSS (Figura 2.15).

O *networking* social é outra aplicação importante da Web 2.0, que consiste em grupos de apoio como o MySpace Cure Diabetes Group (http://groups.myspace.com/cureDiABETES) e Mental Health SocialNetwork (http://social.realmentalhealth.com/). Outros grupos sociais, como o Patient Opinion, ajudam os pacientes a escolher médicos e instituições de saúde (http://patientopiniom.org.uk). Na página do Patient Opinion, encontra-se a opinião de pacientes sobre diversos serviços de saúde, e há uma variedade grande de tópicos, desde elogios à equipe de saúde até queixas com relação à qualidade da comida de hospitais. Os administradores enviam aos hospitais e serviços de saúde as queixas e elogios, para que as equipes recebam o devido reconhecimento e os serviços criticados possam ser reavaliados e melhorados.

// SITES SELECIONADOS DA WEB 2.0

Serão descritos, a seguir, *sites* que podem ser úteis para o profissional de saúde em diversas situações.

// HEAL (Health Education Assets Library) – (www.healcentral.org)

É uma biblioteca digital que permite o acesso a um repositório nacional centralizado de recursos de ensino digitalizados de alta qualidade. Os recursos são oferecidos por autores individuais e revisados antes da publicação. A HEAL também possui parceria com outras bibliotecas virtuais para que estas possam ter seu conteúdo acessado pelos mecanismos de busca da HEAL.

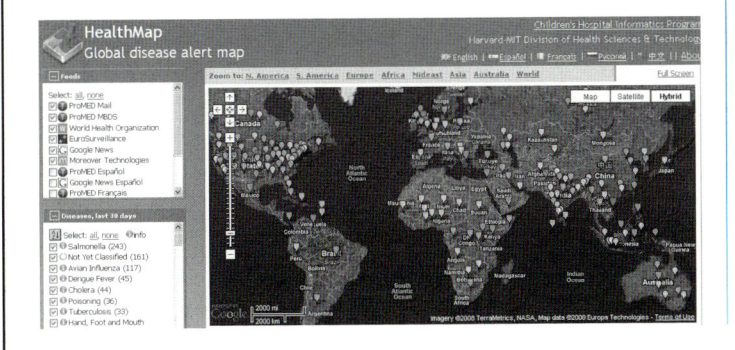

Figura 2.15 // Tela inicial do HealthMap (www.healthmap.org). Este é um típico exemplo de *mashup*, pois congrega recursos de RSS com mapas para gerar importantes informações de saúde pública em tempo real e sua distribuição geográfica.

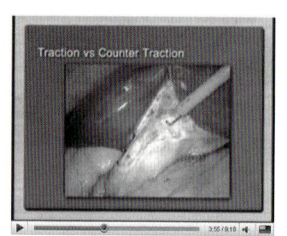

Figura 2.16 Exemplo de vídeo de colecistectomia laparoscópica disponibilizado no site YouTube (www.youtube.com). Por ser gratuito o site tornou-se um importante meio para divulgar o conhecimento médico na forma de vídeos.

// YouTube (http://www.youtube.com/)

É um *site* bastante popular de compartilhamento de vídeos, que podem ser carregados e assistidos pelo usuário. Pode-se encontrar no YouTube vídeos que servem de excelente material educacional em medicina (Figura 2.16)

// Flickr (http://www.flickr.com/)

É um *site* de compartilhamento de fotos digitais. Nesse *site*, é possível colocar *tags* com nomes, adjetivos e verbos que descrevem a foto. O algoritmo de favorecimento de fotos baseia-se no seu índice de interesse, ou seja, no número de vezes que esta é visualizada e escolhida como favorita pelos usuários. Quando se acessa um determinado tópico ou se utiliza uma determinada *tag*, podem ser visualizadas muitas fotos relacionadas ao tema (Figura 2.17).

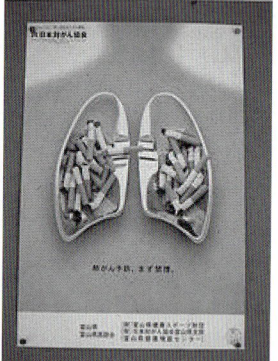

// Del.icio.us (http://del.icio.us/)

Embora seja primariamente um *site* de compartilhamento social *on-line*, é possível utilizá-lo para buscas de conteúdo que não será encontrado por métodos tradicionais, como artigos de jornais locais, revistas, palestras virtuais e *podcasts*.

// Slideshare (http://www.slideshare.net/)

É um excelente *site* colaborativo que permite ao usuário compartilhar apresentações em *slides*. Basta um simples cadastro para ter acesso a diversas apresentações e poder contribuir com o seu próprio material.

// QUAL SERÁ A PRÓXIMA NOVIDADE DA WEB?

Apesar de o impacto da Web 2.0 ser grande atualmente e ainda pouco assimilado pela maioria dos profissionais de saúde, já está anunciada a terceira novidade da *web*, a qual inicou em 2008 e transformará mais uma vez a rede e seus usários: a Web 3.0, também chamada de *web* semântica. Uma importante característica da Web 3.0 é que ela usa metadados (informações sobre informações), que possibilita a busca inteligente de dados. A evolução em relação à Web 2.0 é o foco em *encontrar*

(A)

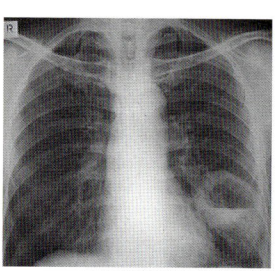

(B)

Figura 2.17 Estas fotos foram recuperadas em busca para câncer de pulmão no *site* Flickr (www.flickr.com). Podemos encontrar centenas de fotos que vão desde um anúncio antitabagismo do Japão (A) a uma radiologia de tórax de um paciente residente nos Estados Unidos (B).

e recuperar a informação pesquisada, quando, atualmente, os mecanismos se concentram em *buscar* a informação.[51] Dessa forma, a Web 3.0 promoverá uma melhor organização dos documentos e uso mais profundo da base de conhecimento em medicina.

// NAVEGANDO NA INTERNET

Agora que as noções e os recursos básicos da internet e da Web 2.0 foram mostrados, serão apresentados os navegadores e suas diversas funções e recursos integrados. Para maiores detalhes sobre os navegadores, deve-se buscar a leitura adicional e visitar o *site* dos fabricantes.

// Navegadores (*browsers*)

Como dito anteriormente, os navegadores são programas necessários para que se possa acessar as páginas da internet. Eles permitem a comunicação com servidores na *web*, em geral por meio do protocolo HTTP, a fim de que as páginas sejam carregadas e visualizadas na tela do computador.

Os dois navegadores mais utilizados, sem dúvida, são o Internet Explorer (versões 6 e 7) e o Mozilla Firefox 3. De acordo com o último relatório do W3Counter (http://www.w3counter.com/globalstats.php), o Internet Explorer (6 e 7) ainda lidera o mercado de navegadores, sendo seguido pelo Mozilla Firefox.

// Internet Explorer 7

No Windows XP, o usuário já encontra uma versão do Internet Explorer 6, ao passo que o Windows Vista já traz como um dos seus recursos o Internet Explorer 7. Aos usuários do Internet Explorer 6 que desejam migrar para a versão 7, a Microsoft disponibiliza uma atualização gratuita no *link* http://www.microsoft.com/brasil/windows/downloads/ie/getitnow.mspx.

Até recentemente, na hora de fazer o *download* da atualização do Internet Explorer 7, a Microsoft realizava uma varredura para verificar se a cópia do Windows XP no computador em uso era original ou não, de modo que somente as cópias licenciadas poderiam realizar o *download* e, por consequência, a instalação. Entretanto, provavelmente para não comprometer a migração de usuários fiéis do Internet Explorer 6 para a nova versão, a Microsoft vem permitindo a atualização/instalação desta mesmo em computadores com cópias não-originais do Windows XP.

De acordo com a Microsoft[52], para a instalação e o funcionamento adequados do Internet Explorer 7, são necessários os seguintes requisitos mínimos:

- Computador: processador de 233 MHz ou superior (recomendável processador Pentium)
- Sistema operacional: Windows XP Service Pack 2 (SP2), Windows XP Professional x64 Edition ou Windows Server 2003 Service Pack 1 (SP1)
- Memória: 64 MB para Windows XP Service Pack 2 (SP2), 128 MB para o Windows XP Professional x64 Edition, 64 MB para o Windows Server 2003 Service Pack 1 (SP1)
- Mídia: unidade de CD-ROM (se a instalação for feita a partir de um CD-ROM)
- Tela: Super VGA (800 x 600) ou monitor com resolução mais alta com 256 cores
- Periféricos: *modem* ou outro tipo de conexão com a internet; Microsoft Mouse, Microsoft IntelliMouse ou dispositivo apontador compatível

O Internet Explorer 7 traz vários novos recursos, sendo os principais descritos a seguir:

- *Nova interface*: a interface está mais elaborada e organizada de modo a deixar área de visualização de *sites* mais ampla. Na parte mais superior, observa-se a barra de endereços e, à direita, um campo para realizar pesquisas. Mais abaixo, aparece a barra de *menu*, com opções mais comuns, como "Arquivo", "Editar", "Exibir", etc.
- *Impressão aprimorada*: o Internet Explorer 7 redimensiona automaticamente uma página da *web*, para que ela seja impressa corretamente. Há opções para ajustar as margens, imprimir apenas o texto selecionado, além de leiautes de página personalizáveis e possibilidade de remover cabeçalhos e rodapés.
- *Caixa de pesquisa instantânea*: prática, eficiente, com possibilidade de se escolher o serviço de busca desejado.
- *RSS feeds*: o Internet Explorer 7 ilumina um ícone na barra de ferramentas, que passa de cinza para laranja, ao reconhecer automaticamente a presença de RSS *feeds* nos *sites*. A Figura 2.18 mostra como realizar a inscrição de RSS *feeds* no Internet Explorer 7.
- *Navegação com guias ou abas*: essa nova versão permite criar guias das páginas acessadas, também havendo a

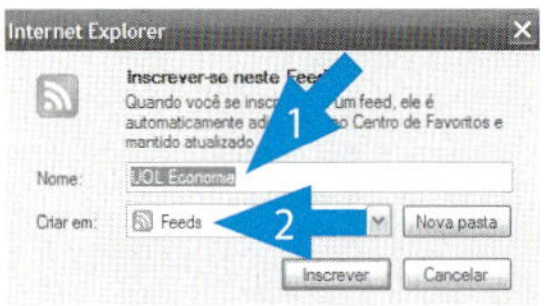

Figura 2.18 // Tela mostrando a inscrição em um RSS *feed* no Internet Explorer 7, que, no exemplo, é referente ao serviço "UOL Economia" (seta 1). Note que o programa também permite escolher onde o RSS *feed* será salvo, o que está indicado pela caixa "Criar em" (seta 2).

opção de visualizar em miniatura todas as guias abertas simultaneamente (Figura 2.19).

➡ *Segurança aprimorada*: a organização nova e arrojada e os recursos de segurança aprimorados do Internet Explorer 7 auxiliam na proteção contra programas mal-intencionados e na segurança dos dados pessoais contra *sites* fraudulentos e golpes *on-line* de *phishing* (como páginas que imitam *sites* de banco para roubar senhas).[53]

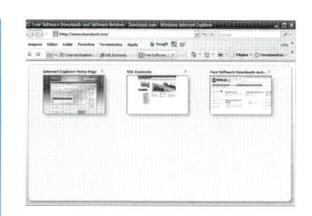

Figura 2.19 // Tela mostrando a presença de três abas no Internet Explorer 7, com cada uma permitindo a visualização de uma página.

Recentemente, foi disponibilizado o Internet Explorer 8, em versão beta. Esse navegador adicionou um recurso interessante, que já existia no Firefox, que é o resgate de *sites* quando o navegador trava. Assim, em qualquer momento de uma queda de luz ou de mau funcionamento do próprio aplicativo, ao reiniciá-lo é possível continuar (quase) exatamente onde foi interrompida a conexão.

// Mozilla Firefox 3

O Firefox 3 é desenvolvido e atualizado pela Fundação Mozilla (http://www.mozilla.org/) que, diferentemente da Microsoft, disponibiliza o código-fonte do programa a quaisquer desenvolvedores que desejam colaborar na correção de *bugs* (defeitos) ou aprimorá-lo. Além disso, o navegador pode ser baixado gratuitamente (http://br.mozdev.org/), tendo sido registrado, segundo o desenvolvedor, mais de 8 milhões de *downloads* no primeiro dia de lançamento (17 de junho de 2008). Está disponível em várias línguas, inclusive em português. O Firefox 3 traz maior rapidez e segurança, permitindo visualizar as páginas utilizando-se menos memória do computador.

Com relação aos requisitos de sistema, estes variam de acordo com o sistema operacional do computador em que o programa será instalado. Será mostrado, a seguir, que existem versões do Firefox compatíveis também com Mac OS X e Linux. O Internet Explorer 7, por sua vez, só é compatível com algumas versões do Windows XP e com o Windows Vista. Serão apresentados agora os requisitos mínimos para a instalação do Firefox 3 de acordo com cada plataforma:

Plataforma Windows: compatível com Windows 98/98 SE/ME/NT 4.0/2000/XP/Vista

➡ Computador: processador Pentium 233 MHz (recomendado: Pentium 500 MHz ou mais)

➡ Memória: 64 MB RAM (recomendado: 128 MB RAM ou mais)

➡ Espaço em disco necessário: 52 MB

Plataforma Mac: compatível com Mac OS X 10.2.x e posteriores

➡ Computador: Macintosh com processador Intel x86, PowerPC G3, G4 ou G5

➡ Memória: 128 MB RAM (recomendado: 256 MB RAM ou mais)

➡ Espaço em disco necessário: 200

Linux: compatível com Kernel Linux – 2.2.14

➡ Computador: processador Intel Pentium II ou AMD K6-III+ 233 MHz CPU (recomendado: 500 MHz ou mais)

➡ Memória: 64 MB RAM (recomendado: 128 MB RAM ou mais)

➡ Espaço em disco necessário: 52 MB

Outra particularidade do Firefox é a sua capacidade de ser customizável, o que é possível graças a uma grande quantidade de extensões disponíveis gratuitamente para *download* no endereço https://addons.mozilla.org/pt-BR/firefox/. Estas podem ser na forma de *add-ons* (programas que adicionam novas funcionalidades) ou de temas, que permitem alterar o visual do programa com novos ícones, esquemas de cores ou fontes.

Além dessas vantagens, o Firefox 3 possui inúmeros recursos, descritos a seguir.

➡ *Navegação em abas/guias*: o Firefox 3 permite abrir várias páginas em uma mesma janela por meio de abas.

➡ *Bloqueador de pop-up*: o Firefox 3 possui, por segurança, um bloqueador de *pop-up*, que são aquelas janelas ou páginas que aparecem repentinamente na tela do monitor sem a autorização do usuário.

➡ *Segurança*: a cada página acessada, o Firefox 3 compara o endereço do *site* em questão com outros que já foram denunciados por *phishing*. Assim, o próprio programa encarrega-se de atualizar frequentemente a lista, o que ocorre várias vezes ao dia. Caso a página seja identificada como um endereço suspeito, ela é automaticamente bloqueada e uma tela de advertência é mostrada. Utilizando apenas um clique, todas as informações de segurança disponíveis serão mostradas ao usuário, por exemplo, se o *site* utiliza informações criptografadas, se o usuário visitou o *site* previamente, etc. Na própria barra de ferramentas, já é possível visualizar a identidade do *site*,[54] de modo que o sistema oferece um adicional à proteção já existente contra fraudes *on-line*. Além disso, o Firefox 3 recebe da internet listas de *sites* suspeitos e os bloqueia quando visitados.

- *Pesquisa inteligente*: no canto superior direito, existe uma caixa em que se encontram várias opções de ferramentas de busca presentes na internet. Ao utilizar esse recurso, os resultados aparecem diretamente em uma nova página.
- *Privacidade*: no Firefox 3, é muito fácil apagar vários tipos de informações pessoais que ficam registradas no navegador (Figura 2.20), como o histórico de todas as páginas visitadas, o *cache*, os *cookies*, etc.
- *Leitor de RSS*: o Firefox 3 detecta automaticamente se uma página possui serviço de RSS, mostrando um ícone no canto direito do campo de endereço. Basta clicar no ícone que irá aparecer uma janela perguntando se o usuário deseja registrá-lo. Além disso, é possível inscrever RSS *feeds*, cujo conteúdo é atualizado periodicamente dentro da pasta "Favoritos" (Figura 2.21).

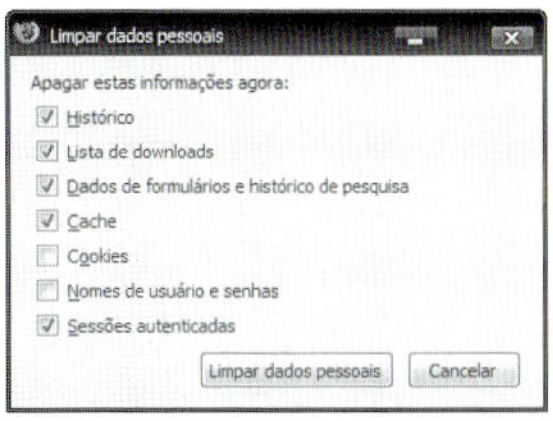

Figura 2.20 // Tela mostrando a opção de limpar os dados pessoais, um dos recursos de configurações de privacidade oferecidos no Firefox 3.

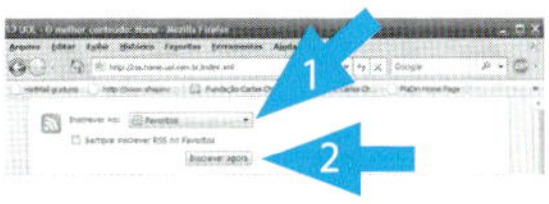

Figura 2.21 // Tela mostrando a confirmação de inscrição de um RSS *feed* em "Favoritos" (seta 1). Para fazer isso, clique no ícone "Inscrever agora" (seta 2).

// Chrome

Em 2 de setembro de 2008, foi lançado o Chrome, que pertence ao Google. O navegador rapidamente alcançou 1% de participação de mercado. Análises especializadas apontam para um navegador atraente, rápido e com excelente integração com a área de trabalho do computador. Apesar de o seu desempenho (tempo para visualização de páginas eletrônicas) parecer ligeiramente superior ao do Internet Explorer 7 e do Firefox 3 estes últimos possuem vantagens competitivas em quesitos como extensões.

// CONCLUSÃO

A internet é a maior evolução cultural do século XXI. Ela tomou conta da vida de milhões de pessoas em todos os cantos do mundo e influenciou todos os campos do saber. A medicina como ciência e arte está abrindo um novo mundo por meio desse portal de informação e plataforma de colaboração. A Web 2.0 essencialmente conecta pessoas, possibilitando o nascimento de uma inteligência coletiva em que todos podem se expressar e contribuir. Acompanhar essas mudanças é uma obrigação do médico, pois o conhecimento dos recursos e de sua aplicação conduz ao melhor cuidado do paciente. Essa obrigação se justifica porque vai além do princípio básico do *primum non nocere* ("Em primeiro lugar não causar danos"), presente no Juramento de Hipócrates, passando para o *primum beneficiare* ("Em primeiro lugar beneficiar"), o que é tão importante na medicina.

// REFERÊNCIAS

1. Internet [atualizado em 2009 Jan 29; capturado 2009 Fev 01]. Disponível em: http://pt.wikipedia.org/wiki/Internet
2. Internet World Stats [homepage o the Internet]. Available from: http://www.internetworldstats.com/stats.htm
3. História da Internet [atualizado em 2009 Jan 27; capturado 2009 Fev 1]. Disponível: http://pt.wikipedia.org/wiki/História_da_Internet
4. DARPA [updated 2009 Jan 21; cited 2009 Feb 01]. Available from: http://en.wikipedia.org/wiki/DARPA
5. ARPANET [updated 2009 Jan 29; cited 2009 Feb 01]. Available from: http://en.wikipedia.org/wiki/ARPAnet
6. Interface Message Processor [updated 2008 Sep 14; cited 2009 Feb 01]. Available from: http://en.wikipedia.org/wiki/Interface_Message_Processor
7. National Science Foundation Network [update 2009 Jan 29; cited 2009 Feb 01]. Available from: http://en.wikipedia.org/wiki/NSFNet
8. World Wide Web [update 2008 Dec 28; cited 2009 Feb 01]. Available from: http://pt.wikipedia.org/wiki/World_Wide_Web
9. Backbone [atualizado em 2009 Jan 09; capturada 2009 Fev 01]. Disponível em: http://pt.wikipedia.org/wiki/Backbone
10. Domain Name System [atualizado em 2009 Fev 01; capturada 2009 Fev 01]. Disponível em: http://pt.wikipedia.org/wiki/DNS
11. Post Office Protocol [atualizado 2009 Jan 06; capturado 2009 Fev 01]. Disponível em: http://pt.wikipedia.org/wiki/Post_Office_Protocol
12. Simple Mail Transfer Protocol [update 2009 Jan 26; cited 2009 Fev 01]. Available: http://pt.wikipedia.org/wiki/Simple_Mail_Transfer_Protocol
13. NNTP [atualizado em 2008 Dez 18; capturada 2009 Fev 01]. Disponível em: http://pt.wikipedia.org/wiki/NNTP
14. File Transfer Protocol [atualiada em 2009 Jan 29; capturada 2009 Fev 01]. Disponível em: http://pt.wikipedia.org/wiki/File_Transfer_Protocol
15. Endereço IP [atualizado em 2009 Jan 06; capturada 2009 Fev 01]. Disponível em: http://pt.wikipedia.org/wiki/ Endereço_IP
16. Internet Corporation for Assigned Names and Numbers (ICANN) [homepage na Internet]. [atualizado em 2007 Mar 26; capturado 2009 Fev 02]. A comunidade internacional da Internet trabalha em equipe para promover a estabilidade e a integridade da Internet. Disponível em: http://www.icann.org/tr/portuguese.html
17. Registro de Domínios para a Internet no Brasil [homepage na Internet]. São Paulo; Registro. Disponível em: http://registro.br/index.html
18. Comitê Gestor da Internet no Brasil (CGI) [homepage na Internet]. São Paulo. Disponível em: http://www.cgi.br/sobre-cg/index.htm
19. Site [atualização 2008 Jan 28; capturado 2009 fev 01]. Disponível em: http://pt.wikipedia.org/wiki/Site
20. Hipertexto [atualizado 2009 Jan 29; capturado 2009Fev 01]. Disponível em: http://pt.wikipedia.org/wiki/Hipertexto
21. HTML [atualizado 2009 Jan 20; capturado 2009 Fev 01]. Disponível em: http://pt.wikipedia.org/wiki/HTML
22. URL [atualizad 2009 Jan 04; capturada 2009 Fev 01]. Disponível em: http://pt.wikipedia.org/wiki/URL
23. Linha do tempo da Internet no Brasil [atualizado em 2007 Jul 07; capturado 2009 Jan 01]. Disponível em: http://www.internetnobrasil.net/index.php?title=1988

24. Rede Nacional de Ensino e Pesquisa (RNP) [homepage na Internet]. Rio de Janeiro: RNP; 2009 [capturado 2009 Fev 02]. Disponível em: http://www.rnp.br/
25. Cetic.br [homepage na Internet]. Indicadores [capturado 2009 Fev 02]. Disponível em: http://www.cetic.br/indicadores.htm
26. Rede Nacional de Ensino e Pesquisa (RNP) [homepage na Internet]. Mapa do backbone. Rio de Janeiro: RNP; 2009 [capturado 2009 Fev 04]. Disponível em: http://www.rnp.br/backbone
27. Host [atualizado 2008 Nov 05; capturado 2009 Fev 02]. Disponível em: http://pt.wikipedia.org/wiki/Host
28. Domínio [atualizado em 2009 Jan 13; capturado 2009 Fev 02]. Disponível em: http://pt.wikipedia.org/wiki/Domínio
29. Cetic.br [homepage na Internet]. [capturado 2009 Fev 04]. Disponível em: http://www.cetic.br/.htm
30. Linha discada [atualizado 2008 Nov 09; capturada 2009 Fev 09]. Disponível em: http://pt.wikipedia.org/wiki/Acesso_discado
31. Network Wizards [homepage on the Internet]. [cited 2009 Feb 04]. Available from: www.nw.com
32. Asymmetric Digital Subscriber Line (ADSL) [atualizado em 2009 Jan 27; capturado 2009 Fev 02]. Disponível: http://pt.wikipedia.org/wiki/ADSL
33. Cable modem [atualizado em 2008 Nov 15; capturada 2009 Fev 02]. Disponível em: http://pt.wikipedia.org/wiki/Cable_modem
34. Wi-Fi [atualizado em 2009 Jan 28; capturada 2009 Fev 02]. Disponível em: http://pt.wikipedia.org/wiki/Wi-Fi
35. IEEE 802.11 [atualizado em 2008 Dez 11; capturada 2009 Fev 02]. Disponível em: http://pt.wikipedia.org/wiki/IEEE_802.11
36. High-Speed Downlink Packet Access [update 2009 Jan 27; cited 2009 Feb 02]. Available from: http://en.wikipedia.org/wiki/High-Speed_Downlink_Packet_Access
37. 3G [update 2009 Feb 01; cited 2009 Feb 02]. Available from: http://en.wikipedia.org/wiki/3G
38. Internet2 [atualizado em 2008 Out 09; capturada 2009 Fev 02]. Disponível em: http://pt.wikipedia.org/wiki/Internet2
39. Rede Nacional de Ensino e Pesquisa (RNP) [homepage na Internet]. Internet 2. Rio de Janeiro; 2008 [capturado 2009 Fev 02]. Disponível em: http://www.rnp.br/redes/internet2.html
40. E-mail [atualizado em 2008 Dez 09; capturado 2009 Fev 02]. Disponível em: http://pt.wikipedia.org/wiki/E-mail
41. Usenet newsgroup [update 2009 Jan 37; cited 2009 Feb 02]. Available from: http://en.wikipedia.org/wiki/Newsgroup
42. Network News Transfer Protocol [update 2009 Jan 15; cited 2009 Fev 02]. Disponível em: http://en.wikipedia.org/wiki/Network_News_Transfer_Protocol
43. Oreilly T. What is Web 2.0: design patterns and business models for the next generation of software. Communications & Strategies. 2007 Frist Quarter; 1:17. Available from: http://ssrn.com/abstract=1008839
44. Giustini D. How Web 2.0 is changing medicine. BMJ. 2006 Dec 23;333(7582):1283-4.
45. Tang H, Ng JH. Googling for a diagnosis: use of Google as a diagnostic aid: internet based study. BMJ. 2006 Dec 2;333(7579):1143-5.
46. Giles J. Internet encyclopaedias go head to head. Nature. 2005 Dec 15;438(7070):900-1.

47. Boulos MN, Maramba I, Wheeler S. Wikis, blogs and podcasts: a new generation of Web-based tools for virtual collaborative clinical practice and education. BMC Med Educ. 2006;6:41.
48. Kamel Boulos MN, Wheeler S. The emerging Web 2.0 social software: an enabling suite of sociable technologies in health and health care education. Health Info Libr J. 2007 Mar;24(1):2-23.
49. Fox S, Madden M. Generations online. Washington: Pew Internet and American Life Project Report; c2000-8 [cited 2007 Jan 01]. Available form: http://www.pewinternet.org/PPF/r/170/report_display.asp.
50. Coombes R. Who are the doctor bloggers and what do they want? BMJ. 2007 Sep 9;335(7621):644-5.
51. Giustini D. Web 3.0 and medicine. BMJ. 2007 Dec 22;335(7633):1273-4.
52. Windows [homepage na Internet]; c2009 [capturado 2009 Fev 02]. Requisitos do sistema. Disponível em: http://www.microsoft.com/brasil/windows/downloads/ie/sysreq.mspx
53. Phishing [atualizado 2009 Jan 30; capturado 2008 fev 02]. Disponível em: http://pt.wikipedia.org/Phishing.
54. Review: Firefox 3 Versus Internet Explorer [homepage on the Internet]. New York: United Business Media; c2008 [cited 2008 Jul 12]. Available form: http://www.crn.com/software/208403208.

// LEITURAS RECOMENDADAS

Mozdev [homepage na Internet]. [capturado 2008 Fev 02]. Requisitos para a instalação do Firefox 3. Disponível em: http://br.mozdev.org/firefox/requisitos-de-sistema

Mozdev [homepage na Internet]. [capturado 2009 Fev 02]. Disponível em: http://br.mozdev.org

Mozdev [homepage na Internet]. [capturado 2009 Fev 02]. Download FireFox 3.0.5. Disponível em: http://br.mozdev.org/firefox/download.html

Mozilla [homepage on the Internet]; c1998-2009 [capturado 2009 Fev 02]. Available from: http://www.mozilla.org/

Windows [homepage na Internet]; c2009 [capturado 2009 Fev 02]. Downloads do Internet Explorer 7. Disponível em: http://www.microsoft.com/brasil/windows/downloads/ie/getitnow.mspx

7. Windows [homepage na Internet]; c2009[capturado 2009 Fev 02]. Windows Internet Explorer 8. Disponível em: http://www.microsoft.com/brasil/windows/products/winfamily/ie/ default.mspx

3 // Educação médica continuada

Fábio Freire José

"Quem conhece a sua ignorância revela a mais profunda sapiência. Quem ignora a sua ignorância vive na mais profunda ilusão."
Lao-Tsé, filósofo chinês, século VI a.C.

// INTRODUÇÃO

Para a maioria dos médicos, a vida acadêmica se restringe ao período de graduação. Portanto, a educação continuada depende do interesse do profissional pela busca ativa de informações em periódicos e cursos presenciais, os quais não têm uma ampla distribuição geográfica e, com frequência, não contemplam a maioria dos tópicos relevantes para a atualização. Como referido no Capítulo 1, apesar das questões discutidas, a qualidade do processo educacional tem sido avaliada por meio de certificação e recertificação profissional. Nos Estados Unidos, na Grã-Bretanha e em outros países da Europa, os graduandos precisam realizar testes rigorosos para a obtenção do diploma.

Um estudo realizado no Brasil com ginecologistas e obstetras em um congresso nacional obteve dados preocupantes acerca da formação profissional, sobretudo nestas categorias que são frequentemente relacionadas a litígio.[1] Os autores avaliaram 230 médicos por meio de um questionário contendo 10 questões: sete sobre obstetrícia, uma sobre interpretação de gráfico de meta-análise e duas sobre a opinião do entrevistado e o uso de revisões sistemáticas. A análise dos resultados demonstrou um desempenho baixo, não relacionado com nível de formação e treinamento e que não foi maior nos médicos com mais anos de prática.[1]

Ainda no Brasil, um estudo, realizado para defesa de tese de doutorado sobre o conhecimento farmacoterápico de médicos e graduandos de medicina, mostrou dados alarmantes em relação à *formação médica básica* e aos métodos de *atualização sobre os medicamentos*. Esse estudo consistia na aplicação de um questionário, a fim de, entre outros aspectos, identificar nos médicos o seu conhecimento básico sobre farmacologia. Um dos resultados apurados constatou que cerca de 50% dos entrevistados não sabiam dizer qual era o tratamento em caso de intoxicação por paracetamol e que 65% não conheciam os termos farmacocinética e farmacodinâmica. Em relação à atualização sobre medicamentos, 25% relataram que os representantes de laboratórios eram a principal fonte de informação, ao passo que 57% afirmaram que não pesquisam informações sobre medicamento quando não os conhecem.[2] Esse relato é apenas um exemplo que mostra a necessidade premente de capacitação em gestão da informação e de educação continuada que defendemos neste livro.

Nos Estados Unidos, os programas de educação médica continuada (EMC) baseiam-se em um sistema de horas com exigência de 12 a 50 horas por ano, conforme o Estado. Já os programas de EMC *on-line* premiam com base em número de horas utilizadas para completar as atividades. Com isso, o número de médicos participando de atividades de EMC aumentou em mais de 600% de 1998 a 2003 nos Estados Unidos, e o número de atividades de EMC disponíveis na internet aumentou 800% no mesmo período.

// QUAL A EFETIVIDADE REAL DA EDUCAÇÃO MÉDICA CONTINUADA?

A EMC tem crescido exponencialmente em todo mundo, entretanto, não houve um aumento paralelo na correta utilização de recursos diagnósticos e terapêuticos, o que incita o questionamento sobre sua efetividade na prática clínica. A EMC deve ter como principal meta diminuir a enorme disparidade entre o que é feito e o que deveria ser feito. Partindo desse pressuposto, a entidade norte-americana Agency for Healthcare Research and Quality (AHRQ, Agência de Pesquisa e Qualidade em Assistência à Saúde dos Estados Unidos), que é um órgão federal, conduziu um estudo recente para avaliar a efetividade da EMC.[3] Seguindo a linha de raciocínio do documento final, serão analisadas as principais questões relativas ao tema.

// Questões-chave do estudo da AHRQ

Há evidência de que alguns métodos de EMC são mais efetivos nos itens a seguir, produzindo mudanças que persistem a longo prazo (definido como 30 dias ou mais)?

// Transmitir conhecimento a médicos

Na literatura, 28 estudos avaliaram esse objetivo, e 68% desses mostraram que a EMC melhorou o conhecimento dos médicos, com resultados a longo prazo. Mais especificamente, os resultados foram os seguintes: os cursos que utilizaram recursos de multimídia combinados foram melhores do que os que usaram mídia isolada; aqueles que possuíam materiais impressos não foram benéficos ou trouxeram pouca contribuição ao conhecimento; os que combinavam mútiplas abordagens, em geral incluindo material baseado em casos clínicos, foram mais frequentemente associados a maior aprendizado. Cursos com mais sessões se associaram-se a melhores resultados, e constatou-se que o conhecimento adquirido permanece ao longo do tempo.

// Promover mudança de postura do médico

Há mudança de postura do médico como por exemplo na seleção de testes diagnósticos ou melhores decisões terapêuticas. Observações similares quanto a multimídia e número de exposições foram semelhantes para este item.

// Aprender novas habilidades

Quinze estudos avaliaram aquisição de habilidades cognitivas e psicomotoras.[3] Com relação a esta última, devido à escassez de dados, não puderam ser feitas conclusões. Os cursos presenciais foram predominantes nessa amostra e se associaram aos melhores resultados. Esses estudos apresentaram falhas metodológicas que não permitiram maiores conclusões.

// Mudar o comportamento do médico

A maioria dos estudos demonstrou que a EMC teve efeitos a curto e a longo prazo no comportamento do profissional na prática médica. A utilização de múltiplas técnicas mostrou-se benéfica para atingir esse objetivo.

// Mudar desfechos de prática clínica

Dos 33 estudos, 42% mostraram resultado positivo para esta questão, com a utilização de multimídia sendo favorável para alcançar os objetivos.

Em resumo, segundo o documento da AHRQ, apesar da baixa qualidade da evidência disponível, a maioria dos estudos revisados indica que a EMC é efetiva, ao menos até certo ponto, em atingir e manter os objetivos estipulados. Além disso, a AHRQ procurou examinar se os fatores externos à EMC ou relacionados aos participantes poderiam influenciar os resultados, mas não foi possível tirar conclusões sobre tais aspectos.

// CONFLITOS DE INTERESSE E EDUCAÇÃO MÉDICA CONTINUADA

Atualmente, a EMC assume uma orientação comercial, pois há empresas contratadas pela indústria farmacêutica e por associações médicas que servem de intermediárias na promoção de educação continuada na forma de simpósios, discussão de casos, atividades relacionadas e até publicações. Assim, há uma crescente preocupação com três pontos importantes: a formação de um mercado de eventos e de cursos de educação continuada, a influência da indústria farmacêutica como geradora de conflitos de interesses nas apresentações realizadas nesses eventos[4] e que os custos desta, mesmo em material isento, seja repassado ao consumidor, visto que ela é responsável, nos Estados Unidos, por metade do financiamento da EMC. Além disso, na área de pesquisa biomédica, os investimentos da indústria farmacêutica representam o dobro dos governamentais.

Nos Estados Unidos, o debate acerca da influência da indústria farmacêutica na educação médica culminou em um relatório elaborado pelo Council on Ethical and Judicial Affairs (CEJA) of the American Medical Association (AMA, Conselho de ética da Associação Médica Americana) sobre a questão.[5] Nesse documento há a recomendação para que os médicos e as instituições médicas não aceitem financiamento da indústria farmacêutica para atividades de educação profissional. Além disso, ressalta-se que a revelação do potencial conflito de interesse não é suficiente para prevenir os efeitos negativos que podem ser causados à integridade da profissão. Entretanto, essa visão rígida é considerada, por outros, preconceituosa e mal fundamentada, uma vez que mostra que a indústria relacionada à saúde e os profissionais médicos estão totalmente desalinhados em seus objetivos.[6] As potenciais perdas em pesquisa e cuidados do seguimento podem não se contrabalançar com a proteção aos interesses do paciente. No Brasil, é visível o financiamento dessas atividades pela indústria farmacêutica em atividades das diversas sociedades médicas, assim como a presença de ensaios clínicos terapêuticos patrocinados nas universidades, que tem crescido exponencialmente nos últimos anos.

// ONDE ENCONTRAR ATIVIDADES DE EDUCAÇÃO MÉDICA CONTINUADA

No Brasil, os cursos de EMC são oferecidos por hospitais, instituições médicas, sociedades e associações nas formas presencial e à distância, habitualmente com auxílio da internet.

Nos Estados Unidos, há muita oferta de EMC transmitida pela internet. Em 2000, o médico americano Bernard Sklar defendeu tese sobre a EMC na internet. Até a presente data, ele mantém uma página (http://www.cmelist.com) que contém 16 mil atividades e 26 mil horas de créditos de EMC com os tópicos separados por especialidades. Sem dúvidas, é um ótimo diretório, que facilita a busca de atividades interessantes para o profissional de saúde. No Capítulo 5 serão listados os principais portais médicos em que se pode encontrar informações de grande relevância.

// EDUCAÇÃO CONTINUADA À DISTÂNCIA

A educação à distância (EAD) é a aquisição de conhecimento e habilidades por meio de informação e instrução compreendendo todos os recursos tecnológicos e demais formas de ensino à distância. O Ministério da Educação e Cultura (MEC) a define como:

> "modalidade educacional na qual a mediação didático-pedagógica nos processos de ensino e aprendizagem ocorre com a utilização de meios e tecnologias de informação e comunicação, com estudantes e professores desenvolvendo atividades educativas em lugares ou tempos diversos".

Examinando essas definições, pode-se entender que a primeira é mais ampla, pois não estabelece obrigatoriamente a presença de professores e alunos, abrangendo o aprendizado dirigido pelo indivíduo e por diversas outras modalidades.

A EAD possui uma grande quantidade de vantagens (Tabela 3.1). Ela oportuniza o compartilhamento de informações e o acesso à educação por profissionais nas mais distantes cidades, contribuindo, assim, para homogeneizar a qualidade da atualização do profissional de saúde, com consequente melhoria do nível de atendimento.

A EAD é um processo que se iniciou com a possiblidade de transmissão de informações a longa distância, como ocorre com os correios. Assim, o avanço tecnológico, sobretudo com a

Tabela 3.1 // Vantagens da educação à distância

Conveniência	Diversas tecnologias, como internet e telefone, são facilmente acessíveis de casa. Outras, como a videoconferência, podem ser transmitidas de um ponto único, como a universidade, para múltiplos locais remotos. Transmissões via satélite podem ser vistas em locais preestabelecidos. Todas podem ser gravadas e assistidas a qualquer momento.
Flexibilidade	Oferece a possibilidade de participar conforme o desejo e a disponibilidade. Permite a individualização do aprendizado.
Riqueza de materiais	Os recursos de multimídia podem se adaptar a preferências de aprendizado, como audiovisual ou interação com programas de computadores. A integração dos recursos promove a transformação do aprendizado, pois estimula diversas sensações.
Economia	Como o acesso a telefone é praticamente universal, assim como acesso a TV e rádio, as trasmissões por essas vias são baratas e de vasto alcance. A internet, por sua vez, vem ganhando popularidade, incluindo digitalmente cada vez mais pessoas.
Interatividade	A interatividade pode ser grande dependendo do método utilizado e pode favorecer a desinibição de interlocutores introvertidos ou que têm constrangimento de expor suas deficiências em público no mesmo ambiente físico.
Equidade	A educação à distância pode proporcionar recursos avançados e acesso ao conhecimento a áreas remotas e pouco desenvolvidas economicamente.

chegada dos computadores e da internet, ampliou as possibilidades de acesso a informações para educação continuada.

Nos Estados Unidos, o National Center for Education Statistics relatou que, no período de 2000 a 2001, mais da metade das instituições com cursos de 2 a 4 anos de duração ofereciam alguma forma de educação à distância, sendo que, em algumas, havia cursos completos nessa modalidade.[7]

Já Allen e colaboradores conduziram meta-análise com 500 ensaios comparativos e demonstraram que os estudantes e curso à distância apresentaram pequena vantagem sobre seus colegas do curso presencial. As avaliações de conteúdo do curso mostram que não houve diferença no desempenho acadêmico nos cursos de ciências naturais e educação. Os cursos da área de saúde não foram avaliados nessa meta-análise.[8]

No intuito de garantir a qualidade da EAD, no Brasil, o Ministério da Educação (MEC) criou a Secretaria de Educação à Distância, que regulamentou os cursos de EAD tanto em nível de graduação como pós-graduação. Além disso, essa secretaria desenvolveu diversos programas relacionados ao tema, como o programa Universidade Aberta para Todos e o portal Domínio Público.[9]

Muitas instituições de nível superior têm desenvolvido projetos de educação à distância. Por exemplo, a Universidade Federal de São Paulo (UNIFESP), com a sua Universidade Virtual, e a Universidade de Campinas (UNICAMP) disponibiliza cursos *on-line* e ferramentas de apoio ao estudante de medicina e ao profissional de saúde. No entanto, deve-se ressaltar que é fundamental levar em conta os aspectos socioeconômicos para a análise do potencial da EMC no Brasil.

O Conselho Federal de Medicina e a Associação Médica Brasileira (AMB) disponibiliza o programa de educação a distância (http://emc.medcenter.com/). O "Programa Nacional de Educação Continuada a Distância" é oferecido pela AMB e Conselho Federal de Medicina (CFM), com o objetivo de possibilitar aos médicos o acesso a conteúdo científico avalizado, veiculado pela internet, de forma gratuita e dinâmica. Neste programa em cada aula, será disponibilizada uma avaliação prévia e uma avaliação final. Os profissionais que acertarem 70% das questões acumularão crédito de 1 ponto para o Certificado de Atualização Profissional validado pela Comissão Nacional de Acreditação (CNA).

// PLATAFORMAS E RECURSOS DE EDUCAÇÃO À DISTÂNCIA

A EAD pode ocorrer por meio da utilização de variadas plataformas que oferecem diferentes recursos de aprendizado e grau de interatividade com outros participantes e instrutores e com o próprio material. A Figura 3.10, na página 88, mostra a comparação dessas plataformas de aprendizado. Serão apresentadas, nesta seção, diversas modalidades de EAD.

// Material: impresso

Nessa modalidade, o material é produzido em formato de livros que são entregues pelo correio, e os recursos de interatividade são limitados. Alguns cursos utilizam *e-mail* ou fax para permitir a interação entre o estudante e o instrutor. Inquestionavelmente, o programa de maior sucesso no Brasil é o SEMCAD/SESCAD (sistema de EMC à distância), pelo qual já passaram mais de 70 mil pessoas. Nesse programa, são produzidos módulos que são editorados por diretores acadêmicos indicados pelas sociedades médicas parceiras, e, ao final de cada capítulo, há perguntas de avaliação do conhecimento. Essas questões são enviadas para correção, e os pontos obtidos são utilizados para revalidação de título de acordo com a Comissão Nacional de Acreditação (CNA). Atualmente são contemplados programas de atualização em clínica médica, medicina de urgência, medicina intensiva, ortopedia e enfermagem (ver Figura 3.1).

// CDs, DVDs e outras mídias

A utilização de mídias tem sido constante na produção de materiais para educação médica, tanto isoladamente quanto associada a texto, pois a possiblidade de oferecer recursos de visualização e permitir interatividade são diferenciais importantes dessa modalidade. Essas mídias têm sido disponibilizadas na internet como material didático. Por exemplo, a American Academy of Family Physicians (www.aafp.org) disponibiliza videocursos entre seus materias de EMC.

Figura 3.1 // SEMCAD. Programa de educação à distância com módulos impressos e parcerias das sociedades de especialidade.

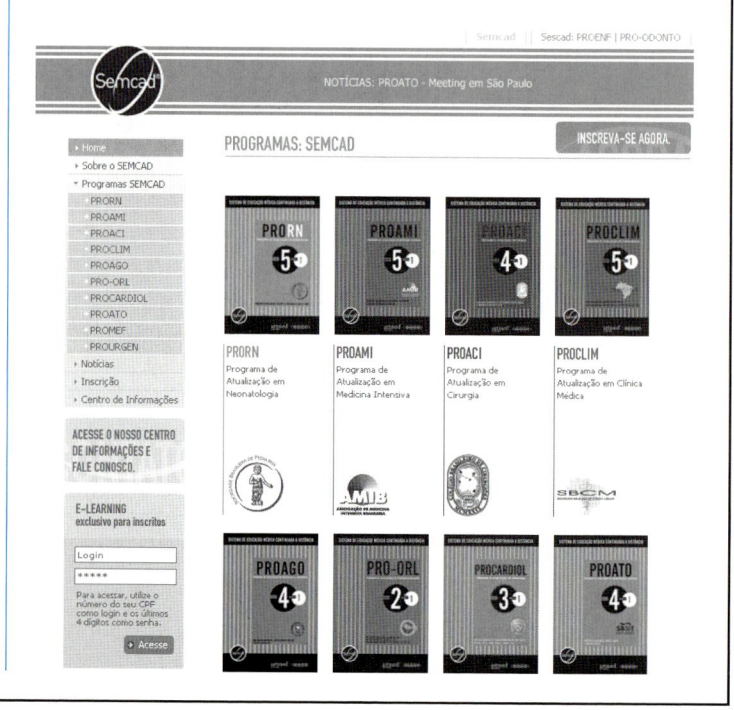

// Audioconferência

Trata-se de compartilhamento apenas de áudio entre os interlocutores e os palestrantes, embora outros interlocutores possam estar no mesmo ambiente físico do palestrante. A audioconferência pode ser realizada *via telefone* ou *canal de voz*. Quando é realizada por telefone, a interatividade é definida por teclas especificadas previamente (p. ex., número 1 para perguntas), que indicam se a pessoa deseja fazer um questionamento ou comentário. Quando realizada por canal de voz, a operadora destina uma linha às pessoas conectadas e elas podem perguntar livremente, como se estivessem no local da palestra. A diferença clara é que, na audioconferência por telefone, se há dezenas de inscritos, é preciso que haja um controle sobre os diversos participantes, para que não falem todos ao mesmo tempo. Na modalidade de canal de voz, podem ser definidos coordenadores de sessão, que são as pessoas que controlam o fluxo de questões e comentários das demais. Portanto, a audioconferência é uma forma de custo extremamente acessível de transmitir informações para uma audiência. Como será visto mais adiante, ela complementa e se associa a outras ferramentas.

// Videoconferência

Nessa situação, há transmissão de dados de imagem e áudio, com possibilidade de utilização de outros recursos multimídia. A videoconferência profissional reúne diversos pontos e pode ser realizada por rede local, comutada e por rádio, cabo, satélite e, até mesmo, por meio da internet. As transmissões via satélite exigem que os pontos estejam preparados com antenas para receber e transmitir os sinais. Como exemplo de videoconferência, podem-se citar os diversos cursos realizados para preparar estudantes de direito e medicina para concursos, nos quais os professores se localizam em um ponto central e a interatividade com os pontos afiliados acontece em tempo real. Já na internet, a via de transmissão ainda não está integralmente adaptada ao fluxo de grandes quantidades de informações por imagem, mas, com a recente regulação da transmissão de TV digital por satélite e a cabo pela internet, essa situação sofrerá uma grande mudança, pois a banda de transmissão de dados possui capacidade maior em relação à telefônica. No Brasil, há empresas privadas, como a Conexão Médica, que produz conteúdo de TV digital via satélite e internet para instituições médicas, como hospitais e clínicas. Atualmente, oferece conteúdo para banda larga, dentro do qual se encontram alguns cursos com a chancela das sociedades médicas e outros que são oferecidos gratuitamente por patrocinadores.

Mas é importante ressaltar que a videoconferência para atualização e aprendizado é apenas uma das atividades da telemedicina. Para a Organização Mundial de Saúde (OMS), a telemedicina compreende a oferta de serviços ligados aos cuidados com a saúde nos casos em que a distância é um fator crítico. Dessa forma, além da educação, a telemedicina favorece os trabalhos colaborativos e o estudo de casos na área de pesquisa; a especialização, o aperfeiçoamento e a atualização na área de capacitação profissional; e a segunda opinião, a consulta *on-line* e o telediagnóstico por imagem na área assistencial.

No Brasil, a telemedicina recebe apoio do Ministério de Ciência e Tecnologia, que criou o programa Rede Universitária de Telemedicina (RUTE). Além disso, conta com apoio da Financiadora de Estudos e Projetos (Finep) e da Associação Brasileira de Hospitais Universitários (Abrahue), e é coordenada pela Rede Nacional de Ensino e Pesquisa (RNP).[10] O programa RUTE tem o potencial de usufruir da tecnologia para levar cuidados de saúde a pontos remotos em um país de dimensão continental como o Brasil.

// Webconferência

Nessa modalidade, a interatividade acontece por meio de qualquer computador ligado à internet. Assim, o navegador e os servidores da internet são utilizados para visualização, e a audioconferência integrada, para discussão entre os participantes em tempo real – ou seja, o contato é sincrônico. O material visual pode ser de conteúdo digitalizado e/ou vídeo em geral feito por meio de *webcam*. Existem diversos *softwares* comerciais para transmissão, como o *GoToMeeting*, o *WebEx* e o *Packetel*.

Há, ainda, a possibilidade de criação de uma sala de aula virtual, com integração e compartilhamento, entre os participantes, de diferentes aplicativos e avaliações instantâneas de conhecimentos e/ou opiniões (Figura 3.2). Por exemplo, alguém pode estar em uma sala em São Paulo como moderador e discutir um caso clínico preparado em *PowerPoint* com colegas em diversas partes do Brasil em um ambiente virtual. Ao longo da reunião, um dos participantes pode compartilhar com o grupo um artigo de revisão sobre assunto pertinente ou até mesmo utilizar as ferramentas para usar a tela como um

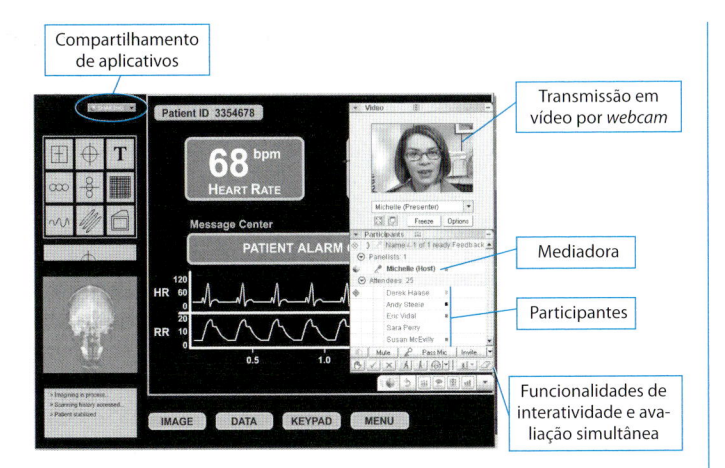

Figura 3.2 // Tela mostrando algumas funcionalidades da webconferência. Nesse método, a interação é em tempo real, e podem ser compartilhadas informações e documentos em diferentes formatos.

- Compartilhamento de aplicativos
- Transmissão em vídeo por *webcam*
- Mediadora
- Participantes
- Funcionalidades de interatividade e avaliação simultânea

"quadro de giz" virtual. Recentemente, foi cunhado o termo "webinar" no sentido de realizar um seminário pela *web* que permite a interatividade mediante modulação por mediadores via *chat*. Essas transmissões podem ser arquivadas e acessadas conforme a necessidade.

Há pouco tempo, foi lançado o dim.dim, um *software* livre que realiza webconferências.[11] Utilizando-se o dim.dim, pode-se compartilhar a tela dos computadores de mesa, os participantes não precisam fazer *download* de aplicativos e a interação pode ocorrer por *chat*, *e-mail* e pode ser transmitida por *webcam* para até 20 pessoas. As vantagens do dim.dim vão além da gratuidade e incluem uma interface extremamente fácil de navegar. Além disso, há uma versão empresarial a baixo custo que permite maiores funcionalidades e um número maior de participantes.

Outra opção são os *webcasts*, termo que pode ser traduzido por "transmissão via *web*". Nos *webcasts*, o navegador da internet é utilizado para acesso aos recursos audiovisuais, e a interatividade ocorre por meio de *e-mail*, *chat* ou é complementada por audioconferência em outro horário predeterminado. Essa é a diferença para as webconferências abordadas anteriormente: como não é realizado em tempo real, o contato é denominado assíncrono. A interatividade se dá por meio de qualquer computador ligado a internet, e há ampla disponibilidade de recursos de áudio, vídeo e materiais digitalizados, como *slides* e textos. Uma utilização muito frequente dos *webcasts* é como cursos e palestras virtuais sem interatividade em tempo real. Nessas palestras, comumente há sincroniza-

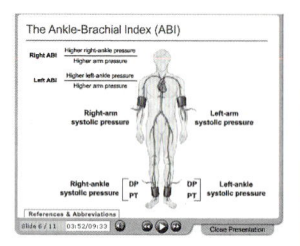

Figura 3.3 // Exemplo de palestra virtual com sincronização entre áudio e apresentação com *slides*.

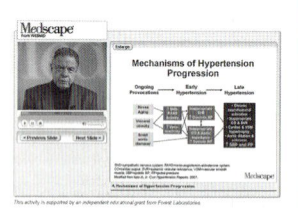

Figura 3.4 // Exemplo de palestra virtual com sincronização de vídeo com *slides*.

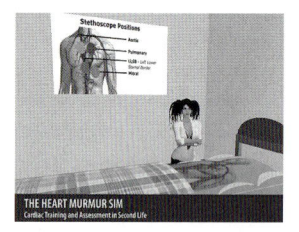

Figura 3.5 // O ambiente virtual do Second Life permite variadas formas de educação. É possível ver o simulador de ausculta cardíaca interativo.

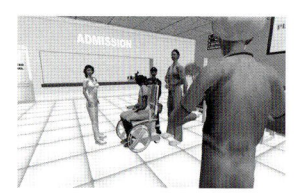

Figura 3.6 // No ambiente virtual, é possível simular situações de emergência. Pode-se ver a admissão de um paciente em hospital virtual.

ção de áudio com *slides* ou vídeo e áudio com *slides* (Figuras 3.3 e 3.4).

// Simulações virtuais

Uma nova maneira de atualização é a simulação em ambientes virtuais, a qual tem proporcionado avanços na área de interatividade e colaboração entre indivíduos de diferentes áreas geográficas. Um exemplo bastante conhecido é o Second life, que é de fácil acesso e recebe a maior parte dos investimentos em simulação virtual na internet. O Second Life (secondlife.com), que foi criado em 2003 pela empresa Liden Lab, é um mundo virtual e tridimensional que simula, em alguns aspectos, a vida real. A vantagem desse ambiente é que ele pode se moldar ao interesse do usuário e ser utilizado como *jogo, comércio virtual, rede social ou simplesmente como um simulador virtual*. Na área da saúde, há grande potencial para treinamento e educação continuada nesses ambientes. Um exemplo é o AnnMyers Medical Center, que disponibiliza aulas, discussão de casos e outros treinamentos para EAD. Além disso, é possível encontrar simuladores de ausculta cardíaca (Figura 3.5), e diversos estudantes podem se reunir para compartilhar o conhecimento simultaneamente. Nesse sentido, também está disponível um centro de treinamento de emergências, como pandemias e desastres naturais, com cenários adequados e hospitais equipados para atendimento (Figuras 3.6 e 3.7). Nos Estados Unidos, instituições de credibilidade, como o Centers for Disease Control (CDC) (Figura 3.8), estabeleceram presença na plataforma virtual.

// Ensino à distância combinando tecnologias (*blended learning*)

Cada vez mais a combinação de diferentes tecnologias de EAD tem sido utilizada para ampliar as potencialidades de variadas formas de treinamento. Por exemplo, o professor pode orientar os estudantes a acessar o curso *on-line* e então realizar a discussão em outro momento por audioconferência. Nesse sentido, nos Estados Unidos, o treinamento do Basic Life Support (BLS) e do Advanced Cardiac Life Support (ACLS) é realizado com a avaliação da parte cognitiva do candidato por meio de *software*, e a sua certificação ocorre por avaliação presencial por instrutor autorizado em centro credenciado à American Heart Association (Figura 3.9).

// *E-LEARNING* E TREINAMENTO BASEADO NA INTERNET (*WEB BASED LEARNING*)

Um erro muito comum é imaginar que a leitura e a busca de artigos e textos na internet se constitui em *e-learning* ou treinamento baseado na internet (*web based learning*). Espaço, tempo e relacionamento, as três dimensões envolvidas no processo educacional, também são fatores essenciais nessas duas modalidades de ensino. No que diz respeito ao conceito de *e-learning*, embora haja muitas definições na literatura, há também um consenso entre elas quando afirmam que o uso de recursos tecnológicos é um meio para melhorar a qualidade do aprendizado. Uma modalidade semelhante, mas anterior à internet, é o aprendizado baseado em multimídia. Nesse modelo, a associação de texto, áudio, gráfico e animações permite ampliar o potencial do aluno como guia de seu aprendizado.

Modernamente, o termo *e-learning* descreve o uso de computadores na educação à distância, e o *web based learning* reforça a internet como instrumento principal de interatividade e resposta em tempo integral.[12] As tecnologias básicas são um computador, conexão com internet e um navegador. Dessa forma, os cursos *on-line* ou virtuais podem ser feitos a qualquer hora ou lugar ou terem calendário de inscrições determinado. Eles podem ser denominados treinamento baseado na internet (*web based training*).

Para constituir um programa educacional baseado na internet, dois aspectos devem ser enfocados:

1. Metodologia para criar arquivos de ensino multimídia para módulos educacionais
2. Interação entre estudantes, tutores e professores

A criação de material para esse treinamento pode ter um custo bastante elevado, entretanto, os melhores modelos devem se basear no pilar da tutoria e no aprendizado baseado em cooperação.

As principais vantagens do *e-learning* são a acessibilidade, a facilidade na atualização e na padronização do conteúdo, a instrução personalizada e a facilidade de distribuição.[13]

A acessibilidade consiste em localizar rapidamente a informação no momento em que surge a necessidade, pois isso é crucial na prática médica. Nesse sentido, as bases de dados eletrônicas são ferramentas muito úteis para o profissional.

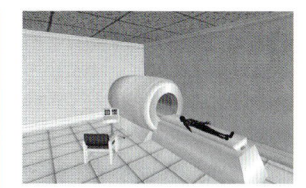

Figura 3.7 // No ambiente virtual, a complexidade da simulação também compreende as etapas de atendimento, como a realização de exames de imagem.

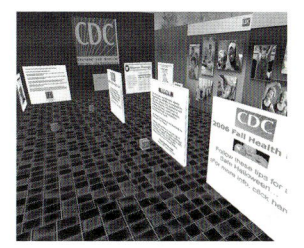

Figura 3.8 // Instituições de saúde como o CDC norte-americano já funcionam no Second Life e prestam serviços semelhantes aos do mundo real.

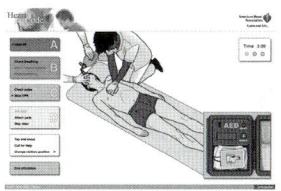

Figura 3.9 // O *heartcode* é uma forma de *blended learning*. Nos Estados Unidos, parte do treinamento de suporte básico de vida é realizada com *e-learning*, e a avaliação é realizada em centros de treinamento.

Além disso, a atualização dessas bases é mais rápida do que de livros-texto, e a padronização do material é um ponto forte em comparação com aulas proferidas por variados professores a diferentes plateias. Por fim, as tecnologias da internet permitem ampla distribuição de material para os participantes.

Uma das características mais positivas do *e-learning* é a possibilidade de o aluno conduzir o seu aprendizado de acordo com seu ritmo e suas necessidades, o que permite maior envolvimento deste e resulta em mais motivação e melhores resultados. Outra vantagem constatada relaciona-se com o mercado de trabalho: consultores de recursos humanos têm se baseado na utilização de *e-learning* pelo usuário como indicador a ser valorizado, pois isso mostra que quem procura aprender algo à distância apresenta características como boa organização pessoal, disciplina e sábia administração de tempo livre. Além disso, o *e-learning* oferece uma gama maior de opções e favorece a adaptação a diferentes estilos de aprendizagem (Quadro 3.1).

Outro ponto a favor diz respeito à comparação com formas tradicionais de ensino: segundo evidências, o *e-learning* é tão bom quanto ou melhor que os métodos tradicionais, além de reduzir os custos em 50%.[13] Os componentes que contribuem para essa economia são redução de custos com viagens, treinamento e contratação de instrutores.

Também é importante salientar que estudos na literatura médica e não-médica apontam para uma maior satisfação dos alunos com o *e-learning*. Ainda assim, bem como no caso do *blended learning*, o *e-learning* não é visto pelos estudantes como substitutivo ao ensino tradicional, mas como complementar a este.[14]

Apesar do número de vantagens, deve-se enxergar o *e-learning* apenas como uma ferramenta auxiliar na educação médica,[15] pois os trabalhos científicos que o comparam com formas

Quadro 3.1 // Vantagens oferecidas pelo *e-learning*

- Individualização
- Disponibilidade constante
- Audiência com participação ativa, e não passiva
- Mudança do foco no conteúdo para foco na experiência do aprendizado
  - Memorável
  - Estimulante
  - Significativo

tradicionais de educação apresentam falhas metodológicas graves e não abordam variáveis importantes, como a utilização de recursos multimídia em apresentações presencias. Em outras palavras, é possível que um professor experiente que sabe usar adequadamente os recursos audiovisuais seja tão efetivo e eficaz quanto os materiais de *e-learning*. Além disso, deve-se ressaltar a importância do contato direto, do relacionamento pessoal e da diversidade da linguagem corporal no processo de ensino e aprendizagem. Isto é, os educadores e estudantes devem usar o *e-learning* e outras ferramentas do mundo moderno não porque são novos e atraentes, mas porque podem ser muito úteis quando orientados para a humanização do atendimento em saúde.

É necessário, para isso, que se estabeleçam critérios para avaliar a qualidade dos materiais oferecidos no *e-learning*, pois esta pode não ser a mesma dos materiais impressos.[16] A Figura 3.10 apresenta uma comparação entre os modelos de educação à distância.

A revolução que o *e-learning* está causando na educação é crescente e potencialmente duradoura. As bases lançadas permitem o ensino individualizado, colaborativo e estão levando o professor a um papel de facilitador em vez de disseminador no acesso à informação.

Por fim, é adequado citar o diretório MERLOT (http://www.merlot.org), que é uma iniciativa que busca o compartilhamento de materiais de *e-learning* pelas diversas instituições financeiras.

// EMC TRADICIONAL *VERSUS* EMC VIA INTERNET

Os métodos tradicionais de ensino baseado em palestras e seminários têm sido utilizados pelas diferentes organizações e associações para auxiliar os médicos na atualização profissional. Embora o nível de satisfação dos médicos seja alto, as evidências apontam para uma ineficiência em mudar a conduta dos profissionais na prática diária.[17] Outros fatores de difícil mensuração que podem diminuir a efetividade da EMC incluem nível de interesse do médico, educação prévia, e formação na área ensinada. A simples percepção de valor clínico da área ensinada pode diminuir a motivação do aprendiz e ser uma barreira à mudança

A eficácia de ensino da EMC via internet e presencial parece ser semelhante ou possivelmente maior na primeira, com os devidos cuidados para que os recursos estejam otimizados.

Modelo de educação à distância e recursos tecnológicos utilizados	Características dos recursos tecnológicos			
	Flexiblidade			Nível de qualidade dos materiais	Grau de interatividade
	Tempo	Espaço	Ritmo		
Impresso	+	+	+	Qualidade excelente. A ausência de recursos de mídia dificulta a visualização de conteúdo dinâmico	Extremamente limitada ou ausente
Teleaprendizado Videoconferência Teleaudioconferência Teleconferência por Rádio/TV Webconferência	–	–	–	Poucos recursos para áudio e videotransferências convencionais. Recursos de ótimo nível para transmissão de rádio e TV e webconferência	Limitada no tempo, pois há necessidade de sincronia entre aprendiz e instrutor com relativa liberdade para espaço. As apresentações podem ser gravadas e assistidas conforme a necessidade
Aprendizado pela internet (*e-learning*)	+	+	+	Excelentes recursos de multimídia que facilitam o ensino	Potencial ilimitado. A interatividade compreende o estudante e os recursos. O estudante direciona seu aprendizado, e recursos inteligentes são capazes de interagir dinamicamente, fortalecendo a experiência de aprendizado

Evolução cronológica

Figura 3.10 // **Modelos de educação à distância e recursos tecnológicos utilizados.**
Obs.: A divisão é apenas didática, uma vez que frequentemente há superposição de recursos nas ferramentas apresentadas e elas podem ser associadas (*blended learning*).

Em um ensaio clínico randomizado foram constatadas mudanças sustentadas e ganho de conhecimento nos médicos participantes que foram comparáveis ou maiores na EMC via internet em relação a presencial.[18] Casebeer e colaboradores demonstraram que os médicos que se submeteram previamente a treinamento na internet de abordagem de casos clínicos apresentaram melhor desempenho que os controles[19] (Casebeer,2008).

Uma meta-análise recente objetivou avaliar até que ponto o ensino com base na internet era capaz de produzir desfechos significativos quando comparado com nenhuma intervenção ou com outros métodos não baseados na internet nas profissões relacionadas a saúde, como por exemplo medicina, fisioterapia, veterinária.[20] Apesar da heterogeneidade dos estudos que compuseram as revisões sitemáticas, foi observado um efeito positivo do ensino baseado na internet quando comparado a nenhuma intervenção nos estudos analisados. Quando comparado a outros métodos de ensino tradicionais, os estudos obtiveram respostas favoráveis a um ou outro método, com poucas diferenças na média. A análise conjunta leva a conclusão que, até o dado momento, o ensino baseado na internet não é inferior nem superior aos métodos tradicionais de ensino.

// CONCLUSÃO

A EMC é uma obrigação do médico para a manutenção da qualidade do atendimento, pois a maioria desses profissionais passará a vida longe da universidade e, portanto, precisará administrar seu aprendizado e compartilhar informações. O conhecimento das diferentes modalidades e recursos que podem oferecer acesso contínuo e eficiente a atualização é fundamental para o médico que visa oferecer o melhor cuidado ao paciente e acompanhar as profundas e constantes transformações de sua área.

// REFERÊNCIAS

1. Sass N, Torloni MR, Soares BGdO, Atallah ÁN. Continuing medical education in Brazil: what about obstetricians and gynecologists? Sao Paulo Medical Journal. 2005;123:5-10.
2. Juang Horng Jyh. Avaliação do conhecimento farmacoterápico de médicos e graduandos em medicina humana. 2003. Tese (Doutorado em Pediatria [Botucatu]) - Universidade Estadual Paulista Júlio de Mesquita Filho

3. Marinopoulos SS, Dorman T, Ratanawongsa N, Wilson LM, Ashar BH, Magaziner JL, Miller RG, Thomas PA, Prokopowicz GP, Qayyum R, Bass EB. Effectiveness of Continuing Medical Education. Evidence Report/Technology Assessment No. 149 (Prepared by the Johns Hopkins Evidence-based Practice Center, under Contract No. 290-02-0018.) AHRQ Publication No. 07-E006. Rockville, MD: Agency for Healthcare Research and Quality January 2007.

4. Relman AS. Separating continuing medical education from pharmaceutical marketing. JAMA. 2001 Apr 18;285(15):2009-12.

5. Report 1 of the council on ethical and judicial affairs (CEJA Report 1A-08). Industry support of professional education in medicine (Reference committee on amendments to constitution and bylaws). American Medical Association; 2008. Disponível em: http://www.ama-assn.org/meetings/public/annual04/cejacme.doc Accessado 9 de Junho de 2008.

6. Stossel TP. Has the hunt for conflicts of interest gone too far? Yes. BMJ. 2008 Mar 1;336(7642):476.

7. Waits, T.; Lewis, L. "Distance Education at Degree-Granting Postsecondary Institutions: 2000–2001. Washington, DC: U.S. Department of Education, National Center for Education Statistics; 2003

8. Allen M., Mabry E., Mattrey M., Bourhis J., Titsworth S., Burrell N. "Evaluating the Effectiveness of Distance Learning: A Comparison Using Meta-analysis." Journal of Communication. 2004;54(no. 3):402–420.

9. Secretaria de Educação a Distância.Disponível em URL:http://portal.mec.gov.br/seed/.Acessado em 30/06/2008

10. Rede Universitária de Telemedicina.Disponível na URL:http://rute.rnp.br/. Acessado em 30/06/2008

11. DimDim homepage.Disponível em URL: dim.dim.com. Acessado em 30/06/2008.

12. Sajeva M. E-learning: Web-based education. Curr Opin Anaesthesiol. 2006 Dec;19(6):645-9.

13. Ruiz JG, Mintzer MJ, Leipzig RM. The impact of E-learning in medical education. Acad Med. 2006 Mar;81(3):207-12.

14. Chumley-Jones HS, Dobbie A, Alford CL. Web-based learning: sound educational method or hype? A review of the evaluation literature. Acad Med. 2002 Oct;77(10 Suppl):S86-93.

15. Cook DA, McDonald FS. E-learning: is there anything special about the "E"? Perspect Biol Med. 2008 Winter;51(1):5-21.

16. Ruiz JG, Candler C, Teasdale TA. Peer reviewing e-learning: opportunities, challenges, and solutions. Acad Med. 2007 May;82(5):503-7.

17. Mazmanian PE, Davis DA. Continuing medical education and the physician as a learner: guide to the evidence. JAMA. 2002 Sep 4;288(9):1057-60.

18. Fordis M, King JE, Ballantyne CM, Jones PH, Schneider KH, Spann SJ, et al. Comparison of the instructional efficacy of Internet-based CME with live interactive CME workshops: a randomized controlled trial. JAMA. 2005 Sep 7;294(9):1043-51.

19. Casebeer L, Engler S, Bennett N, Irvine M, Sulkes D, DesLauriers M, Zhang S. A controlled trial of the effectiveness of internet continuing medical education. BMC Med. 2008 Dec 4;6:37.

20. JAMA. 2008 Sep 10;300(10):1181-96.Internet-based learning in the health professions: a meta-analysis.Cook DA, Levinson AJ, Garside S, Dupras DM, Erwin PJ, Montori VM.

4 // Assistentes pessoais digitais

Bruno Frederico Medrado
Fernando Sergio Studart Leitão Filho

> "Nunca penso no futuro, ele chega rápido demais."
> *Albert Einstein*

// INTRODUÇÃO

Neste capítulo, serão abordados os Assistentes Pessoais Digitais (PDAs, de *Portable Digital Assistants*) que são pequenos computadores portáteis conhecidos como *handhelds* ou computadores de mão.

Os PDAs possuem várias funções básicas, como agenda eletrônica, caderno de endereços, calculadora, controle de despesas e bloco de anotações. Entretanto, alguns modelos recentes também realizam atividades mais complexas, como criação e edição de arquivos de texto, planilhas e apresentações, verificação de *e-mails*, acesso à internet por meio de módulos Wi-Fi (presentes em alguns modelos), além de possuírem capacidades multimídia (reprodução de vídeos e de músicas em formato MP3).[1]

A interface e a inserção de dados são facilitadas pela característica *touchscreen* (tela sensível ao toque), em que se consegue realizar a ação desejada ao tocar na tela com a ponta do dedo ou com uma caneta própria. Quase todos os modelos disponíveis possuem telas coloridas.

O primeiro modelo realmente funcional de PDA foi lançado no mercado em 1993 pela Apple, com o nome oficial de MessagePad ou Newton, em menção ao sistema operacional utilizado, Newton OS. Esse modelo possuía tela monocromática, apenas 1 MB de memória e reconhecimento de escrita, com a inserção de dados a partir de uma caneta especial, conhecida como Stylus.[2]

Em 1992, Jeff Hawkins criou a Palm,Inc., com o objetivo de desenvolver novos modelos de PDAs.[3] Em 1996, chegou ao mercado o Pilot, cujas configurações consistiam em tela mo-

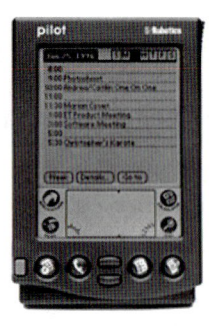

Figura 4.1 // Palm Pilot, com sistema operacional Palm OS 2.0, primeiro grande sucesso da Palm,Inc., com destaque para a tela monocromática e os botões de acesso na parte externa.

nocromática com características *touchscreen*, processador de 16 MHz, memória entre 512 e 2.024 KB e apenas 160 gramas de peso. Nesse aparelho, o sistema operacional utilizado era o Palm OS, desenvolvido pela própria Palm, com a versão 1.0 presente nos modelos Palm Pilot 1000 e 5000. No entanto, essa versão foi posteriormente substituída pela versão 2.0, encontrada no Palm Pilot Personal e no Professional.[4] Na parte externa do Pilot (Figura 4.1), havia dois botões, usados para subir e descer a tela, além de teclas de acesso a quatro das principais aplicações ("Contatos", "Memo", "Agenda", "Para fazer"), que permanecem nos modelos atuais e serão descritas a seguir. O aparelho tornou-se um sucesso de vendas, estabelecendo um novo marco na indústria de informática, com o nome Palm tornando-se sinônimo de computador de mão.[4-6]

A Microsoft, percebendo o potencial do mercado de computadores de mão lançou, em novembro de 1996, o Windows CE, seu primeiro sistema operacional voltado para aparelhos móveis. O sistema foi adotado por diversos fabricantes, como HP, Compaq e Casio, levando ao surgimento de um novo padrão de computadores de mão, conhecidos como Handheld PC. Alguns anos depois, a Microsoft parou de produzir o Windows CE, mas reformulou o seu sistema operacional, adotando uma interface mais robusta, o que resultou na criação de um novo padrão de PDAs, conhecido como Pocket PC. Desde o seu lançamento, já foram desenvolvidas diferentes versões do sistema operacional para os Pocket PCs (Figura 4.2).[7]

Como se percebe, atualmente existem dois grandes padrões de PDA, divididos de acordo com o sistema operacional utilizado, seja Palm OS ou Pocket PC. O Palm OS é encontrado principalmente nos aparelhos comercializados pela própria Palm. O Pocket PC, por sua vez, é adotado nos computadores de mão de várias grandes empresas de informática, como Hewlett-Packard (HP), Toshiba, ASUS, High Tech Computer (HTC), Dell e Casio. Entretanto, é importante ressaltar que já existem PDAs que utilizam outros sistemas operacionais, como Symbian OS e, mais recentemente, Linux, os quais não serão discutidos neste livro por representarem a minoria.[6,7]

Figura 4.2 // Telas iniciais de diferentes versões do sistema operacional da Microsoft para Pocket PCs. Da esquerda para a direita, em ordem cronológica de lançamento: Pocket PC 2000, Pocket PC 2002, Windows Mobile 2003, Windows Mobile 5.0 e Windows Mobile 6.0, este último lançado em 12 de janeiro de 2007.

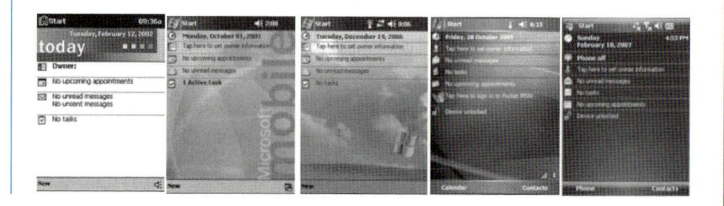

// PALM OS

Desde o seu surgimento, em 1996, o Palm OS foi aprimorado, obtendo melhora das suas capacidades multimídia (reprodução de vídeo e músicas digitais), além de adotar tecnologias de comunicação sem fio, como Bluetooth e Wi-Fi.

A versão mais recente disponível do Palm OS é a 5.4, conhecida como Garnet (Figura 4.3). Já existe uma versão superior, 6.1, denominada Cobalt, que, por questões comerciais, ainda não foi liberada para distribuição.[6]

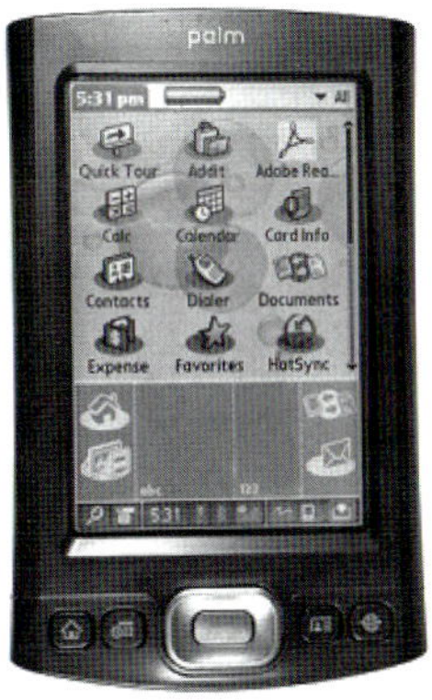

Com relação ao Palm OS 5.4, o sistema mantém sua característica principal de fácil utilização e está disponível em três modelos de computadores de mão (Zire 22, Tungsten TX e E2) e em alguns *smartphones* (veja página 95), produzidos pela Palm. Além da interface de fácil manuseio, outra vantagem do Palm OS é a quantidade de aplicativos disponíveis que são compatíveis, permitindo que sejam adicionadas novas funcionalidades. Contudo, se comparado ao Windows Mobile, esse sistema apresenta maior instabilidade operacional, o que gera reinicializações ocasionais. As principais características dos modelos com Palm OS incluem:

Figura 4.3. // Palm TX com tela inicial do sistema Palm OS 5.4.

➡ Telas coloridas com resolução de até 480 x 320

➡ Sistema de reconhecimento de escrita, conhecido como Graffiti 2

➡ Tecnologia de sincronização com computadores de mesa chamada HotSync, realizada por meio de uma conexão USB, Bluetooth ou infravermelho

➡ Capacidade de reproduzir sons, vídeos e sequência de imagens

➡ Aplicativos de segurança: é possível bloquear o aparelho com uma senha, além de ele possuir algumas aplicações também privativas

➡ Acesso à internet disponível nos modelos *smartphones* e no Tungsten TX (por meio de conexão Wi-Fi)

➡ Conexão com outros aparelhos, como telefones celulares e Palms, por meio de infravermelho e Bluetooth (o que pode acrescentar, por exemplo, a possibilidade de acesso à internet em aparelhos desprovidos de acesso direto à rede, como o Zire 72)

➡ Possibilidade de extensão de memória a partir da instalação de cartões de expansão, aceitando apenas os cartões padrão Secure Digital (SD)

- Vários aplicativos originais, como "Contatos", "Calculadora", "Despesas", "Memo", etc.
- Mais de 40 mil aplicativos disponíveis compatíveis, tanto *freeware* (gratuitos) como *shareware* (pagos)
- Milhares de programas e livros disponíveis na área médica

Em 2005, a Palm Source, empresa responsável pelo desenvolvimento do Palm OS, foi adquirida pela companhia japonesa ACCESS, que passou a possuir os direitos autorais sobre o Palm OS. Desde então, a ACCESS vem concentrando-se no lançamento da próxima versão desse sistema operacional, conhecida como ALP (Access Linux Platform), por ser produzida com base no Linux.[8]

// WINDOWS MOBILE

O Windows Mobile consiste em um sistema operacional versátil, intuitivo, com *design* gráfico elegante e bastante funcional, sobressaindo-se especialmente no caso de aplicações multimídia. A última versão é a 6.0, disponível tanto em modelos de mão como em *smartphones*.[9]

Na tela principal, como nas versões anteriores, ao ligar o aparelho, encontram-se diversas informações (que podem ser modificadas de acordo com o desejo do usuário), como a data atual, informações do proprietário, anotações referentes ao dia, alerta de recebimento de *e-mails* e mensagens.

A interface do Windows Mobile, em muitos aspectos, assemelha-se à observada no Windows para computadores de mesa, possuindo, no entanto, características *touchscreen*. Como exemplos, destaca-se o *menu* "Iniciar", em que podem ser encontrados atalhos para os programas; a opção "Configurações", correspondente ao Painel de Controle, permitindo acesso a diferentes configurações, e a função "Pesquisar", utilizada para a localização de algum documento.[9,10]

No Windows Mobile, podem ser encontradas versões de aplicativos já conhecidos pelos usuários do Windows, como:

- Office, que inclui Word, Excel e Powerpoint, utilizados para criação e edição de textos, planilhas e apresentações, respectivamente. Há ainda o Outlook, indicado para criação, envio e recebimento de e-mails
- Explorer, para visualização e organização de arquivos

- Internet Explorer, para acesso à internet, necessário para a visualização de páginas na *web*
- Windows Media Player, para reprodução de vídeos no formato WMV e AVI e de músicas digitais no formato MP3 e WMA

A sincronização com o computador de mesa é realizada por meio do programa ActiveSync, disponibilizado juntamente com o Pocket PC. O acesso à internet é possível nos *smartphones* e nos modelos com módulos Wi-Fi. De modo semelhante ao Palm OS, é possível instalar outros programas para a adição de novas funcionalidades. A memória também pode ser expandida com a instalação de cartões de memória.

// SMARTPHONES

Os *smartphones* surgiram da união das funções encontradas nos computadores de mão com os recursos proporcionados pelo telefone celular. Com esses dispositivos, pode-se realizar todas as funções existentes em um PDA, como manipular textos, planilhas, escutar músicas, assistir a vídeos ou acessar a internet, o que é feito de forma prática, pois o acesso pode ser realizado pelo próprio aparelho, sem a necessidade de se estar próximo a uma rede sem fio.[11] Outro fato relevante é que vários modelos recentes de *smartphones* (Iphone 3g, Nokia N95, Motorola Moto Q, SonyEricsson K850, Samsung Omnia i900, HTC Touch Pro, etc.) já permitem acesso à banda larga móvel, por serem compatíveis com a tecnologia 3G, descrita com mais detalhes no Capítulo 2.

Além da vantagem de ter algo a menos para carregar (ou o Palm ou o celular), a organização dos contatos tornou-se melhor e mais prática, sendo possível, por exemplo, ligar para qualquer número da agenda ou enviar *e-mail* ou SMS (mensagem de texto).

Os *smartphones* são os principais impulsionadores na disseminação dos computadores de mão. Há modelos tanto com sistema Palm OS, como Treo e Centro, produzidos pela própria Palm, como modelos baseados em Windows Mobile, produzidos por empresas como HP, Dell e HTC. Algumas empresas estão fabricando *smartphones* com outros sistemas operacionais diferentes do Palm OS ou do Windows Mobile. Dessa forma, a Nokia tem produzido aparelhos com base em um sistema mais simples, conhecido como Symbian, que se destaca pela interface de fácil manuseio, porém com pequeno número de programas compatíveis. Já a Motorola tem utilizado em muitos aparelhos um sistema com base em Linux. A Research in Motion Limited (RIM) utiliza nos seus aparelhos, conhecidos como Blackberry (que possuem excelente capacidade de envio e recebimento de *e-mails*), um sistema operacional que ela própria desenvolveu.

Recentemente, a indústria de informática foi surpreendida com o lançamento, pela Apple, do iPhone (Figura 4.4). Esse aparelho tem características peculiares, por agregar, além de funções existentes nos *smartphones* convencionais, a capacidade de reproduzir músicas e vídeos digitais, com qualidade semelhante à do iPod (aparelho que reproduz músicas digitais) da mesma empresa. O iPhone conta ainda com *design* inovador, possuindo visor de LCD (*liquid cristal display*) de excelente qualidade com tela sensível ao toque e boa capacidade de memória interna, que varia entre 4 a 16 Gb. A grande desvantagem desse aparelho consistia inicialmente num número restrito de aplicativos compatíveis com o seu sistema operacional, OS X. Isso, no entanto, já foi superado, uma vez que a Apple liberou para os desenvolvedores de *softwares* uma plataforma para criação de programas baseados no Mac OS X, que vem resultando no surgimento cada vez maior de programas para esse sistema operacional, aumentando, dessa forma, a sua popularização.[12] No site http://www.apple.com/iphone/appstore/, o usuário tem a possibilidade de comprar e fazer *download* de inúmeros aplicativos e jogos para seu Iphone.[12]

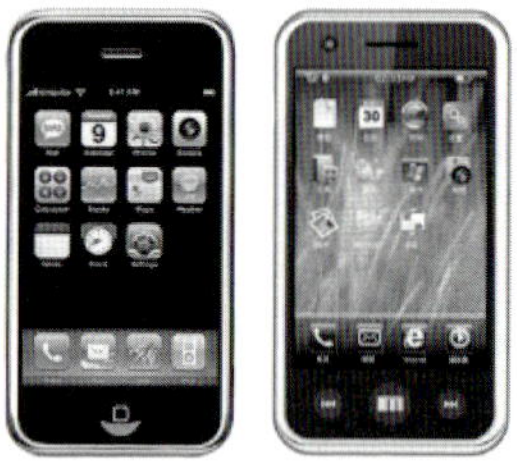

No Quadro 4.1, encontram-se as principais empresas desenvolvedoras de modelos caracterizados como *smartphones*.

Figura 4.4 // Iphone com OS X, com seu design elegante, tela brilhante e nítida, repleta de ícones acionados pelo toque.

Quadro 4.1 // Principais empresas desenvolvedoras de *smartphones* do mundo

Palm, Inc.	Hewlett-Packard (HP)
Apple	Group Sense PDA
Research in Motion Limited (RIM)	Nokia
Kyocera	Motorola
High Tech Computer (HTC)	Sony Ericsson
Samsung Electronics	Gigabyte Technology

// PALM OS X POCKET PC

Esta seção traz informações importantes que podem ser utilizadas na hora de escolher um aparelho e seu sistema operacional (Palm OS ou Pocket PC).

- *Custo*: os aparelhos com base em Palm OS ainda são mais baratos, com alguns modelos similares apresentando uma diferença de até 50% no preço.

- *Softwares*: nesse quesito, o Palm OS é imbatível, já possuindo mais de 40 mil *softwares* compatíveis, entre aplicativos e jogos. Considerando-se apenas os programas direcionados para a área médica, o Palm OS continua com uma larga vantagem em relação ao Windows Mobile. Isso se deve à estratégia da Palm de disponibilizar o código-fonte do Palm OS a muitos desenvolvedores de todo o mundo. A Microsoft, entretanto, devido à sua política comercial, disponibilizou o desenvolvimento de *softwares* apenas para um número restrito de desenvolvedores, de modo que o número de aplicações existentes para o Windows Mobile e, consequentemente, para o Pocket PC é muito menor.

- *Processador*: não há grande diferença na velocidade de processamento entre os últimos modelos lançados nas duas plataformas. O Windows Mobile, devido a sua capacidade multitarefa (que será explicada mais adiante), eventualmente pode se comportar como um sistema mais lento.

- *Memória instalada*: a capacidade de memória instalada é similar entre os sistemas, variando de 32 MB em aparelhos antigos a 128 a 256 MB nos aparelhos mais recentes.

- *Expansão*: o Palm OS 5.4 suporta cartões de expansão SD, com até 4 GB de capacidade, dependendo do modelo. No caso dos Pocket PC, há modelos que suportam tanto cartões Compact Flash (CF) como SD, também com até 4 GB de capacidade.

- *Mobilidade*: nas duas plataformas, os modelos já vêm acompanhados de porta infravermelha, o que permite a troca de arquivos. No caso do Palm OS, essa função chama-se "Beam". Há ainda modelos, disponíveis em ambos os sistemas operacionais, que possuem módulo de acesso *Wi-Fi* embutido, permitindo conexão às redes sem fio, encontradas, por exemplo, em *hot spots*, presentes em *cyber* cafés, aeroportos e universidades. Ambos os sistemas vêm também com a tecnologia *Bluetooth* nos seus modelos mais recentes.

- *Facilidade de uso*: os dois sistemas são de uso fácil. O Palm OS é famoso pela interface simples, de fácil manuseio. O Windows Mobile tem uma estrutura similar à do Windows, sistema operacional mais utilizado em computadores de mesa, o que faz com que seus usuários se adaptem a ele sem muitas dificuldades.

➡ *Estabilidade*: o sistema Palm OS possui o inconveniente de gerar reinicializações ocasionais devido à instabilidade de alguns programas. Esse é um problema incomum no Windows Mobile.

➡ *Aplicações multimídia*: o Windows Mobile utiliza uma versão *mobile* do Windows Media Player, aplicativo indicado para a reprodução de áudio e vídeo. No caso do Palm OS, a reprodução de música fica a cargo do Pocket Tunes nas últimas versões, sendo o aplicativo Mídia responsável pela reprodução de vídeos. Esses programas possuem boa funcionalidade e, do mesmo modo que o Windows Media Player, não oferecem suporte a todos os formatos de música ou vídeo. Programas adicionais gratuitos e pagos podem sem instalados em ambos os sistemas para complementar a capacidade de reprodução de diversos tipos de arquivos multimídia.

➡ *Capacidade multitarefa*: o Windows Mobile permite a realização de mais de uma atividade ao mesmo tempo, tornando possível, por exemplo, o acesso à internet enquanto se escuta uma música no Windows Media Player. Até o momento, mesmo na última versão do Palm OS (Garnet), só é possível realizar uma tarefa de cada vez.

➡ *Conectividade*: com um Pocket PC, pode-se usar a versão *mobile* do Skype, famoso programa de telefone via internet, não-disponível em formato Palm. Além disso, no Windows Mobile 6 Professional, já existe um aplicativo Windows Live Messenger – substituto do programa de bate-papo, MSN Messenger – que oferece, inclusive, suporte a envio de arquivos. Nos aparelhos que utilizam Palm OS, existem programas que desempenham funções similares.

➡ *Bateria*: a maioria dos Pocket PC possui bateria destacável, permitindo a sua troca por uma similar ou de maior autonomia, de modo semelhante ao observado nos *notebooks*. Além disso, caso se possua duas baterias, é possível substituir a bateria sem carga pela carregada, diminuindo a necessidade de se estar perto de uma tomada para continuar usando o aparelho. No caso dos aparelhos com Palm OS, essa possibilidade não existe, já que a bateria encontra-se embutida dentro do aparelho.

Assim, no caso de se desejar facilidade de uso e uma maior disponibilidade de *softwares* disponíveis, o que é muito relevante na área da saúde, provavelmente a melhor recomendação no momento é o Palm OS. Caso se deseje maior quantidade de recursos multimídia e maior integração com os aplicativos Office da Microsoft, o Windows Mobile, sem dúvida, é a melhor escolha.

// USO DE PDAS NA MEDICINA

Com o desenvolvimento da medicina e das outras áreas de saúde, tem-se observado um crescimento bastante acelerado de novas publicações, em especial as eletrônicas, além de novos periódicos. Para se poder lidar mais facilmente com tantas novas informações, é necessário utilizar vários recursos, como caderno de anotações, livros eletrônicos, acesso à internet, etc. Os PDAs, devido à sua versatilidade, permitem contornar muitos desses transtornos, pois servem, ao mesmo tempo, como computador de mão, agenda de compromissos, ferramenta para acesso à internet e caderno de anotações eletrônico, além de serem portáteis.

Nesta seção, a partir de uma revisão extensa da literatura, serão mostradas várias informações úteis sobre o perfil do profissional de saúde que vem utilizando esses aparelhos, bem como os principais recursos utilizados e o impacto do uso dessas tecnologias na formação e no dia-a-dia dos profissionais de medicina.

Os termos PDAs, Palms e computadores de mão serão utilizados como sinônimos. Serão evitados os termos *handhelds* e *assistentes* pessoais digitais, por serem pouco utilizados nos meios de comunicação.

// Estudos sobre a prevalência de utilização de PDAs na medicina

Esses aparelhos estão cada vez mais frequentes entre a classe médica. Em 2001, por exemplo, com base em um levantamento conduzido com 489 médicos pelo American College of Physicians e pela American Society of Internal Medicine nos Estados Unidos, detectou-se a impressionante taxa de 47% de utilização desses dispositivos. O Palm OS foi o sistema operacional mais usado, abrangendo 81% dos médicos que possuíam um PDA.[13]

Outra importante referência sobre o uso de computadores de mão na medicina consiste em uma revisão sistemática publicada em 2006 por Garrit e colaboradores. Nesse estudo, foram incluídos 23 artigos, publicados entre 2000 e 2005, envolvendo basicamente países desenvolvidos (Estados Unidos, Canadá e Austrália). Com relação à metodologia empregada para a coleta de dados, foram utilizados diversos métodos: correio (11), telefone (2), internet (4) e combinação de correio com *e-mail* (4), havendo apenas dois estudos que não informaram o método usado. As taxas de resposta variaram de 5,7 a 92,6%.[14]

Dos artigos incluídos nessa revisão sistemática, cinco analisaram o uso de PDAs exclusivamente entre médicos especialistas; três envolveram médicos generalistas; dois incluíram tanto especialistas como generalistas; dois, apenas médicos residentes; e dois abordaram todas as classes médicas, de estudantes a especialistas.

De acordo com os autores da revisão sistemática, com base em todos os estudos avaliados, a taxa atual de utilização de computadores de mão na área médica oscila entre 45 e 85% (ver Figura 4.5). Agrupando-se os estudos por país em que foram realizados, os dados podem ser separados como mostrado a seguir:

➡ *Estados Unidos*: uma pesquisa de abrangência nacional com 834 médicos em atividade identificou taxa de uso de PDA de 26% em 2001, elevação significativa em comparação com a taxa de 15% obtida em 1999.[15] Em 2002, McLeod e colaboradores mostraram que 46% dos médi-

Figura 4.5 // Estimativa da tendência de utilização de PDAs na área médica de 1999 a 2005 a partir de estudos realizados ns Estados Unidos, no Canadá e na Austrália. Os pontos do meio representam a mediana. A queda na taxa de utilização em 2003 é provavelmente decorrente de uma menor quantidade de estudos nesse ano.[16]

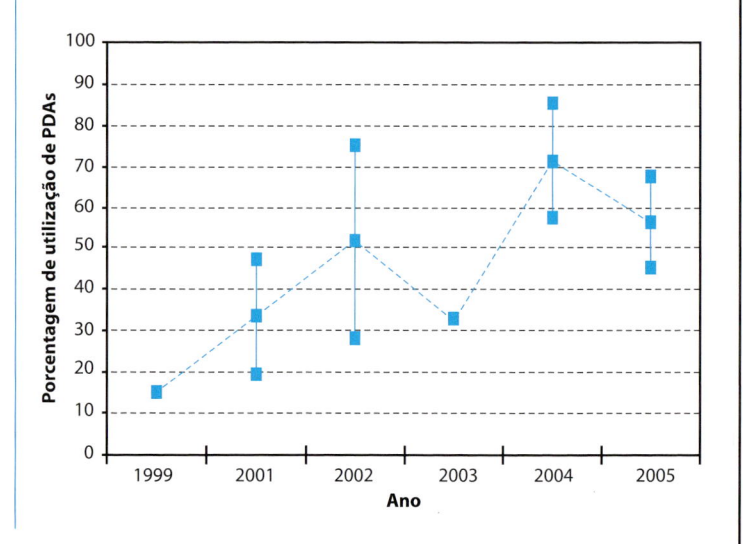

cos internistas e residentes na Mayo Clinic usavam com frequência algum tipo de PDA.[17] Nesse mesmo ano, uma pesquisa entre pediatras norte-americanos registrou uso de 35% de computadores de mão em atividades profissionais, elevando-se para 40% no caso de uso pessoal.[18] Em 2004, 57% de uma amostra de médicos norte-americanos afirmaram recorrer frequentemente a esses aparelhos no trabalho.[19] No entanto, tais dados não se limitam à área da medicina. Por exemplo, em 2005, Stroud e colaboradores identificaram, em um estudo envolvendo apenas enfermeiros(as) e estudantes de enfermagem, a impressionante taxa de 67% de uso de PDAs.[20]

- *Canadá*: levantamento conduzido pela Canadian Medical Association constatou que o uso de PDAs aumentou de 19% em 2001 para 28% em 2002 e para 33% em 2003. Além disso, mais de 50% dos médicos com menos de 35 anos confirmaram usar PDAs ou outros dispositivos com acesso a redes sem fio.[21, 22]

- *Austrália*: em 2004, uma pesquisa com membros da Sociedade Australiana de Anestesistas mostrou uma taxa de uso de PDAs de 91%, tendo 85% confirmado que usavam PDAs diariamente, com 66% chegando a afirmar serem "dependentes" desses aparelhos.[23]

// Perfil dos médicos que utilizam PDAs

Como exposto, o uso de computadores de mão vem se popularizando de forma progressiva entre a classe médica. Existem vários estudos sobre a taxa de utilização desses dispositivos realizados levando-se em conta a influência de diversos fatores, como idade, formação, gênero, se especialista ou não, local de trabalho, entre outros.

// Idade

As taxas de utilização de PDAs tende a ser inversamente proporcional à idade, de acordo com muitos estudos já publicados. Uma pesquisa realizada em 2001 com 834 médicos norte-americanos mostrou que 33% dos médicos com menos de 45 anos usavam regularmente algum computador de mão, com essa taxa caindo para 21% no caso de médicos com mais de 45 anos;[15] outro estudo encontrou uma taxa de uso de 60% no caso de internistas norte-americanos com menos de 40 anos, sendo apenas de 31% entre médicos com mais de 51 anos.[13]

Já um levantamento realizado apenas entre médicos pediatras também identificou claramente essa associação (quanto mais jovem, maior o uso), mostrando que os pediatras formados há menos de cinco anos tinham mais chance de usar essa tecnologia em comparação com os pediatras formados há mais de cinco anos.[24]

// Estudantes e médicos residentes

Como os estudantes e residentes em geral são mais jovens, as taxas de uso de PDAs nesses segmentos tendem a ser as mais altas. Alguns estudos interessantes também podem ser citados:

- De Groote e colaboradores (2002) identificaram que 71% dos médicos residentes usavam PDAs, ao passo que a taxa de uso desses dispositivos entre os alunos de medicina durante a graduação foi de 56%.[25]

- McLeod e colaboradores (2003) observaram que o uso de PDAs entre residentes de medicina interna e *fellows* em treinamento excedeu 70%, mas entre os que já terminaram a residência o uso foi de apenas 50%.[16]

- Bishop e colaboradores (2004), por outro lado, observaram taxas de uso de PDAs bastante semelhantes entre os médicos residentes (mais jovens) e os que já terminaram a residência, sugerindo que esse descompasso esteja diminuindo. Nessa pesquisa, as porcentagens foram praticamente idênticos, sendo de 73% para os residentes e 71% para médicos de família e generalistas.[19]

- Stromski e colaboradores (2005) realizaram uma pesquisa abordando os programas de medicina de emergência nos Estados Unidos com o objetivo de identificar o número de programas médicos que utilizavam os recursos tecnológicos dos PDAs no dia-a-dia.[26] Os autores obtiveram os seguintes resultados:

    - 13% dos programas avaliados requeriam formalmente que seus médicos residentes utilizassem, no dia-a-dia, algum modelo de PDA

    - 15% dos programas compravam e forneciam aos seus médicos residentes computadores de mão para que fossem utilizados

    - 64% desses programas referiram que a maioria dos seus médicos residentes usava PDAs para propósitos clínicos

// Gênero

O uso de PDAs, segundo uma pesquisa realizada em 2001, é semelhante entre os dois gêneros.[13] Entretanto, há estudos que abordaram especificamente o uso de PDAs entre pediatras cujos resultados mostraram predominância do uso desses dispositivos no gênero masculino.[18] Nesse mesmo contexto, cita-se outra pesquisa, conduzida em 2004, com médicos especialistas e residentes, que também identificou uso levemente maior de PDAs no sexo masculino (53 *versus* 47%)[19] Já na área da enfermagem, a diferença entre os gêneros parece ser muito mais nítida, com um estudo tendo constatado uma utilização consideravelmente maior pelo sexo masculino (82%) em comparação com o feminino (64%), o que foi, inclusive, estatisticamente diferente.[20]

// Médicos de família *versus* especialistas

Um estudo realizado no Canadá mostrou que a taxa de utilização de PDAs é bastante semelhante entre médicos de família (33%), clínicos especialistas (34%) e cirurgiões (32%).[22] Em compensação, uma pesquisa nos Estados Unidos apresentou maior concentração de uso de PDAs entre médicos generalistas (71%) em comparação com os cirurgiões especialistas (54%).[19]

// Local de trabalho

Um estudo identificou que os médicos que trabalhavam total ou parcialmente dentro de hospitais apresentavam taxa de utilização de 33 e 29%, respectivamente. Este mesmo estudo observou 16% de utilização desses dispositivos entre os médicos cujas atividades se concentravam dentro de clínicas ambulatoriais e consultórios.[15]

// **Principais recursos de PDAs usados por médicos**

De acordo com a revisão sistemática publicada por Garrit e colaboradores (2006) descrita anteriormente,[14] o uso de computadores de mão em instalações médicas englobou desde funções administrativas até auxílio para tratamento de pacientes. Dessa forma, os principais recursos utilizados foram os descritos a seguir.

➡ Considerando-se especificamente o uso em atividades administrativas, o registro de doenças e procedimentos e o levantamento dos gastos de cada paciente foram as atividades mais relatadas (50%). Outros usos, em ordem de frequência, foram agenda (44%), acesso à internet/verificação de *e-mails* (31%) e consulta de endereços (25%).

➡ Direcionando-se para o uso na prática médica, os recursos mais utilizados foram programas de referência de medicamentos (93%), acesso a registro eletrônico de pacientes (43%), calculadora (43%) e checagem de valores de referência de exames laboratoriais (36%). Além disso, vários outros usos também foram citados, como consulta a referências médicas, programas com base em diretrizes/consensos, atlas radiológicos, etc.

Nessa mesma linha de pesquisa, outros dois estudos também avaliaram os principais recursos acessados em PDAs, com os seguintes resultados:

➡ Em 2005, Horsley e colaboradores investigaram o uso de computadores de mão e os principais aplicativos utilizados entre os preceptores de um hospital geral de médio porte na Inglaterra. Dos 62 médicos elegíveis para o estudo, 55 participaram efetivamente da pesquisa, com 22 (40%) afirmando possuir um PDA, dos quais a maioria (15) possuía dispositivos em Palm OS. Sessenta e oito por cento dos usuários de PDAs usavam seus aparelhos várias vezes ao dia. O uso como agenda e registro de anotações foi o mais relatado. Com relação aos *softwares* médicos usados por 11 dos 22 que possuíam PDAs, os mais citados foram programas de referências de medicamentos (Epocrates RX), livros eletrônicos (principalmente, o Oxford Handbook of Clinical Medicine e o 5 Minute Clinical Consult) e calculadoras médicas.[27]

➡ Em 2007, Khan e colaboradores realizaram um estudo em um hospital-escola nos Estados Unidos avaliando o uso de PDAs entre residentes de pediatria e de medicina de urgência. Foi utilizado um questionário eletrônico para a coleta de dados, instalado em dois Pocket PCs, cujos registros foram posteriormente sincronizados com um computador. De 74 residentes, 60 participaram. O Palm OS foi o sistema operacional mais utilizado, com mais de 80% da amostra. Entre os usuários de PDAs, 82% afirmaram que utilizavam o dispositivo várias vezes ao dia, com 16% afirmando usar algumas vezes durante a semana. Os aplicativos mais utilizados foram calculadora (81%), programas com informações sobre medicamentos (80%), calculadoras médicas (80%), livros eletrônicos (66%) e agenda/contatos (42%).[28]

// Impacto do uso de PDAs na área médica

Vários estudos, os quais serão relatados a seguir, já avaliaram se o uso de dispositivos eletrônicos, como computadores de mão, pode resultar em melhora no registro de dados relativos aos cuidados com os pacientes.

- VanDenKerkhof e colaboradores (2003) compararam o uso de um *software* para a avaliação da dor relatada pelos pacientes com o registro convencional (em papel). No registro eletrônico, encontraram-se mais informações referentes à avaliação da dor e aos efeitos colaterais (náuseas, prurido, hipotensão, etc.) do que no convencional. Apesar de o uso de PDAs ter resultado em aumento médio de 53 segundos na descrição e quantificação da dor dos pacientes, o que foi relevante, o tempo total (avaliação, documentação e revisão do caso) foi significativamente menor com esses dispositivos (redução média de 74 segundos).[29]

- Em um estudo realizado em uma UTI pediátrica, Carrol e colaboradores (2004) observaram a existência frequente de discrepâncias nas informações registradas nos prontuários em 61,7% das evoluções diárias. Nessa mesma UTI, os pesquisadores constataram que o uso de registro eletrônicos em PDAs resultou em uma redução significativa dessas discrepâncias, que passaram a ser detectadas em 51,2% das evoluções.[17]

- Stengle e colaboradores (2004) avaliaram se a utilização de documentos eletrônicos, via computadores de mão, resultaria em melhorias quantitativas e qualitativas dos registros relativos aos pacientes em uma enfermaria de cirurgia ortopédica de um hospital-escola. Foram comparados dois grupos. No grupo-intervenção, as informações relacionadas ao exame clínico, aos diagnósticos e aos códigos dos procedimentos ortopédicos foram inseridas, à beira do leito, com o auxílio de um PDA; no grupo-controle, foram utilizadas tabelas para registro das mesmas informações, que, posteriormente, foram inseridas no sistema do hospital. Como resultado, os autores observaram que o registro eletrônico permitiu a identificação de um número significativamente maior de diagnósticos por paciente. Além disso, houve também melhorias qualitativas dos registros, que passaram a conter avaliações mais corretas quanto à recuperação dos pacientes e à precisão dos diagnósticos registrados.[30]

Outra grande vantagem do uso dessas tecnologias no dia-a-dia da medicina consiste em reduzir as discrepâncias entre os custos reclamados por médicos e por instituições de saúde e aqueles que os convênios e as seguradoras médicas afirmam ter sido realizados. Nesse sentido, vários estudos apontaram que o uso de computadores de mão é mais eficaz no registro correto dos códigos das doenças e na descrição dos cuidados e dos procedimentos a que cada paciente foi submetido. Esse aumento na eficácia resultou em um incremento médio de 20% nas restituições pagas por convênios e seguradoras.[31]

Quanto ao impacto do uso de computadores de mão na educação médica, várias pesquisas, nas mais diversas especialidades, já demonstraram que o seu uso resulta em um melhor processo de avaliação tanto de internos como de médicos residentes. Além disso, os PDAs também auxiliaram na identificação de possíveis pontos a serem melhorados nos programas de treinamento médico. Existe, inclusive, uma revisão sistemática recente (2006);[32] cujos resultados são apresentados a seguir:

- Foram incluídos 67 estudos.

- Cerca de 60 a 70% dos estudantes e residentes médicos referiram utilizar os PDAs ou para fins educacionais ou como ferramenta para auxiliar no cuidado dos pacientes.

- A satisfação com o uso de PDAs foi alta, correlacionando-se com o grau de experiência no uso desses dispositivos.

- Foi encontrado apenas um estudo com fins educacionais, o qual demonstrou impacto positivo no aprendizado médico e resultou em uma maior aplicação da Medicina Baseada em Evidências (MBE) a partir do uso desses aparelhos.

De acordo com esses estudos, os potenciais e os benefícios do uso de computadores de mão são inquestionáveis, não apenas no treinamento, mas também no cotidiano de internos, residentes e médicos.

Em seguida, serão descritos apenas os recursos destinados para computadores de mão com base em Palm OS, por esse ainda ser o sistema operacional mais utilizado no meio médico. (Isso não deve ser diferente no Brasil, apesar da quase ausência de estudos sobre o assunto.) Além disso, o número de aplicativos disponíveis para esse sistema operacional é muito maior do que para o Pocket PC, inclusive na área médica. No entanto, muitos dos programas descritos a seguir existem nas duas plataformas.

Os recursos serão divididos em duas seções: a primeira apresenta os principais aplicativos que acompanham o Palm OS 5.4 e a segunda, alguns dos melhores aplicativos médicos disponíveis. Haverá, no entanto, uma seção complementar, disponível apenas *on-line* no endereço http://www.artmed.com.br/gestaodoconhecimento que traz informações mais detalhadas sobre diversos programas que acrescentam novas funcionalidades aos Palms, conteúdo este opcional para os usuários que desejam aproveitar ao máximo o seu computador de mão no dia-a-dia.

// APLICATIVOS ENCONTRADOS NO PALM OS

A maioria dos Palms e *smartphones* vem com recursos para atender a diversas necessidades dos usuários. Assim, as várias fotos mostradas a seguir – que são de um modelo Tungesten TX, com Palm OS 5.4 – poderão ser diferentes, dependendo do modelo que o usuário possui ou da versão do sistema operacional presente no Palm.

// Anotações

Por meio do sistema Graffiti (sistema de reconhecimento de escrita), o Palm pode ser utilizado para anotações rápidas, criação de desenhos, organogramas, rotas automobilísticas, entre outros (Figura 4.6). É possível escrever até 10 palavras por página, em média, e são oferecidos três tipos de espessura de escrita, além de uma borracha para apagar eventuais erros.

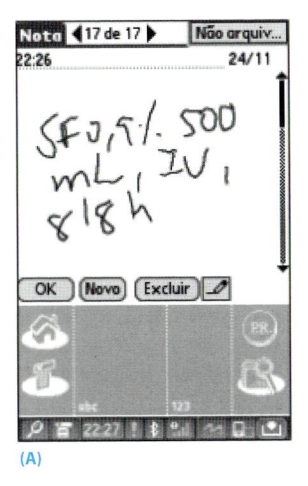

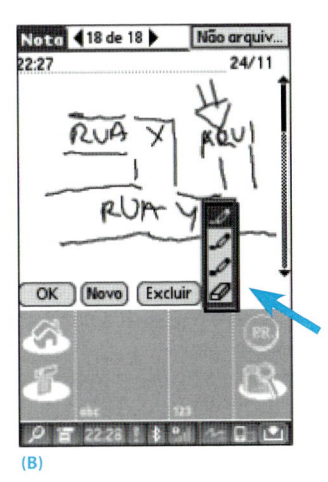

Figura 4.6 // A) Um exemplo de uso do programa Anotações (nesse caso, o registro de um item de uma prescrição médica). B) As três espessuras de escrita e a borracha, para registro e correção de informações, respectivamente (seta azul).

// Memos

Cada anotação pode armazenar até 4 mil caracteres, o que, às vezes, gera inconvenientes, impedindo, por exemplo, de se copiar um arquivo de 5 mil caracteres do Word para esse programa. É possível organizar as anotações por categorias, facilitando e tornando mais rápida a localização das informações desejadas. Assim, pode-se agrupar memos por especialidades. O programa também permite ordenar as anotações, tanto por ordem alfabética como manualmente, segundo critérios que o usuário estabelecer. Seu uso é exclusivo para textos, não aceitando a inclusão de desenhos (Figura 4.7).

Figura 4.7 // A) Tela mostrando a listagem de todos os memos em ordem alfabética – observar barra de rolagem à direita (*box* azul). B) Tela mostrando várias categorias criadas dentro do programa, cada uma representando uma especialidade médica (*box* azul). A categoria "Tudo" indica a listagem de todos os memos por ordem alfabética, enquanto a "Pessoal" é utilizada para registro de informações especiais. Essas duas últimas categoriais já se encontram criadas como padrão.

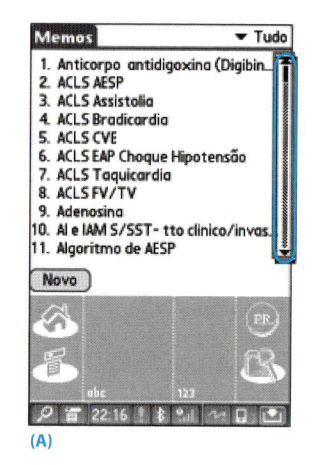

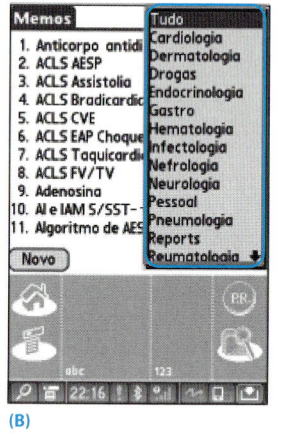

// Contatos

Permite criar uma lista de nomes de pessoas ou de empresas com seus respectivos endereços e telefones, simulando uma agenda telefônica comum (Figura 4.8).

// Calendário

Mostra as atividades por dia, semana ou mês. Para cada apontamento, pode-se registrar o horário de início e término da atividade relacionada, ainda sendo possível programar alarmes e determinar quanto tempo antes do lembrete o alarme deve soar. O programa permite a inclusão de atividades diárias, semanais, mensais, entre outros modelos. Há, ainda, a opção de uso de marcadores coloridos para diferenciar as atividades (Figura 4.9).

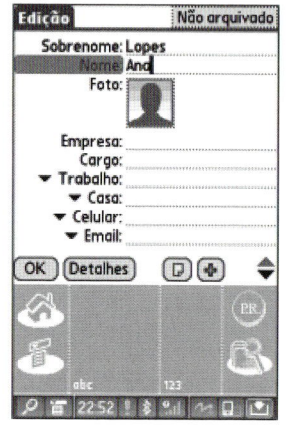

Figura 4.8 // Tela mostrando a criação de um novo contato, com campos para cargo, empresa, telefones, *e-mail*, etc. Também é possível inserir uma foto do contato.

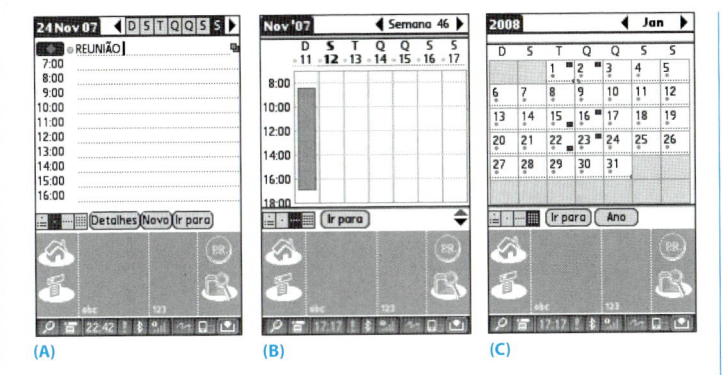

Figura 4.9 // A) Tela exemplificando a inserção de um novo compromisso no item "Calendário". B e C) Diferentes telas de visualização dos compromissos inseridos (as informações e os lembretes podem ser coloridos).

// Tarefas

Cria lembretes pessoais com diferentes graus de prioridade. Os itens inseridos podem ser separados por categorias (pessoal, profissional, etc.) ou por ordem de prioridade. É possível associar aos lembretes notas para maior esclarecimento ou, até mesmo, alarmes (Figura 4.10).

// Despesas

Indicado para controle de gastos, permite o registro de despesas, com seus respectivos valores, propósito e data. Possui como limitação o fato de não realizar a somatória de gastos computados, diferentemente de outros gerenciadores financeiros, como o Handmoney (ver complemento *on line*). É possível, no entanto, enviar os dados inseridos para o computador e posteriormente somá-los em programas apropriados (p. ex., Excel).

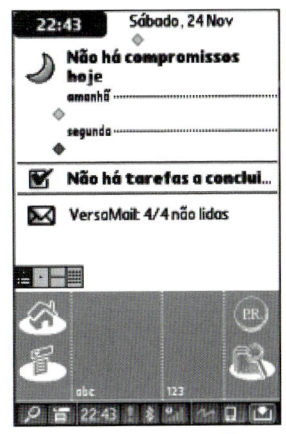

Figura 4.10 // Tela mostrando relação de lembretes registrados no dia 24 de novembro, indicando não haver nenhum compromisso agendado.

// Calculadora

No seu modelo mais simples, realiza as quatro funções matemáticas básicas, além de raiz quadrada e porcentagem. Existe ainda uma versão científica, que suporta operações de finanças, trigonometria, lógica, estatística, entre outras (Figura 4.11).

// Relógio

Mostra o horário mundial com a possibilidade de programação de alarme.

Figura 4.11 // A) Exemplo de cálculo com a utilização da versão não-científica desse programa. B) versão científica da calculadora.

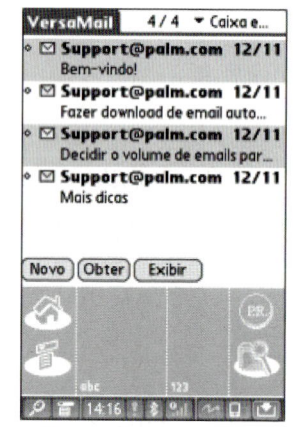

(A)   (B)

Figura 4.12 // Tela mostrando a visualização de alguns e-mails recebidos no VersaMail.

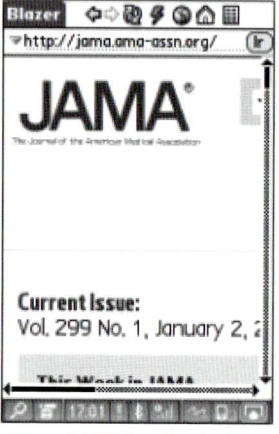

Figura 4.13 // Visualização do *site* do periódico JAMA (http://jama.ama-assn.org) no Blazer.

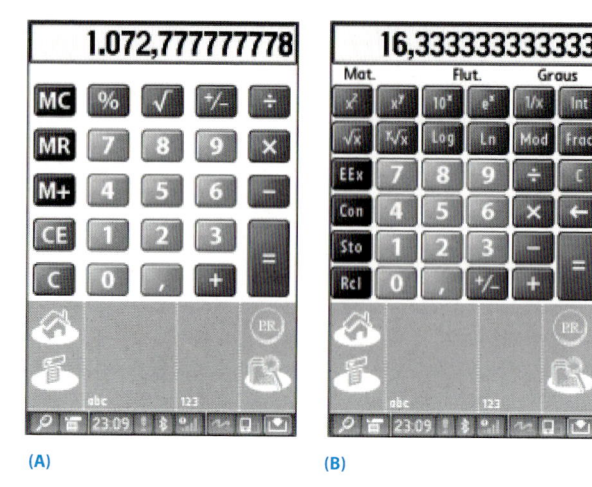

// Programa de *e-mail*

Permite receber e enviar *e-mails* por meio do VersaMail, nas versões mais recentes do Palm OS (Figura 4.12). Para sua adequada utilização, é necessário inserir previamente as configurações de uma conta de *e-mail* e estar conectado à internet.

// Navegador para internet

Chamado de Blazer no sistema Palm OS, torna possível a visualização de páginas da World Wide Web na tela do PDA. Requer conexão com a internet, o que exige um *smartphone* ou aparelho com conectividade Wi-Fi (Figura 4.13).

// HotSync

Programa que permite a sincronização, ou seja, a transferência de informações do Palm para o computador ou vice-versa, de modo que os dois sempre se mantêm atualizados. A sincronização pode ser realizada por meio de um cabo USB, via infravermelho ou por *Bluetooth*. É importante que as sincronizações sejam feitas periodicamente, já que são necessárias para se fazer *back-up* das informações contidas no PDA (Figura 4.14).

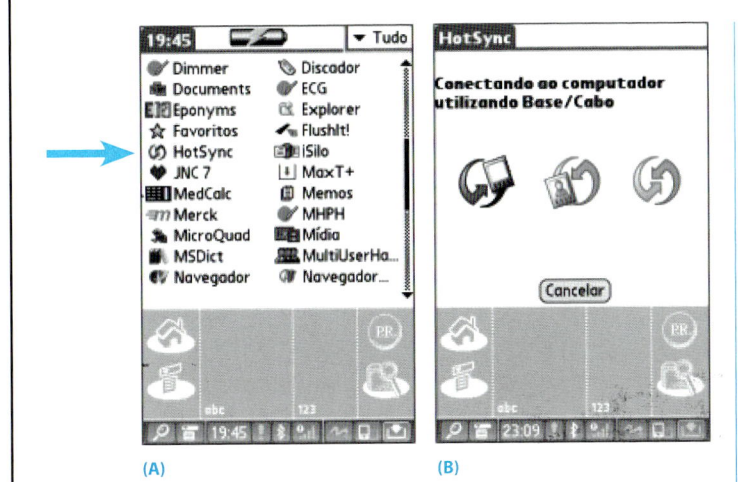

Figura 4.14 // A) Tela mostrando como acessar o programa HotSync (seta). B) Tela mostrando processo de sincronização em andamento entre Palm e computador via cabo.

(A)   (B)

// Programa para áudio

Dependendo do modelo adquirido e da versão do Palm OS, os programas para a reprodução de músicas podem variar, como Real Player ou Pocket Tunes (Figura 4.15). Ambos possuem suporte a arquivos MP3, permitindo, dessa forma, transformar o Palm em MP3 players totalmente funcionais, com muitos modelos posuindo, inclusive, entrada para fones de ouvido.

// Visualizador de imagens e vídeos

Encontrado nos modelos mais recentes, o programa Mídia é indicado para a visualização de imagens, com capacidade para editá-las, além de ter suporte para a reprodução de vídeos (Figura 4.16). Permite a criação de álbuns de fotografias, com possibilidade de visualização na forma de *slideshows*.

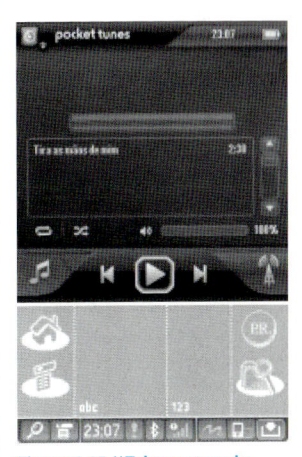

Figura 4.15 // Tela mostrando reprodução de uma música no Pocket Tunes.

Alguns modelos de Palm (Treo 700, LifeDrive, Tungsten T3 e Zire 72) possuem a capacidade de fazer gravação de áudio a partir desse programa. Entretanto, a maioria desses modelos não é mais produzida.

// Editor e leitor de arquivos de texto e planilhas

A maior parte dos aparelhos da linha Palm lançados recentemente possui o programa Documents to Go, como instalação opcional. Esse *software* adiciona ao Palm a capacidade de abrir

Figura 4.16 // A) Tela mostrando a possibilidade de visualizar fotos e vídeos, além da criação de álbuns de fotografias. B) Visualização de uma fotografia a partir do programa Mídia.

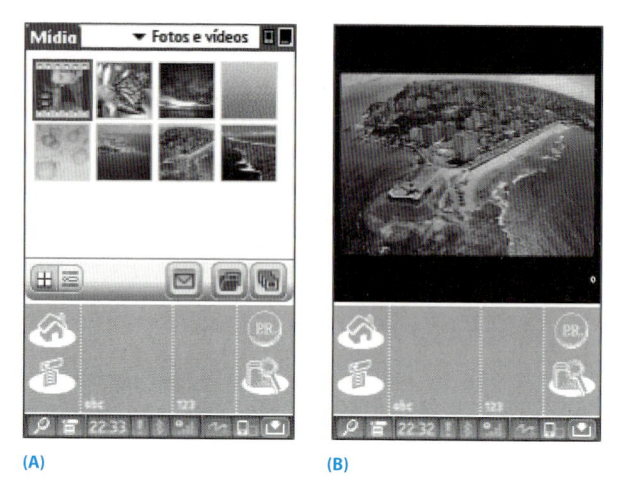

(A)   (B)

e editar planilhas do Excel, apresentações eletrônicas em formato PowerPoint e arquivos de textos em Word (descrito com mais detalhes no complemento *on line*).

// PROGRAMAS MÉDICOS

São inúmeros os programas médicos disponíveis para Palm e, a cada dia, novos são desenvolvidos ou atualizados. Serão descritos, a seguir, alguns dos principais programas médicos utilizados atualmente, que também serão agrupados em diferentes categorias.

A maior parte dos programas está em língua inglesa, sendo baseados geralmente na medicina praticada dos Estados Unidos. Isso pode gerar, às vezes, inconvenientes para uso rotineiro de alguns aplicativos, não deixando, no entanto, de constituírem ferramentas muito úteis ao dia-a-dia do médico.

Em um artigo publicado em 2006 no jornal Family Pratice Management, é descrita uma relação com os melhores programas para plataforma Palm OS indicados para uso por médicos de família.[33] Apesar de bastante interessante, o critério para a inclusão de cada um dos programas listados baseou-se apenas na opinião do autor, limitando, portanto, o caráter científico dessa relação. De acordo com essa referência, no entanto, alguns desses programas são:

➡ Skyscape – página 113

➡ Mobile Merck Medicus – página 123, "Outros programas médicos"

- Epocrates – página 121, "Outros programas médicos"
- MedRules/MedCalc – página 118, "Outros programas médicos", item "MedCalc"
- Shots – página 127

Como as análises de programas médicos em sites especializados são extremamente escassas, senão inexistentes, os autores propuseram, a partir da experiência pessoal, um sistema de avaliação, na forma de estrelas, levando em consideração a aplicabilidade e facilidade de uso (conforme legenda a seguir):

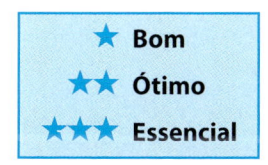

★ Bom
★★ Ótimo
★★★ Essencial

Além disso, será descrito o tipo de distribuição de cada *software*, se *shareware* ou *freeware*, qual o sistema operacional necessário para a sua instalação e o *site* do desenvolvedor.

Alguns programas contam com telas reais, para melhor ilustração, tendo sido utilizado, para isso, o modelo Tungsten TX da Palm, com Palm OS 5.4.

// Skyscape

A Skyscape é, sem dúvida, a principal companhia que comercializa programas para PDA na área da saúde. Possui no seu *portfolio* diversos aplicativos na área de medicina, farmácia e enfermagem, além de versões *mobile* de consagrados livros e manuais nessas especialidades. Seus programas são estruturados de modo a permitir consultas rápidas, sem dificuldades, por mais complexo que seja o assunto. A seguir, encontram-se alguns dos programas produzidos pela Skyscape. O Quadro 4.2, na página 115, mostra a relação de vários programas da linha Skyscape, com todos os seus aplicativos possuindo as seguintes características:

- Licença: *shareware*
- Sistema operacional: Palm OS, Blackberry, Windows Mobile, Symbian S60, OS X, Windows para PC
- *Link* do desenvolvedor: www.skyscape.com/index/home.aspx

// 5m

Envolve coleção de aplicativos, abordando desde especialidades, como AHA Clinical Cardiac Consult (5mCardiol), até programas mais gerais, como o 5-Minute Clinical Consult (5mCC) (Figura 4.17). Nota: ★★★

Figura 4.17 // A) Tela mostrando a relação de vários tópicos de cardiologia no 5mCardiol. B) Tela mostrando achados diagnósticos de isquemia mesentérica no 5mCC.

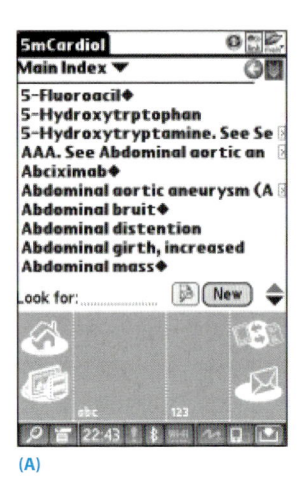

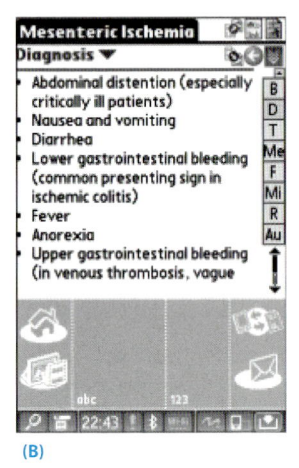

(A)   (B)

// Jonhs Hopkins ABX Guide

Versão *mobile* do famoso guia de antibióticos do Johns Hopkins Hospital. Cita os melhores antibióticos para cada diagnóstico, com suas respectivas doses e ajustes (Figura 4.18).
Nota: ★★★

Figura 4.18 // A) Tela mostrando que as informações no ABX Guide podem ser acessadas a partir do diagnóstico, do antibiótico desejado, de patógenos, etc. B) Em destaque, a relação de diagnósticos no ABX Guide em ordem alfabética.

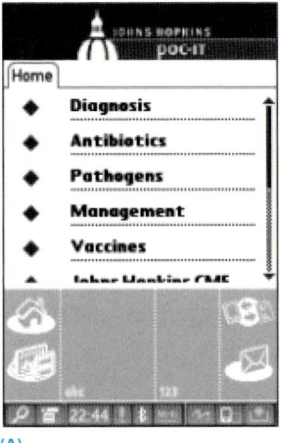

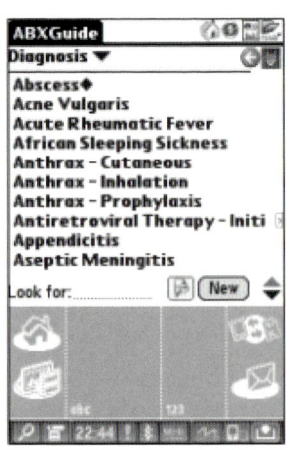

(A)   (B)

// Reeder and Felson's Gamuts in Radiology

Versão para PDA do livro homônimo, organizada em tópicos e contendo muitas imagens. Nota: ★★★

// DrDrugs

Fornece acesso detalhado a informações, como indicações, contraindicações, doses e reações adversas de várias medicações utilizadas na prática médica (Figura 4.19). Nota: ★★★

Quadro 4.2 // Aplicativos diversos em formato Skyscape (muitos são versões para PDA de renomados livros da área de saúde)

Rosen and Barkin's 5-Minute Emergency	Oxford Handbook of Respiratory Medicine
Medicine Consult	
The AHA Clinical Cardiac Consult	Current Consult Medicine
The Wills Eye Manual	Ferri's Clinical Advisor
Harrison's Manual of Medicine	Gray's Anatomy
Merritt's Neurology Handbook	Nursing I.V. Drug Handbook
The Washington Manual of Medical Therapeutics	Nurse's Pocket Guide: Diagnoses, Prioritized Interventions, and Rationales
Stedman's Medical Dictionary	Nursing Procedures
The 5 Minute Infectious Diseases Consult	

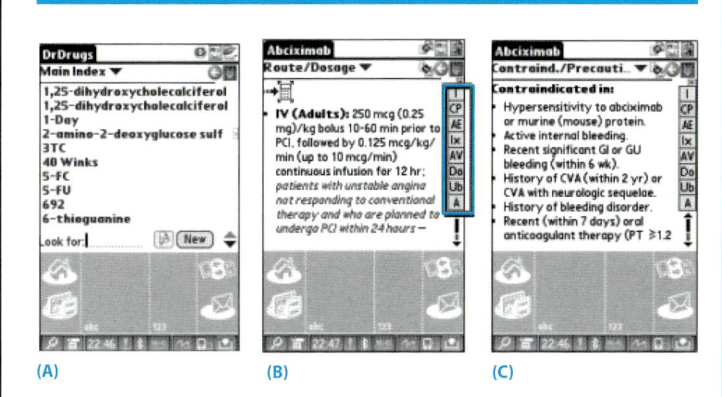

Figura 4.19 // A) Tela mostrando a relação de vários medicamentos existentes no DrDrugs. B) Em destaque, as doses para abciximab, medicamento utilizado para o tratamento de síndromes coronarianas. Notar que existe, no lado direito da tela, uma barra que permite a localização rápida de várias informações (*box* azul). C) Tela mostrando contraindicações para esse medicamento.

// USBMIS

Companhia similar ao Skyscape que também produz programas que propiciam acesso rápido às informações desejadas.

Seus aplicativos possuem as seguintes características:

➡ Licença: *shareware*

- Sistema operacional: Palm OS, Blackberry e Windows Mobile
- *Link* do desenvolvedor: http://www.usbmis.com

Como principais exemplos, destacam-se:

// Sanford Guide

Adaptação *mobile* do famoso livro homônimo de bolso. Auxilia na prescrição de antimicrobianos, fornecendo informações sobre o espectro de vários antibióticos, com suas respectivas doses e ajustes. É atualizado anualmente (Figura 4.20). Nota: ★★★

Figura 4.20 // A) Tela inicial do Sanford 2007. Observar que é possível localizar informações tanto pela letra do tópico como na caixa de pesquisa (seta). B) Em destaque, o índice do aplicativo, mostrando os vários capítulos.

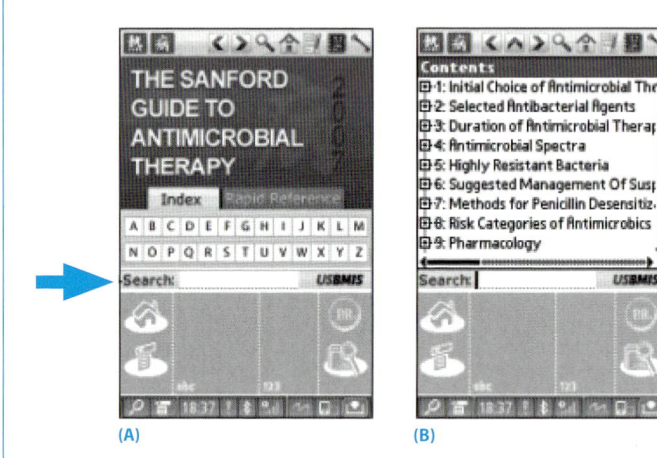

// Current Consult Medicine

Fornece informações detalhadas sobre como diagnosticar e tratar inúmeras patologias e situações clínicas. O conteúdo é organizado por tópicos, facilitando o acesso à informação desejada (Figura 4.21). Nota: ★★

Figura 4.21 // A) Tela mostrando vários tópicos, dispostos em ordem alfabética, no Current Consult Medicine. B) Estrutura dos subtópicos presentes na condição "Dyspepsia". C) Informações sobre o tratamento do subtópico "Dyspepsia".

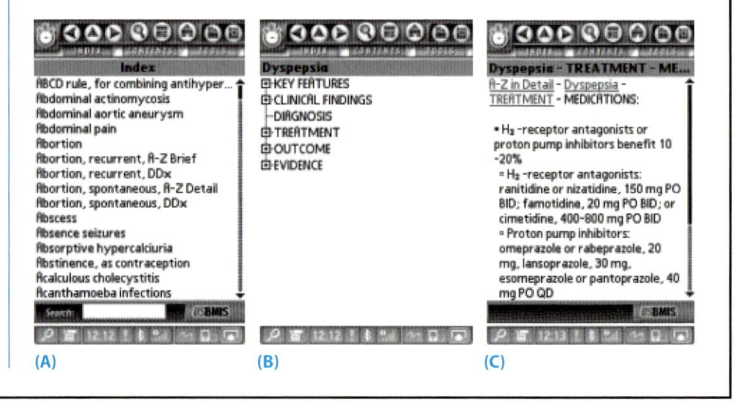

// **Principles of Surgery Companion Handbook**

Baseado no famoso livro Schwartz's Textbook of Surgery, permite rápido acesso a informações necessárias, tanto em diagnóstico como no tratamento de patologias cirúrgicas, com destaque para a boa interface gráfica. Nota: ★★

// **Outros programas médicos**

Existem, ainda, outros programas médicos disponíveis, os quais não se baseiam em livros e nem são produzidos por companhias especializadas na produção de aplicativos médicos para dispositivos portáteis. Entre eles, destacam-se:

// **PEPID CRC**

A companhia PEPID produz programas médicos por módulos, cada qual abordando determinado assunto, como cuidados primários, cuidados críticos, pediátricos e geriátricos, manuais de laboratórios e medicamentos.

O seu principal e mais completo aplicativo é o PEPID CRC (Clinical Rotation Companion) (Figura 4.22). Fornece acesso a informações relativas a mais de 2.700 doenças e tópicos de trauma, diretrizes para tratamento de suporte de vida (BLS, ATLS, ACLS, outros), banco de dados com informações sobre inúmeros medicamentos, calculadoras médicas e escores clínicos. Nota ★★★

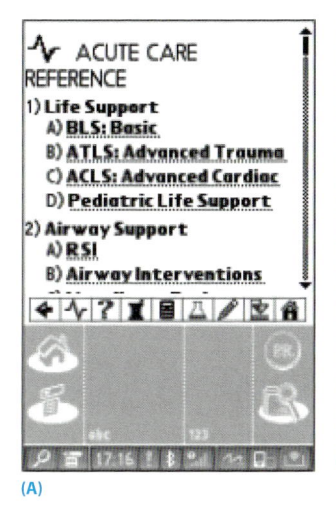

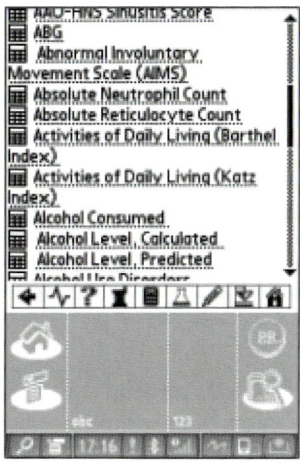

Figura 4.22 // A) Tela do PEPID CRC mostrando parte do conteúdo das diretrizes do BLS (Basic Life Suport). B) Tela do mesmo programa mostrando relação de várias calculadoras e escores médicos.

- Licença: *shareware*
- Sistema operacional: Palm OS, Blackberry e Windows Mobile
- *Link* do desenvolvedor: http://www.pepid.com/

// eMedic

Excelente programa de emergência médica. Inclui, em seu conteúdo, calculadoras médicas, ilustrações anatômicas, exemplos de eletrocardiogramas, algoritmos de atendimento (ACLS, BLS, etc.), além de informações sobre situações clínicas, cirúrgicas e uso de medicamentos em emergências médicas (Figura 4.23). Uma das grandes vantagens desse programa é a possibilidade de se criar algoritmos próprios com base nas fontes escolhidas, utilizando-se o programa auxiliar eMedic Editor, disponível para Windows. Nota: ★★★

- Licença: *shareware*
- Sistema operacional: Palm OS e Windows Mobile
- *Link* do desenvolvedor: http://emedic.com/

Figura 4.23 // A) Tela mostrando a relação de vários tópicos no eMedic. B) Tela mostrando um algoritmo para conduta no caso de um paciente com bradicardia. C) Informações sobre diagnóstico e como se conduzir com um paciente com alteração do nível de consciência.

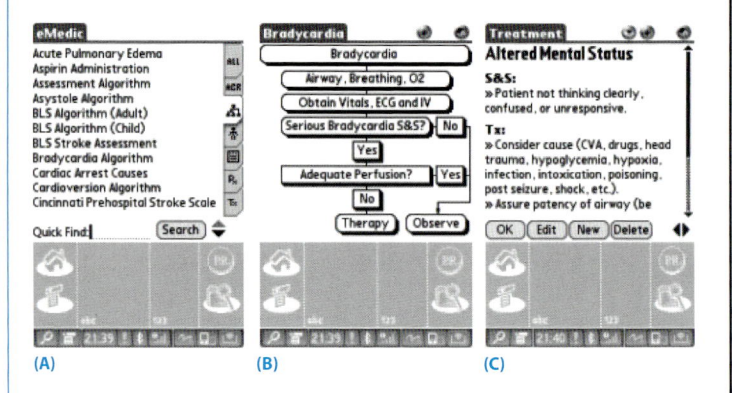

// MedCalc

A mais famosa calculadora médica existente na atualidade. Inclui os principais escores, índices e fórmulas utilizados na medicina (Figura 4.24). Nota: ★★★

- Licença: *freeware*
- Sistema operacional: Palm OS 3.1 ou superior e Windows Mobile
- *Link* do desenvolvedor: http://www.med-ia.ch/medcalc/

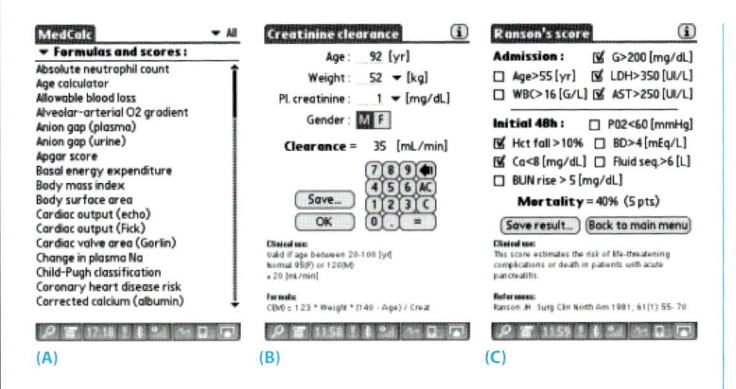

Figura 4.24 // A) Relação de vários escores e fórmulas no MedCalc. B) Cálculo do *clearance* de creatinina estimado. C) Quantificação do escore de Ranson para estratificação de gravidade em pacientes com pancreatite aguda.

Outra calculadora médica, também gratuita e bastante completa, é o MedRules, cujo *link* para *download* é http://pbrain.hypermart.net/medrules.html.

// UpToDate

O UpToDate é, certamente, o programa médico de conteúdo mais abrangente e completo que existe. Nos seus textos, encontram-se informações sempre atualizadas e baseadas em evidências. Possui, ainda, tabelas e figuras que ilustram e simplificam o acesso à informação proposta. Há cerca de um ano foi lançada uma versão para uso em PDAs com o sistema Palm OS. Sem dúvidas, uma ferramenta indispensável. Como únicos inconvenientes, apontam-se o alto custo e o seu método de obtenção de informações por capítulos, o que reduz um pouco sua agilidade no acesso ao tema buscado (Figura 4.25). Nota: ★★★

- Licença: *shareware*
- Sistema operacional: Palm OS (modelos Lifedrive e TX), Windows Mobile (tanto PocketPCs como *smartphones*) e Windows PC
- *Link* do desenvolvedor: http://www.uptodate.com/

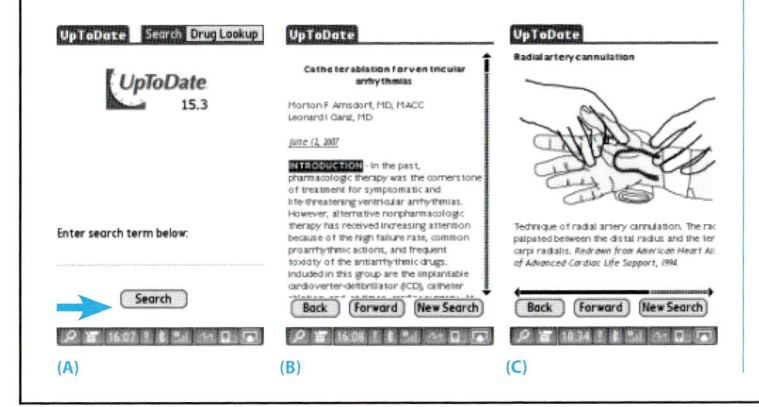

Figura 4.25 // A) Tela inicial do UpToDate (versão 15.3), mostrando a ferramenta de busca (seta azul). B) Em destaque, um dos tópicos existentes no UpToDate. C) Exemplo de uma das figuras presentes no UpToDate, referente à canulação da artéria radial.

// Eponyms

Simples e interessante programa que oferece descrição sobre cerca de 1.600 epônimos médicos. O seu conteúdo é atualizado constantemente, e, caso não se encontre o epônimo procurado, é possível sugerir adições ao autor do programa pelo *site*: http://eponyms.net/eponyms. Nota: ★★★

➡ Licença: *freeware*

➡ Sistema operacional: Palm OS, OS X (Iphone)

➡ *Link* do desenvolvedor: http://www.eponyms.net/

// IBF (Índice Brasileiro de Fármacos)

Aplicativo que reúne informações de bulas de medicamentos em língua portuguesa de forma similar ao dicionário de Especialidades Farmacêuticas (DEF). Com seu conteúdo periodicamente atualizado, é possível encontrar dados de quase todos os medicamentos existentes no Brasil. Em sua última versão, encontram-se mais de 5.500 medicamentos, com seus respectivos nomes comerciais, posologias, contraindicações, etc. Nota: ★★

➡ Licença: *shareware*

➡ Sistema operacional: Palm OS

➡ *Link* do desenvolvedor: http://www.palmprof.com.br/

// PR Vade Mecum

Aplicativo que segue a linha de livros e manuais transformados em PDA. Em seu conteúdo, encontram-se informações detalhadas sobre a maioria dos medicamentos utilizados no Brasil. É possível pesquisá-los por seus nomes reais, comerciais, laboratórios fabricantes ou mesmo patologias e ações terapêuticas. A última versão (Figura 4.26) é de 2006 e, apesar da atualização inconstante, ainda é útil. Nota: ★★★

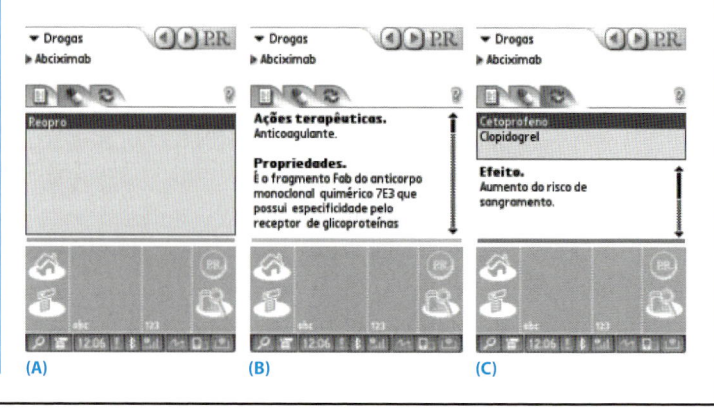

Figura 4.26 // A) Tela do PR Vade Mecum mostrando informações sobre abciximab, indicando seu respectivo nome comercial – Reopro. B) Informações sobre as ações terapêuticas e suas propriedades. C) Em destaque, relação de medicamentos com possíveis interações com o abciximab, indicando, inclusive, efeito da associação (no caso, aumento do risco de sangramento).

- Licença: *shareware*
- Sistema operacional: Palm OS 5.0 ou superior
- *Link* do desenvolvedor: http://www.prvademecum.com/PrVademecum_Bra/formatos/palm/handheld.asp

// Epocrates

É um dos programas médicos mais tradicionais desenvolvido para palms. Encontra-se disponível em diversas versões, que apresentam diferenças quanto às funcionalidades presentes, sendo algumas de distribuição gratuita e outras não. Um exemplo é o Epocrates Essentials Deluxe, que inclui informações sobre patologias, medicamentos e diagnósticos, o Código Internacional de Doenças (CID 9) e um dicionário médico, com a exigência, entretanto, de se pagar uma licença para usá-lo. Em contrapartida, há o Epocrates Rx *Free*, que é gratuito, como próprio nome já ressalta, e traz informações sobre medicamentos utilizados na prática clínica e possíveis interações medicamentosas. Nota: ★★

- Licença: *freeware* no pacote básico e *shareware* no pacote avançado
- Sistema operacional: Palm OS e Windows Mobile
- *Link* do desenvolvedor: http://www.epocrates.com/

// Pocket Radiologist

Representa uma série composta por 16 volumes, cada um explorando os 100 principais diagnósticos em diversas áreas da radiologia (abdome, cérebro, mama, coração, tórax, cabeça e pescoço, radiologia intervencionista, condições musculoesqueléticas, obstetrícia, pediatria, ginecologia, neurologia pediátrica, coluna vertebral, osso temporal e condições vasculares). Para cada diagnóstico, são descritos os aspectos clínicos e as alterações radiográficas e são fornecidas dicas sobre diagnóstico diferencial (Figura 4.27). Além disso, oferece muitas imagens ilustrativas. Nota: ★★★

- Licença: *shareware*
- Sistema operacional: Palm OS 3.5 ou superior e Windows Mobile
- *Link* do desenvolvedor: http://us.elsevierhealth.com/

Figura 4.27 // A) Tela do Pocket Radiologist mostrando informações sobre achados radiológicos de derrame pleural. B) Radiografia de tórax de uma paciente com derrame pleural à esquerda (seta 1). C) Radiografia do mesmo paciente em decúbito lateral esquerdo (seta 2).

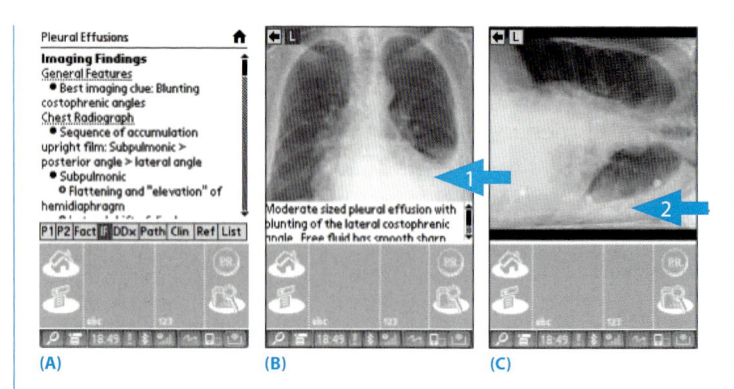

(A) (B) (C)

// MedicSync

Programa que oferece parte do conteúdo do *site* MedicinaAtual no formato PDA, com destaque para os característicos temas, dispostos na forma de perguntas e respostas (Figura 4.28). Nota: ★★

➡ Licença: *freeware*

➡ Sistema operacional: Palm OS

➡ *Link* do desenvolvedor: http://www.medicinaatual.com.br/

Figura 4.28 // A) Relação de temas no MedicSync. B) Em detalhes, informações sobre o tópico "Hipertireoidismo". Observe que cada tópico é disponibilizado na forma de perguntas e respostas.

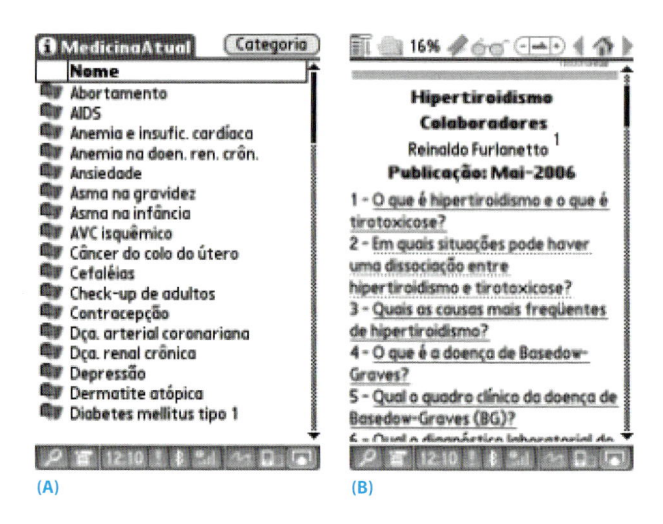

(A) (B)

// PneumoSync

Aplicativo similar ao MedicSync, oferendo acesso ao conteúdo do *site* Pneumoatual. Aborda somente temas de Pneumologia. Nota: ★★

- Licença: *freeware*
- Sistema operacional: Palm OS
- *Link* do desenvolvedor: http://www.pneumoatual.com.br/

> Observação: Tanto o MedicSync como o PneumoSync trazem integrado o aplicativo "Como eu prescrevo", que possui informações sobre os princípios ativos, as apresentações e as doses de inúmeros medicamentos que se encontram separados por categorias (Figura 4.29).

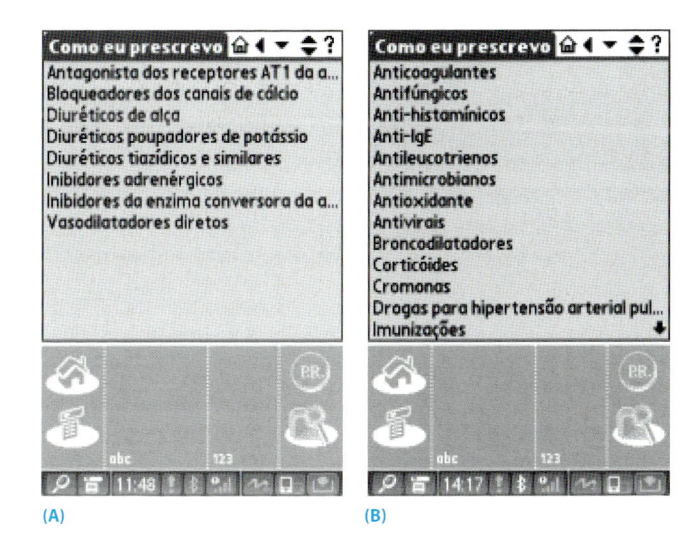

Figura 4.29 // A) Tela do aplicativo "Como eu prescrevo", com a relação de várias classes de medicamentos utilizados na prática clínica (parte do programa MedicSync). B) Categorias de medicamentos usados na pneumologia (parte do programa PneumoSync).

(A) (B)

// Mobile Merck Medicus

Aplicativo que permite acesso, ao mesmo tempo, à base de dados do já famoso Manual Merck e ao Pocket Guide to Diagnostic Tests (4ª edição), trazendo ainda outras funcionalidades, como o acesso a periódicos médicos. Apesar de ser gratuito, existe um grande inconveniente para os usuários brasileiros, já que o *download* desse aplicativo só se encontra disponível, atualmente, para médicos registrados nos Estados Unidos. Nota: ★★★

- Licença: *freeware*
- Sistema operacional: Palm OS 3.5 ou superior e Windows Mobile

➡ *Link* do desenvolvedor: www.merckmedicus.com

// PalmEKG

Aplicativo gratuito sobre eletrocardiogramas que apresenta exemplos dos distúrbios de ritmo cardíaco mais comuns. Nota: ★★

➡ Licença: *freeware*

➡ Sistema operacional: Palm OS 3.0 ou superior

➡ *Link* do desenvolvedor: http://www.rnpalm.com/

// InfusiCalc

Calculadora de infusão de medicamentos com mais de 80 substâncias inclusas. Com ela, é possível calcular taxas de infusão usando o peso do paciente e a concentração das soluções, além de transformar taxas de infusão de mL/h para outras unidades, como µg/kg/min. Ferramenta muito útil em serviços de terapia intensiva, anestesia e emergência. Nota: ★★

➡ Licença: *shareware*

➡ Sistema operacional: Palm OS

➡ *Link* para *download*: http://www.aetherpalm.com/

// Pneumotox

Com base em *site* homônimo (http://www.pneumotox.com/), esse programa lista todas os medicamentos já relatados como causadores de doenças pulmonares, com seus respectivos padrões de envolvimento. Nota: ★★

➡ Licença: *freeware*

➡ Sistema operacional: Palm OS e Windows Mobile

➡ *Link* para *download*: http://www.medtools.nl/

// Manual Prático de Oncologia Clínica

Constitui, na verdade, um livro eletrônico (*eBook*) desenvolvido pela equipe de oncologia clínica do hospital Sírio Libanês em São Paulo. É um programa bastante completo, trazendo informações sobre estadiamento e tratamento de diversas neoplasias, inclusive hematológicas, sendo um aplicativo bastante útil a oncologistas e hematologistas. Apesar de abranger informações bastante específicas, o material é didático e bem organizado, facilitando a assimilação do conteúdo. Uma característica importante desse aplicativo é que ele recebe atualizações periódicas frequentes, conferindo ainda mais qualidade e evidência científica às informações disponibilizadas.

Para ter acesso ao arquivo de instalação, é necessária a realização, inicialmente, de um cadastro no endereço indicado a seguir, o que leva poucos minutos. Para que funcione corretamente no Palm, é necessária a presença de um leitor de livros eletrônicos como o PalmReader, que também é gratuito e pode ser encontrado no seguinte endereço: http://www.ereader.com/. Nota: ★★★

➡ Licença: *freeware*

➡ Sistema operacional: Palm OS

➡ *Link* do desenvolvedor: http://www.mochsl.com.br/index_2.asp

// **Programas de consensos/escores/escalas**

Algumas sociedades médicas e outras instituições têm criado programas para PDAs com o objetivo de facilitar a consulta às diretrizes de diversas doenças. São listados, a seguir, alguns dos principais programas disponíveis nessa categoria.

// **JNC7**

Programa desenvolvido de acordo com a diretriz The Seventh Report of the Joint National Committee on Prevention, Detection, Evaluation, and Treatment of High Blood Pressure (JNC7).

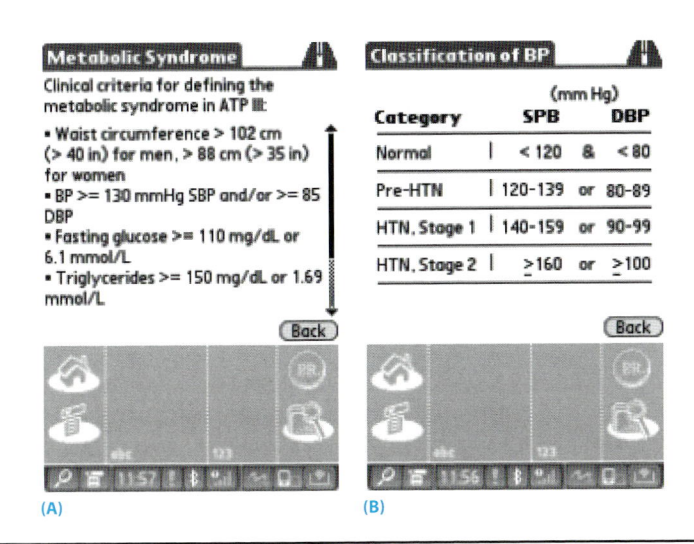

Figura 4.30 // A) Tela mostrando os critérios diagnósticos de síndrome metabólica. B) Classificação da pressão arterial de acordo com os níveis sistólicos e diastólicos, com base no JNC7.

É útil para acesso rápido sobre classificação, diagnóstico e tratamento da hipertensão arterial e da síndrome metabólica (Figura 4.30). Nota: ★★

➡ Licença: *freeware*

➡ Sistema operacional: Palm OS e Windows Mobile

➡ *Link* para *download*: http://hp2010.nhlbihin.net/jnc7/

// STAT Diabetes

Aplicativo com base no algoritmo de manejo do diabete tipo 2, pelo consenso da American Diabetes Association. Apresenta de forma sistematizada as indicações para início de insulina e outros medicamentos antidiabéticos (Figura 4.31). Nota: ★★

➡ Licença: *freeware*

Figura 4.31 // A) Tela inicial do STAT Diabetes. B) Relação de vários tópicos presentes nesse programa. C) Em destaque, um dos tópicos, em que se mostra como iniciar e ajustar as doses de insulina para controle de diabete.

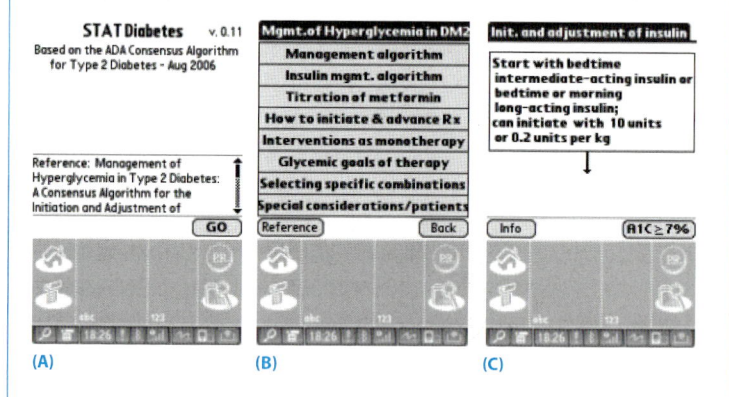

➡ Sistema operacional: Palm OS

➡ *Link* para *download*: http://www.statcoder.com/diabetes1.htm

// ATP

Produzido a partir do Third Report of the National Cholesterol Education Program (NCEP) Expert Panel on Detection, Evaluation, and Treatment of High Blood Cholesterol in Adults (Adult Treatment Panel III), este programa possibilita o acesso facilitado a várias informações, como classificação dos níveis de lipídeos segundo o ATP III; orientações para modificações do estilo de vida para redução do risco cardiovascular; tratamento para controle da dislipidemia, indicando qual fármaco deverá ser administrado e associado de acordo com o perfil de colesterol do paciente; critérios diagnósticos e tratamento da síndrome metabólica e recomendações para populações especiais. Nota: ★★

➡ Licença: *freeware*

➡ Sistema operacional: Palm OS

➡ *Link para download*: http://hp2010.nhlbihin.net/atpiii/atp3palm.htm

// TNM

Versão *mobile* do programa de estadiamento para neoplasias (Figura 4.32), segundo a classificação TNM (tumor, linfonodos e metástases) desenvolvida pela International Union Against Cancer (UICC). Nota: ★★★

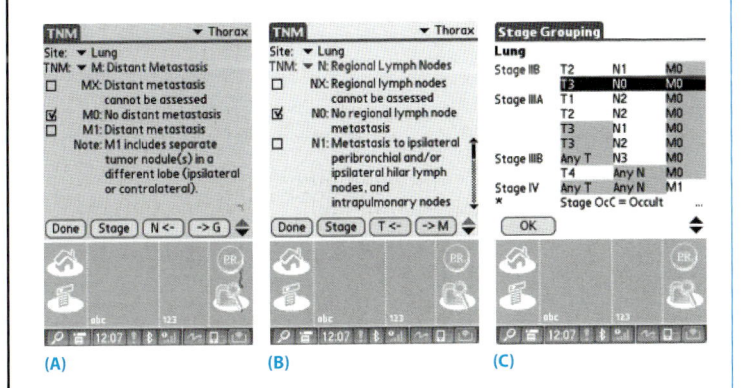

Figura 4.32 // A) Avaliação da presença de metástases para neoplasia maligna de pulmão. B) Avaliação de linfonodos. C) Tabela mostrando o estadiamento de acordo com o TNM obtido para neoplasia maligna de pulmão.

➡ Licença: *freeware*

➡ Sistema operacional: Palm OS

➡ *Link para download*: http://radonc.usc.edu/USCRadonc/Downloadable/PalmOS/TNM.html

// Shots

Programa para consulta rápida do calendário vacinal norte-americano, tanto para pacientes pediátricos como adultos, segundo o Advisory Committee on Immunization Practices (ACIP), a American Academy of Pediatrics (AAP) e a American Academy of Family Physicians (AAFP). Com esse programa, pode-se acessar os detalhes de cada vacina. É bastante útil, já que muitas vacinas são aplicadas no mesmo período em vários países, inclusive no Brasil. Nota: ★★

➡ Licença: *freeware*

➡ Sistema operacional: Palm OS e Windows Mobile

➡ *Link* para *download*: http://www.immunizationed.org/

// Dicionários médicos

Com cada vez mais textos e artigos médicos em língua inglesa, a necessidade de consultar dicionários especializados para solucionar eventuais dúvidas torna-se cada vez maior. Como exemplo de dicionário de termos médicos, destaca-se o MSDict Oxford Concise Medical Dictionay 8.20.

// MSDict Oxford Concise Medical Dictionary

Programa desenvolvido pela universidade de Oxford. Cada termo possui uma definição básica e, quando necessário, uma explicação ou descrição mais detalhada. Engloba desde termos básicos como anatomia, fisiologia e bioquímica até

Figura 4.33 // A) Tela mostrando a relação de vários tópicos no MSDict Medical Dictionary. B) Em destaque, a descrição da manobra de Heimlich.

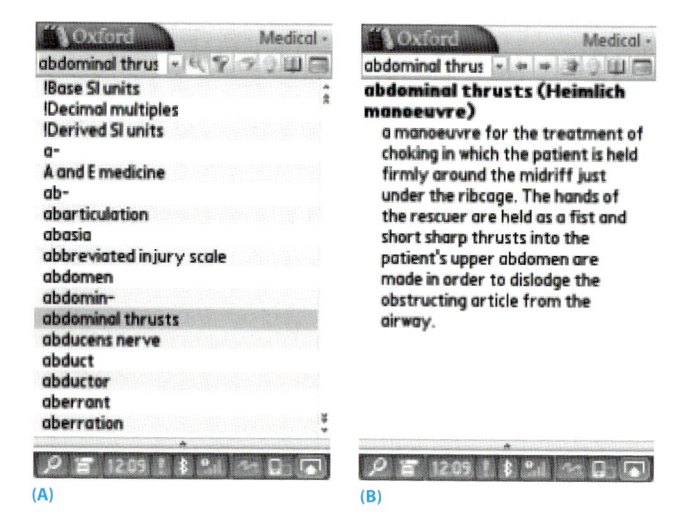

termos mais complexos, referentes a especialidades médicas (Figura 4.33). Nota: ★★★

➡ Licença: *shareware*

➡ Sistema operacional: Palm OS

➡ *Link* para *download*: http://www.mobisystems.com/

// LINKS

A seguir, encontra-se uma relação de *links* úteis para usuários de Palm, separados de acordo com seu conteúdo em:

- *Sites* de programas para Palm: *sites* em que o usuário pode encontrar *links* em que se pode fazer o *download* de programas para uso no Palm.
    - http://www.palmbrasil.com.br
    - http://www.pocketgear.com
    - http://www.palm.com
    - http://www.pdassi.com
    - http://www.handango.com
    - http://www.softpedia.com
    - http://www.freewarepalm.com
- *Sites* de programas médicos para Palm: alguns correspondem a *sites* de empresas desenvolvedoras de importantes *softwares* médicos para Palm OS; outros são *sites* genéricos que trazem importantes informações, além de vários outros materiais sobre a utilização de PDAs na área médica.
    - http://www.pdamd.com/
    - http://www.pdaverticals.com/
    - http://www.collectivemed.com/pda/
    - http://www.amsa.org/meded/pdas.cfm
    - http://www.handheldsfordoctors.com/
    - http://palmmed.tripod.com/
    - http://www.pdacortex.com/
    - http://www.medicalpocketpc.com/
    - http://www.uic.edu/depts/lib/lhs/resources/pda/medpda.shtml
    - http://medpalmrev.medtau.org/
    - http://www.skyscape.com/
    - http://www.unboundmedicine.com/
    - http://www.usbmis.com/
    - http://www.freewarepalm.com/medical/medical.shtml
    - http://www.freeware-palm.com/tag-medical.html
    - http://www.freewareppc.com/medical/medical.shtml

- http://www.statcoder.com/
- http://www.med-ia.ch/medcalc/
- http://www.meistermed.com/isilodepot/
- http://eponyms.net/
- http://www.epocrates.com/
- http://www.lexi.com/
- http://www.pepid.com/
- http://www.mdtool.com/

- *Sites* de diretrizes e documentos com conteúdo médico para Palm:

  - Diretrizes da sociedade brasileira de cardiologia: (http://publicacoes.cardiol.br/consenso/sbc-palm/)

  - PalmBrasil: na seção Biblioteca, podem ser encontrados diversos documentos, a maioria em formato para iSilo (http://www.palmbrasil.com.br/biblioteca/medicina.html). Um desses documentos é justamente a versão em formato PDB da 10ª edição da Classificação Internacional de Doenças (CID 10), bastante utilizada pelos médicos.

  - MemoWare: contém grande quantidade de documentos, nos mais variados formatos (iSilo e eReader, principalmente), divididos em inúmeras categorias, uma das quais destinada apenas para a área de medicina, com 566 títulos já catalogados. Contém também livros eletrônicos (*eBooks*). Pode ser acessado no endereço http://www.memoware.com/

  - National Guideline Clearinghouse: as diretrizes publicadas pela instituição encontram-se disponíveis para *download* no seguinte endereço: http://www.guideline.gov/about/pdadownload.aspx

- Fórum de discussão sobre Palms e medicina:
  - http://www.docsboard.com/forums/
  - http://www.doctorsgadgets.com/forum/
  - http://forum.malaysianmedicine.com/
  - http://forums.studentdoctor.net/

// CONCLUSÃO

Neste capítulo, foram apresentadas diversas referências mostrando que os PDAs vêm se tornando uma realidade nas áreas biomédicas, em especial entre o meio médico, por oferecer inúmeros recursos para fins pessoais e acadêmicos, como o manejo diário de pacientes. Cada vez mais periódicos de renome, como, por exemplo, o *New England Journal of Medicine*, oferecem parte do seu conteúdo, que se mantém atualizado a cada sincronização, para visualização em PDAs. Já há, inclusive, programas médicos disponíveis que auxiliam na aplicação de Medicina Baseada em Evidências, uma das ferramentas mais utilizadas hoje para garantir a aplicação do que há de melhor na medicina para cada paciente.

O aumento do número e da complexidade de informações nas áreas biomédicas tem tornado os computadores de mão cada vez mais necessários. No entanto, para que esses aparelhos tenham realmente utilidade, é fundamental conhecê-los para usar ao máximo os seus recursos disponíveis. Isso é importante para não se incorrer na situação de usá-los apenas como agenda telefônica ou para pesquisar os dias em que não se está de plantão. Este capítulo voltou-se para essa necessidade, a fim de preencher essa lacuna, de modo que a experiência com os computadores de mão seja a mais agradável e proveitosa possível.

// REFERÊNCIAS

1. PDA [atualizado em 2008 Nov 25; capturado 2008 Dez 07] Disponível em: http://pt.wikipedia.org/wiki/PDA.
2. Apple Newton [updated 2008 Dec 03; cited 2008 Dec 07]. Available from: http://en.wikipedia.org/wiki/Apple_Newton.
3. Palm Inc. [updated 2008 Dec 05; cited 2008 Dec 07]. Available from: http://en.wikipedia.org/wiki/Palm%2C_Inc.
4. Pilot 1000 [updated 2008 Sept 25; cited 2008 Dec 07]. Available from: http://en.wikipedia.org/wiki/Pilot_1000.
5. Palm Pilot [updated 2008 Nov. 28; cited 2008 Dec 07]. Available from: http://en.wikipedia.org/wiki/PalmPilot.
6. Palm OS [updated 2008 Dec 03; capturado 2008 Dec 07]. Available from: http://en.wikipedia.org/wiki/Palm_OS.
7. Pocket PC [updated 2008 Dec 03; cited 2008 Dec. 07]. Available from: http://en.wikipedia.org/wiki/Pocket_PC.
8. PalmSource. [updated 2008 Dec 03; cited 2008 Dez 07]. Available from: http://en.wikipedia.org/wiki/PalmSource.
9. Windows Mobile [capturado 2008 Dez 03]. Disponível em: http://www.microsoft.com/brasil/windowsmobile/default.mspx.

10. Windows Mobile. [capturado 2008 Dez. 07]. Disponível em: http://pt.wikipedia.org/wiki/Windows_Mobile

11. Smartphone [capturado 2008 Dez. 07]. Disponível em: http://pt.wikipedia.org/wiki/Smartphone.

12. IPhone [cited 2008 Dec. 07]. Available from: http://en.wikipedia.org/wiki/IPhone.

13. American College of Physicians. American Society of Internal Medicine. ACP-ASIM survey finds nearly half of US members use handheld computers. ACP-ASIM Press Release. 2001 Oct. [cited 2008 Dec 07]. Available from: http://www.acponline.org/college/pressroom/handheld_survey.htm.

14. Garritty C, El Emam K. Who's using PDAs? Estimates of PDA use by health care providers: a systematic review of surveys. J Med Internet Res. 2006 May 12;8(2):e7.

15. Taylor H, Leitman R. Physicians' use of handheld personal computing devices increases from 15% in 1999 to 26% in 2001. Harris Interactive. 2001 Aug 15;1(25):1-4.

16. Garritty C, El Emam K. Who's using PDAs? Estimates of PDA use by health care providers: a systematic review of surveys. J Med Internet Res. 2006 May 12;8(2):e7.

17. Mcleod TG, Ebbert JO, Lymp JF. Survey assessment of personal digital assistant use among trainees and attending physicians. J Am Med Inform Assoc. 2003;10(6):605-7.

18. Carroll, AE, Christakis DA. Pediatricians' use of and attitudes about personal digital assistants. Pediatrics. 2005 Feb;113(2):238-42.

19. Bishop L, Brown EG. 2005 physicians and technology study. Usability holds back MD handheld usage. Forrester Research. 2005 Mar 15 [cited 2008 Dec 07]. Available from: http://www.forrester.com/Research/Document/Excerpt/0,7211,36530,00.html.

20. Stroud SD, Erkel EA, Smith CA. The use of personal digital assistants by nurse practitioner students and faculty. J Am Acad Nurse Pract. 2005 Feb;17(2):67-75.

21. Martin S. MD's computer, PDA use on the upswing. CMAJ. 2002 Oct 1;167(7):794.

22. Martin S. More than half of MDs under age 35 now using PDAs. CMAJ. 2003 Oct 28;169(9):952.

23. Wilden J, Riley RH. Personal digital assistant (PDA) use amongst anaesthetists: an Australian survey. Anaesth Intensive Care. 2005 Apr;33(2):256-60.

24. Carroll AE, Christakis DA. Pediatricians' use of and attitudes about personal digital assistants. Pediatrics. 2004 Feb;113(2):238-42.

25. De Groote, Sandra L, Doranski M. The use of personal digital assistants in the health sciences: results of a survey. J Med Libr Assoc. 2004 Jul;92(3):341-8.

26. Stromski CJ, Jeffers T, Bean E. Procedure documentation in emergency medicine residencies: a time of change. Acad Emerg Med. 2005 Apr;12(4):375-6.

27. Horsley A, Forster L. Handheld computers in medicine: the way forward. Postgrad Med J. 2005 Jul;81(957):481-2.

28. Khan AN, Frank J, Geria R, Davidson S. Utilization of personal digital assistants (PDAS) by pediatric and emergency medicine residents. J Emerg Med. 2007 May;32(4):423-8. Epub 2007 Apr 16.

29. VanDenKerkhof EG, Goldstein DH, Lane J, Rimmer MJ, Van Dijk JP. Using a personal digital assistant enhances gathering of patient data on an acute pain management service: a pilot study. Can J Anaesth 2003;50:368-75.
30. Stengel D, Bauwens K, Walter M, Kopfer T, Ekkernkamp A. Comparison of handheld computer-assisted and conventional paper chart documentation of medical records. A randomized, controlled trial. J Bone Joint Surg Am. 2004;86-A:553-60.
31. Baumgart DC. Personal digital assistants in health care: experienced clinicians in the palm of your hand? Lancet. 2005 Oct 1;366(9492):1210-22.
32. Kho A, Henderson LE, Dressler DD, Kripalani S. Use of handheld computers in medical education. A systematic review. J Gen Intern Med. 2006 May;21(5):531-7.
33. Lin AB. The top PDA resources for family physicians. Fam Pract Manag. 2006 Jul-Aug;13(7):44-6.

// LEITURAS RECOMENDADAS

Bird SB, Zarum RS, Renzi FP. Emergency medicine resident patient care documentation using a hand-held computerized device. Acad Emerg Med. 2001;8:1200-3.

Brilla R, Wartenberg KE. Introducing new technology: handheld computers and drug databases. A comparison between two residency programs. J Med Syst. 2004;28:57-61.

Ebell M, Rovner D. Information in the Palm of your hand. Journal of Family Practice 2000;49:243-51.

Fischer S, Lapinsky SE, Weshler J, Howard F, Rotstein LE, Cohen Z,et al. Surgical procedure logging with use of a hand-held computer. Can J Surg 2002; 45: 345-50.

Folha de S. Paulo. Conheça a história do PDA. [capturado 2008 Dez 07]. Disponível em: http://www1.folha.uol.com.br/folha/informatica/ult124u9069.shtml

Handler SM, Hsieh VC, Nace DA, Sciulli L, Fridsma DB, Studenski SA. Development and evaluation of a charge capture program for long-term care providers. J Am Med Dir Assoc. 2004;5:337-41.

Howard WR. Respiratory care billing using a personal digital assistant. Respir Care. 2004;49:1339-48.

Joy S, Benrubi G. Personal digital assistant use in Florida obstetrics and gynecology residency programs. South Med J. 2004;97:430-3.

Leung GM, Johnston JM, Tin KY, Wong IO, Ho LM, Lam WW, et al. Randomized controlled trial of clinical decision support tools to improve learning of evidence based medicine in medical students. BMJ. 2003 Nov 8;327(7423):1090.

MacNeily AE, Nguan C, Haden K, Goldenberg SL. Implementation of a PDA based program to quantify urology resident in-training experience. Can J Urol. 2003;10:1885-90.

Mort D. Portable devices: mobile data could help medicine. Research Information. 2005

PalmBrasil. Conheça o Palm. [capturado 2008 Dec 07]. Disponível em: http://www.palmbrasil.com.br/conheca-palm/index.html

Sabbatini RME. Computadores de mão: o futuro da medicina? Revista Check-Up, Nov/Dez 2002 [capturado em 2008 Dec 07]. Disponível em http://www.sabbatini.com/renato/papers/checkup-21.htm.

Sequist TD, Singh S, Pereira A, Pearson SD. On track: a database for evaluating the outpatient clinical experience of internal medicine residency training. AMIA Annu Symp Proc. 2003;1002.

Silva MA, Tataronis GR, Maas B. Using personal digital assistants to document pharmacist cognitive services and estimate potential reimbursement. Am J Health Syst Pharm. 2003;60:911-15.

Vincent C, Kim S, Schneeweiss R, Stevens N. Documenting procedures and deliveries during family practice residency: a survey of graduates' experiences, preferences, and recommendations. Fam Med. 2003;35:264-8.

5 // Guia de *sites* e de portais de atualização científica

Fernando Sergio Studart Leitão Filho
Fábio Freire José

> "A felicidade e a saúde são incompatíveis com a ociosidade."
> *Aristóteles*

// INTRODUÇÃO

Neste capítulo, serão apresentados diversos *sites*, nacionais ou não, destinados à atualização e à reciclagem na área da saúde. Muitos deles são gratuitos, o que reforça a idéia de como é possível se manter atualizado sem qualquer custo.

Os *sites* aqui mostrados foram cuidadosamente selecionados a partir de análises em que se levou em conta a clareza, a qualidade e a quantidade dos recursos disponibilizados, sem qualquer interesse financeiro. Algumas considerações, no entanto, devem ser feitas.

➡ Além dos *sites* descritos a seguir, com certeza ainda existem muitos outros disponíveis na internet, com excelentes materiais, que não foram incluídos neste capítulo; isso ocorre porque é impossível expor o conteúdo de todos os *sites* relacionados à area da saúde em apenas um capítulo de um único livro.

➡ Não há como mensurar, mas é possível que só seja abordado aqui apenas uma pequena parte de todos os *sites* dedicados à área da saúde.

➡ Devido à natureza dinâmica da internet e a seu crescimento acelerado, novos *sites* são criados todos os dias, trazendo novos materiais e recursos de ótima qualidade técnica, obrigando, consequentemente, a reavaliações periódicas do conteúdo deste capítulo.

O intuito deste capítulo é facilitar a localização e recuperação de materiais na internet, para que o profissional de saúde se mantenha atualizado. Para isso, não é necessário utilizar todos os *sites* descritos; pelo contrário, dependendo da especialidade ou subespecialidade, a quantidade de informações a que se precisa recorrer já se torna bem menor, mas ainda é fundamental saber localizá-la e como usá-la.

Este capítulo será dividido em três partes: a primeira é voltada para *sites* e portais de interesse médico geral, que se diferenciam pela natureza, pela qualidade e pela quantidade do seu conteúdo; a segunda apresenta sugestões de importantes fontes de materiais, separadas por especialidades médicas; a terceira mostra aplicativos e exemplos de materiais úteis para a atualização e a prática médica encontrados em *sites* de indústrias farmacêuticas e outros patrocinadores. Sempre que possível, será indicado onde encontrar recursos adicionais sobre os temas em pauta.

Um ponto de partida muito importante para o médico é o acesso aos *sites* das principais instituições médicas do Brasil. Portanto, é importante conhecer as funcionalidades e acessar os *sites* do Conselho Federal de Medicina (CFM, http://www.portalmedico.org.br) e da Associação Médica Brasileira (AMB, http://www.amb.org.br). Nestes, há diversas informações importantes e aplicativos úteis para a prática profissional e conteúdo extenso de educação médica continuada. É importante ressaltar que diversas iniciativas são fruto de parcerias entre ambas as entidades, visando ao benefício irrestrito do médico. Além disso, deve-se acessar os *sites* das especialidades exercidas. Nesse sentido, a AMB fornece uma lista com praticamente todas as sociedades brasileiras (http://www.amb.org.br/inst_depto_sociedades.php3). Por exemplo, no *site* da Associação Brasileira de Psiquiatria (http://www.abpbrasil.org.br/medicos/), encontram-se casos clínicos, informações e ótimos recursos para a prática médica brasileira. Além disso, há disponível uma ferramenta para administração de consultórios. Em virtude do que foi exposto anteriormente, os *sites* das especialidades não serão descritos, mas apenas listados, visto que o profissional já deve conhecê-los, pois são uma ferramenta básica para a sua prática. Quando conveniente, serão mencionados *sites* de associações estrangeiras, sobretudo dos Estados Unidos e da Europa, pela influência que desempenham na medicina mundial e por disponibilizarem conteúdo de alto nível.

Embora não sejam *sites* exclusivamente médicos ou correlatos, merecem menção, pela importância e abrangência de cobertura dois portais nacionais: o Domínio Público, iniciativa do Ministério da Educação e Cultura (MEC), disponível no endereço http://www.dominiopublico.gov.br. Nesse portal, pode-se acessar uma extensa base de dados em diversos ramos do conhecimento. O outro portal que merece destaque é o do *software* público brasileiro, iniciativa do Ministério do Planejamento, disponível no endereço http://www.softwarepublico.gov.br/, onde podem ser encontrados diversos programas úteis para diferentes áreas. Na seção de especialidades, será apresentado o *software* brasileiro Invesalius, o qual reconstrói imagens de tomografia, sendo especialmente útil para as especialidades cirúrgicas.

// GRANDES PORTAIS MÉDICOS DE INTERESSE GERAL E ATUALIZAÇÃO CIENTÍFICA

Nesta seção, serão descritos alguns dos principais *sites* e portais, de abordagem geral, não restritos a uma determinada especialidade, em que o usuário pode encontrar importantes referências e materiais para processo de atualização na área de saúde.

// Medical Matrix

Endereço: http://www.medmatrix.org/
Acesso: mediante pagamento.

O Medical Matrix é um excelente ponto de partida para encontrar os principais *sites* médicos, sendo, portanto, considerado uma "visita obrigatória" para o profissional. Ele consiste em um diretório de *sites* médicos, selecionados pelos editores, os quais concedem uma pontuação que é convertida em número de estrelas (de 1 a 5). O sistema de pontuação baseia-se em critérios como utilidade da aplicação clínica, revisão editorial, clareza e integridade, critérios de Medicina Baseada em Evidência (MBE), recursos de multimídia e facilidade de acesso. A Figura 5.1 mostra uma das telas do Medical Matrix.

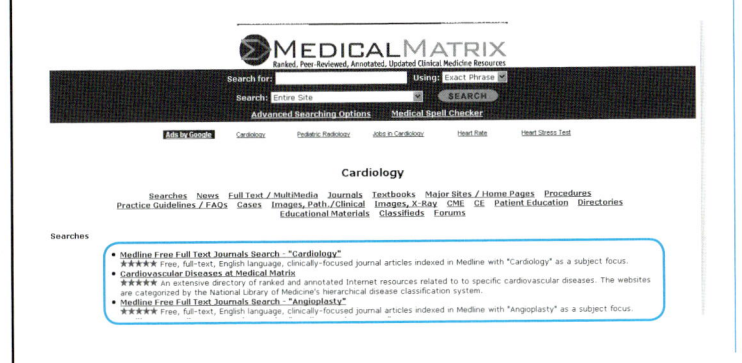

Figura 5.1 // Tela do *site* Medical Matrix. É apresentada a seção Cardiologia, com a categorização e a classificação em estrelas (*box* azul).

// Martindale Virtual Medical Center

Endereço: http://www.martindalecenter.com/Medical.html
Acesso: gratuito.

Este portal é, sem dúvida, um excelente diretório, além de ser gratuito. Ele faz parte de um grande portal da Martindale e contém uma extensa base de dados de casos clínicos, livros *on-line*, periódicos, bases de dados gerais, atlas, imagens e vídeos.

// Portal Periódicos CAPES

Endereço: http://www.periodicos.capes.gov.br/
Acesso: mediante cadastro institucional.

É organizado e mantido pela Coordenação de Aperfeiçoamento de Pessoal de Nível Superior (CAPES), órgão vinculado ao MEC. Como atribuições da CAPES, destacam-se, principalmente, a expansão e avaliação dos serviços de pós-graduação (mestrado/doutorado) em todos os estados do Brasil, além de acesso e divulgação da produção científica nacional. Por meio desse portal, pode-se ter acesso a artigos completos de mais de 12 mil revistas, tanto nacionais como internacionais, e a mais de uma centena de bases de dados com resumos de documentos nas mais diversas áreas do conhecimento. A Figura 5.2 mostra a tela de abertura do Portal Periódicos da CAPES.

Figura 5.2 // Tela inicial do Portal Periódicos, da CAPES. Existe um campo, na parte superior, para pesquisa do periódico desejado (seta 1). Além disso, os periódicos também se encontram separados por ordem alfabética (seta 2).

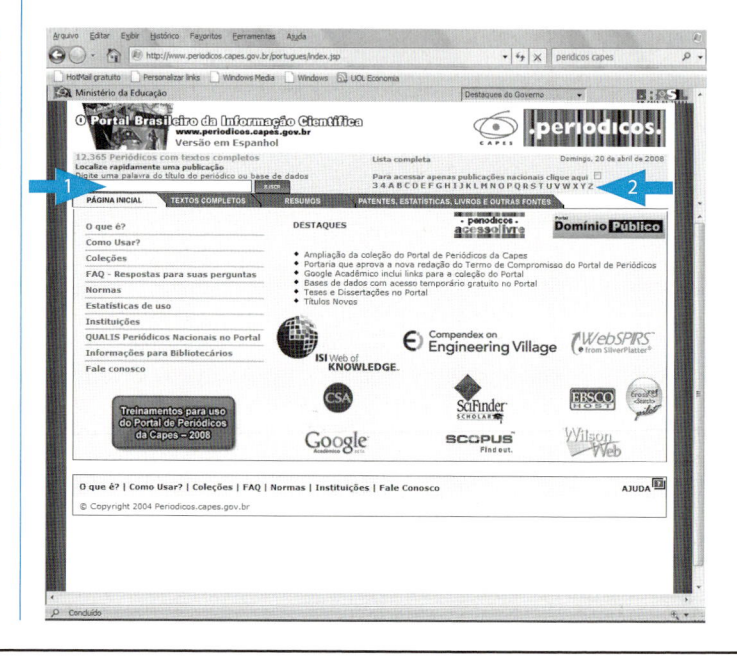

O uso do portal é livre e gratuito para os usuários, sejam professores, pesquisadores, alunos ou funcionários das instituições participantes de ensino superior e de pesquisa. A seguir, são listadas as categorias das instituições que possuem acesso ao portal.

➡ Instituições federais de ensino superior

➡ Instituições de pesquisa com pós-graduação avaliada pela CAPES

➡ Instituições públicas de ensino superior estaduais e municipais com pós-graduação avaliada pela CAPES

➡ Instituições privadas de ensino superior que têm pelo menos um curso de doutorado com avaliação trienal que recebeu nota cinco ou superior pela CAPES

➡ Outras instituições que aderiram ao portal na categoria "pagantes", com acesso restrito às coleções contratadas

Para acessar o conteúdo desse portal, o usuário precisa utilizar qualquer terminal que esteja conectado à internet e que esteja localizado dentro das instalações das instituições credenciadas.

Além disso, caso a instituição a que você pertença ou tenha vínculo forneça acesso remoto, é possível acessar o conteúdo desse portal de casa ou do trabalho. Para isso, deve-se fazer um cadastro prévio, o que é realizado, em geral, no departamento de informática da sua instituição, obtendo, assim, um *log-in* (nome do usuário) e uma senha, necessários para a conexão. O acesso em casa pode ser realizado via VPN (*Virtual Private Network*, Rede Virtual Privada) ou *Proxy*, que correspondem a dois tipos de conexão de rede que exigem que o navegador do seu computador tenha suas configurações modificadas.

Quando se está conectado ao Portal Periódicos da CAPES via VPN, ao se acessar o *site* do Periódico Archives of Internal Medicine, por exemplo, este é reconhecido como "CAPES Consortia" (ver Figura 5.3). Isso indica que o periódico em questão faz parte daqueles assinados pela CAPES, o que permite assim o acesso integral a todos os seus artigos.

A CAPES disponibiliza, também, diversos conteúdos de acesso livre, não requerendo cadastro prévio em instituições (http://acessolivre.capes.gov.br/).

Também é importante mencionar que, a partir do segundo semestre de 2008, graças a um consórcio firmado entre o Conselho Regional de Medicina do Estado de São Paulo (Cremesp) e a CAPES, todos os médicos ativos e cadastrados nesse conselho podem acessar de qualquer lugar (casa ou consultório) a base de dados Ovid (ver página 146). Para isso, é necessário

Figura 5.3 // Tela mostrando a identificação como "Capes Consortia" (seta) no *site* do periódico Archives of Internal Medicine, devido à existência de uma conexão VPN ao portal Periódicos da CAPES.

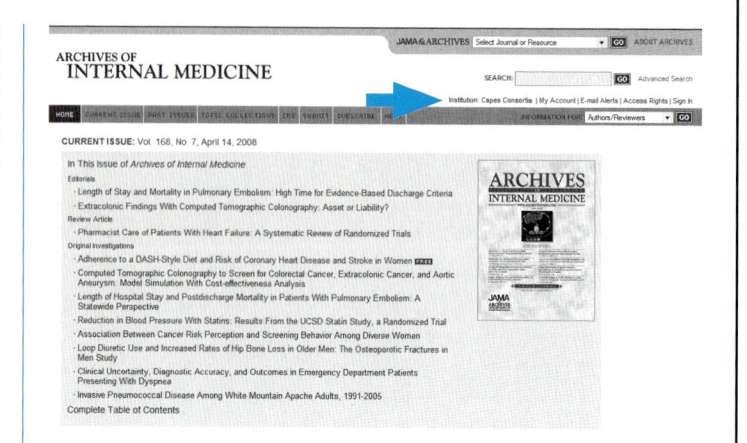

realizar um cadastro gratuito no portal "Medicina em Evidência" (http://www.medicinaemevidencia.org.br), que é fruto da iniciativa do Cremesp e que conta com a colaboração do Centro Cochrane do Brasil (http://www.centrocochranedobrasil.org.br/) (ver Quadro 11.1, na página 386).

// Consensos médicos

Nesta seção, serão apresentados os *site*s que compilam consensos e diretrizes nacionais e internacionais.

// Projeto Diretrizes

Endereço: http://www.projetodiretrizes.org.br/
Acesso: gratuito.

É um projeto da AMB e do CFM que consiste em um conjunto de diretrizes publicadas pelas sociedades de especialidade sobre diversos temas, concentrando-se na conduta diagnóstica e terapêutica. As diretrizes são compostas por orientações diagnóstica, terapêutica e, quando aplicável, preventiva. Em geral, visto que são usadas como documentos de referência para decisões de seguradoras de saúde, elas são produzidas pelas sociedades de especialidades. Atualmente, centenas de diretrizes estão disponíveis. Além disso, as atualizações do *site* são constantes e a organização do conteúdo é clara e objetiva.

// National Guideline Clearinghouse (NGC)

Endereço: http://www.guideline.gov/whatsnew/whatsnew_GuidelineIndex.aspx
Acesso: gratuito.

O National Guideline Clearinghouse (NCG) é uma iniciativa da Agency for Healthcare Research and Quality (AHRQ) e do Departamento de Saúde e de Serviços Humanos dos Estados Unidos com o objetivo de disponibilizar aos funcionários das áreas da saúde diretrizes clínicas e práticas, atualizadas e de acordo com os preceitos da Medicina Baseada em Evidências (MBE). No final de dezembro de 2008, constavam, na base de dados da NCG, informações referentes a mais de 2.400 diretrizes já publicadas.

Outro recurso proporcionado por esse *site* é a possiblidade de baixar todas as diretrizes disponíveis em formato compatível com Palm OS ou em formato para Microsoft Word, oferecendo, dessa forma, compatibilidade com os usuários de dispositivos Pocket PCs.

Na seção "Guidelines Synthesis" (http://www.guideline.gov/compare/synthesis.aspx), o leitor encontrará comparações de resumos, elaborados pela própria equipe da NGC, a partir de diferentes diretrizes em que são abordadas patologias ou condições semelhantes, facilitando a identificação tanto de semelhanças como de eventuais diferenças. Na Figura 5.4 encontra-se, em destaque, uma tabela do resumo referente à doença pulmonar obstrutiva crônica (DPOC), mostrando comparações entre as definições de quatro diferentes diretrizes sobre essa patologia.

// UpToDate

Endereço: http://www.uptodate.com
Acesso: mediante assinatura paga.

TABLE 2: COMPARISON OF RECOMMENDATIONS FOR THE DIAGNOSIS AND MANAGEMENT OF STABLE CHRONIC OBSTRUCTIVE PULMONARY DISEASE (COPD)

	DIAGNOSIS AND INITIAL ASSESSMENT
	Definition of COPD
FMS (2007)	**COPD:** the patient has chronic, progressive airway obstruction, with poor response to treatment. Other typical findings include chronic bronchitis and emphysema in varying grades depending on the patient.
GOLD (2006)	Chronic Obstructive Pulmonary Disease (COPD) is a preventable and treatable disease with some significant extrapulmonary effects that may contribute to the severity in individual patients. Its pulmonary component is characterized by airflow limitation that is not fully reversible. The airflow limitation is usually progressive and associated with an abnormal inflammatory response of the lung to noxious particles or gases.
NCCCC/NICE (2004)	COPD is characterized by airflow obstruction. The airflow obstruction is usually progressive, not fully reversible and does not change markedly over several months. The disease is predominantly caused by smoking. • Airflow obstruction is defined as a reduced FEV_1 and a reduced FEV_1/FVC ratio, such that FEV_1 is less than 80% predicted and FEV_1/FVC is less than 0.7. • The airflow obstruction is due to a combination of airway and parenchymal damage. • The damage is the result of chronic inflammation that differs from that seen in asthma and which is usually the result of tobacco smoke. • Significant airflow obstruction may be present before the individual is aware of it. • COPD produces symptoms, disability, and impaired quality of life which may respond to pharmacological and other therapies that have limited or no impact on the airflow obstruction. • COPD is now the preferred term for the conditions in patients with airflow obstruction who were previously diagnosed as having chronic bronchitis or emphysema. • Other factors, particularly occupational exposures, may also contribute to the development of COPD. There is no single diagnostic test for COPD. Making a diagnosis relies on clinical judgement based on a combination of history, physical examination and confirmation of the presence of airflow obstruction using spirometry.
SMOH (2006)	**Definition** COPD is a heterogeneous disorder characterised by airflow obstruction that is not fully reversible. The airflow limitation is usually both progressive and associated with exposure to noxious particles or gases.

Figura 5.4 // Tabela mostrando a comparação entre as definições de DPOC de quatro diretrizes já publicadas por diferentes entidades e sociedades: FMS (Finnish Medical Society Duodecim) - 2007, GOLD (Global Initiative for Chronic Obstructive Lung Disease) - 2006, NCCCC/NICE (National Collaborating Centre for Chronic Conditions, National Institute for Health and Clinical Excellence) - 2004 e SMOH (Singapore Ministry of Health) - 2006.

O portal UpToDate oferece uma extensa fonte de informações médicas em várias especialidades (Quadro 5.1), com ênfase na MBE, cujo conteúdo pode ser acessado tanto na forma *on-line* (Figura 5.5) como na *off-line* (não-conectado à internet). O grande diferencial do Uptodate, como o próprio nome já indica, é que as informações disponibilizadas são constantemente atualizadas (a cada quatro meses).

Esse portal compreende mais de 7.000 tópicos, de fácil leitura, com conteúdo estruturado em subtópicos, escritos por quase 4.000 colaboradores. Além da garantia de se acessar as informações mais atualizadas dentro de cada especialidade, o UpToDate permite aos seus usuários:

- Reconhecer as manifestações clínicas de inúmeras doenças.

- Oferecer ao paciente as melhores opções de tratamento, além de fornececer informações sobre a eficácia, as doses e as interações medicamentosas dos mais variados medicamentos.

- Identificar e aplicar estratégias de rastreamento e prevenção de doenças.

Além disso, muitas informações encontram-se na forma de figuras e tabelas didáticas, facilitando ainda mais a assimilação do conteúdo.

O UpToDate tem recebido avaliações positivas de várias entidades e associações nos Estados Unidos, sendo recomendado, por exemplo, pela American Academy of Family Physi-

Figura 5.5 // Tela inicial do *site* do UpToDate. Para se realizar o *log-in*, basta clicar no *link* assinalado pela seta 1.

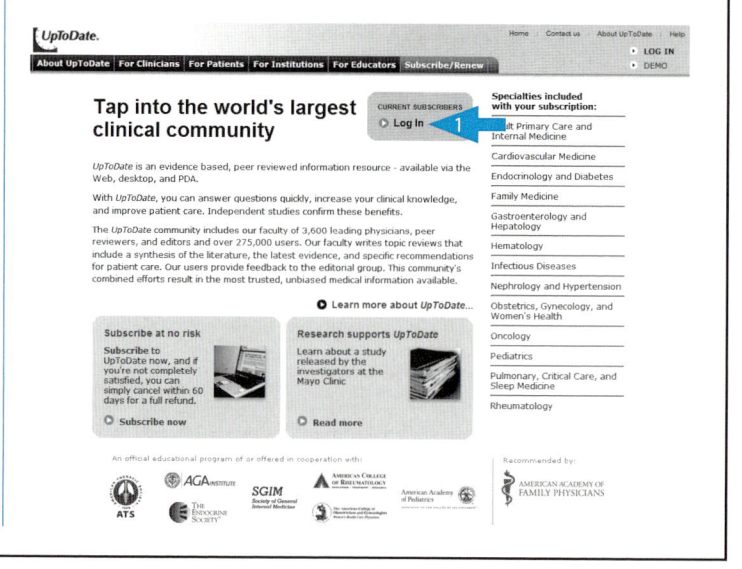

Quadro 5.1 // Relação de especialidades presentes no UpToDate

Medicina interna e cuidados primários	Pediatria
Cardiologia	Medicina de família
Endocrinologia e diabetes	Hematologia
Gastroenterologia e hepatologia	Nefrologia
Doenças infecciosas	Terapia intensiva
Oncologia	Pneumologia / medicina do sono
Ginecologia/obstetrícia e medicina da mulher	Reumatologia

cians. Também é utilizado em programas de educação médica continuada de vários centros médicos de excelência, como o Massachusetts General Hospital, o Johns Hopkins Hospital, a Universidade da Pensilvânia e a Universidade de Chicago.

A interface é simples e totalmente em inglês, mostrando uma caixa de pesquisa na tela inicial. Como exemplo, foi digitada a expressão "facial palsy" (paralisia facial) na referida caixa, com os resultados sendo mostrados na Figura 5.6.

Colocando-se o cursor sobre o tópico "Bell´s palsy" (seta 3), tem-se acesso à relação de subtópicos desse termo, mostrada no *box* azul da mesma figura. Clicando-se uma vez com o mouse, o usuário é direcionado automaticamente para o tópico selecionado, como mostrado na Figura 5.7.

Assinado-se o UpToDate, o usuário também adquire uma extensa base de dados sobre medicamentos, desenvolvida pela

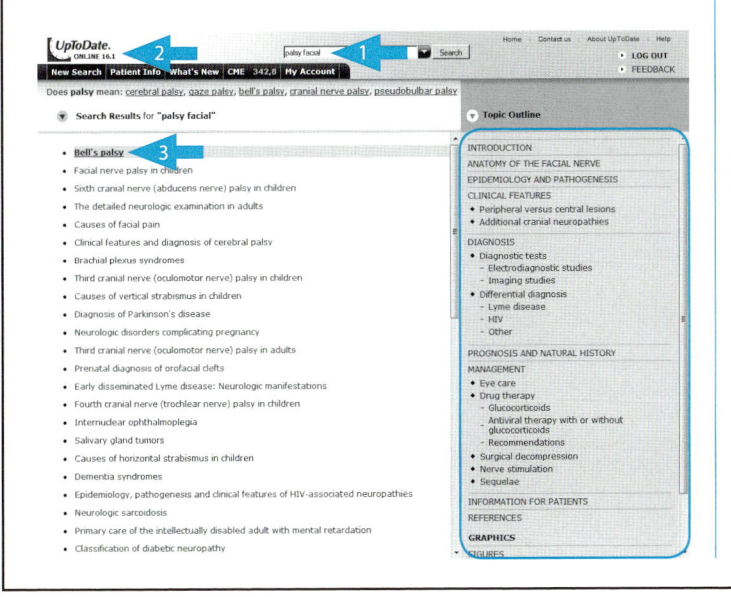

Figura 5.6 // Tela mostrando os resultados relacionados ao tópico "palsy facial" (setas 1 e 3), durante acesso ao UpToDate *on-line*. O número 16.1 indica a versão utilizada do UpToDate (seta 2).

Figura 5.7 // Parte do conteúdo do tópico "Bell´s palsy" (seta 1), com seus respectivos subtópicos e gráficos relacionados. A seta 2 indica a data da última atualização do referido tópico.

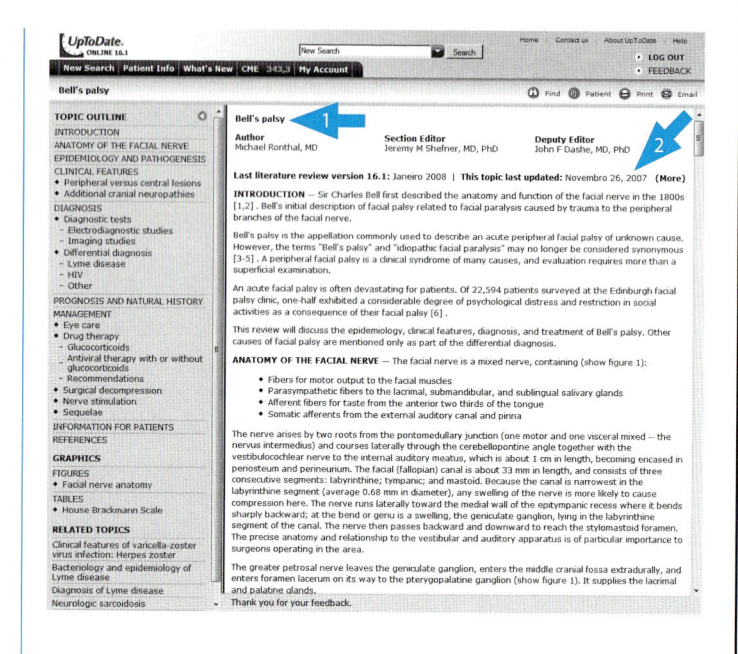

Lexi-Comp, com detalhes inclusive sobre fitoterápicos. Assim, podem ser encontradas informações sobre apresentações, posologias, indicações, efeitos colaterais e interações medicamentosas.

No UpToDate, apenas no acesso *on-line*, existe a opção de enviar tópicos completos via *e-mail*. Isso permite ao usuário, por exemplo, acessar o UpToDate de qualquer local, desde que conectado à internet, selecionar os assuntos desejados, enviá-los para alguém ou para si mesmo e, neste último caso, lê-los posteriormente na sua caixa postal, sem a necessidade de procurá-los novamente. Esse recurso pode ser acionado clicando-se no *link* "E-mail", presente no campo superior direito, em qualquer tópico, como o assinalado pela seta 3 da Figura 5.7.

Para ser acessado, o UpToDate exige a realização de uma *subscription* ou assinatura *on-line*, de algumas centenas de dólares, com pagamento efetuado pelo cartão de crédito, havendo opções de assinaturas por um, dois ou três anos. Existem, ainda, as tarifas *trainee*, aplicadas apenas para estudantes, residentes e *fellows*, as quais oferecem um desconto superior a 50% em relação ao preço normal, tornando a assinatura bem mais acessível. É importante salientar, no entanto, que, para se usufruir dessas tarifas, é necessário enviar uma carta ou fax (em inglês) à matriz, nos Estados Unidos atestando que o assinante se encontra em uma dessas condições. Depois disso, o usuário é comunicado, em geral por *e-mail*, sobre a aceitação ou não da sua condição.

Apesar dos preços relativamente altos, é importante ressaltar a qualidade e quantidade das informações fornecidas, além da garantia da leitura mais atualizada possível. Após a confirmação do pagamento, o assinante tem direito a todos os serviços *on-line*, também recebendo, por correio, os CDs para instalação no computador, o que permite acesso o todo o conteúdo em modo *off-line*.

No caso de novas assinaturas ou renovações, é possível solicitar um DVD, sem qualquer custo adicional, que possibilita a instalação do UpToDate em Palms, Pocket PCs e, recentemente, em *smartphones*. Para isso, é necessário o uso de um cartão de expansão, no formato Secure Digital (SD), com 1GB de memória livre, no caso de se optar pela instalação mínima (arquivos do programa e tópicos), ou com 2 GB livre, para a versão completa (arquivos do programa, tópicos, gráficos e *abstracts*).

// Free Medical Journals

Endereço: http://www.freemedicaljournals.com
Acesso: gratuito.

Já existem centenas de jornais, sendo muitos indexados no MEDLINE, que oferecem a oportunidade de acesso completo e irrestrito ao conteúdo dos seus artigos publicados. O que varia, no entanto, é o tempo, após a publicação, para o acesso tornar-se gratuito. O Free Medical Journals facilita a identificação desses periódicos, já possuindo registros de mais de 430 na sua base de dados, os quais estão catalogados de várias formas:

- Segundo o tempo, após a publicação, para acesso livre
- De acordo com a especialidade
- Pela língua em que foram publicados (no caso do inglês, ainda é possível procurar por ordem alfabética)

// FreeBooks4Doctors

Endereço: http://www.freebooks4doctors.com
Acesso: gratuito.

Esse portal permite acesso a uma base de dados com mais de 630 livros, de diversos assuntos relacionados à área médica. Foi desenvolvido pelos mesmos organizadores do Free Medical Journals, razão pela qual há preocupação de que o conteúdo disponibilizado seja totalmente gratuito.

É importante ressaltar que nem todos os materiais divulgados no *site*, são, de fato, livros. Às vezes, o usuário é direcionado para outros *sites*, como o eMedicine, ou mesmo para cursos *on-line*. Além disso, nem todos os livros disponíveis podem ser salvos no computador, porque, em alguns casos, são livros *on-line*. Apesar dessas observações, o *site* cumpre a sua função, disponibilizando ao usuário importantes fontes de referência para atualização.

Os livros ou materiais encontram-se catalogados tanto por especialidade como pela língua em que foram publicados. No caso da língua inglesa, devido ao maior conteúdo, os livros encontram-se separados por ordem alfabética. A Figura 5.8 mostra exemplos de alguns livros completos encontrados nesse *site*.

Figura 5.8 // Alguns dos livros disponíveis no *site* FreeBooks4Doctors.

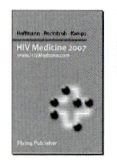

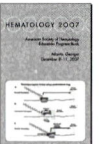

Recentemente, foi publicada uma compilação de ótima qualidade sobre livros *on-line* disponíveis na área médica, com boa representação de livros em língua portuguesa.[1] O artigo está disponível gratuitamente no portal SciElo (www.scielo.org).

// OVID

Endereço: http://www.ovid.com
Acesso: mediante assinatura paga individual ou institucional.

Esse portal é, sem dúvida, um dos líderes internacionais em base de dados eletrônicas médicas, científicas e acadêmicas. Possui 13 milhões de assinantes em todo o mundo e fornece acesso a cerca de 1.200 periódicos, a mais de 500 livros e a mecanismos eficientes de busca e recuperação da informação. As assinaturas podem ser individuais e institucionais, e há algumas universidades brasileiras que disponiblizam a assinatura da base completa.

// RIMA

Endereços: http: //www.rima.org/br
Acesso: apenas institucional.

A Rede Informática de Medicina Avançada (RIMA) é um portal de atualização científica, com uma grande quantidade de recursos, disponível apenas para assinaturas institucionais. O Instituto de Cardiologia Dante Pazzanese e a indústria farmacêutica Novartis são exemplos de organizações ou empresas que oferecem esse serviço a seus funcionários.

A RIMA constitui uma intranet, com uma extensa base de dados acessada por meio de uma interface de fácil manipulação, a qual possui conteúdo direcionado para a área da saúde, focando tanto em educação médica continuada como em informações científicas bem atualizadas.

Dentre os inúmeros recursos oferecidos por esse serviço, destacam-se:

- Miríada: relação de todos os eventos científicos (cursos, congressos, simpósios, jornadas, etc.) programados para ocorrer em nível mundial, separados por especialidades.

- Report para investigadores: com essa ferramenta, é possível realizar estratégias de levantamento bibliográfico sobre quaisquer temas de interesse, os quais são atualizados automaticamente a cada semana com a adição de novos artigos publicados nas melhores revistas internacionais. Para cada artigo, são disponibilizados o título, os autores, a fonte e o resumo (se disponível). Outra característica interessante é o modo como as referências encontradas por esse recurso são disponibilizadas – agrupadas em quatro coleções temporais. À medida que o tempo passa, o material levantado da última semana (primeira coleção) passa automática e sucessivamente à penúltima semana (segunda coleção), à antepenúltima (terceira coleção) e à quarta e última semana (quarta coleção). Após esse período, os artigos não-lidos são agrupados em uma coletânea à parte, intitulada "Os nunca vistos", cujo conteúdo permanece disponível durante seis meses.

- Biblioteca virtual: permite a solicitação de pesquisas bibliográficas, com visualização dos resultados obtidos.

- Core Journals: a partir dessa ferramenta, o usuário tem acesso a mais de 1.800 revistas médicas, separadas por especialidades, com a opção de se solicitar o artigo completo, mediante o uso de créditos fornecidos pela instituição assinante.

- RIMA com o mundo: *links* de interesse científico separados por especialidades ou por assunto (sociedades científicas, hospitais, universidades e indústrias farmacêuticas). Ainda é possível especificar a região do mundo em que o usuário deseje que a pesquisa seja realizada.

- Medline Pearls: recurso muito interessante, com base nos preceitos da Medicina Baseada em Evidências (MBE), em que o usuário tem acesso a uma base de dados atualizada periodicamente constituída por resumos dos melhores trabalhos publicados nas mais relevantes revistas internacionais (Figura 5.9). As referências são separadas por especialidades.

➡ **Max Medical Explorer:** programa que permite se realizar pesquisas ou levantamentos bibliográficos nas mais importantes bases de dados do mundo.

➡ **Minha Biblioteca:** sistema de pastas pessoais para classificação e organização dos artigos solicitados, também disponibilizando coleção de diretrizes clínicas, separadas por especialidades.

// Medscape

Endereço: http://www.medscape.com
Acesso: gratuito.

Excelente portal, totalmente gratuito. De acordo com os organizadores, seu principal objetivo é disponibilizar aos médicos e a outros profissionais de saúde informações relevantes e atualizadas, de uma maneira prática e simples, para que possam continuar atualizados dentro de suas repectivas áreas de atuação.

Além de proporcionar acesso a conteúdo médico profissional e original, incluindo artigos de revisão, o Medscape oferece inúmeros outros recursos, descritos a seguir.

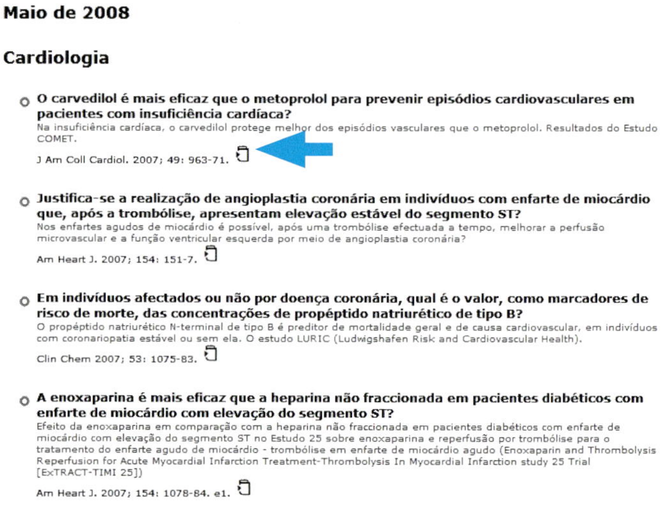

Figura 5.9 // Parte dos artigos de cardiologia comentados, referentes ao mês de maio de 2008, disponibilizados pela seção "Medline Pearls". O ícone (seta) presente em cada artigo possibilita exportar a referência com seu respectivo conteúdo para a seção "Minha Biblioteca".

Maio de 2008

Cardiologia

○ **O carvedilol é mais eficaz que o metoprolol para prevenir episódios cardiovasculares em pacientes com insuficiência cardíaca?**
Na insuficiência cardíaca, o carvedilol protege melhor dos episódios vasculares que o metoprolol. Resultados do Estudo COMET.
J Am Coll Cardiol. 2007; 49: 963-71.

○ **Justifica-se a realização de angioplastia coronária em indivíduos com enfarte de miocárdio que, após a trombólise, apresentam elevação estável do segmento ST?**
Nos enfartes agudos de miocárdio é possível, após uma trombólise efectuada a tempo, melhorar a perfusão microvascular e a função ventricular esquerda por meio de angioplastia coronária?
Am Heart J. 2007; 154: 151-7.

○ **Em indivíduos afectados ou não por doença coronária, qual é o valor, como marcadores de risco de morte, das concentrações de propéptido natriurético de tipo B?**
O propéptido natriurético N-terminal de tipo B é preditor de mortalidade geral e de causa cardiovascular, em indivíduos com coronariopatia estável ou sem ela. O estudo LURIC (Ludwigshafen Risk and Cardiovascular Health).
Clin Chem 2007; 53: 1075-83.

○ **A enoxaparina é mais eficaz que a heparina não fraccionada em pacientes diabéticos com enfarte de miocárdio com elevação do segmento ST?**
Efeito da enoxaparina em comparação com a heparina não fraccionada em pacientes diabéticos com enfarte de miocárdio com elevação do segmento ST no Estudo 25 sobre enoxaparina e reperfusão por trombólise para o tratamento do enfarte agudo de miocárdio - trombólise em enfarte de miocárdio agudo (Enoxaparin and Thrombolysis Reperfusion for Acute Myocardial Infarction Treatment-Thrombolysis In Myocardial Infarction study 25 Trial [ExTRACT-TIMI 25])
Am Heart J. 2007; 154: 1078-84. e1.

- News: notícias diárias relacionadas às especialidades médicas, disponibilizadas tanto pela agência de informações Reuters como pelo Medscape Medical News ou, até mesmo, a partir de notícias publicadas em jornais.

- CME Programs: acesso a mais de 850 programas destinados à Educação Médica Continuada (EMC), na forma de casos clínicos, apresentações eletrônicas associadas a vídeo, artigos comentados, entre outras coisas. Todo esse conteúdo pode ser acessado diretamente pelo site do Medscape CME (http://cme.medscape.com/).

- Conference Coverage: líderes de opinião resumem as principais novidades e informações dos mais importantes encontros ou eventos científicos médicos.

- Resource Centers: coletâneas de artigos e de outros materiais referentes às condições específicas ou às patologias.

- Journals: seção que oferece acesso completo a alguns artigos de importantes periódicos da área médica de diversas especialidades.

- Viewpoints: mais um recurso interessante que oferece a oportunidade de se conferir entrevistas com especialistas sobre assuntos importantes selecionados pelos próprios organizadores do Medscape. Além de entrevistas, também se pode encontrar opiniões redigidos por especialistas sobre determinado assunto.

- Expert Corner: seção que permite enviar questões a expecialistas de determinada especialidade.

- Levantamentos otimizados de artigos para médicos no MEDLINE.

- Acesso ao Medscape General Medicine (http: //www.medgenmed.com), um dos primeiros periódicos médicos cujo conteúdo é disponibilizado unicamente via internet. Oferece acesso a artigos originais, revisões da literatura, etc.

- Assinatura gratuita ao Medscape's MedPulse, ferramenta que envia *e-mails* semanais, destacando as principais novidades dentro da especialidade do usuário.

O Medscape oferece suporte a praticamente todas as especialidades médicas, trazendo, inclusive, informações sobre áreas recentemente criadas, como administração em saúde.

Para ter acesso ao extenso conteúdo oferecido pelo Medscape, é necessário realizar previamente um cadastro, no qual deve ser indicada a especialidade do usuário. Isso é importante porque o conteúdo do portal é personalizado, com cada especialidade possuindo seu próprio *site*; dessa forma, nos acessos posteriores, o usuário acessa automaticamente o *site* relacionado à especialidade indicada no momento do cadastro. Pode-se, no entanto, visualizar as páginas referentes às outras áreas médicas a qualquer momento.

Nas próximas páginas, serão mostradas várias figuras ilustrando os recursos do Medscape. Para isso, foi escolhida aleatoriamente a especialidade de cardiologia, cujo conteúdo é acessado por meio do Medscape Cardiology (Figura 5.10). Como a navegação é a mesma nos outros *site*s desse portal, basta seguir as instruções para usufruir ao máximo os recursos do Medscape também nas outras especialidades.

Caso se deseje trocar de especialidade, basta clicar na caixa indicando "Other Specialities" (seta da Figura 5.10) e selecionar a área desejada. A Figura 5.11 mostra em destaque a seção Journals no Medscape Cardiology, em que o usuário tem acesso gratuito a uma seleção de artigos dos mais importantes periódicos na área de cardiologia.

O acesso completo aos artigos disponíveis ocorre apenas por meio da visualização de páginas na internet, ou seja, não existe a possibilidade de visualizá-los em formato PDF. Além disso, na maioria das vezes, os artigos estão didaticamente divididos em introdução, métodos, resultados e conclusões. É importante salientar, no entanto, que nem todos os artigos de determinada edição de cada periódico encontram-se disponí-

Figura 5.10 // Tela mostrando a página inicial do Medscape Cardiology. Na parte superior, encontra-se uma barra de *menu* (*box* azul), que facilita e agiliza a navegação entre os diferentes recursos.

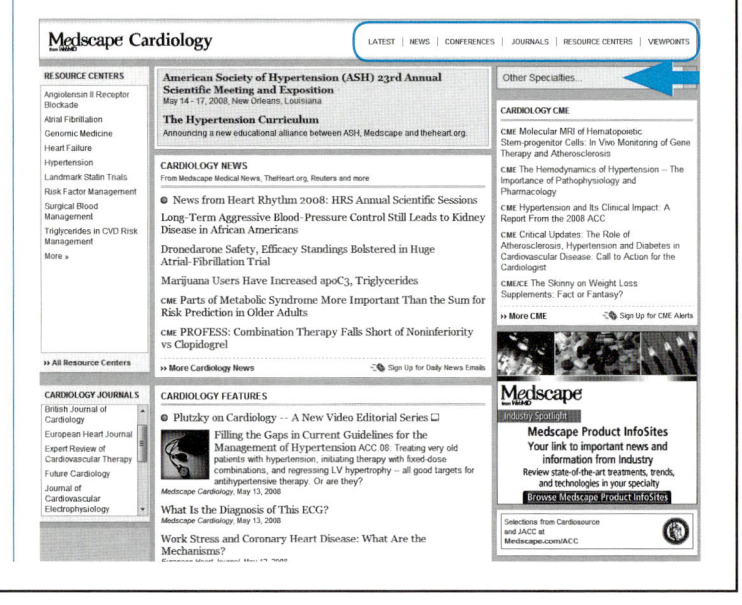

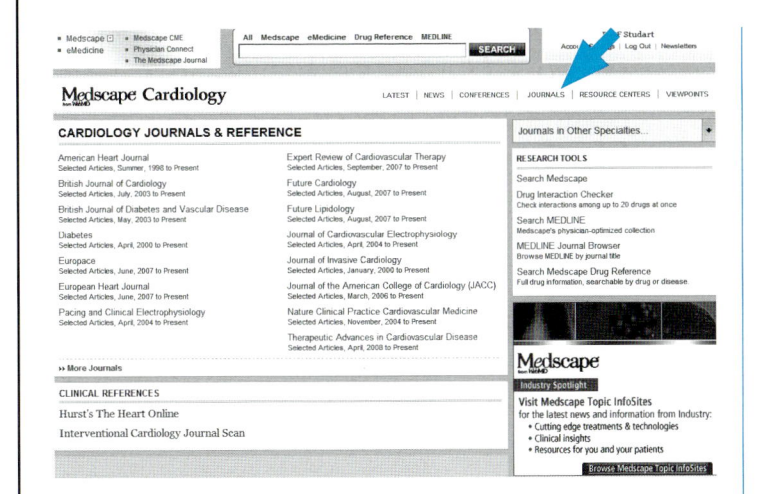

GUIA DE *SITES* E DE PORTAIS DE ATUALIZAÇÃO CIENTÍFICA // **151**

Figura 5.11 // Relação de periódicos disponíveis na seção "Journals" (seta) no Medscape Cardiology.

veis. Por outro lado, considerando-se todas as especialidades presentes nesse *site*, pode-se concluir que o Medscape oferece acesso a mais de 125 jornais de relevância na área médica.

Um dos recursos mais interessantes desse *site* é oferecido pela seção Resource Center, que consiste em coleções de materiais referentes à determinada condição ou patologia médica. Para cada especialidade, existe uma relação de diferentes Resource Centers, de modo que em todo o Medscape o usuário poderá se deparar com dezenas dessas coleções. Na Figura 5.12, encontra-se a relação de Resource Centers do Medscape Cardiology.

// eMedicine

Endereço: http://www.emedicine.medscape.com
Acesso: gratuito.

Lançado em 1996, o eMedicine é um portal direcionado para profissionais de saúde em cuja base de dados (eMedicine Cli-

Figura 5.12 // Tela mostrando a relação de Resource Centers disponíveis apenas no Medscape Cardiology.

nical Knowledge Base) podem ser encontrados milhares de artigos relacionados às mais variadas doenças, separadas entre 59 especialidades. Além disso, o eMedicine permite acesso a mais de 30 mil arquivos multimídia, entre fotos, figuras, tabelas, etc.

O conteúdo do *site* é fruto da dedicação de mais de 10 mil colaboradores médicos, entre autores e editores. Todo o material, antes de ser publicado, é extensamente avaliado, passando por várias etapas de revisão, o que garante a sua qualidade. É importante ressaltar que os artigos passam por um processo de atualização permanente, o que é realizado, em geral, ou pelo próprio autor do artigo ou pela equipe editorial do *site*.

Outro ponto interessante é o cadastro simultâneo entre o Medscape e o eMedicine, de modo que quem se registra no Medscape já possui acesso automático ao eMedicine e vice-versa.

Cada tópico no eMedicine possui, em geral, a mesma estruturação, estando o artigo dividido em diferentes partes, como mostrado a seguir.

- *Overview*: corresponde à introdução, trazendo informações relevantes sobre fisiopatologia e epidemiologia do tópico em questão
- *Clinical*: quadro clínico relacionado à condição médica descrita
- *Differential Diagnoses & Workup*: detalhes sobre o diagnóstico diferencial, além de informações sobre como proceder à investigação e confirmação por exames complementares
- *Treatment & Medication*: informações sobre tratamento, com descrição dos medicamentos indicados com as respectivas doses e efeitos colaterais
- *Follow-up*: dicas de como se deve fazer o acompanhamento dos pacientes com essa condição médica
- *References:* referências que foram utilizadas para a elaboração do tópico
- *Keywords*: relação de palavras-chave relacionadas ao assunto abordado

Como se pode perceber, os tópicos assemelham-se a artigos de revisão, encontrados em periódicos, tendo como único inconveniente o fato de não serem disponíveis em PDF. Existem atalhos que permitem levar para o começo de cada uma das seções descritas anteriormente.

// MD Consult

Endereço: http://www.mdconsult.com
Acesso: mediante assinatura paga.

O MD Consult constitui outro excelente portal direcionado à área médica. Foi desenvolvido pela Elsevier, uma das maiores editoras do mundo em publicação científica, a qual possui inúmeras marcas, entre elas, a Mosby and W.B. Saunder.

Pouco tempo após o seu lançamento, em 1997, o principal produto desse portal, o MD Consult Core Service, já havia recebido vários prêmios e elogios da imprensa médica. Hoje, o MD Consult já conta com mais de 280 mil usuários, estando licenciado para mais de 1.700 organizações médicas ao redor do mundo, incluindo aproximadamente 95% das escolas médicas nos Estados Unidos. No Brasil, o seu valor também já foi reconhecido, sendo o serviço oferecido, por exemplo, pelo Hospital Israelita Albert Einstein aos médicos do seu corpo clínico.

Um aspecto negativo do MD Consult é o fato de exigir uma assinatura paga mensal ou anual, cujo valor pode variar dependendo dos serviços incluídos.

Os materiais disponíveis são desenvolvidos e estruturados, de modo que o usuário possa:

➡ Encontrar rapidamente respostas a quaisquer questionamentos relativos à prática médica

➡ Manter-se atualizado com os novos avanços da medicina

➡ Adquirir habilidades para melhor orientar e educar os pacientes

Para atender as necessidades da classe médica e para que a localização das informações seja rápida e prática, o *site* possui inúmeros recursos, como será descrito a seguir.

➡ Books: permite acesso a uma coleção composta pelos principais livros na área médica, sendo oferecido, no total, mais de 50 livros (Figura 5.13).

➡ The Clinics: permite acesso aos textos completos da série "Clinics of North America", caracterizada por publicar, praticamente, apenas artigos de revisão. Podem ser encontradas versões para praticamente todas as especialidades. Muitos dos artigos são disponibilizados em formato PDF.

➡ Journals: com esse recurso, podem ser realizadas pesquisas simultâneas tanto no MEDLINE como em todo o conteúdo dos jornais acessados no MD Consult . Além disso,

Figura 5.13 // Tela mostrando alguns dos livros completos disponíveis na seção "Books" do MD Consult. Os livros podem ser listados em ordem alfabética ou por especialidades (setas 1). Observe que, para cada livro, é mostrado além do respectivo título completo, o nome do principal autor, a editora, o número da edição atual e o ano em o que o mesmo foi publicado. Os livros com novas edições encontram-se destacados pela expressão "New Edition" (setas 2).

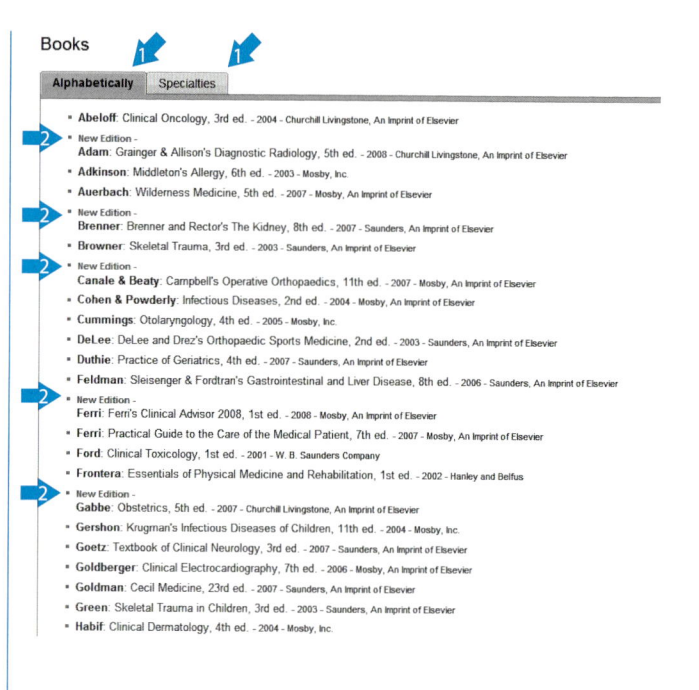

Books

Alphabetically | Specialties

- **Abeloff:** Clinical Oncology, 3rd ed. - 2004 - Churchill Livingstone, An Imprint of Elsevier
- New Edition -
  Adam: Grainger & Allison's Diagnostic Radiology, 5th ed. - 2008 - Churchill Livingstone, An Imprint of Elsevier
- **Adkinson:** Middleton's Allergy, 6th ed. - 2003 - Mosby, Inc.
- **Auerbach:** Wilderness Medicine, 5th ed. - 2007 - Mosby, An Imprint of Elsevier
- New Edition -
  Brenner: Brenner and Rector's The Kidney, 8th ed. - 2007 - Saunders, An Imprint of Elsevier
- **Browner:** Skeletal Trauma, 3rd ed. - 2003 - Saunders, An Imprint of Elsevier
- New Edition -
  Canale & Beaty: Campbell's Operative Orthopaedics, 11th ed. - 2007 - Mosby, An Imprint of Elsevier
- **Cohen & Powderly:** Infectious Diseases, 2nd ed. - 2004 - Mosby, An Imprint of Elsevier
- **Cummings:** Otolaryngology, 4th ed. - 2005 - Mosby, Inc.
- **DeLee:** DeLee and Drez's Orthopaedic Sports Medicine, 2nd ed. - 2003 - Saunders, An Imprint of Elsevier
- **Duthie:** Practice of Geriatrics, 4th ed. - 2007 - Saunders, An Imprint of Elsevier
- **Feldman:** Sleisenger & Fordtran's Gastrointestinal and Liver Disease, 8th ed. - 2006 - Saunders, An Imprint of Elsevier
- New Edition -
  Ferri: Ferri's Clinical Advisor 2008, 1st ed. - 2008 - Mosby, An Imprint of Elsevier
- **Ferri:** Practical Guide to the Care of the Medical Patient, 7th ed. - 2007 - Mosby, An Imprint of Elsevier
- **Ford:** Clinical Toxicology, 1st ed. - 2001 - W. B. Saunders Company
- **Frontera:** Essentials of Physical Medicine and Rehabilitation, 1st ed. - 2002 - Hanley and Belfus
- New Edition -
  Gabbe: Obstetrics, 5th ed. - 2007 - Churchill Livingstone, An Imprint of Elsevier
- **Gershon:** Krugman's Infectious Diseases of Children, 11th ed. - 2004 - Mosby, Inc.
- **Goetz:** Textbook of Clinical Neurology, 3rd ed. - 2007 - Saunders, An Imprint of Elsevier
- **Goldberger:** Clinical Electrocardiography, 7th ed. - 2006 - Mosby, An Imprint of Elsevier
- **Goldman:** Cecil Medicine, 23rd ed. - 2007 - Saunders, An Imprint of Elsevier
- **Green:** Skeletal Trauma in Children, 3rd ed. - 2003 - Saunders, An Imprint of Elsevier
- **Habif:** Clinical Dermatology, 4th ed. - 2004 - Mosby, Inc.

por essa seção, o usuário tem acesso a artigos na íntegra de mais de 80 periódicos.

➡ Guidelines: acesso a mais de mil diretrizes (*guidelines*) revisadas e atualizadas periodicamente, organizadas por ordem alfabética, por especialidade ou pela organização ou sociedade responsável pela sua elaboração.

➡ Pacient Education: coletânea de aproximadamente 10 mil manuais para educação de pacientes, todos já em versão para impressão, ainda com a opção de serem customizados (é possível adicionar anotações, novas instruções aos pacientes e informação de contato). Para facilitar a compreensão do paciente, os manuais estão escritos em linguagem simples e não são extensos, possuindo, em geral, cerca de duas páginas. No entanto, estão disponíveis apenas em inglês e em espanhol (nesta última, cerca de 30% dos tópicos).

➡ CME: material dedicado à EMC, com atividades disponíveis em inúmeras especialidades;

➡ Drugs: base de dados extensa sobre drogas, sendo o material desenvolvido pela Gold Standard. As informações podem ser localizadas de várias maneiras, tanto por ordem alfabética (pela letra inicial do medicamento), como por indicações, contraindicações ou reações adversas. A organização desse material é feita por atalhos, dispostos na forma de abas (Figura 5.14).

➡ Images: permite visualizar e salvar (para uso posterior) mais de 50.000 imagens de excelente qualidade. As imagens disponibilizadas são provenientes de todos os livros a que o MD Consult oferece acesso.

➡ News: as principais novidades na área médica, com materiais selecionados a partir dos melhores periódicos, de agências governamentais e de congressos e conferências médicas. Nessa seção, também são disponibilizados resumos, com links para a fonte da informação relacionada.

➡ In This Week's Journals: nessa seção, a cada semana, o usuário pode encontrar seleção de artigos dos jornais de maior impacto na área médica.

➡ Pocket Consult: programa que permite, a cada sincronização, colocar materiais atualizados do MD Consult em PDAs, com destaque para as principais novidades, informações sobre drogas e medicamentos, além de abstracts de artigos dos melhores jornais. Junto com o programa, o usuário ainda recebe 20 calculadoras médicas, além da capacidade de realizar e gravar estratégias de busca no MD Consult a partir do PDA.

Drugs

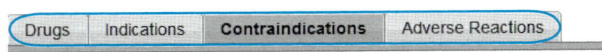

| Drugs | Indications | **Contraindications** | Adverse Reactions |

View All Contraindications

Drugs contraindicated for folate deficiency

- Abacavir; Lamivudine, 3TC; Zidovudine, ZDV
- Darbepoetin Alfa
- Epoetin Alfa
- Erythromycin; Sulfisoxazole
- Hydroxocobalamin
- Lamivudine, 3TC; Zidovudine, ZDV
- Lamotrigine
- Methoxy polyethylene glycol-epoetin beta
- Pyrimethamine
- Pyrimethamine; Sulfadoxine
- Sulfamethoxazole
- Sulfamethoxazole; Trimethoprim, SMX-TMP
- Sulfasalazine
- Sulfisoxazole
- Trimethoprim

Figura 5.14 // Relação de drogas contra-indicadas em pacientes com deficiência de folato (*folate deficiency*). O *box* azul mostra a organização em abas dessa seção.

// Doctor's Guide

Endereço: www.docguide.com/
Acesso: gratuito.

Excelente *site*, também gratuito, direcionado para atualização médica. Traz informações importantes sobre inúmeras patologias ou condições médicas, das mais diversas especialidades.

Para utilizá-lo por completo, é necessário fazer previamente um cadastro. Uma vantagem é que a interface adapta-se de acordo com o país do usuário; dessa forma, no Brasil, por exemplo, o *menu* e as opções presentes no *site* ficam em português. Alguns dos principais recursos desse *site* são:

➡ Notícias de hoje: traz importantes artigos, recentemente publicados em periódicos de impacto na área médica. Clicando-se em cada um dos *links*, o usuário é direcionado ou para o respectivo *abstract* do artigo no PubMed ou para resumos selecionados e editados pela equipe do Doctor´s Guide (estes são reconhecidos pela expressão DGNews).

➡ *Webcasts*/CME do dia: coletânea de *links* para materiais de EMC provenientes de diversos *sites*.

➡ Casos do dia: seleção de *links* de casos clínicos interessantes de diferentes *sites* médicos.

Além disso, outro recurso interessante desse *site* é a possibilidade de customizar o seu conteúdo de acordo com as preferências do usuário, sendo possível, por exemplo, listar parte do conteúdo dos sites favoritos do usuário na página inicial do Doctor's Guide (Figura 5.15).

// MDlinx

Endereço: www.MDlinx.com
Acesso: gratuito.

Esse portal oferece aos médicos uma maneira de se atualizar em diversos tópicos de suas áreas de interesse. O *site* conta com uma equipe de editores médicos que selecionam o que há de mais importante em 1.200 periódicos de medicina. Há a possibilidade de buscas e participação remunerada em pesquisas de opinião encomendadas por indústrias diversas do setor de saúde. Além disso, sempre é possível acessar o artigo completo e os *abstracts* referentes às notícias selecionadas.

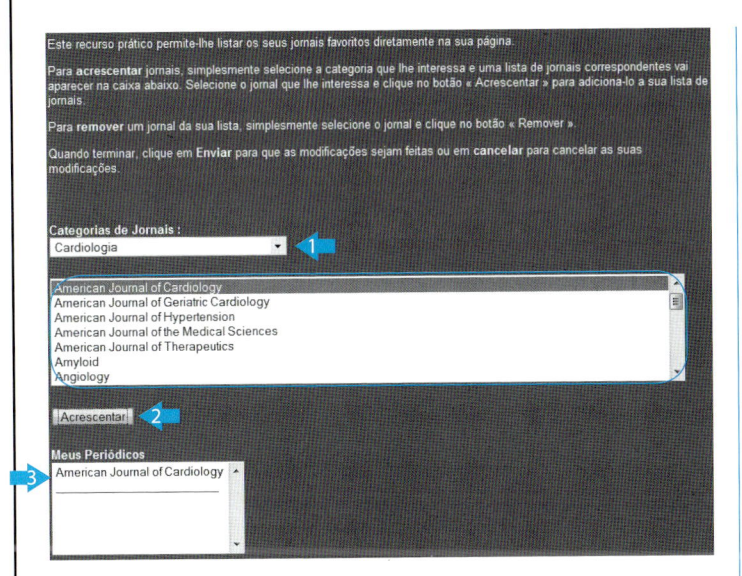

Figura 5.15 // Tela mostrando uma das opções da ferramenta de personalização de conteúdo do site Doctor´s Guide. A seta 1 mostra a caixa "Categorias de Jornais", em que o usuário deverá escolher a especialidade; em seguida, deverão ser escolhidos os periódicos cujos conteúdos serão listados na tela inicial do site (*box*), clicando-se em seguida no botão "Acrescentar" (seta 2). Observe que o periódico "American Journal of Cardiology" já foi selecionado (seta 3).

// Online Continuing Medical Education

Endereço: www.cmelist.com
Acesso: gratuito.

Este *site*, uma compilação do Dr. Bernard Sklar, foi descrito no Capítulo 3. Nesta seção, os autores apenas reiteram a menção, devido à importância dessa fonte, sempre atualizada, e ao conteúdo deste capítulo.

// Portais de educação médica

// E-Medical Education

Endereço: http://e-meducation.org/
Acesso: gratuito.

Esse portal fornece importantes recursos, como casos clínicos, vídeos de educação médica e um buscador médico que customizou o Google de forma que este possa recuperar apenas páginas médicas. Assim, as páginas comerciais são excluídas da pesquisa, o que aumenta a probabilidade de recuperação de informação útil.

// Medical Education Portal

Endereço: http://www.aamc.org/meded/start.htm
Acesso: gratuito.

Esse *site*, uma iniciativa da Association of American Medical Colleges, é uma coletânea de diversos recursos para educação em medicina e odontologia provindos de diversas faculdades de todo o mundo. Nele pode-se encontrar tutoriais, casos clínicos, manuais de laboratórios, fichas de avaliação e pacientes virtuais. Cabe salientar que o material disponibilizado passa por um rigoroso processo de revisão editorial antes da publicação.

// Base de dados de enfermagem

Para área de enfermagem existem diversas bases de dados de importância. A mais bem estruturada é a CINALH, disponível em www.cinahl.com

// Nursing Center

Endereço: http://www.nursingcenter.com

Acesso: gratuito.

Site com conteúdo prático e diverso em formato de anotações

Recentemente, Oermann e colaboradores publicaram um artigo que lista recursos de enfermagem baseada em evidências.[2]

// Metabuscadores em ciências da saúde

Os metabuscadores realizam simultaneamente busca em diversas fontes de informação. Selecionamos dois metabuscadores que complementam de modo eficaz os buscadores tradicionais.

// Mednar

Endereço: www.mednar.com
Acesso: gratuito

É um produto da empresa Deep Web Technologies e tem recebido diversos prêmios como o melhor buscador em ciências da saúde. Ele busca em uma amigável interface simultaneamente em diversas línguas e categorias em fontes de alta credibilidade como sociedades de especialidade e grandes universidades. Possui um excelente serviço de *e-mail* de alerta dos tópicos de interesse do usuário. Sem dúvida, é uma ferramenta fundamental para médicos e bibliotecários da área da saúde.

// Searchmedica

Endereço: www.searchmedica.com
Acesso: gratuito.

Excelente buscador na área de saúde que busca em fontes diversas como o Mednar, não possuindo, no entanto, seu serviço de alerta de *e-mail*.

// SUGESTÕES DE *SITES* E PORTAIS POR ESPECIALIDADES

Nesta seção, serão listados *sites* e/ou portais com materiais úteis para aprendizado e atualização médica. Para todos eles, será mostrado o seu respectivo endereço eletrônico e, quando for pertinente, serão fornecidos mais detalhes sobre o seu conteúdo. Além disso, também será indicada leitura adicional pertinente.

// Anatomia patológica

// Webpath Disease Pathology Tutorials

Endereço: http://medlib.med.utah.edu/WebPath/TUTORIAL/TUTORIAL.html
Acesso: gratuito.

// PathologyOutlines.com

Endereço: http://www.pathologyoutlines.com/
Acesso: gratuito.

Livro *on-line* de patologia.

// RCPA Manual

Endereço: http://www.rcpamanual.edu.au/
Acesso: gratuito.

Seleção de testes de patologia para facilitar a interpretação destes.

// The Interactive Pathology Laboratory

Endereço: http://peir.path.uab.edu/
Acesso: gratuito.

Recentemente, foi publicada uma compilação de *sites* adicionais na área de patologia.[3]

// Anestesiologia

// American Society of Anesthesiologists

Endereço: http://www.asahq.org/
Acesso: gratuito.

Oferece oportunidades de educação continuada e diversos recursos.

// Acid-Base Physiology at the Anaesthesia Education Website

Endereço: http://www.anaesthesiamcq.com/AcidBaseBook/ABindex.php
Acesso: gratuito.

Excelente tutorial sobre distúrbios ácido-base.

// Anesthesiology News

Endereço: http://www.anesthesiologynews.com/
Acesso gratuito.

Notícas mensais da área.

// Anaesthesia On-Line

Endereço: http://www.priory.co.uk/anaes.html
Acesso: gratuito.

// Pain knowledge

Endereço: http://www.painknowledge.org/default.aspx
Acesso: gratuito.

// Topic Reviews from the New York School of Regional Anesthesia

Endereço: http://nysora.com/
Acesso: gratuito.

Site que fornece recursos sobre anestesia local.

// Cardiologia

// SOCESP

Endereço: http://www.socesp.com.br/
Acesso: gratuito.

Site da Sociedade de Cardiologia do Estado de São Paulo (SOCESP) que oferece uma boa quantidade de materiais educativos.

// The Heart.org

Endereço: http://www.theheart.org/index.do
Acesso: gratuito.

Excelente portal de conteúdo diverso em doenças cardiovasculares.

// Cardiosource

Endereço: www.cardiosource.com
Acesso: gratuito.

Site mantido pelo American College Cardiology com diversos recursos em educação continuada, diretrizes, ferramentas e notícias.

// InCirculation.net

Endereço: http://www.incirculation.net/
Acesso: gratuito.

Portal com diversos recursos na área de cardiologia.

// Blaufuss

Endereço: http: //www.blaufuss.org/
Acesso: gratuito.

É um excelente tutorial multimídia, mostrando a fisiologia e a interpretação dos sons cardíacos, ensinando, inclusive, a identificação de alterações na ausculta cardíaca, como regurgitação e estenose aórtica e regurgitação e estenose mitral (Figura 5.16)

// Testes *on-line* de eletrocardiograma

Endereço: http://ecg.bidmc.harvard.edu/maven/mavenmain.asp
Acesso: gratuito.

Permite treinamento em interpretação de eletrocardiograma a partir da resolução de mais de 360 casos clínicos *on-line*, com material desenvolvido por médicos da Universidade de Harvard. Para todos os casos, há respostas comentadas, para que se possa solucionar quaisquer dúvidas quanto ao diagnóstico do eletrocardiograma.

Figura 5.16 // Tela mostrando a gênese dos sons cardíacos de acordo com a fisiologia do ciclo cardíaco.

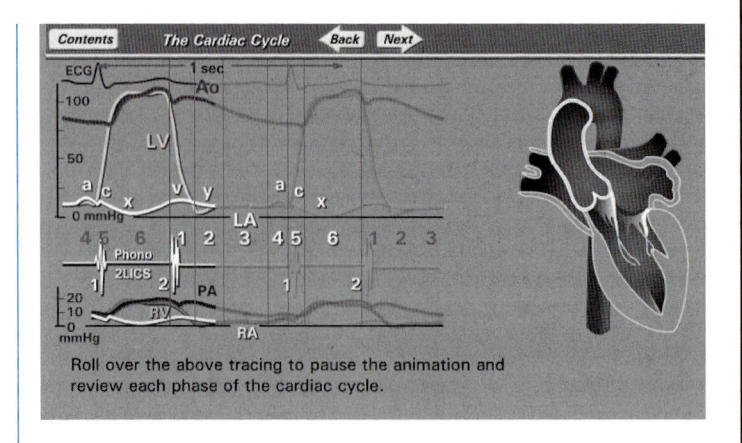

// Choice Collections Cardiology

Endereço: http://www.mdchoice.com/ekg/ekg.asp
Acesso: gratuito.

// Casos clínicos em cardiologia

Endereço: http://www.ctsnet.org/sections/clinicalresources/clinicalcases/index.html
Acesso: gratuito.

// **Clínica médica/medicina de família**

// Medicina Atual

Endereço: http: //www.medicinaatual.com.br
Acesso: gratuito.

Dos mesmos criadores do PneumoAtual, descrito na Página 184. Trata-se de um excelente portal de atualização médica, direcionado apenas para médicos ou estudantes de medicina. Um ponto importante é o cadastro simultâneo em ambos os portais, ou seja, quem está cadastrado no PneumoAtual já tem acesso direto ao MedicinaAtual e vice-versa. Este *site* oferece conteúdo relativo a inúmeras especialidades médicas, como alergia, cardiologia, endocrinologia, pediatria, gastrenterologia, ginecologia/obstetrícia, hematologia, infectologia/HIV, nefrologia, neurologia, pneumologia, psiquiatria, reumatologia e urologia.

Na tela inicial do *site*, à esquerda, por meio das seções "Conteúdo" e "Serviços", é possível acessar os principais recursos oferecidos (Figura 5.16), dos quais se destacam:

- Perguntas e Respostas: aborda, na forma de perguntas e respostas, elaboradas por especialistas, temas das mais diversas especialidades (Figura 5.17).
- Simpósios: simpósios *on-line*, divididos em aulas, em que o usuário tem acesso aos *slides* (em formato do Microsoft PowerPoint), ao áudio separado (em formato MP3), ou mesmo, ao vídeo da aula (em formato MP4). No final de cada aula, há um *link* para autoavaliação. O interessante dessa seção é que os simpósios fornecem pontos/créditos para o processo de revalidação do título de especialista de várias sociedades médicas. Para isso, é necessário que todas as aulas de cada simpósio sejam assistidas e que os questionários de autoavaliação sejam devidamente preenchidos, com, no mínimo, 70% de acerto em até três tentativas em um período preestabelecido.
- Consensos: essa seção disponibiliza consensos nacionais e estrangeiros separados de acordo com o assunto desejado.
- Artigos: nessa seção, são mostrados artigos de relevância clínica, assim considerados por apresentarem metodologia científica rigorosa e cujos resultados são relevantes para a prática médica. Os artigos são selecionados a partir do PubMed. Além disso, o *site* utiliza um sistema de legendas para facilitar a identificação dos artigos que possuem acesso gratuito, os que possuem apenas *abstracts* (resumos) e os que têm uma versão comentada pelos editores do *site*.
- Prescrevo: esta seção traz informações referentes a posologias, apresentações, nomes comerciais, além de comentários de vários medicamentos utilizados na prática médica separados por categorias (antimicrobianos, anti-hipertensivos, etc.) (Figura 5.18).
- *Links*: uma seção com vários *links*, separados por assunto, instituições universitárias, organizações governamentais, revistas e sociedades médicas nacionais e internacionais.
- Imagem: nessa seção, o usuário tem acesso a um banco de imagens ou a cursos envolvendo interpretação de imagens, estando disponíveis, por exemplo, um curso de radiologia torácica e um de neuroimagem. Em todos, é possível se realizar o *download* das aulas, em formato PDF.
- Método Clínico: consiste em casos clínicos rápidos e práticos, em que são descritas situações com as quais qualquer profissional pode se deparar no seu dia-a-dia como médico. O foco dessa seção é fornecer ferramentas que auxiliem

164 // GESTÃO DO CONHECIMENTO MÉDICO

Figura 5.16 // Tela inicial do *site* Medicina Atual, com o *box* azul mostrando as seções "Conteúdo" e "Serviços", as quais permitem acesso aos seus principais recursos. Na própria tela inicial, existem também *links* para alguns recursos, como "Simpósios on-line" (seta 1), "Temas" (seta 2) e "Artigos" (seta 3).

Figura 5.17 // Tela da seção "Perguntas e Respostas", identificada pela aba "P&R". Observe que é possível fazer o *download* completo do tema em formato PDF (seta). A partir dessa seção, o usuário também pode acessar o conteúdo de outras seções, bastando, para isso, selecionar as outras abas na parte superior da figura (*box*).

Figura 5.18 // Tela da seção "Prescrevo", mostrando informações sobre o medicamento anti-hipertensivo Captopril.

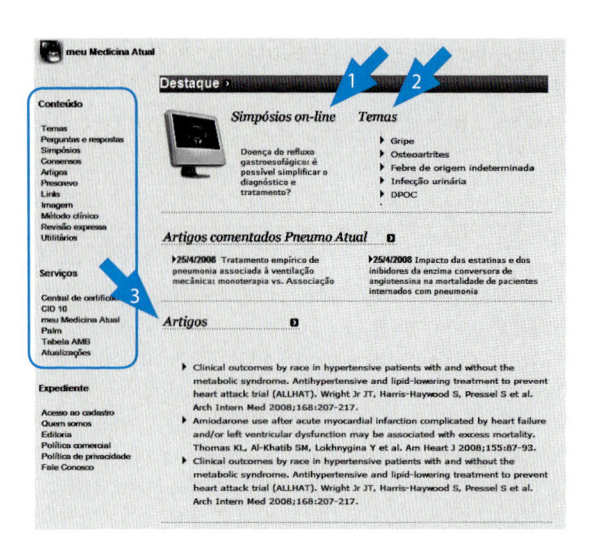

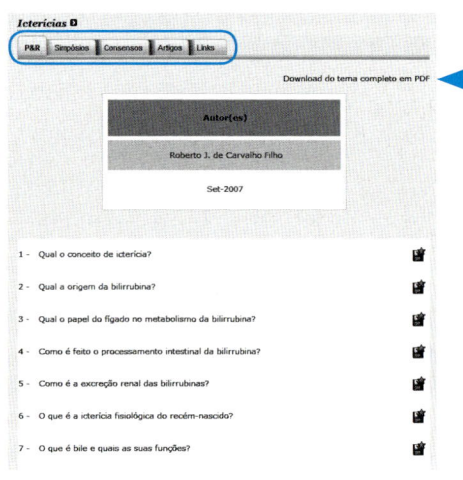

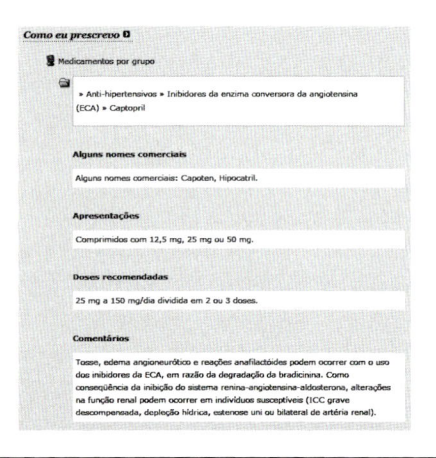

no desenvolvimento e na estruturação do raciocínio clínico, necessário para qualquer definição diagnóstica.

- Revisão expressa: oferece revisões rápidas de exames diagnósticos utilizados frequentemente na prática médica ou comentários sobre importantes artigos já publicados.
- Meu MedicinaAtual: seção personalizada em que o usuário pode selecionar informações de qualquer seção do site e separá-las (p. ex., para leitura posterior). É possível, a qualquer momento, adicionar novos itens ou excluir os já selecionados. Para a inclusão de novos tópicos, basta clicar no ícone encontrado nas várias seções do site.
- Palm: seção dedicada aos usuários de computadores de mão, na qual, por meio da instalação de um programa específico, o MedicSync, é possível instalar em Palms aplicativos e documentos referentes a esse site, permitindo, dessa forma, a sua utilização no dia-a-dia, sem necessidade de de se estar conectado à internet. O programa pode ser baixado gratuitamente do site, com o arquivo de instalação possuindo 772 KB.
- Tabela AMB: permite realizar consulta on-line sobre o código e o valor referente a qualquer procedimento listado na tabela da Associação Médica Brasileira (AMB).
- Atualizações: seção em que o usuário pode checar as atualizações no site, ordenadas de mês em mês e separadas por seções ("Temas", "Método Clínico", etc.).

// American College of Physicians – American Society of Internal Medicine

Endereço: http://www.acponline.org/
Acesso: gratuito.

// American Academy of Family Physicians Online Resources

Endereço: http://www.aafp.org/
Acesso: gratuito.

Portal da maior associação de médicos de famíla do mundo; oferece vasto leque de atividades de EMC e periódicos com revisões de exclente qualidade.

// Canadian Family Physician

Endereço: http://www.cfpc.ca/cfp/
Acesso: gratuito.

Vasto conteúdo de artigos de revisão úteis.

// One Minute Consult at the Cleveland Clinic

Endereço: http://www.clevelandclinicmeded.com/medicalpubs/ccjm/
Acesso: gratuito.

// Clinician Reviews

Endereço: http://www.clinicianreviews.com/
Acesso: gratuito.

// PocketNotes for Adult Medicine

Endereço: http://members.tripod.com/enotes/contents.htm
Acesso: gratuito.

// Mayo Clinic Webcast Archive

Endereço: http://www.mayo.edu/webcasts/index.html
Acesso: gratuito.

Webcast de altíssimo nível da Clínica Mayo.

// The Hospitalist

Endereço: http://www.naiponline.org/hospitalist/default.asp
Acesso: gratuito.

Um artigo de revisão recentemente publicado que compilou *sites* contendo casos clínicos.[4]

// Medstudents

Endereço: http://www.medstudents.com.br
Acesso: gratuito.

O MedStudents foi criado em 1995, sendo considerado o primeiro *site* totalmente direcionado à medicina no Brasil. Seu foco é em estudantes de medicina, embora seu conteúdo não se restrinja a este segmento, visto que, no meio médico, já é consagrada a máxima "todo médico é um eterno aprendiz". Para se usufruir do conteúdo do *site*, é necessário realizar previamente um cadastro. A seguir, são destacados os principais recursos do *site*.

➡ Artigos: dos mais variados temas e especialidades, escritos tanto por estudantes durante a graduação como por residentes ou especialistas.

- Arquivos de notícias: resumos de artigos clínicos importantes publicados em periódicos de impacto nas mais diversas especialidades.
- Banco de imagens: possui mais de duas mil imagens catalogadas, de ótima qualidade, separadas por especialidades (Figura 5.19).
- Casos clínicos: seção atualizada periodicamente, com vários casos clínicos escritos e enviados por acadêmicos de medicina ou residentes.
- Estetoscópio virtual: seção muito interessante do ponto de vista acadêmico, pois proporciona a possibilidade de se fazer *download* de várias patologias, tanto pulmonares como cardíacas, em formato de áudio (em geral, em formato *wave* – .wav). Bastante útil para treinamento das técnicas de ausculta pulmonar e cardíaca, essenciais na prática médica, já que o usuário pode salvar os arquivos desejados em disco e escutá-los quantas vezes desejar.
- Procedimentos: nessa seção, o usuário pode consultar resumos que foram publicados em revistas, nos quais são abordados importantes procedimentos na prática clínica. Os resumos trazem ilustrações mostrando os principais passos dos procedimentos, sendo, no entanto, geralmente em inglês.

Figura 5.19 // Tela mostrando como as imagens são visualizadas no Banco de Imagens do Medstudents. Observe que é possível visualizar a foto anterior, a próxima foto, passar para a próxima página ou retornar à página anterior. A sequência de imagens é mostrada em miniaturas na parte superior, facilitando a navegação. Na parte inferior, encontra-se a descrição de cada figura, com seu respectivo número e a respectiva página em que se encontra dentro do banco de imagens.

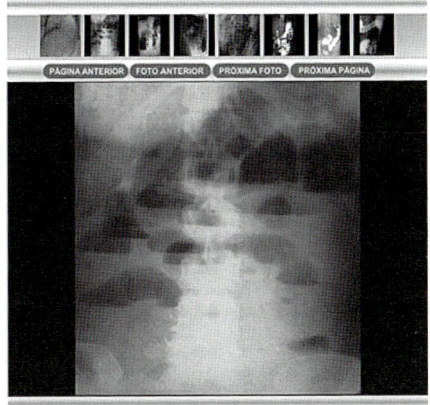

➡ **Residência Médica:** área que disponibiliza programas de residência médica, separados por especialidades e estados. Além disso, essa ferramenta permite a resolução de várias provas *on-line*, mostrando a quantidade de acertos e erros à medida que as questões são resolvidas. Portanto, é um recurso bastante útil para o treinamento para os concursos de residência médica, apesar da quantidade de provas ser limitada.

➡ **Resumos:** uma coletânea de resumos dos mais variados temas escritos por estudantes de medicina. Essa seção facilita a troca de materiais científicos, pois é possível fazer o *download* em formato DOC de todos os resumos já publicados, além de permitir que qualquer usuário envie seus resumos ou revisões bibliográficas.

➡ **Medlinks:** extenso diretório na área médica que pode ser acessado diretamente no endereço www.medlinks.com.br. Contém centenas de *links*, separados por categoriais (laboratórios, planos de saúde, hospitais, clínicas, hospitais virtuais, sociedades, outras áreas médicas, revistas e jornais, etc.).

// Therapeutic iniative

Endereço: http://www.ti.ubc.ca/
Acesso: gratuito.

Site com diversos recursos voltados a terapêutica médica e prescrição racional.

// Cirurgia geral

// InVesalius

Endereço: http://www.softwarepublico.gov.br/
Acesso: gratuito.

É um importante *software* para a área da saúde, o qual visa auxiliar o diagnóstico e o planejamento cirúrgicos. A partir de imagens em duas dimensões (2D) obtidas por meio de equipamentos de tomografia computadorizada ou ressonância magnética, o programa permite criar modelos virtuais em três dimensões (3D) (Figura 5.21 a e b), correspondentes às estruturas anatômicas dos pacientes em acompanhamento médico.

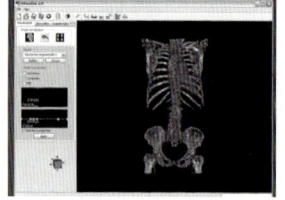

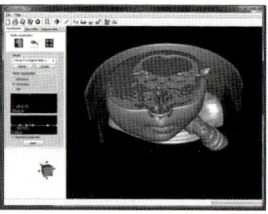

Figura 5.21 // Reconstrução de imagens tridimensionais a partir de imagens de tomografia usando o *software* livre Invesalius.

// American College of Surgeons

Endereço: http://www.facs.org/index.html
Acesso: gratuito.

// Websurg Surgery Education Project

Endereço: http //www.websurg.com/
Acesso: gratuito.

// Essential Surgical Care

Endereço: http://www.steinergraphics.com/surgical/index.html
Acesso: gratuito.

Livro on-line de cirurgia.

// Surgery Techniques Clinical Portfolios at Vesalius

Endereço: http://www.vesalius.com/cfoli.asp

Oferece recursos didáticos impressionantes de técnica operatória.

// **Cirurgia plástica**

// American Society of Plastic & Reconstructive Surgeons

Endereço: http://www.plasticsurgery.org/
Acesso: gratuito.

Contém diversos recursos úteis à especialidade.

// FacialSurgery.com's Tutorials

Endereço: http://www.facialsurgery.com/PPgintraoperative_intro.html
Acesso: gratuito.

Tutoriais de procedimentos em cirurgia plástica.

// **Dermatologia**

// DermIS (Dermatology Information System) – Dermatologic Database

Endereço: http://www.dermis.net/dermisroot/en/home/index.htm
Acesso: gratuito.

Maior base de dados de dermatologia na internet, composta por dois excelentes atlas *on-line* para adultos e crianças. Disponível em diversos idiomas. A Figura 5.20 apresenta a visualização de uma página do atlas de dermatologia de DermIS

// Derm101

Endereço: www.derm101.com
Acesso: mediante assinatura paga.

Muitos recursos em dermatologia e dermatopatologia.

// Dermnet.com Dermatology Image Library

Endereço: http://www.dermnet.com/menuCasePhotos.html
Acesso: gratuito.

// Dermatology Times

Endereço: http://www.dermatologytimes.com/
Acesso: gratuito.

Notícias na área de dermatologia.

// Dermatology Online Journal

Endereço: http://dermatology.cdlib.org/
Acesso: gratuito.

Figura 5.20 // Página do atlas de dermatologia do DermIS mostrando paciente com psoríase. Na mesma página, é possível visualizar diversos recursos do *site* como busca inteligente e descrição de lesões.

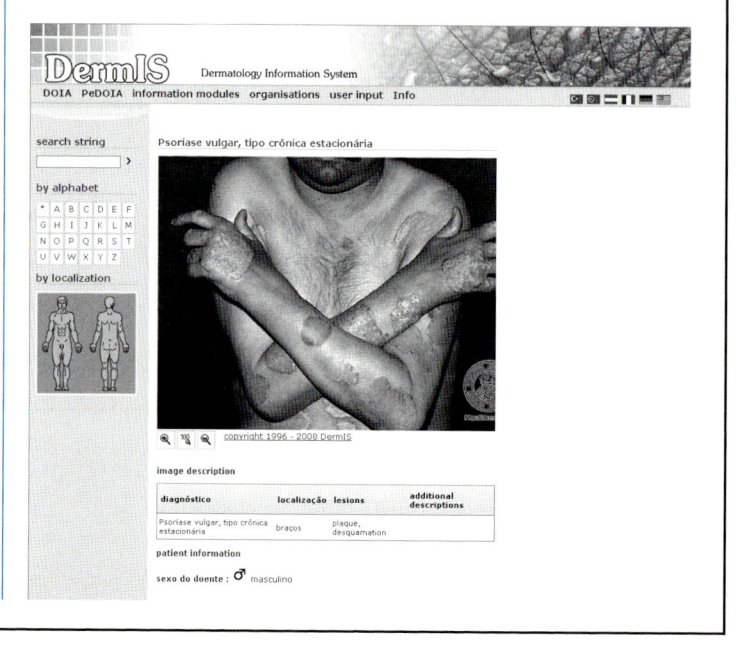

// Dermlectures.com – Dermatology Video Lectures

Endereço: http://www.dermlectures.com/
Acesso: gratuito.

// Clinical Dermatology: A Manual of Differential Diagnosis

Endereço: http://www.taropharma.com/kusch/
Acesso: gratuito.

Manual de diagnóstico diferencial da dermatologia.

// Interactive Dermatology Atlas

Endereço: http://www.dermatlas.net/atlas/index.cfm
Acesso: gratuito.

Atlas de dermatologia *on-line* interativo.

// **Endocrinologia**

Os principais *sites* de EMC foram revisados e listados em artigo que pode ser encontrado na base de dados da biblioteca SciELO (www.scielo.org).[5]

// Clinical Endocrinology News

Endereço: http://www.clinicalendocrinologynews.com/
Acesso: gratuito.

É uma ótima seleção de notícias da especialidade publicada mensalmente, atualizando seu conteúdo apresentado nos principais eventos e publicações científicas.

// Endocrinology Society

Endereço: http://www.endo-society.org/
Acesso: gratuito.

Grande acervo de materias e recursos como notícias e palestras.

// American Association of Clinical Endocrinologists

Endereço: http://www.aace.com/
Acesso: gratuito.

Diversos recursos didáticos, diretrizes clínicas e notícias.

// Diabetes and Vascular Education

Endereço: http://dave.md/
Acesso: gratuito.

Site com recursos educacionais de primeira linha sobre diabete e doenças cardiovasculares.

// Gastrenterologia

// Gastrohep

Endereço: http://www.gastrohep.com/
Acesso: às partes mais importantes, apenas mediante pagamento.

Recursos de ótimo nível em gastrenterologia geral, hepatologia e endoscopia.

// American Association of Gastroenterologists

Endereço: http://www.acg.gi.org/
Acesso: gratuito.

Oferece oportunidades de EMC, notícias e casos clínicos.

// American Gastroeneterological Association

Endereço: http://www.gastro.org/
Acesso: gratuito.

Recursos diversos de apoio ao profissional e pacientes da especialidade.

// Johns Hopkins Gastroenterology and Hepatology Resource Center

Endereço: http://www.hopkins-gi.org/
Acesso: gratuito.

// Gastrosource

Endereço: http://www.gastrosource.com
Acesso: gratuito.

Contém diversos recursos, como casos clínicos, imagens de patologia, vídeos de procedimentos endoscópicos e congressos da especialidade.

// Gastrolab Endoscopy Video Archives

Endereço: http://www.gastrolab.info/tvclip.html
Acesso: gratuito.

// Society of American Gastrointestinal and Endoscopic Surgeons

http://www.sages.org/publications/index.php
Acesso: gratuito.

// Digital Atlas of Video Education-Gastroenterology

Endereço: http://daveproject.org/
Acesso: gratuito.

Coleção de vídeos endoscópicos e palestras na área de gastrenterologia.

// **Genética médica**

// GeneTests-GeneClinics

Endereço: http://www.genetests.org/
Acesso: gratuito.

Busca de mais de cem doenças genéticas diferentes com informações diversas.

// Cytogenetics Gallery

Endereço: http://www.pathology.washington.edu/galleries/Cytogallery/
Acesso: gratuito.

Base de dados de citogenética.

Recentemente foi publicado artigo de revisão sobre os principais recursos de internet para o clínico.[6]

// **Geriatria**

// The American Geriatrics Society

Endereço: http://www.americangeriatrics.org/
Acesso: gratuito.

Site que oferece diversos recursos em geriatria.

// Alzheimer's Association

Endereço: http://www.alz.org
Acesso: gratuito.

// Geriatrics at your Fingertips

Endereço: http://www.geriatricsatyourfingertips.org
Acesso: gratuito.

Recurso de geriatria para Palm e Pocket PC.

// Clinical Geriatrics

Endereço: http://www.clinicalgeriatrics.com/
Acesso: gratuito.

Artigo de revisão para médicos que cuidam de idosos.

// Geriatrics

Endereço: http://geri.adv100.com/geriatrics/
Acesso: gratuito.

// BioMedCentral Geriatrics

Endereço: http://www.biomedcentral.com/1471-2318/
Acesso: gratuito.

Jornal com artigos de revisão em geriatria gratuito.

// **Ginecologia/obstetrícia**
// American College of Obstetricians and Gynecologists

Endereço: http://www.acog.com/
Acesso: gratuito.

// Ob Gyn News

Endereço: http://www.eobgynnews.com/home
Acesso: gratuito.

Notícias para atualização do ginecologista/obstetra.

// Gynecologic Endoscopic Atlas

Endereço: http://isge.org/pic/content.html

Acesso: gratuito.

Imagens endoscópicas da International Society of Gynecologic Endoscopy.

// Femalepatient.com

Endereço: http://www.femalepatient.com
Acesso: gratuito.

// OBG Management

Endereço: http://www.obgmanagement.com/
Acesso: gratuito.

Informações voltadas para a aprática obstétrica com artigos de revisão, educação continuada e questões médico-legais.

// **Hematologia/oncologia**

// Education Program Book

Endereço: http://asheducationbook.hematologylibrary.org/
Acesso: gratuito.

É uma publicação da American Society of Hematology, consistindo em uma coletânea de artigos de revisão, escritos por especialistas, disponíveis para *download* em formato PDF, sem qualquer custo, atualizado periodicamente.

// Casos clínicos em hematologia

Endereço: http://www.hematology.org/education/teach_case/
Acesso: gratuito.

Seção da American Society of Hematology em que o usuário pode encontrar diversos casos clínicos interativos relacionados a doenças hematológicas.

// Blood

Endereço: http://bloodjournal.hematologylibrary.org/
Acesso: gratuito.

Trata-se de uma das revistas mais conceituadas na área de hematologia (fator de impacto em 2006: 10,370). Seu conteúdo pode ser acessado gratuitamente, com seus artigos estando disponíveis para *download* em formato PDF.

// **National Comprehensive Cancer Network (NCCN)**

Endereço: www.nccn.org/
Acesso: gratuito.

Refere-se a uma rede dedicada ao tratamento de doenças oncológicas, formada a partir dos 21 maiores centros de tratamento de câncer dos Estados Unidos. Disponibiliza materiais que são úteis no tratamento dessas doenças, destacando-se, nesse sentido, diretrizes clínicas, estruturadas na forma de algoritmos (Figura 5.22). Há *links* gratuitos para *download* das diretrizes, em formato PDF.

// **Infectologia**

// **Centers for Disease Control and Prevention**

Endereço: http://www.cdc.gov/
Acesso: gratuito.

Página do Centro Americano de Controle de Doenças que contém vastos recursos para a área de infectologia.

// **Infectious Diseases Society of America**

Endereço: http://www.idsociety.org
Acesso: gratuito.

Página da Infectious Diseases Society of America com conteúdo diverso relacionado à especialidade.

Figura 5.22 // Diretriz de mieloma múltiplo publicada pelo *site* NCCN, mostrando a organização característica na forma de algoritmos.

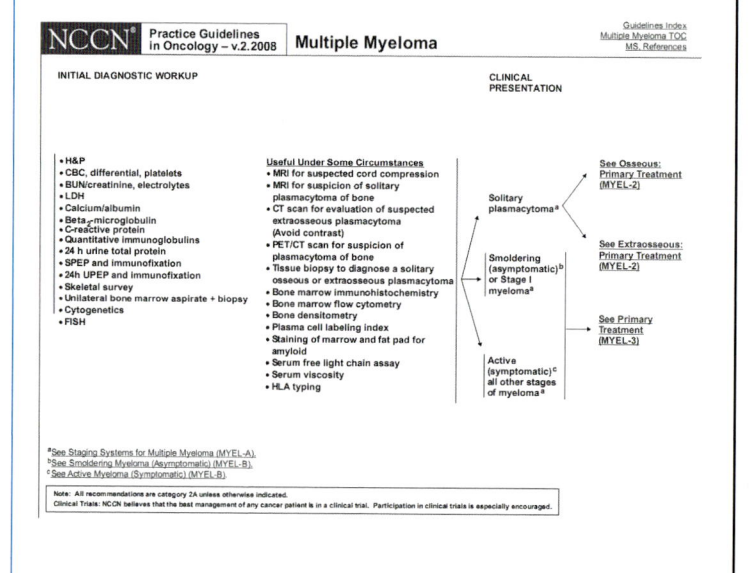

// National Foundation for Infectious Diseases

Endereço: http://www.nfid.org/
Acesso: gratuito.

Acesso a cursos, EMC, informações sobre imunizações.

// ABXguide

Endereço: http://www.hopkins-abxguide.org/
Acesso: gratuito.

Excelente guia de antibióticos *on-line* editado pela Universidade Johns Hopkins. Há uma versão disponível para computadores de mão.

// Grand Rounds John Hopkins

Endereço: http://www.ccghe.jhmi.edu/CCG/distance/Grand_Rounds_Webcast/
Acesso: gratuito.

Discussões úteis de casos clínicos do serviço Johns Hopkins.

// Manual de HIV do Serviço Johns Hopkins

Endereço: http://www.hopkins-aids.edu/
Acesso: gratuito.

// National Eletronic Library of Infection

Endereço: http://www.neli.org.uk
Acesso: gratuito.

Esse *site* do Reino Unido fornece informações valiosas sobre diversos tópicos relacionados a infectologia.

Um artigo de revisão recente compilou *sites* que oferecem casos para educação em infectologia. Ele pode ser encontrado gratuitamente na rede no periódico de origem.[7]

// **Medicina de urgência**

// American College of Emergency Physicians

Endereço: http://www.acep.org/
Acesso: gratuito.

// Emergency Medicine on the Web

Endereço: http://ncemi.org/
Acesso: gratuito.

// Emergency Medicine

Endereço: http://www.emedmag.com/
Acesso: gratuito.

// Medicina intensiva

// Society of Critical Care Medicine

Endereço: http://www.sccm.org/
Acesso: gratuito.

// Pacep

Endereço: http://www.pacep.org/
Acesso: gratuito.

Excelente tutorial do uso do cateter pulmonar em medicina intensiva.

// ICU Web

Endereço: http://www.aic.cuhk.edu.hk/web8/index.htm
Acesso: gratuito.

// ICU WebImage library

Endereço: http://www.aic.cuhk.edu.hk/web8/Images.htm
Acesso: gratuito.

Imagens em terapia intensiva.

// Serviço Terapia Intensiva Hospital do Servidor Estadual

Endereço: http://www.sti-hspe.com.br/
Acesso: gratuito.

Página do Serviço de Terapia Intensiva do Hospital do Servidor Estadual de São Paulo com diversos recursos multimídia de excelente nível.

// Nefrologia

// Beth Israel Medical Housestaff Manual – Renal

Endereço: http://web.archive.org.
Acesso: gratuito.

Manual de nefrologia *on-line*.

// American Society of Nephrology

Endereço: http://www.asn-online.org/
Acesso: gratuito.

Recursos diversos.

// Guidelines of the Kidney Disease Outcomes Quality Initiative

Endereço: http://www.kidney.org/professionals/kdoqi/guidelines.cfm
Acesso: gratuito.

Diretrizes para diversas situações em nefrologia.

// Atlas of Diseases of the Kidney

Endereço: http://www.kidneyatlas.org
Acesso: gratuito.

Imagens de excelente qualidade sobre doenças renais.

// Hypertension, Dialysis, and Clinical Nephrology

Endereço: http://www.hdcn.com/
Acesso: gratuito.

Recursos de EMC, simpósios, aulas virtuais.

// Nephrology Lectures at Walter Reed

Endereço: http://www.wramc.amedd.army.mil/education/lecture/nephrology/Pages/default.aspx
Acesso: gratuito.

Palestras de excelente nível do Serviço Walter Reed.

// Neurologia

// American Academy of Neurology

Endereço: http://www.aan.com/
Acesso: gratuito.

Recursos diversos de EMC e informações gerais.

// Clinical Neurology News

Endereço: http://www.imng.com/clinical_neurology/
Acesso: gratuito.

Notícias mensais na área de neurologia.

// Neuromuscular Disease Center at Washington University

Endereço: http://www.neuro.wustl.edu/neuromuscular/index.html
Acesso: gratuito.

Recurso de ótimo nível sobre doenças neuromusculares.

// European Stroke Organisation (ESO)

Endereço: http://www.eusi-stroke.com/
Acesso: gratuito.

Conteúdo extenso sobre o manejo do acidente vascular cerebral. Oferece recursos diversos, como biblioteca de *slides* e conteúdo para EMC.

// Exame neurológico *on-line*

Endereço: http://www.neuroexam.com/
Acesso: gratuito.

// Neurological Medicine Pocketbook

Endereço: http://www.uwo.ca/cns/resident/pocketbook.html
Acesso: gratuito.

Manual para residentes de neurologia.

// Federação Mundial de Neurologia

Endereço: http://www.wfneurology.org/
Acesso: gratuito.

Revisões de excelente nível sobre diversos tópicos da neurologia.

// Movement Disorder Virtual University

Endereço: http://www.mdvu.org/
Acesso: gratuito.

Site especializado em distúrbio dos movimentos com diversos recursos da área.

// The Whole Brain Atlas

Endereço: http://www.med.harvard.edu/AANLIB/home.html
Acesso: gratuito.

Atlas com diversas imagens de estado normal e patológico mantido pela Universidade de Harvard.

// Neuroguide

Endereço: http://www.neuroguide.com
Acesso: gratuito.

Diretório de recursos de neurociência disponíveis na internet. Excelente ponto de partida para busca da informação em neurologia.

// **Neurocirugia**

// Clinical Neurosurgery

Endereço: http://book2.neurosurgeon.org/
Acesso: gratuito.

Coletânea de artigos de neurocirurgia.

// Neurosurgery Grand Rounds

Endereço: http://neurosurgery.mgh.harvard.edu/rounds/
Acesso: gratuito.

Casos clínicos em neurocirurgia da Universidad de Harvard.

// **Oftalmologia**

// American Academy of Ophthalmology

Endereço: http://www.aao.org/
Acesso: gratuito.

// EyeWorld Online

Endereço: http://www.eyeworld.org/
Acesso: gratuito.

// Optcom Digital Grand Rounds

Endereço: http: //www.secointernational.com/dgr/dgr_list.mv
Acesso: gratuito.

Casos clínicos excelentes da especialidade.

// Atlas of Ophthalmology

Endereço: http://www.atlas-of-ophthalmology.com/
Acesso: gratuito.

Site que oferece um ótimo banco de dados sobre oftalmologia.

// Common Ocular Emergencies and Referrals at Oxford

Endereço: http://www.eyecasualty.co.uk/maincontent1/introductiona.html
Acesso: gratuito.

Manual de doenças oculares.

// **Ortopedia**

// American Academy of Orthopaedic Surgeons

Endereço: http://www.aaos.org/wordhtml/home2.htm
Acesso:

Maior organização do mundo de cirurgiões ortopédicos. Oferece muitos recursos de EMC e para a prática profissional.

// Imaging Series of the American Journal of Orthopedics

Endereço: http://www.amjorthopedics.com/html/ima/ima.asp
Acesso: gratuito.

Disponibiliza casos clínicos com base em imagens.

// Orthoteer Study Syllabus (UK)

Endereço: http://www.orthoteers.co.uk/
Acesso: gratuito.

Revisão do tratamento ortopédico separado por órgão.

// Musculoskeletal Radiology Atlas of Fractures

Endereço: http://www.gentili.net/fracturemain.asp
Acesso: gratuito.

Revisão das fraturas mais comuns.

// Wheeless' Textbook of Orthopaedics

Endereço: http://www.wheelessonline.com/
Acesso: gratuito

Tratado de ortopedia *on-line* mantido pela Universidade de Duke.

// Otorrinolaringologia/cirurgia de cabeça e pescoço

// American Academy of Otolaryngology – Head and Neck Surgery

Endereço: http://www.entnet.org/
Acesso: gratuito.

Recursos gerais para especialidade.

// Oral Pathology

Endereço: http://www.dentalmedsoft.com/OralPathBookdemo/OralPathText/TableofContent.htm
Acesso: gratuito.

Livro de patologia oral.

// Dr. Quinn's Online Textbook of Otolaryngology

Endereço: http://www.utmb.edu/oto/Grnds.dir/Grnds.html
Acesso: gratuito.

Livro *on-line* de otorrinolaringologia.

// Head and Neck Clinical Portfolios at Vesalius

Endereço: http://www.vesalius.com/cfoli_headneck.asp
Acesso: gratuito.

Excelente tutorial de procedimentos em cirurgia de cabeça e pescoço.

// Foto-Web Ear Nose and Throat Digital Image Library

Endereço: http://www.foto-web.com
Acesso: gratuito.

// Pediatria

// American Academy of Pediatrics

Endereço: http://www.aap.org/
Acesso: gratuito.

// Clinical Consensus Reports – Pediatric Medicine

Endereço: http://www.ahcpub.com/ahc_root_html/ccr/pediatric.html
Acesso: gratuito.

// DermAtlas – Pediatric Dermatology Image Atlas at Johns Hopkins University

Endereço: http://dermatlas.med.jhmi.edu/derm/
Acesso: gratuito.

Atlas de dermatologia pediátrica.

// Livros eletrônicos da área médica com ênfase em pediatria

Endereço: http://pediatriasaopaulo.usp.br/index.php?p=html&id=1237
Acesso: gratuito.

Compilação de livros médicos *on-line* com ênfase em pediatria.[8]

// **Pneumologia**

// PneumoAtual

Endereço: http://www.pneumoatual.com.br
Acesso: gratuito.

A organização do PneumoAtual é idêntica ao do Medicina Atual, diferenciando-se deste pelo fato de o seu conteúdo ser direcionado apenas para as doenças pulmonares. Da mesma forma, contitui-se em um excelente portal nacional, totalmente gratuito, direcionado para estudantes, residentes e especialistas.

Na seção "Caso Clínico", até maio de 2008, havia disponíveis cerca de 65 casos clínicos, todos com imagens, detalhes sobre exames laboratorais e com discussão sobre o diagnóstico final, oferecendo uma oportunidade ímpar de aprendizado nas doenças pulmonares.

Já na seção "Prescrevo", além de ser disponibilizado um bulário *on-line*, em que podem ser encontradas informações sobre praticamente todos os medicamentos utilizados na área respiratória, existe um *link* para *download* completo do Manual PneumoAtual de Terapêutica Respiratória 2007/2008, em formato PDF. Nesse manual, o usuário tem a oportunidade de, no mesmo documento, localizar todas as informações do bulário *on-line*, de modo mais prático e rápido. Como se encontra em formato PDF, ainda existe a possibilidade de se realizar a conversão do arquivo para visualização em PDAs. É importante salientar que o manual não traz informações apenas referentes à prescrição de medicamentos, mas o seu conteúdo é bem mais abrangente, trazendo, na seção intitulada "Recomendações PneumoAtual", muitas outras informações úteis e também bastante importantes, como tabelas referentes a:

- Escalas de dispnéia
- Asma
- Doença pulmonar obstrutiva crônica
- Embolia pulmonar
- Tabagismo
- Pneumonia adquirida na comunidade
- Pneumonia hospitalar
- Rinites

// Yale Center for Advanced Instructional Media

Endereço: http://info.med.yale.edu/intmed/cardio/imaging/contents.html
Acesso: gratuito.

Site excelente, em que pode ser encontrada grande quantidade de material relacionado às patologias tóracicas, estando dividido em várias seções: detalhes sobre anatomia torácica, informações sobre exames radiológicos, atlas de ecocardiografia, casos clínicos, além de imagens mostrando alterações tóracicas.

// Pneumotox

Endereço: http://www.pneumotox.com/
Acesso: gratuito.

Banco de dados *on-line* atualizado periodicamente sobre doenças pulmonares induzidas por fármacos, com a busca podendo ser realizada tanto pelo nome quanto pelo padrão radiológico associado.

// Pulmonary and Critical Care Update

Endereço: http://www.chestnet.org/education/online/pccu/
Acesso: gratuito.

Material excelente, disponibilizado na forma de lições, abordando diferentes tópicos de pneumologia e/ou de terapia intensiva. Foi desenvolvido e patrocinado pela American College of Chest Physicians.

// Psiquiatria

// American Psychiatric Association Online

Endereço: http://www.psych.org/
Acesso: gratuito.

Site da Academia Norte-Americana de Psiquiatria, com diversos recursos.

// Psychiatric News

Endereço: http://pn.psychiatryonline.org/
Acesso: gratuito.

Notícias da American Psychiatry Association.

// Psychiatric Times

Endereço: http://www.psychiatrictimes.com/
Acesso: gratuito.

Conteúdo vasto em psiquiatria.

// Psychiatry On-Line

Endereço: http://www.priory.co.uk/psych.html
Acesso: gratuito.

Artigos de revisão, casos, editorias e debates.

// Psychiatry Source

Endereço: http://www.psychiatrysource.com/
Acesso: gratuito.

Diversos recursos na área de psiquiatria.

// Psychwatch

Endereço: http://www.psychwatch.com/
Acesso: gratuito.

// Massachusetts General Hospital Psychiatry Academy

Endereço: http://www.mghcme.com/
Acesso: gratuito.

Rico material com teleconferências, simpósios e outros materiais educativos.

// Centre for Evidence Based Mental Health

Endereço: http://cebmh.warne.ox.ac.uk/cebmh/cebmh.htm
Acesso: gratuito.

Ponto de partida para psiquiatria baseada em evidência.

// PsycINFO

Endereço: http://www.apa.org/psycinfo/
Acesso: gratuito.

Extensa base de dados de psicologia, disponível no Portal Periódicos CAPES, no OVID ou mediante assinatura.

Há uma revisão na literatura que contém informações e descrições adicionais de sites e outros recursos para atualização.[9]

// **Radiologia**

// American College of Radiology

Endereço: http://www.acr.org/
Acesso: gratuito.

Diversos recursos para a especialidade.

// MyPacs.net

Endereço: http://www.mypacs.net/
Acesso: gratuito.

// Learning Radiology.com

Endereço: http://www.learningradiology.com/index.htm
Acesso: gratuito.

Excelente site com dezenas de casos e exercícios em diagnóstico por imagem.

// EuroRad – European Radiology Online Database

Endereço: http://www.eurorad.org/
Acesso: gratuito.

Coletânea de casos europeus de radiologia.

// RadiologyWeb

Endereço: http://www.radiologyweb.com/
Acesso: gratuito.

// **Introduction to Cardiothoracic Imaging**

Endereço: http://info.med.yale.edu/intmed/cardio/imaging/
Acesso: gratuito.

Excelente livro sobre radiologia torácica.

// **Auntminnie**

Endereço: http://www.auntminnie.com
Acesso: gratuito.

Excelente site de radiologia com recursos educacionais de alto nível.

// **Reumatologia**

// **MuskuloSkeletal Report**

Endereço: http://www.mskreport.com/
Acesso: gratuito.

Site europeu com grande variedade de recursos educacionais. É possível receber notícias de primeira qualidade sobre atualizações.

// **American College of Rheumatology**

Endereço: http://www.rheumatology.org/
Acesso: gratuito.

Diversos recursos úteis para a especialidade.

// **Rheumatology News**

Endereço: http://www.rheumatologynews.com/
Acesso: gratuito.

Notícias na área de reumatologia.

// **Rheumatologyweb.com**

Endereço: http://www.rheumatologyweb.com/
Acesso: gratuito.

Conteúdo diverso em reumatologia.

// **Rheumatology Rounds On-Line – The Johns Hopkins Arthritis Center**

Endereço: http://www.hopkins-arthritis.org/rheumrounds.html
Acesso: gratuito.

Portal de atividades científicas para atualização continuada na área de reumatologia.

// Banco de imagens em reumatologia

Endereço: http://www.irheum.eu/
Acesso: gratuito.

Essa compilação de imagens realizada pelo *Comitê de imagens musculoesqueléticas* da European League Against Rheumatism (EULAR) tem um acervo crescente de ótima qualidade de ressonância magnética, tomografia computadorizada, capilaroscopia periungueal, artroscopia, microscopia ótica e eletrônica. A riqueza de materiais proporciona um material didático único.

// Traumatologia

// Trauma Org

Endereço: http://www.trauma.org
Acesso: gratuito.

// Urologia

// Uroweb

Endereço: http://www.uroweb.org/
Acesso: gratuito.

Site de conteúdo geral na especialidade.

// Bristol Urological Institute Tutorials

Endereço: http://www.bui.ac.uk/tutorials.htm
Acesso: gratuito.

// Urology Grand Rounds at the Digital Journal of Urology

Endereço: http://www.duj.com/
Acesso: gratuito.

Lista de discussão de casos de urologia adulta e pediátrica.

// Urology Procedural Videos at Cornell

Endereço: http://www.cornellurology.com/uro/cornell/video/physicians.shtml
Acesso: gratuito.

Vídeos de procedimento urológico da Universidade de Cornell.

// SITES DIVERSOS

// Medicamentos

Sites com informações sobre medicamentos e programas de manuseio.

// Drug Information Online

Endereço: http://www.drugs.com/
Acesso: gratuito.

// Epocrates

Endereço: http://www.epocrates.com/
Acesso: gratuito.

// Programas úteis à prática clínica

Comumente se denomina em informática que um software é utilitário quando este executa tarefas específicas. Selecionamos alguns que podem ser utilizados em Medicina.

// Isabel Healthcare

Endereço: www.isabelhealthcare.com
Acesso: mediante assinatura.

Trata-se de uma ferramenta *on-line* de apoio diagnóstico que permite aos assinantes inserir dados referentes aos casos e obter uma lista dos principais diagnósticos diferenciais, sendo reconhecida como instrumento útil, prático e rápido, que pode contribuir com a redução do erro diagnóstico.

// Medal

Endereço: http://www.medal.org/

Milhares de escalas, algoritmos e calculadoras médicas disponíveis *on-line*.

// Administração de consultório (Onlinedoctor)

Endereço: www.onlinedoctor.com.br
Acesso: gratuito.

Esse *site* dá acesso a um programa de adminsitração de consultórios *on-line*. O *software* permite ao médico controlar suas consultas, visualizar e imprimir o prontuário dos seus pacientes e seus exames, receitas e atestados, além de gerenciar os pagamentos feitos por clientes e convênios.

// Citações bibliográficas

// Citing Medicine

Endereço: http://www.nlm.nih.gov/citingmedicine/
Acesso: gratuito.

Desenvolvido pela National Library of Medicine, esse livro eletrônico aborda a correta redação das referências bibliográficas em publicações biomédicas por meio de um formato-padrão. Assim, essa obra oferece instruções sobre as normas e pautas de citação de variados documentos, como publicações impressas (livros, artigos e revistas) na internet, recursos audiovisuais (CD-ROMs e DVDs) e materiais não-publicados (teses, monografias, comunicações pessoais).

// *Sites* de indústrias farmacêuticas

Muitas indústrias farmacêuticas disponibilizam em seus *sites* materiais e outros recursos que podem auxiliar médicos e outros profissionais de saúde a se manter atualizados. Dessa forma, nesta seção, serão fornecidos exemplos de tais recursos. É importante ressaltar que alguns desses materiais, com aulas e palestras virtuais, podem ser tendenciosos, direcionados para os interesses da indústria. Entretanto, há uma série de ferramentas muito interessantes para o profissional que são disponibilizadas gratuitamente.

// Merck Sharp & Dhome do Brasil

Endereço: http://www.msd-brazil.com/msdbrazil/corporate/index.html

Excelente *site* que fornece acesso a uma grande quantidade de periódicos. Na seção "Artigos Comentados-First View", é possível ver comentários de especialistas renomados sobre artigos importantes recentemente publicados. Um gande destaque é que o *site* disponibiliza também a base de dados Mdconsult, sobre o qual comentamos no início deste capítulo. Além desse, existem vários outros recursos:

➡ Livros *on-line*: P.R. Vade-Mecum (base de dados completa sobre medicamentos), Harrison's Principles of Internal

Medicine, 16th Edition, Diabetes Mellitus: A Fundamental and Clinical Text

➡ Atlas interativo mostrando várias imagens do corpo humano

➡ Modelos em 3D de várias partes do corpo humano

➡ Acesso *on-line* à série Manuais Merck, inclusive à 18ª edição (em inglês) do The Merck Manual (um compêndio em medicina)

É necessário a realização de um cadastro gratuito para usufruir dos recursos descritos. No caso de médicos, para se registrar, deve-se fornecer o número do seu cadastro em um conselho como profissional de saúde (p. ex., o CRM-SP, no caso de médicos que trabalham em São Paulo).

// AstraZeneca do Brasil

Endereço: http://www.astrazeneca.com.br

De modo semelhante ao anterior, é necessário realizar cadastro, também informando o número de registro na respectiva entidade de classe, para acessar a parte direcionada a profissionais de saúde.

Na seção "Produto", é possível obter informações detalhadas, inclusive com a bula, sobre os medicamentos produzidos pela AstraZeneca. Além disso, na seção "Material Científico", é possível encontrar aulas *on-line*, *kit* de *slides*, EMC e material técnico (ilustrações sobre doenças, etc.).

// Nycomed Pharma (antiga Altana Pharma)

Endereço: http://www.nycomedpharma.com.br/apws/site/index.asp

Novamente, é necessário realizar cadastro informando alguns dados pessoais, *e-mail* e número do conselho para acessar a parte do *site* dedicada a profissionais de saúde.

Esse *site* é bem organizado, apresentando uma divisão em várias seções:

➡ Aulas médicas: *download* de algumas aulas, especialmente sobre anemia, em formato de Microsoft PowerPoint.

➡ Biblioteca Virtual: possui várias subseções, permitindo acesso a diversos consensos brasileiros e estrangeiros, a alguns livros em formato PDF para *download*, a uma coleção de imagens médicas, a estudos clínicos separados por especialidades e a monografias completas sobre alguns medicamentos dessa empresa.

- Casos clínicos: coleção de casos comentados de algumas especialidades médicas (angiologia, clínica geral, pneumologia, pediatria, ginecologia, gastrenterologia).
- Produto: relação de todos os medicamentos produzidos pela empresa, com respectivos nomes comerciais e princípios ativos, com acesso a bula completa.
- *Links* para a Classificação Internacional de Doenças (CID-10) e o P.R. Vade-Mecum.

// Aché

Endereço: www.ache.com.br

É necessário registro, com fornecimento do número do conselho para usufruir dos recursos do *site*. Os materiais disponíveis encontram-se em algumas seções, mostradas a seguir:

- Conteúdo de Apoio: artigos disponíveis para *download*, provenientes, em geral, da série Coleção Aché para a Saúde e da Revista Physikos.
- Educação Médica Continuada: nessa seção, pode-se realizar, por exemplo, *download* de vários atlas interessantes, como o de alergia e o do sistema musculoesquelético.
- Produtos: informações sobre produtos da empresa com as respectivas bulas.

// Novartis

Endereço: www.medicoamedico.com.br

A Novartis disponibiliza o *site* medicoamedico.com.br, com diversos recursos na área médica, como aplicativos úteis ao consultório (p. ex., orientações nutricionais para perda de peso e colesterol). Um recurso útil é o Dicionário de Especialidades Farmacêuticas (DEF) *on-line*.

// Sanofi-Aventis

Endereço: www.medicalservices.com.br

Esse serviço traz recursos como calculadoras, *softwares* para Palm, receituário *on-line* entre outros. Merecem destaque a pesquisa da Classificação Internacional das Doenças (CID) *on-line* e o Kairos, uma base de dados de preço de medicamentos.

// Roche

Endereço: www.roche.com.br

A área para médicos disponibliza aulas virtuais e alguns aplicativos. Além disso, há um espaço para pesquisa de interações medicamentosas e um dicionário médico.

// **CONCLUSÃO**

O conhecimento básico dos principais portais médicos e *sites* de especialidade são aliados importantes na árdua tarefa de gerenciamento de informações para competência básica da atualização médica.

// **REFERÊNCIAS**

1. Gomes SP. Livros eletrônicos da área médica. Revista da Sociedade Brasileira de Medicina Tropical. 2007;40: 361-73.
2. Pappas G, Falagas ME. Free internal medicine case-based education through the World Wide Web: how, where, and with what? Mayo Clin Proc. 2007 Feb;82(2): 203-7.
3. Preger CM. Educação médica continuada a distância em endocrinologia e metabologia. Arquivos Brasileiros de Endocrinologia & Metabologia. 2005;49: 584-95.
4. Falagas ME, Karveli EA, Panos G. Infectious disease cases for educational purposes: open-access resources on the Internet. Clin Infect Dis. 2007 Aug 15;45(4): 495-500.
5. Lim RF, Hsiung BC, Hales DJ. Lifelong learning: skills and online resources. Acad Psychiatry. 2006 Nov-Dec;30(6): 540-7.
6. Boehm J. Best of the web in pathology: a practical guide to finding specific pathology resources on the internet. J Clin Pathol. 2008 Feb;61(2): 225-32.
7. Gomes, S P. Livros eletrônicos da área médica com ênfase em pediatria / E-books destined for the medical profession with emphasis in Pediatrics. Pediatria (Sao Paulo);29(4): 263-274, 2008.
8. Uhlmann WR, Guttmacher AE. Key Internet genetics resources for the clinician. JAMA. 2008 Mar 19;299(11): 1356-8.

6 // Buscadores de informação acadêmica

Isabel Bueno Santos Menezes

"Se vi mais longe foi por estar de pé sobre os ombros de gigantes."
Isaac Newton

// INTRODUÇÃO

Com o rápido e crescente avanço tecnológico nas últimas décadas, a internet não só se tornou o maior repositório de conhecimento da história da humanidade como também representa uma das maiores fontes de informação no mundo moderno.

De acordo com o mais recente levantamento feito pela Netcraft, uma empresa de segurança e estatísticas da internet, durante o mês de junho de 2008 foi registrado um aumento de 3,9 milhões de *websites*, resultando em um total de 172.338.726 de *sites* na Internet.[1]

Dada a quantidade ilimitada de páginas html, encontrar qualquer tipo de informação em um universo tão vasto pode se tornar um verdadeiro desafio. Além disso, como um indivíduo não pode simplesmente consultar milhões páginas na *web* para localizar a informação de que necessita, o auxílio de ferramentas eficazes para facilitar a localização dos recursos informacionais mais relevantes se torna fundamental. Essas ferramentas são conhecidas como motores de busca, buscadores, Web search tools, Web Search Engines, etc. Neste livro, será adotado o termo "buscador".

Os buscadores são *websites* que utilizam "robôs" (*spiders* ou *crawlers*) que varrem constantemente a internet em busca de novos *sites*. Esses robôs capturam o conteúdo do *site,* realizam sua indexação e o incluem em um imenso banco de dados onde pode ser pesquisado e encontrado por meio de uma interface de busca.[2]

Desde os primórdios da *web*, no início da década de 1990, os buscadores tornaram-se um instrumento indispensável, fazendo parte do cotidiano dos usuários, de forma que a maioria sequer imagina como utilizaria a internet sem eles. Atualmente, milhões de *sites* podem ser encontrados na internet por meio de centenas de buscadores com diferentes tecnologias e peculiaridades que proporcionam a interação direta entre os usuários e a informação.[1] Entre os mais populares, destacam-se o Altavista e o Google.

Uma importante característica da maioria dos buscadores é o empenho em incluir o maior número possível de *sites* em seus bancos de dados, a fim de que o usuário encontre qualquer tipo de documento, independentemente da qualidade da informação.

Por essa razão, é possível que um pesquisador fique decepcionado com o resultado recuperado caso tenha utilizado os mecanismos de busca convencionais em suas investigações científicas, principalmente se a pesquisa foi realizada com termos que possuem significados diferentes. Ciência e Internet nem sempre caminham lado a lado. Assim, tomando como exemplo o termo "boop", sigla da expressão "Bronchiolitis Obliterans with Organizing Pneumonia", e pesquisando no Google (www.google.com.br), o resultado pode ser uma série de páginas sobre a personagem de desenho animado Betty Boop. Nada contra esta simpática figurinha! Até seria interessante fazer uma pausa em suas investigações para uma breve leitura sobre a sociedade americana na década de 1930, valores morais, liberação feminina, etc.

Visto que a ciência corre contra o tempo, em determinados momentos o importante é recuperar a informação adequada o mais rápido possível. Entretanto, além desse problema com o significado da palavra pesquisada, são muitos os casos em que os resultados encontrados consistem em uma infinidade de páginas com informações aparentemente científicas, mas provenientes de fontes duvidosas, que certamente não passariam pelo rigoroso controle editorial, comum nas publicações utilizadas no mundo acadêmico.

Na área da saúde, existem milhares de informações científicas transmitidas pela internet cujo acesso rápido e atualizado é imprescindível para a educação, a pesquisa e a tomada de decisões. No entanto, está cada vez mais difícil para o profissional da saúde encontrar informação relevante e de qualidade em um universo tão vasto como a internet. Dessa forma, como identificar os *sites* que possuem informação séria e com embasamento científico?

Não demorou muito para que algumas empresas detectassem a crescente demanda de informação acadêmica na *web* e a necessidade de implantar no mercado novas ferramentas capazes de filtrar essa informação.

Nesse sentido, o primeiro passo foi dado pela Elsevier, uma das mais importantes editoras da literatura médica e científica do mundo, que, em 2001, criou um buscador chamado Scirus (www.scirus.com), com capacidade de filtrar a informação científica de forma confiável para os rigorosos critérios de qualidade do mundo acadêmico.

Ao que parece, o êxito do Scirus foi tanto que despertou o interesse da Google, a ponto de essa empresa lançar, alguns anos depois, o Google Scholar (http://scholar.google.com), conhecido no Brasil como Google Acadêmico.

Diferentemente dos buscadores convencionais, esses dois sistemas possuem robôs com capacidade de rastrear e indexar somente informações de *sites* relacionados à literatura científica e acadêmica.[3] Basicamente, os documentos recuperados pelos buscadores acadêmicos são:

- Páginas da *web* e documentos de todos os tipos (html, word, pdf, ppt, etc.) de instituições acadêmicas e científicas (.edu, .org, .gov, .com, etc.)
- Artigos de periódicos científicos *peer review* (avaliados por duas pessoas da mesma área que o autor) provenientes de várias fontes, livros e patentes (não necessariamente disponíveis para *download* gratuito)
- Trabalhos acadêmicos (dissertações e teses)
- Documentos arquivados em repositórios científicos (*e-prints*)

Devido à facilidade de utilização, à economia de tempo e aos *links* para uma vasta quantidade de informação, os buscadores acadêmicos Scirus e Google Scholar ganharam espaço como primeira ou única fonte de pesquisa bibliográfica. Essa é uma séria questão que tem sido motivo de debates entre a comunidade acadêmica,[4] pois nenhum desses buscadores indexa todos os *sites* científicos existentes na internet.

Essa parte inacessível pelos buscadores é chamada de internet invisível e pode ser definida como "páginas de texto, arquivos e vários documentos, muitas vezes com informações de alta qualidade, disponíveis na internet que os buscadores 'não podem' indexar por limitações técnicas ou 'não querem indexar' deliberadamente".[5] Estima-se que a internet invisível seja 500 vezes maior do que o conteúdo indexado pelos buscadores.[6]

Vale ressaltar que importantes bases de dados bibliográficas fazem parte desta internet invisível. Isso significa que os buscadores acadêmicos não devem, de forma alguma, substituir as bases de dados bibliográficas convencionais, mas devem apenas complementá-las.[6]

A seguir, serão apresentadas individualmente várias características dos buscadores de informação acadêmica na internet, considerados indispensáveis como fontes de informação confiável e relevante: o Scirus e o Google Scholar.

// SCIRUS

Compreendendo o importante papel que a *web* representa na distribuição de informação científica, a editora holandesa Elsevier Science criou, em 2001, o buscador de acesso livre Scirus, projetado para indexar automaticamente páginas da internet, como fazem os buscadores convencionais, porém com capacidade de filtrar a informação acadêmica e científica.[7]

Esse buscador, que tem mais de 450 milhões de páginas *web* indexadas, expõe claramente o seu âmbito de cobertura e apresenta com detalhes o conteúdo de suas fontes, o qual inclui:[8,9]

- *Sites* institucionais e acadêmicos de todo o mundo (.edu, .org, .ac, .uk, .com, .gov, etc.)
- Artigos de periódicos provenientes de várias fontes, principalmente da editora Elsevier (não necessariamente disponíveis para *download* gratuito)
- E-prints
- Periódicos que podem ser acessados livremente na internet
- Repositórios institucionais e acadêmicos
- Relatórios técnicos
- Patentes
- Livros

O Scirus também oferece excelentes opções de pesquisa avançada e um recurso de correção ortográfica para ajudar o usuário a localizar com facilidade a informação científica de que se necessita.

// GOOGLE SCHOLAR (GOOGLE ACADÊMICO)

Lançado em novembro de 2004, o Google Scholar é um buscador de acesso livre projetado com o objetivo de localizar todas as publicações acadêmicas em todas as disciplinas.[10, 11]

Assim, o âmbito exato de cobertura do seu conteúdo não é explícito, mas, segundo informações fornecidas no próprio *site*, pode-se pesquisar no Google Scholar "artigos revisados por especialistas (*peer-rewiewed*), teses, livros, resumos e artigos de editoras acadêmicas, organizações profissionais, universidades e outras entidades acadêmicas".[12]

Os idealizadores do Google Scholar não foram os únicos a desenvolver essa idéia, mas são os pioneiros em desenvolver versões internacionais desse buscador acadêmico em diferentes línguas para facilitar o acesso de pesquisadores de cada parte do mundo.[13]

Em janeiro de 2006, a Google lançou a versão em português desse tipo de buscador, o Google Acadêmico (http://scholar.google.com.br), que permite a localização de trabalhos acadêmicos de instituições e universidades.[13,14] Além do recurso de correção ortográfica, comum na maioria dos buscadores, o sistema oferece a opção de pesquisa avançada e permite restringir o resultado da pesquisa em uma ou mais áreas específicas.

É importante salientar que o Google Scholar apresenta conteúdo exclusivo, que não se encontra no Google convencional.

// CONCLUSÃO

O aperfeiçoamento do processo de recuperação da informação na *web* é imprescindível para consolidar o papel da internet como um repositório do conhecimento universal.

Nos últimos anos, uma das mais importantes mudanças dos sistemas de busca na internet foi a implantação de mecanismos capazes de filtrar a informação acadêmica e científica, permitindo facilidade e precisão no processo de recuperação dessas informações.

Neste capítulo apresentamos uma visão geral das facilidades e dificuldades na localização de informações na internet e a importância dos buscadores de informação acadêmica neste processo.

// **REFERÊNCIAS**

1. Netcraft [Internet]. Bath: Netcraft; c 2008. June 2008 Web Server Survey; 2008 Jun 22 [cited 2008 Jul 12]. Available from: http://news.netcraft.com/archives/2008/06/index.html
2. Rajashekar TB. Web search engines: how to get what you want from the world wide web. Resonance. 1998;3(11): 40-53.
3. Notess GR. Scholarly Web Searching: Google Scholar and Scirus. Online [Internet]. 2005 [cited 2008 Jul 12];29(4): 39. Available from: http://www.infotoday.com/online/jul05/OnTheNet.shtml
4. Henderson J. Google Scholar: a source for clinicians? CMAJ [Internet]. 2005 [cited 2008 Jul 12];172(12): 1549-50. Available from: http://www.cmaj.ca/cgi/content/full/172/12/1549
5. Sherman C. The invisible web: uncovering sources search engines can't see. Libr Trends. 2003 [cited 2008 Jul 12]: [about 13 p.]. Available from: http://findarticles.com/p/articles/mi_m1387/is_2_52/ai_112542832/print?tag=artBody;col1
6. Bergman MK. The Deep Web: Surfacing Hidden Value. J Electron Publis [Internet]. 2001 [cited 2008 Jul 12];7(1): [about 44 p.]. Available from: http://quod.lib.umich.edu/cgi/t/text/text-idx?c=jep;view=text;rgn=main;idno=3336451.0007.104
7. Codina L. Motores de búsqueda de información científica y académica. Hipertext [Internet]. 2007 [cited 2008 Jul 12];(5): [about 9 p.]. Available from: http://www.hipertext.net/web/pag237.htrm
8. Giustini D, Barsky E. A look at Google Scholar, PubMed, and Scirus: comparisons and recommendations. J Can Health Lib Assoc [Internet]. 2005 [cited 2008 Jul 12];26: 85-9. Available from: http://pubs.nrc-cnrc.gc.ca/jchla/jchla26/c05-030.pdf
9. Scirus [Internet]. Amsterdam: Elsevier; c 2008. About Scirus; [cited 2008 Jul 12]; [about 12 p.]. Available from: http://www.scirus.com/srsapp/aboutus/
10. Butler D. Science searches shift up a gear as Google starts Scholar engine. Nature. 2004;432(7016): 423.
11. Google [Internet]. Mountain View, CA: Google; c2008. An interview with Anurag Acharya, Google Scholar lead engineer; [cited 2008 Jul 12];[about 5 p.]. Available from: http://www.google.com/librariancenter/articles/0612_01.html
12. Google Acadêmico [internet]. São Paulo: Google Brasil; c2008. Sobre o Google Acadêmico; [cited 2008 Jul 12]: [about 1 p.]. Available from: http://scholar.google.com.br/intl/pt-BR/scholar/about.html
13. Google para brasileiros. Rev Ensino Superior. 2006 [cited 2008 Jul 12]: [about 1 p.]. Available from: http://revistaensinosuperior.uol.com.br/textos.asp?codigo=11214
14. Google Acadêmico ganha versão em português. Folha Online [Internet]. 2006 [cited 2008 Jul 12]. Available from: http://www1.folha.uol.com.br/folha/informatica/ult124u19491.shtml

7 // Princípios básicos de pesquisa bibliográfica

Isabel Bueno Santos Menezes

> *"Pesquisar é ver o que os outros viram, e pensar o que nenhum outro pensou."*
> *Albert Szent-Gyorgyi*

// INTRODUÇÃO

Pesquisar, em sua mais simples definição, significa procurar respostas para solucionar algum problema proposto. Essa é uma prática que se faz presente em todas as fases da vida acadêmica e profissional de qualquer indivíduo que, independentemente da sua área de atuação, precise desenvolver algum tipo de trabalho científico.

Nenhum trabalho científico parte da estaca zero. Provavelmente alguém ou algum grupo já publicou algo relacionado com o tema que se pretende desenvolver. Desse modo, ter acesso ao que já foi escrito sobre um tema em questão possibilita a inclusão de novos dados ao trabalho, colabora com as eventuais mudanças no rumo da pesquisa e evita a repetição de métodos já utilizados.

A busca dos referenciais teóricos existentes em documentos e publicações sobre os quais o pesquisador fundamentará o seu trabalho é feita por meio da pesquisa bibliográfica.

Portanto, essa é a principal ferramenta para buscar, coletar e selecionar informações sobre determinado tema a partir de materiais publicados, como livros, artigos de periódicos e documentos disponibilizados na internet.

No entanto, no início de uma pesquisa bibliográfica, é possível que o pesquisador fique perdido entre milhões de informações, muitas das quais tratando o tema de forma superficial.

Assim, é fundamental dominar algumas técnicas de pesquisa para se obter um resultado consistente no menor tempo possível, principalmente se as pesquisas são realizadas em bases de dados bibliográficas.

Existem alguns princípios básicos de pesquisa bibliográfica que são comuns na maioria das bases de dados. As formas como se aplicam tais princípios determinam os níveis de acurácia (sensibilidade e especificidade) no resultado da pesquisa. A sensibilidade corresponde ao resultado amplo, com maior número de referências, porém com menor relevância. Já a especificidade é o resultado restrito, com menor número de referências, porém com maior relevância.

A seguir será explicado como utilizar corretamente essas ferramentas que fazem parte dos princípios básicos de pesquisa bibliográfica, comuns na maioria das bases de dados.

// O QUE É REFERÊNCIA BIBLIOGRÁFICA?

É o conjunto de elementos descritivos de um documento (livro, artigo científico, tese, monografia, etc.) que permitem a sua identificação no todo ou de suas partes. Dessa forma, por meio dos elementos descritivos de um documento, é possível localizá-lo em bibliografias ou bases de dados bibliográficas e recuperá-lo posteriormente.

// O QUE É BIBLIOGRAFIA?

É uma lista de referências bibliográficas ordenadas de forma lógica e sistemática, na qual é possível consultar os elementos descritivos dos documentos para a identificação, localização e recuperação dos mesmos.

// O QUE É BASE DE DADOS BIBLIOGRÁFICA?

Ao longo do tempo, as bibliografias passaram por várias transformações, em sintonia com os avanços tecnológicos, evoluindo até as bases de dados bibliográficas dos dias atuais. Isto é, base de dados bibliográfica é uma versão eletrônica da bibliografia impressa.

Ao serem incluídos nas bases de dados bibliográficas, os documentos são analisados individualmente e seus elementos descritivos são adicionados em campos de dados específicos. Esses campos de dados podem variar de acordo com o tipo de base de dados, mas alguns são comuns na maioria, como, por exemplo, autor, título e assunto.

Por meio de pesquisas elaboradas nas bases de dados, os documentos são recuperados em forma de referência bibliográfica.

// IDENTIFICANDO OS ELEMENTOS DESCRITIVOS DE UM DOCUMENTO

Utilizando como exemplo um artigo científico, serão identificados os seus elementos descritivos, apresentados na Figura 7.1.

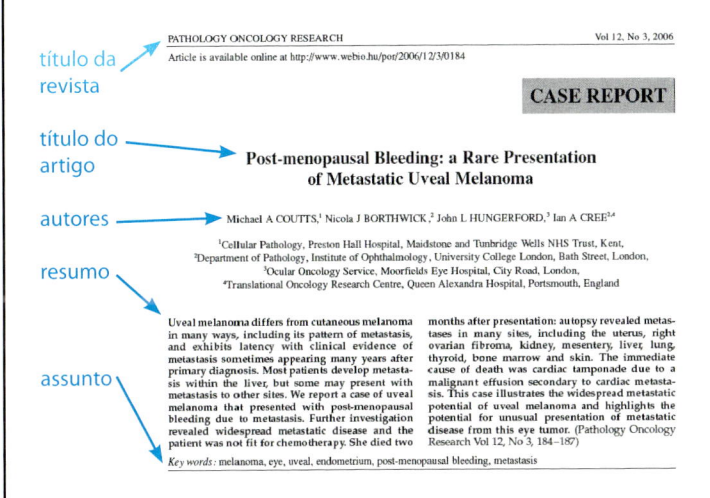

Figura 7.1 // Elementos descritivos que compõem um artigo científico.

// IDENTIFICANDO OS CAMPOS DE DADOS DE UMA REFERÊNCIA BIBLIOGRÁFICA

Os elementos descritivos de um documento são inseridos em campos de dados específicos nas bases de dados bibliográficas. No resultado final desse processo, tem-se uma referência bibliográfica.

Na Figura 7.2, serão identificados os campos de dados de uma referência incluída na base de dados PubMed.

// O QUE É INDEXAÇÃO?

Na maioria das bases de dados bibliográficas, os assuntos abordados em um documento são identificados após cuidadosa análise e representados por termos extraídos de um vocabulário controlado. Esse processo é chamado de indexação.

Segundo Lancaster[1], "indexação é a representação do conteúdo temático de um documento". Portanto, na prática, indexação é o processo de descrição do conteúdo de um documento por meio de termos padronizados pertencentes a algum vo-

Figura 7.2 // Campos de dados de uma referência incluída no PubMed.

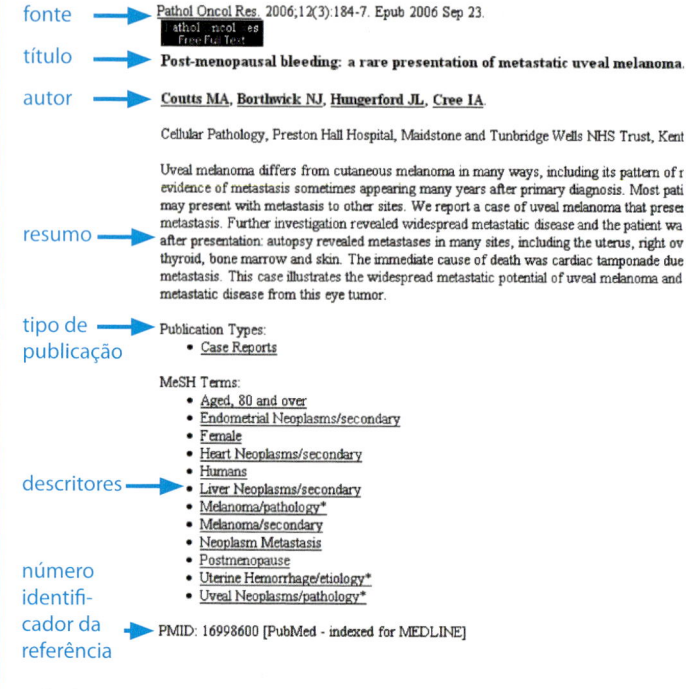

fonte → Pathol Oncol Res. 2006;12(3):184-7. Epub 2006 Sep 23.

título → **Post-menopausal bleeding: a rare presentation of metastatic uveal melanoma.**

autor → Coutts MA, Borthwick NJ, Hungerford JL, Cree IA.

Cellular Pathology, Preston Hall Hospital, Maidstone and Tunbridge Wells NHS Trust, Kent

resumo → Uveal melanoma differs from cutaneous melanoma in many ways, including its pattern of r evidence of metastasis sometimes appearing many years after primary diagnosis. Most pati may present with metastasis to other sites. We report a case of uveal melanoma that prese metastasis. Further investigation revealed widespread metastatic disease and the patient wa after presentation: autopsy revealed metastases in many sites, including the uterus, right ov thyroid, bone marrow and skin. The immediate cause of death was cardiac tamponade due metastasis. This case illustrates the widespread metastatic potential of uveal melanoma and disease from this eye tumor.

tipo de publicação → Publication Types:
- Case Reports

MeSH Terms:
- Aged, 80 and over
- Endometrial Neoplasms/secondary
- Female
- Heart Neoplasms/secondary
- Humans

descritores →
- Liver Neoplasms/secondary
- Melanoma/pathology*
- Melanoma/secondary
- Neoplasm Metastasis
- Postmenopause
- Uterine Hemorrhage/etiology*
- Uveal Neoplasms/pathology*

número identificador da referência → PMID: 16998600 [PubMed - indexed for MEDLINE]

cabulário controlado, com o objetivo de localizar e recuperar esse documento posteriormente. Os termos usados na indexação são conhecidos como descritores.

// COMO DESENVOLVER ESTRATÉGIAS DE BUSCA

Antes de iniciar uma pesquisa bibliográfica, é importante seguir as seguintes etapas:

➡ Escolher o assunto ou área de interesse

➡ Dividir o assunto em conceitos

➡ Listar os termos relacionados e os sinônimos de cada conceito

➡ Planejar e construir a estratégia de pesquisa

➡ Observar o resultado. Se for necessário, construa outros tipos de estratégias até conseguir um resultado satisfatório

// REGRAS DE PESQUISA

As regras básicas de pesquisa bibliográfica são semelhantes na maioria das bases de dados e, quando aplicadas corretamente, garantem consistência no resultado.

Veja, a seguir, a descrição detalhada dessas regras de pesquisa bibliográfica.

// Operadores booleanos

Uma estratégia bem-elaborada depende do uso efetivo da Lógica Booleana, considerada uma das mais importantes ferramentas de pesquisa bibliográfica, a qual foi desenvolvida por George Boole, um matemático inglês, em 1854.[2]

Na prática, ele criou uma forma simples de conduzir o raciocínio utilizando expressões monossilábicas, que ficaram conhecidas como operadores booleanos.

Os operadores booleanos podem ser representados de diversas formas, mas em geral são escritos como AND (e), OR (ou) e NOT (não).

Nas bases de dados bibliográficas, os operadores booleanos estabelecem a relação entre os termos e são muito importantes para refinar a pesquisa e obter resultados mais precisos. A seguir, será explicada a utilização de cada um dos operadores booleanos.

// Operador booleano AND

É usado para indicar que todos os termos procurados devem estar presentes no registro recuperado.

Exemplo: "breast cancer"[*] AND tamoxifen

Assim, os documentos recuperados devem conter, obrigatoriamente, ambos os termos, "breast cancer" e "tamoxifen" (Figura 7.3).

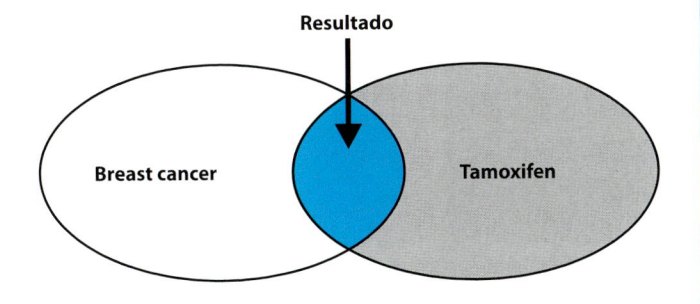

Figura 7.3 // Resultado de pesquisa utilizando o operador booleano AND.

---

[*] Para explicação acerca do uso das aspas em breast cancer, ver página 207.

// Operador booleano OR

É usado para indicar que qualquer um dos termos deve estar presente no registro recuperado.

Exemplo: anastrazole OR tamoxifen

Os documentos recuperados devem conter pelo menos um desses termos (Figura 7.4).

Figura 7.4 // Resultado de pesquisa utilizando o operador booleano OR.

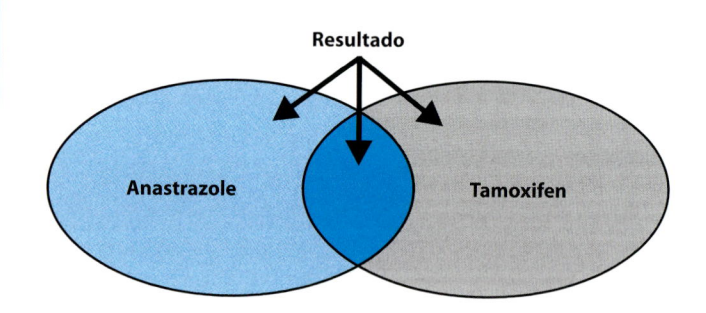

// Operador Booleano NOT

É usado para excluir do resultado os registros que tenham determinado termo.

Exemplo: "breast cancer" NOT tamoxifen

Os documentos que contêm o termo indesejado, que fica à direita do operador NOT, serão excluídos (Figura 7.5).

Figura 7.5 // Resultado de pesquisa utilizando o operador booleano NOT. O termo indesejado é tamoxifen.

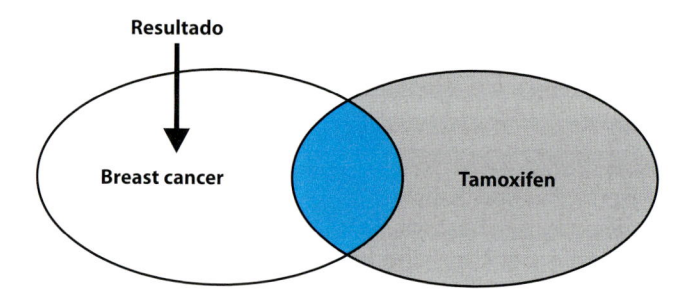

// Operadores de proximidade

Algumas bases de dados bibliográficas utilizam operadores que estabelecem critérios de proximidade entre os termos pesquisados.

// Same ou Sent

É usado para indicar que os termos devem ocorrer dentro da mesma frase no registro recuperado (em qualquer ordem).

Exemplo: digital SAME gray

Resultado: "The prospects for **gray**-scale (or multilevel) **digital** holographic data storage are theoretically and experimentally investigated."

// Near

É usado para indicar que os termos devem estar próximos no registro recuperado (em qualquer ordem), porém podem ser separados apenas por um número limitado de palavras. O limite de palavras entre os termos pesquisados varia de acordo com os critérios adotados pelas bases de dados para garantir a distância adequada entre os termos.

Exemplo: asymmetry NEAR mandibular

Resultado: "**Mandibular** skeletal and dental **asymmetry** in Class II subdivision malocclusions."

// Aspas ("")

É usado para indicar que a frase ou o termo exato deve estar presente no registro recuperado.

Exemplo: "mandibular asymmetry"

Essa pesquisa mostrará apenas os resultados que contiverem essas duas palavras juntas sem nenhuma outra palavra entre elas.

Resultado: "Thirty patients had cranial nerve deficits, and 37 had **mandibular asymmetry**."

// **Ordem de precedência dos operadores booleanos e sua importância**

Em uma expressão numérica, existe uma ordem pela qual as operações devem ser realizadas. Assim, operações de multiplicação e divisão são resolvidas primeiro, pois têm precedência sobre a adição e a subtração.

Segundo as regras da matemática, essa ordem pode ser alterada se os parênteses forem aplicados na expressão, pois as operações entre parênteses têm precedência sobre as outras, sendo desenvolvidas primeiramente. Portanto, utilizando-se tal recurso, as operações podem ser executadas na ordem desejada.

No entanto, é importante ressaltar que mudar a ordem de precedência pode alterar o resultado na fórmula. Por exemplo, observe como o uso de parênteses na mesma expressão numérica apresenta resultados diferentes.

$$5 + 12 + \underbrace{7 \times 6} \qquad (5 + 12 + 7) \times 6$$
$$5 + 12 + 42 = \qquad 24 \times 6 =$$
$$59 \qquad 144$$

Mas o que essa regra tem a ver com pesquisa bibliográfica em bases de dados?

A maioria das bases de dados bibliográficas utiliza, em sua linguagem, os princípios lógicos da matemática para processar os dados. Portanto, quando operadores booleanos diferentes são aplicados na estratégia de pesquisa, as bases de dados bibliográficas obedecem a alguma ordem de precedência.

Em alguns casos, a ordem na qual a estratégia é executada pode afetar o resultado da pesquisa. Dessa forma, é muito importante compreender como a ordem é determinada e como é possível alterá-la para se obter o resultado desejado.

// Uso dos parênteses

Em que ordem as bases de dados processam a pesquisa quando uma estratégia inclui operadores booleanos diferentes?

Algumas bases de dados processam as pesquisas de acordo com a ordem de precedência dos operadores booleanos. Outras – caso não exista uma ordem predefinida –, simplesmente processam a pesquisa da esquerda para a direita. No entanto, o problema disso é que, em alguns casos, essa ordem de precedência não processará a pesquisa de acordo com a lógica esperada.

Assim, para alterar a ordem de precedência ou a posição dos termos, deve-se sempre usar parênteses. Dessa forma, os termos semelhantes ou do mesmo nível serão agrupados na execução da expressão booleana. Os termos dentro dos parênteses serão processados como se fossem uma unidade, e você não terá problemas com o resultado da pesquisa.

Exemplo: "breast cancer" AND (anastrazole OR tamoxifen)

Nesse exemplo, qualquer base de dados entenderá que o termo "breast cancer" deve ser relacionado com a droga "anastrazole" ou com "tamoxifen", e, no resultado (Figura 7.6), serão

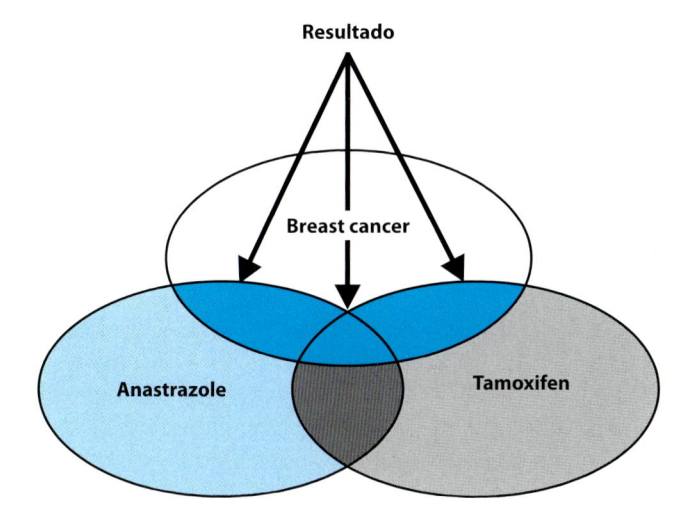

Figura 7.6 // Resultado de pesquisa utilizando parênteses.

apresentas as referências que incluem os termos "breast cancer com anastrazole", "breast cancer com tamoxifen" e "breast cancer com anastrazole e tamoxifen".

Mas, o que acontecerá se os parênteses não forem colocados nessa estratégia?

Nesse caso, a base de dados em que for executada a pesquisa seguirá a ordem natural de precedência, na qual o termo "breast cancer" será relacionado apenas com o termo "anastrazole", que está próximo a ele.

As referências que contêm o termo "tamoxifen" também aparecerão no resultado por causa do operador booleano OR, porém sem a obrigatoriedade de ter o termo breast cancer associado.

Exemplo: breast cancer AND anastrazole OR tamoxifen

No resultado, serão apresentadas as referências que incluem os termos "breast cancer" com "anastrazole" e "tamoxifen" com ou sem "breast cancer".

// CONCLUSÃO

Dentre os vários obstáculos enfrentados por usuários de bases de dados bibliográficas, evidencia-se a dificuldade em expressar as suas questões na forma de estratégia de busca. Como há inúmeras bases de dados bibliográficas disponíveis com diferentes ferramentas e métodos para pesquisa, é impossível conhecer as características e particularidades de todas elas. Para auxiliá-lo nessa importante etapa da pesquisa científica, foram apresentados neste capítulo as regras básicas de pesquisa bibliográfica que podem ser utilizadas em várias bases de dados, direcionando e reduzindo os seus esforços para alcançar resultados finais satisfatórios.

// REFERÊNCIAS

1. Lancaster FW. Indexação e resumos: teoria e prática. Brasília: Briquet de Lemos; 1993.
2. Boole G. George Boole and the mathematics of logic. 1847. MD Comput. 1992 May-Jun;9(3):165-74.

8 // Bases de dados bibliográficas da *Web*

Isabel Bueno Santos Menezes

> "Não existe arte abstrata.
> Você tem sempre que começar com alguma coisa."
> *Pablo Picasso*

// INTRODUÇÃO

Atualmente, existe um grande número de bases de dados multidisciplinares e especializadas em ciências da saúde disponíveis na internet, as quais proporcionam a interação direta entre os usuários e a informação científica.

Com tanta diversidade, é normal que o pesquisador tenha dúvidas na escolha da base de dados adequada para realizar as suas pesquisas.

Vários estudos foram realizados com a finalidade de comparar o conteúdo e a eficiência das bases de dados bibliográficas internacionais mais utilizadas em ciências da saúde.[1] Entretanto, é importante salientar que uma base de dados não substitui a outra. Pelo contrário, elas se complementam, na medida em que possuem características e conteúdos específicos, fornecendo respostas para cada necessidade de informação. Portanto, a escolha da base de dados está diretamente relacionada aos objetivos da pesquisa.

Até mesmo os buscadores como o Google Acadêmico e o Scirus estão incluídos nessas comparações.[2] Não há dúvida de que esses buscadores possuem grande capacidade para rastrear informações de embasamento científico, porém, é importante salientar que eles incluem outros recursos além de periódicos científicos e que o âmbito exato de cobertura de seus conteúdos não é explícito. Já as bases de dados bibliográficas indexam um conjunto bem-definido de informações provenientes de fontes devidamente avaliadas e certificadas, segundo rigorosos critérios acadêmicos.[1-4]

Embora não seja possível realizar uma comparação exata entre as bases de dados bibliográficas, é muito importante explorar as suas diferenças. Conhecer o conteúdo e as características de cada base de dados é imprescindível para que o pesquisador possa escolher, de forma consciente, a base mais adequada para as suas investigações.

Neste capítulo, são apresentados três tutoriais considerados fundamentais para a comunidade acadêmica: o PubMed, a Web of Science e a LILACS, além de uma visão geral das bases de dados mais utilizadas na área da saúde.

// TUTORIAL DE PESQUISA NO PUBMED

> "O experimentador que não sabe o que está procurando não irá entender o que encontra."
> *Claude Bernard*

Neste tutorial, serão abordados, de forma clara e objetiva, os aspectos fundamentais para a compreensão das dimensões e do conteúdo do PubMed. Dessa forma, serão apresentados dicas e conselhos de como utilizar as ferramentas disponíveis nesse *site* para que você se sinta seguro ao realizar qualquer tipo de pesquisa bibliográfica.

// Introdução

O PubMed é uma base de dados bibliográfica desenvolvida pelo National Center for Biotechnology Information (NCBI), uma divisão da National Library of Medicine (NLM), em Bethesda, Maryland.

O acesso é livre e é feito por meio de um poderoso sistema de busca e recuperação chamado Entrez, que integra várias bases de dados criadas e mantidas pelo NCBI, as quais fornecem, em sua grande maioria, informações sobre biologia molecular. Como compartilham a mesma plataforma, é possível acessar todas as bases do sistema Entrez por meio de *links* existentes no PubMed.

Dentre as várias fontes de informação em ciências da saúde da atualidade, o PubMed destaca-se pela tecnologia avançada empregada em seus variados recursos de pesquisa e pela dimensão do seu conteúdo bibliográfico, que abrange as áreas de medicina, enfermagem, odontologia, medicina veterinária, ciências biológicas e ciências da vida, além de possuir *links* para os textos completos de *sites* de editoras participantes.

Além disso, o conteúdo bibliográfico do PubMed está em constante processo de atualização. De terça-feira a sábado, novas referências são adicionadas à base de dados e disponibilizadas para consulta.

// Componentes do PubMed

O PubMed abrange duas poderosas fontes de informação bibliográfica em ciências da saúde:

// MEDLINE (Medical Literature Analysis and Retrieval System Online)

- É o maior componente do PubMed e principal base de dados da NLM.
- Contém mais de 17 milhões de referências de aproximadamente cinco mil jornais biomédicos publicados nos Estados Unidos e em mais 80 países.
- Cobre o período de 1949 até o presente.
- A maioria dos registros provém de fontes na língua inglesa (cerca de 90%) e todos os resumos estão em inglês.

// OldMedline

- É uma base de dados criada pela NLM.
- Abrange as referências de periódicos de dois índices bibliográficos impressos, Cumulated Index Medicus (CIM) e Current List of Medical Literature (CLML).
- Contém cerca de 1.816.000 citações de artigos de periódicos biomédicos internacionais.
- Cobre o período de 1949 até 1965.

Além dessas bases de dados, fazem parte do PubMed:

// Publisher-supplied citations

Citações enviadas eletronicamente pelas editoras ao setor de indexação da NLM para serem processadas.

// In process citations

São as citações que estão sendo analisadas para inclusão na MEDLINE.

// **PubMed citations**

Citações de artigos que não serão indexados na MEDLINE por tratarem de assuntos não abordados nesse componente ou por terem sido publicados antes da seleção do periódico para indexação.

// **Significado do nome "PubMed"**

O nome PubMed não surgiu com a intenção de ser um acrônimo ou abreviatura, entretanto, suas partes sugerem algumas definições. Assim, "Med" pode se referir à base de dados MEDLINE, enquanto "Pub" pode ser Public (versão livre da MEDLINE disponível no PubMed) ou Publisher (por incluir *links* de *sites* dos publicadores participantes).

// **História**

Atualmente, é impossível falar em fontes de informação sem mencionar a NLM. Dessa forma, conhecer as origens e a evolução dessa instituição ajuda a compreender a sua importância para a comunidade médica e o papel decisivo que representa na disseminação da informação em ciências da saúde.

A NLM, considerada, na atualidade, uma das maiores bibliotecas médicas do mundo, tem suas origens nas prateleiras do departamento médico do exército dos Estados Unidos, em 1818, quando o cirurgião general do Exército dos Estados Unidos, Dr. Joseph Lovell (Figura 8.1), formou, em seu gabinete, uma pequena coleção de livros médicos, com a finalidade de manter os oficiais do departamento atualizados com literatura médica recente.[8,9]

Figura 8.1 // Joseph Lovell (22/12/1788 – 17/10/1836).[5]

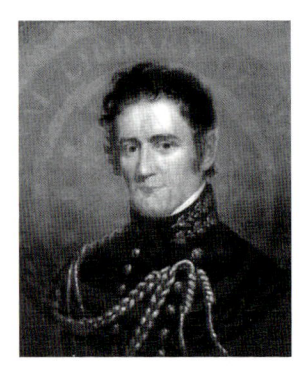

Em 1836, esse pequeno acervo foi reconhecido oficialmente e recebeu o nome de Library of the Office of the Surgeon General (Figura 8.2), United States Army.[8,9]

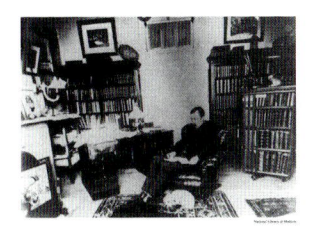

Figura 8.2 // Library of the Office of the Surgeon General, United States Army, 1861.[6]

Embora a biblioteca continuasse crescendo nos anos seguintes, poucos volumes foram acrescentados à coleção e até 1840 o acervo ainda era insignificante perto de outras bibliotecas médicas do país.[8,9]

Em 1862, sob a supervisão do novo cirurgião, General William Alexander Hammond, a biblioteca foi transferida para o prédio do Riggs Bank (Figura 8.3), no cruzamento da 15th Street e da Pennsylvania Avenue, em Washington. Pouco tempo após assumir o cargo, Hammond fundou o Museu Médico do Exército, projetado para compartilhar o mesmo espaço com a biblioteca em expansão.[8,9]

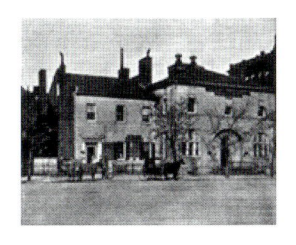

Figura 8.3 // Prédio do Riggs Bank, 1862-1866.[7]

Em seguida, com a nomeação do próximo cirurgião general, Joseph K. Barnes, em 1864, mais livros e periódicos foram adicionados ao acervo da biblioteca. Barnes decidiu que a crescente coleção da biblioteca deveria ser organizada por algum profissional e convocou, em 1865, Dr. John Shaw Billings (Figura 8.4) para supervisionar a Library of the Office of the Surgeon General. Essa foi, sem dúvida, uma decisão marcante para o futuro da biblioteca que hoje conhecemos como National Library of Medicine, pois foi o início do verdadeiro período de crescimento da biblioteca.[8,9]

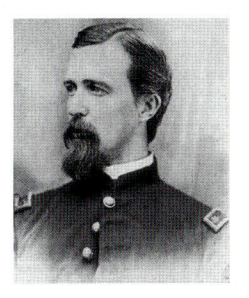

Figura 8.4 // John Shaw Billings (12/04/1838 – 11/03/1913).[10]

No final de 1866 e início de 1867, a Library of the Office of the Surgeon General foi transferida, junto com o Museu Médico do Exército, para o Teatro de Ford (Figura 8.5), na 10th street, em Washington.[8,9]

Figura 8.5 // Teatro de Ford, número 513 da 10th Street, Washington, 1866-1887.

Curiosidade

John Shaw Billings foi um grande incentivador de Herman Hollerith (1860-1929), inventor da famosa máquina Hollerit, considerada por muitos precursora dos primeiros computadores digitais. Essa foi a primeira máquina eletromecânica com registros em cartões, criada inicialmente para tabular o censo dos Estados Unidos.[11,12]

Obs: supostamente partiu de Billlings a ideia de que a tabulação poderia ser realizada com cartões perfurados.

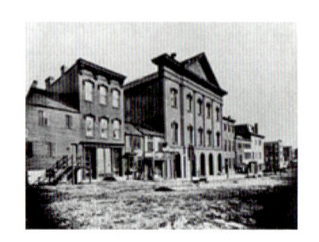

Nessa nova instalação, o número de aquisições da biblioteca cresceu rapidamente, o que criou um obstáculo para os usuários: a falta de um catálogo de referências para localizar as informações. Assim, Billings decidiu que um índice de assuntos representaria a solução mais prática para o problema e, em 1874, auxiliado por vários funcionários da biblioteca, iniciou o trabalho de indexação dos jornais, livros, teses, relatórios e panfletos. Dessa forma, foi produzido o primeiro volume do Index-Catalogue of the Surgeon-General's Office, que foi publicado em 1880.[8,9]

Além disso, durante a preparação do índice, Billings concebeu a ideia de criar um catálogo periódico com referências de toda a literatura médico-científica vigente. Foi assim que, com a permissão do cirurgião general, Billings colocou a sua ideia em prática e produziu, em 1879, o primeiro volume do Index Medicus, uma publicação mensal que indexava toda a literatura médica da época. Esse foi um passo decisivo para o desenvolvimento dos sistemas de pesquisa bibliográfica na área da saúde.[8,9]

Em 1927, houve uma fusão do Index Medicus com uma bibliografia concorrente chamada Quarterly Cumulative Index to Current Medical Literature (criada em 1916 pela American Medical Association), e essa nova publicação de periodicidade trimestral, foi chamada de Quarterly Cumulative Index Medicus.[8,9]

Veio, então, a Segunda Guerra Mundial e, com ela, a urgência de informação médica atualizada. Assim, o novo diretor da biblioteca, Harold Wellington Jones, começou, em 1941, a publicação de um novo índice semanal, chamado Current List of Medical Literature. Além disso, Jones também desenvolveu os princípios a serem usados na seleção dos cabeçalhos de assuntos (*subject headings*), baseando-se em guias originalmente formuladas por Billings.[13,14]

Depois de Jones, Frank Bradway Rogers foi contratado, em 1949, como diretor da biblioteca, a qual, nesse período, recebeu um novo nome, Army Medical Library. Rogers foi o primeiro diretor formalmente especializado em biblioteconomia.[5,6]

Mas a biblioteca ainda mudaria de nome novamente. Assim, em abril de 1952, ela foi renomeada como Armed Forces Medical Library e, quando se desligou do exército, em 1956, passou a ser chamada de National Library of Medicine. Nesse mesmo ano, o Congresso dos Estados Unidos passou a financiar um novo edifício (Figura 8.6) para a biblioteca em Bethesda, inaugurado em 1962.[8,9]

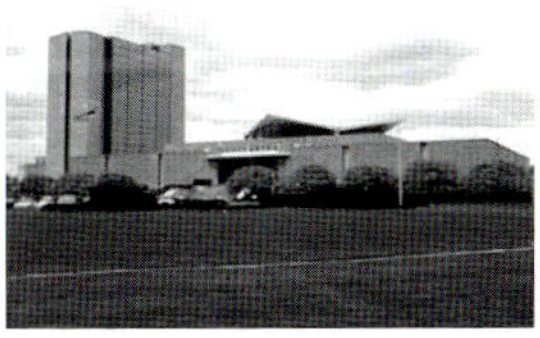

Figura 8.6 // **Edifício da National Library of Medicine no *campus* do National Institutes of Health, Bethesda, Maryland desde 1962.**[7]

Dedicado a divulgar informação médica atualizada de forma prática e eficaz, Rogers investigou métodos mecânicos para facilitar a produção mensal do Index Medicus. Desse modo, em 1958, Rogers e Seymour Taine, então responsável pelo serviço de indexação da NLM, iniciaram o projeto de automatização do Index Medicus, usando a tecnologia de armazenamento e manipulação de dados em cartões perfurados por meio de um computador.[8,9] Esse sistema foi uma evolução da máquina tabuladora desenvolvida por Hermann Hollerith em 1890.[11,12] Mas, apesar de acelerar a produção impressa do Index Medicus, o projeto de automatização ainda não suportava a recuperação automatizada.[11,12]

Foi nesse contexto que, em 1964, a NLM desenvolveu o MEDLARS – MEDical Literature Analysis and Retrieval System – um sistema computadorizado de armazenamento e recuperação do conteúdo bibliográfico do Index Medicus e de outras bibliografias utilizadas em todo o mundo. Esse foi o início de uma nova era na bibliografia médica![15]

No sistema MEDLARS, os pedidos de pesquisa eram enviados para a NLM ou para qualquer um dos centros de processamento estabelecidos nos Estados Unidos e fora desse país com a habilidade de acessar o sistema em Bethesda. Bibliotecários especialmente treinados recebiam os pedidos, formulavam as pesquisas e as enviavam a um centro de busca do MEDLARS, onde os cartões perfurados eram alimentados em um computador, e as referências bibliográficas eram enviadas pelo correio.[15]

Em 1971, a NLM produziu a MEDLINE (MEDLARS *on-line*), o mais avançado *software* de pesquisa disponível em rede de telecomunicação. No início, o uso do *software* era permitido gratuitamente por meio dos terminais de instituições e bibliotecas médicas admitidas para o sistema, mas, posteriormente, passou a ser cobrado.[15]

A base MEDLINE passou por vários avanços tecnológicos. Em 1986, foi lançado o *Grateful Med*, um *software* criado pela NLM para ser carregado em computadores. Com esse programa, usuários devidamente munidos de *modem* e senha podiam pesquisar a MEDLINE de casa ou do escritório.[15, 16]

Com o advento da *World Wide Web*, em 1996 foi introduzido o *Internet Grateful Med*, uma interface para pesquisa da base de dados MEDLINE pela internet com acesso cobrado e controlado por senha. Pouco depois, em 26 de junho de 1997, o acesso à MEDLINE se tornou livre e gratuito por meio do PubMed.[15, 16]

// **Estado das citações no PubMed**

Antes de iniciar uma pesquisa, é importante saber como as citações são apresentadas no sistema PubMed, pois o estado da citação indica qual é o estágio de processamento de um artigo dentro da base. Ele é representado por *tags* (etiquetas) que acompanham todas as citações nos resultados da busca.

// PubMed – as supplied by publisher

Citações adicionadas ao PubMed recentemente por publicadores, por meio de envio eletrônico. Essas citações ainda não tiveram os seus dados bibliográficos revisados para indexação (Figura 8.7).

Figura 8.7 // PubMed – as supplied by publisher.

Vassiliadi D, Tsagarakis S.
Unusual causes of Cushing's syndrome.
Arq Bras Endocrinol Metabol. 2007 Nov;51(8):1245-1252.
PMID: 18209862 [PubMed - as supplied by publisher]

// PubMed – in process

Citações que estão em processo de revisão de dados bibliográficos para a inclusão na MEDLINE e que, se apropriadas, serão indexadas com os termos MeSH (Figura 8.8).

```
Laws P.
The clinical implications of latex-fruit allergy.
Anaesthesia. 2008 Feb;63(2):211-2. No abstract available.
PMID: 18211465 [PubMed - in process]
```

Figura 8.8 // PubMed – in process.

// PubMed – indexed for MEDLINE

Citações cujo processo de revisão dos dados bibliográficos terminou e os termos MeSH já foram adicionados. Nesse estágio, as citações já estão na base de dados MEDLINE (Figura 8.9).

```
Ziegert M, Beyer K, Wahn U, Niggemann B.
Effect of freezing foods for the outcome of skin prick tests.
Allergy. 2007 Jul;62(7):818-9. No abstract available.
PMID: 17573731 [PubMed - indexed for MEDLINE]
```

Figura 8.9 // PubMed – indexed for MEDLINE.

// PubMed

Citações de artigos que não pertencem ao escopo de assuntos da MEDLINE. Seus dados bibliográficos são checados, porém as referências não são indexadas com os termos MeSH e, consequentemente, não são adicionadas à base de dados MEDLINE (Figura 8.10).

```
Bukowski R, Szalewicz K, Groenenboom GC, van der Avoird A.
Predictions of the properties of water from first principles.
Science. 2007 Mar 2;315(5816):1249-52.
PMID: 17332406 [PubMed]
```

Figura 8.10 // PubMed.

É importante ressaltar que também não serão adicionadas à MEDLINE as referências de artigos publicados antes de a revista ser selecionada para indexação. Entretanto, essas referências estarão disponíveis para consulta no PubMed, e serão apresentadas com a *tag* [PubMed] como mostra a Figura 8.10.

// PubMed – OLDMEDLINE

Citações de artigos indexados em dois índices impressos, o Cumulated Index Medicus (CIM) e o Current List of Medical Literature (CLML), de 1950 até 1965 (Figura 8.11).

Figura 8.11 // PubMed – OLDMEDLINE

```
MYERS EN, BERNSTEIN JM, FOSTIROPOLOUS G.
SALICYLATE OTOTOXICITY: A CLINICAL STUDY.
N Engl J Med. 1965 Sep 9;273:587-90. No abstract available.
PMID: 14329630 [PubMed - OLDMEDLINE]
```

// Descrição da *home page* do Pubmed

O acesso ao sistema de pesquisa bibliográfica PubMed é livre e gratuito. Pode-se acessar a *home page* do PubMed (Figura 8.12) por meio do endereço http://www.pubmed.gov.

Figura 8.12 // Descrição dos principais itens da *home page* do PubMed.

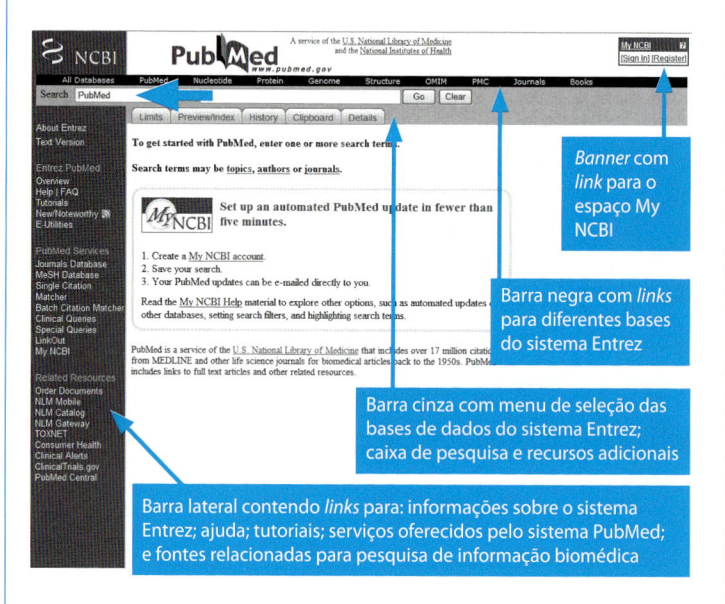

Banner com *link* para o espaço My NCBI

Barra negra com *links* para diferentes bases do sistema Entrez

Barra cinza com menu de seleção das bases de dados do sistema Entrez; caixa de pesquisa e recursos adicionais

Barra lateral contendo *links* para: informações sobre o sistema Entrez; ajuda; tutoriais; serviços oferecidos pelo sistema PubMed; e fontes relacionadas para pesquisa de informação biomédica

// MeSH Database

Encontrar o termo adequado para iniciar uma pesquisa bibliográfica pode representar um verdadeiro desafio para muitos pesquisadores. Além das dúvidas com relação à grafia do termo, sempre permanece a sensação de que algo não foi recuperado durante a busca porque possivelmente devia existir alguma outra forma de procurar o assunto.

Assim, os descritores, também conhecidos como palavras-chave ou unitermos, foram idealizados a partir da preocupação em se representar um mesmo assunto por meio de terminologias diferentes.

Com base nesse princípio, a NLM desenvolveu o MeSH, abreviatura de *Medical Subject Headings*. Trata-se de um vocabulário controlado, com o objetivo de padronizar os termos usados na indexação dos artigos. Esses termos descrevem o conteúdo dos documentos e facilitam a pesquisa na base de dados MEDLINE. Portanto, o vocabulário MeSH é constituído por conjuntos de termos denominados descritores, organizados em categorias de termos gerais e específicos dentro de uma estrutura hierárquica.

No PubMed, é possível elaborar estratégias com alto nível de especificidade e obter resultados com maior relevância e precisão utilizando os termos do vocabulário MeSH. Para realizar tal pesquisa, utiliza-se o MeSH Database, uma base de dados do sistema Entrez criada pelo NCBI.

Quais as vantagens do MeSH Database?

➡ Localizar e selecionar termos padronizados para pesquisa (descritores, aspectos, termos de substâncias químicas e ação farmacológica).

➡ Elaborar estratégias consistentes de pesquisa para utilizar no PubMed.

➡ Acessar a definição dos termos e outras informações importantes.

➡ Localizar os termos MeSH na estrutura hierárquica.

// Acessar o MeSH Database

Para acessar o MeSH Database, seleciona-se a base no *menu* suspenso localizado ao lado esquerdo da caixa de pesquisa ou na barra lateral da *home page* do PubMed (ver Figura 8.13).

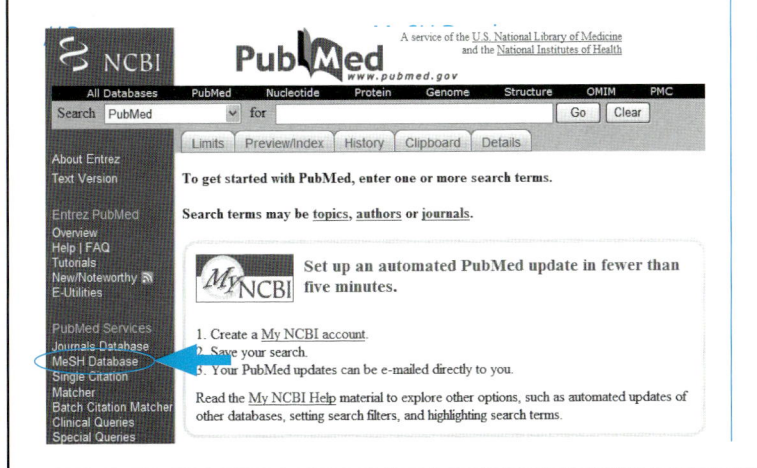

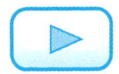

Figura 8.13 // Acesso ao MeSH Database (seta).

Na caixa de pesquisa do MeSH Database (Figura 8.14), digita-se o termo desejado (será utilizado, como exemplo, "varicella") (seta 1) e clica-se no botão "Go" (seta 2). Atenção: os termos devem ser digitados em inglês.

Figura 8.14 // Busca do termo correto no MeSH Database.

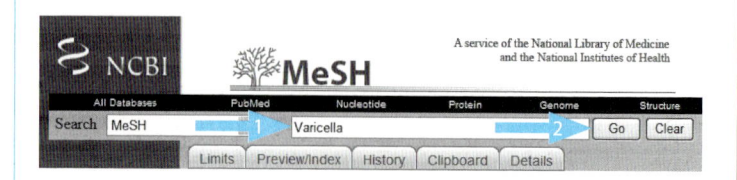

Em seguida, o sistema apresenta uma página com o resultado da pesquisa (Figura 8.15). É importante observar que o termo "varicella" não apareceu no resultado. Em seu lugar, apareceu o termo "chickenpox" e, abaixo dele, uma lista de outros termos relacionados ao assunto. Isso acontece porque, no MeSH Database, é possível pesquisar um determinado conceito usando terminologias diferentes. Além disso, os resultados são apresentados na ordem de relevância. Quando o termo digitado na caixa de pesquisa combinar exatamente com um termo MeSH, ele é o primeiro exibido.

Figura 8.15 // Termo encontrado no MeSH Database.

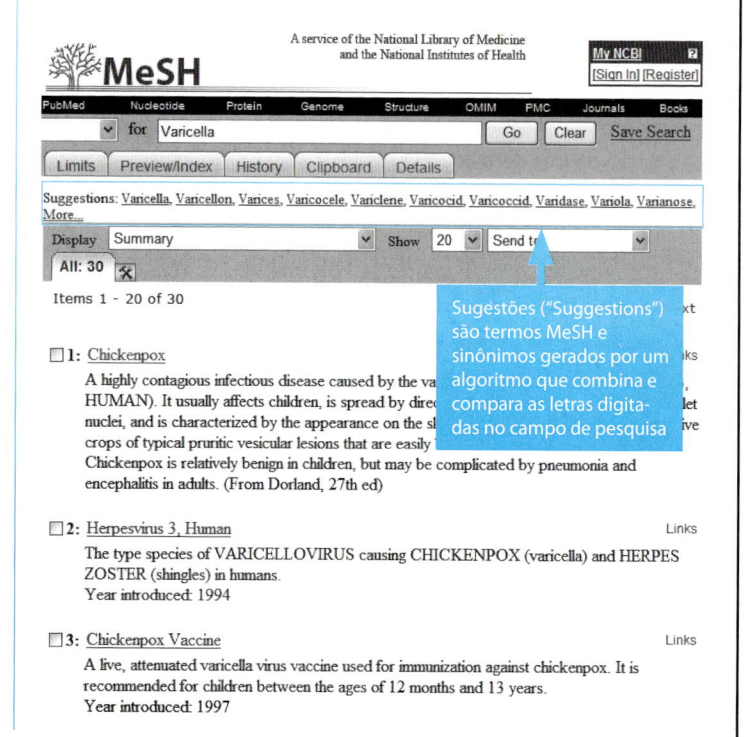

Sugestões ("Suggestions") são termos MeSH e sinônimos gerados por um algoritmo que combina e compara as letras digitadas no campo de pesquisa

BASES DE DADOS BIBLIOGRÁFICAS DA *WEB* // **223**

Mas, como se pode ter certeza de que o termo que apareceu no topo da lista é realmente o termo correto? É simples! O termo MeSH está acompanhado de um texto que traz a sua definição (Figura 8.16) Com esse texto, o profissional da área reconhecerá com facilidade se é o assunto que está procurando.

Figura 8.16 // Definição do termo MeSH.

// Pesquisar no PubMed com o termo MeSH

Após identificar e selecionar o termo correto, pode-se usá-lo para realizar uma pesquisa no PubMed (Figura 8.17). Para isso, clica-se no botão "Links" (seta 1), à direita do termo, e seleciona-se a opção "PubMed" do *menu* suspenso (seta 2). Imediatamente, o sistema apresenta o resultado da pesquisa na tela do PubMed (Figura 8.18).

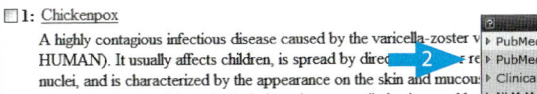

Figura 8.17 // Usando o termo MeSH para pesquisar no Pubmed.

Figura 8.18 // Resultado da pesquisa no PubMed.

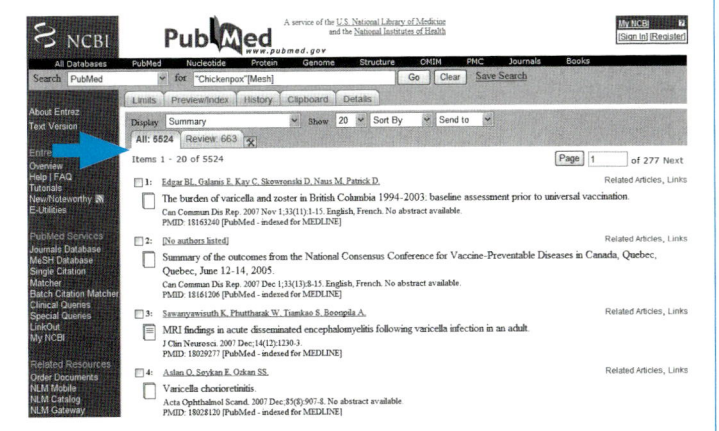

Obs.: o resultado pode ser diferente a cada pesquisa, podendo não corresponder ao mostrado neste capítulo, pois o PubMed está em constante processo de atualização, e, portanto, periodicamente novas referências são incluídas na base de dados.

É importante ressaltar que o resultado da pesquisa tem um número muito grande de referências, e a maioria delas trata do assunto apenas superficialmente. No entanto, pode-se restringir a pesquisa para obter um resultado mais relevante, assunto que será obordado a seguir.

// Combinar os termos para refinar a pesquisa

Para refinar essa pesquisa, será necessário voltar até a tela do MeSH Database. Para isso, deve-se clicar na seta "back" do navegador (Figura 8.19).

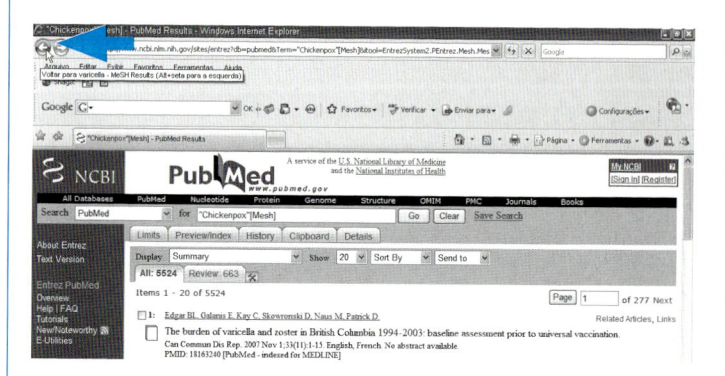

Figura 8.19 // Seta "back" para voltar à tela anterior.

Ao voltar à tela do MeSH Database, será encontrado o termo que acabou de ser pesquisado no PubMed (Figura 8.20).

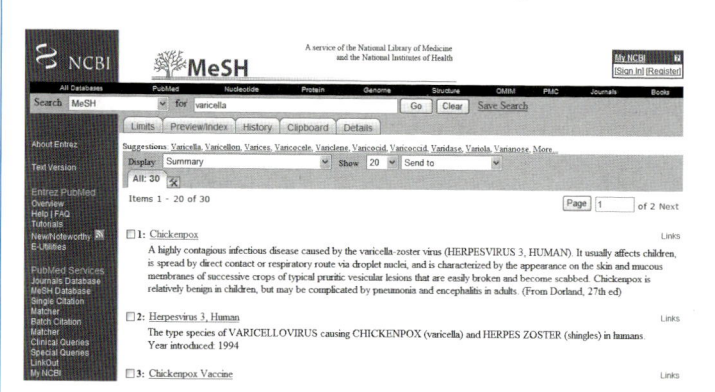

Figura 8.20 // Voltando ao termo encontrado no MeSH Database.

Para combinar *chickenpox* com outro termo, é necessário enviá-lo para uma caixa de pesquisa onde será montada uma estratégia. Nesse momento, serão usados operadores booleanos. (Não se pode esquecer que eles são importantes para estabelecer a relação entre os termos!) Nesse caso, será aplica-

BASES DE DADOS BIBLIOGRÁFICAS DA *WEB* // **225**

do o operador booleano "AND". Esse processo é simples: clica-se na caixa de seleção ao lado do termo "chickenpox" (seta 1 na Figura 8.21) e seleciona-se "Search Box with AND" no *menu* "Send to" (seta 2). (Obs.: o primeiro termo pode ser enviado para a caixa de pesquisa com qualquer operador booleano.)

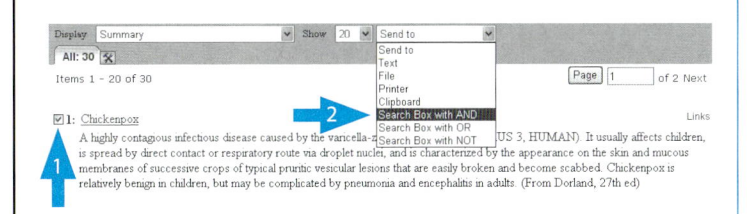

Figura 8.21 // Termo sendo enviado para a caixa de pesquisa.

Automaticamente, o sistema apresenta o termo selecionado na caixa de pesquisa onde será montada a estratégia (Figura 8.22).

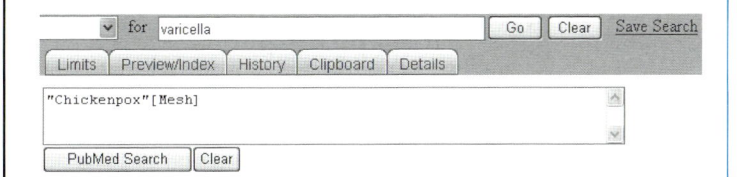

Figura 8.22 // Caixa de pesquisa onde será montada a estratégia.

Agora será acrescentado o termo "outbreak" nessa estratégia para refinar a pesquisa. Para isso, primeiro deve-se remover o termo anterior da caixa de pesquisa clicando no botão "Clear" (Figura 8.23).

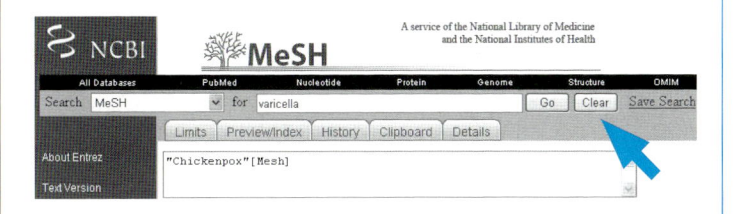

Figura 8.23 // Botão Clear para limpar a caixa de pesquisa.

Em seguida, digita-se o termo "outbreak" (seta 1 na Figura 8.24) e clica-se no botão Go (seta 2).

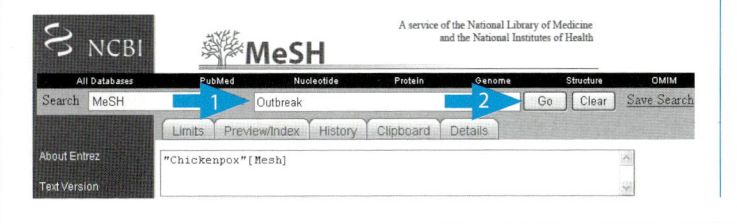

Figura 8.24 // Procura de outro termo MeSH.

O termo encontrado para "outbreak" é "disease outbreaks" (Figura 8.25).

Figura 8.25 // Termo encontrado no MeSH Database.

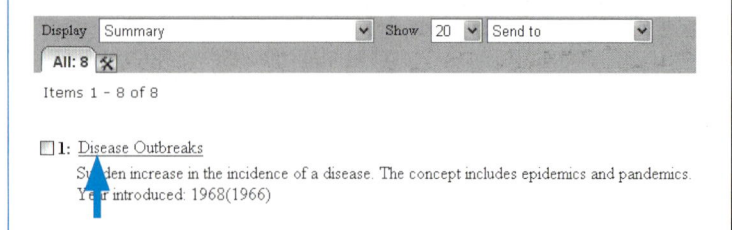

Agora, deve-se clicar na caixa de seleção ao lado do termo (seta 1 na Figura 8.26) e selecionar "Search Box with AND" do *menu* "Send to" (seta 2).

Figura 8.26 // Termo sendo enviado para a caixa de pesquisa.

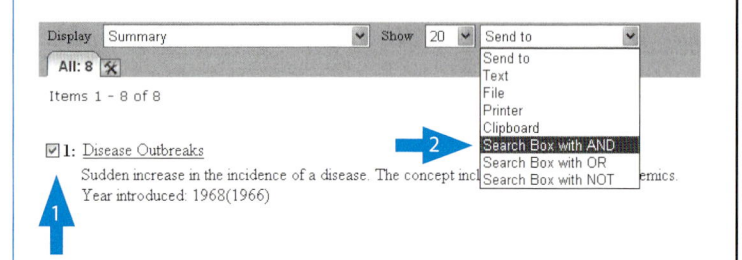

Enfim a estratégia está pronta para ser executada no PubMed. Para isso, clica-se no botão "Pubmed Search" (Figura 8.27).

Figura 8.27 // Caixa de pesquisa com estratégia para ser executada no PubMed.

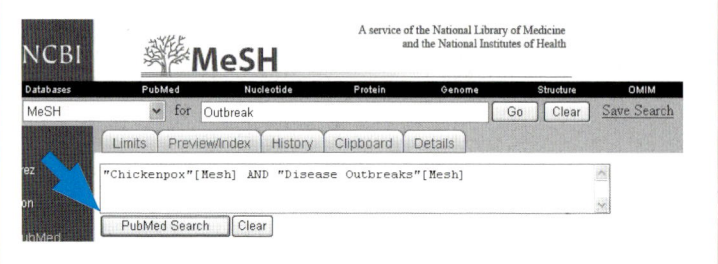

O resultado da pesquisa é apresentado na Figura 8.28.

Figura 8.28 // Resultado da pesquisa no PubMed.

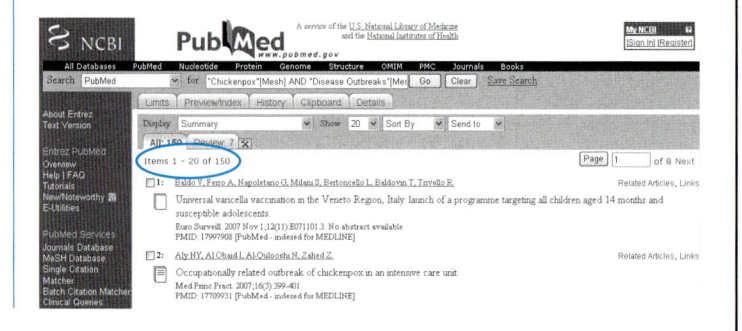

// Aplicando outros recursos do MeSH Database

Além de refinar o resultado das pesquisas utilizando os operadores booleanos, é possível obter resultados ainda mais precisos por meio de outros recursos do MeSH Database.

Para tanto, será realizada outra pesquisa, dessa vez, com alto grau de especificidade. Assim, a pesquisa a ser feita consiste na frase "Prevenção e controle de osteoporose com exercícios".

No entanto, antes de iniciar essa nova busca, é importante salientar que vestígios de uma pesquisa realizada há poucas horas ainda ficam gravados no sistema, sendo que, ao voltar com a seta "back", será encontrada a estratégia anteriormente pesquisada no PubMed. Isso acontece porque o servidor do PubMed armazena *cookies* (informações) no computador utilizado assim que o usuário visita o *site*, para que este memorize e reconheça as preferências do usuário.

Portanto, para iniciar uma nova pesquisa sem a interferência de estratégias anteriores, deve-se acessar o MeSH Database por meio da barra lateral esquerda da *home page* (Figura 8.29):

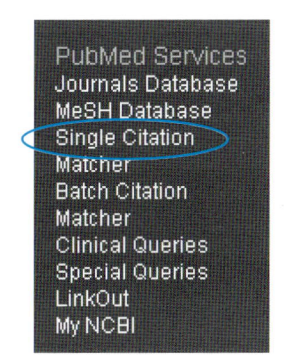

Figura 8.29 // Acesso ao MeSH Database para iniciar uma nova pesquisa.

Dessa forma, a tela do MeSH Database será apresentada novamente, porém sem vestígios de pesquisas anteriores. Agora pode ser iniciada a pesquisa sobre "Prevenção e controle de osteoporose com exercícios".

Mas, por onde começar uma pesquisa como essa? Uma dica é sempre começar a busca pelo termo que representa o assunto principal. Nesse caso, o termo principal é "osteoporose". Portanto, procura-se o termo "osteoporosis" (seta 1 na Figura 8.30) e clica-se no botão "Go" (seta 2).

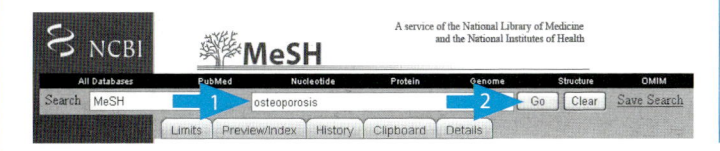

Figura 8.30 // Procura do termo no MeSh Database.

Quando o sistema apresentar a tela com o termo encontrado, ainda não deve ser adicionado o termo na caixa de pesquisa, como feito na pesquisa anterior. Antes, deve-se clicar no *hyperlink* do termo (em cima do termo) (Figura 8.31) para obter mais informações sobre ele.

Figura 8.31 // *Hyperlink* do termo.

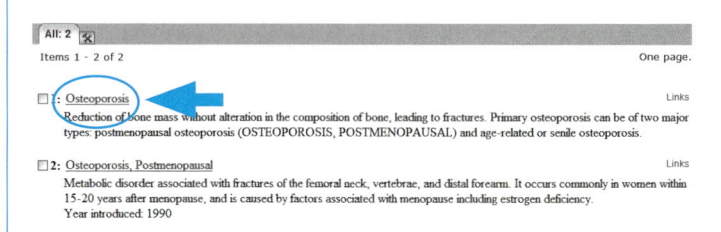

Ao clicar no *hyperlink* do termo, tem-se acesso ao seu registro completo. O conteúdo dessa página (Figura 8.32), deve ser lido com atenção, pois os itens nela descritos são muito importantes para refinar uma pesquisa.

Figura 8.32 // Registro completo de um termo MeSH.

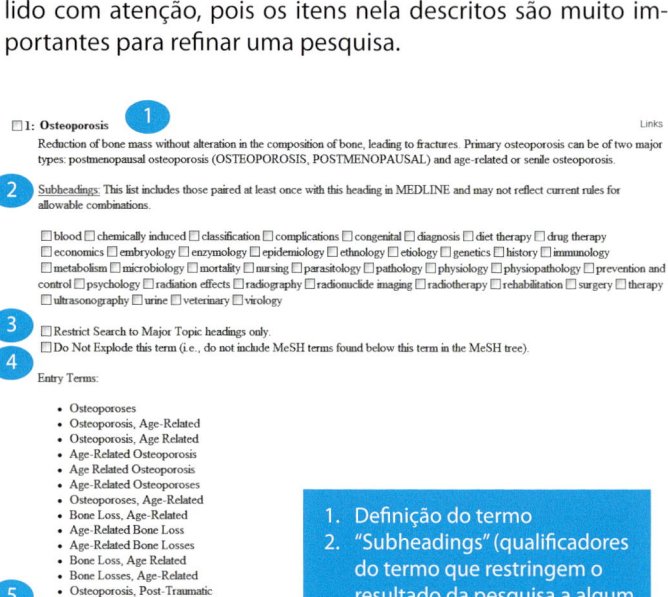

1. Definição do termo
2. "Subheadings" (qualificadores do termo que restringem o resultado da pesquisa a algum aspecto específico)
3. Restringe o resultado para as citações em que o termo aparece como enfoque principal dos artigos
4. Impede que o sistema pesquise os termos específicos que estão abaixo do termo geral na estrutura hierárquica
5. Lista de sinônimos
6. Mostra a localização dos termos na estrutura hierárquica

Na página do registro completo, é possível especificar ainda mais o assunto aplicando os recursos a seguir.

// Qualificadores ("Subheadings")

Os qualificadores têm a função de restringir o resultado da pesquisa a aspectos específicos. Desse modo, todos os termos MeSH têm a sua própria lista de qualificadores, previamente definidos, de acordo com a categoria a que pertencem. Seguindo com o mesmo exemplo, deve-se procurar e selecionar o aspecto "prevention and control" na lista de qualificadores do termo "osteoporosis" (seta 1 na Figura 8.33). Em seguida, envia-se o termo "osteoporosis" com o seu aspecto "prevention and control" para a caixa de pesquisa onde será montada a estratégia. Para isso, deve-se abrir o *menu* suspenso "Send to" e selecionar a opção "Search Box with AND" (seta 2).

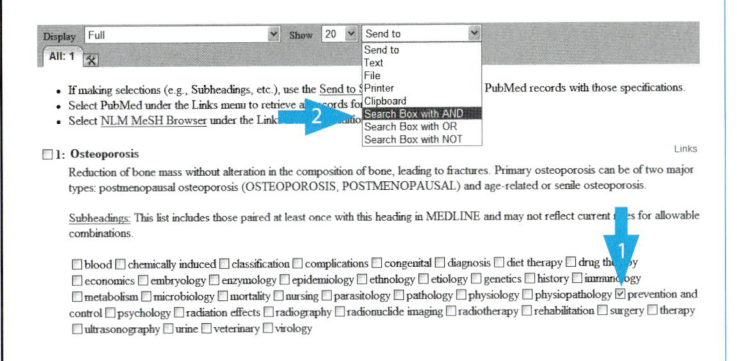

Figura 8.33 // Seleção do qualificador.

Tendo realizado esses passos, o termo foi enviado automaticamente para a caixa de pesquisa junto com o descritor selecionado (Figura 8.34).

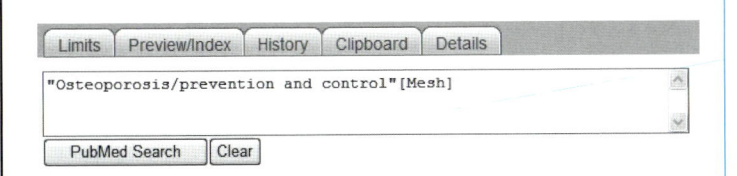

Figura 8.34 // Caixa de pesquisa do MeSH Database com o termo e o seu qualificador.

Mas a busca no PubMed ainda não deve ser iniciada. Como a abordagem dessa pesquisa é bem específica, é necessário acrescentar outro termo na estratégia para limitar o assunto. Assim, será adicionado agora o termo "exercícios". Para tanto, digita-se "exercise" na caixa de pesquisa (seta 1 na Figura 8.35) e, então, clica-se no botão "Go" (seta 2).

Figura 8.35 // Procura de outro termo para refinar a pesquisa.

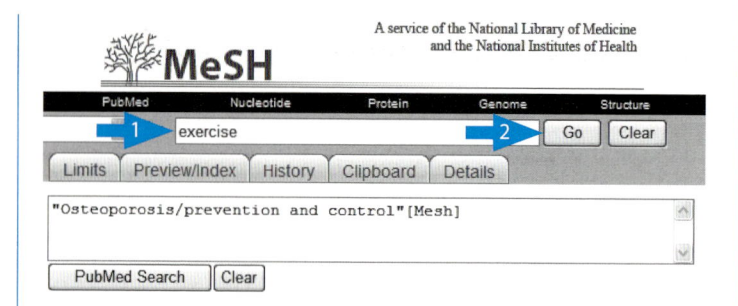

Em seguida, surge a tela com o termo encontrado (Figura 8.36). Como próximo passo, clica-se na caixa de seleção ao lado esquerdo do termo para selecioná-lo (seta 1), enviando-o para a caixa de pesquisa com a opção "Search Box with AND" do *menu* "Send to" (seta 2).

Figura 8.36 // Termo sendo enviado para a caixa de pesquisa.

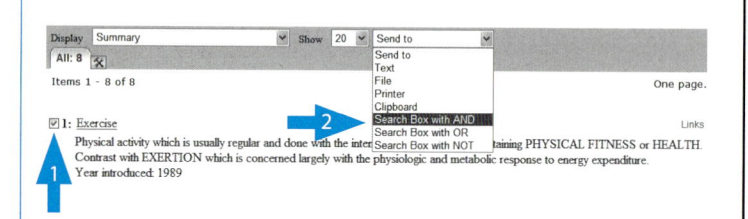

Na caixa de pesquisa, a estratégia está pronta para ser processada no PubMed. Para isso, clica-se no botão "PubMed Search" (Figura 8.37).

Figura 8.37 // Caixa de pesquisa com a estratégia para ser processada no PubMed.

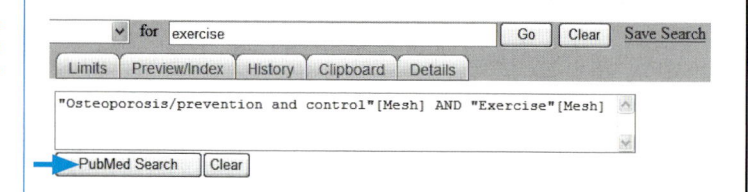

// *Restrict Search to Major Topic Headings Only*

Esse recurso permite restringir o resultado da pesquisa somente aos trabalhos mais relevantes para o pesquisador. Para exemplificar, os resultados da pesquisa realizada anteriormente serão limitados aos trabalhos cujo enfoque principal seja os exercícios.

Assim, repete-se a pesquisa anterior, mas, antes de acrescentar o termo "exercise", clica-se no seu *hyperlink* (Figura 8.38) para abrir o registro completo.

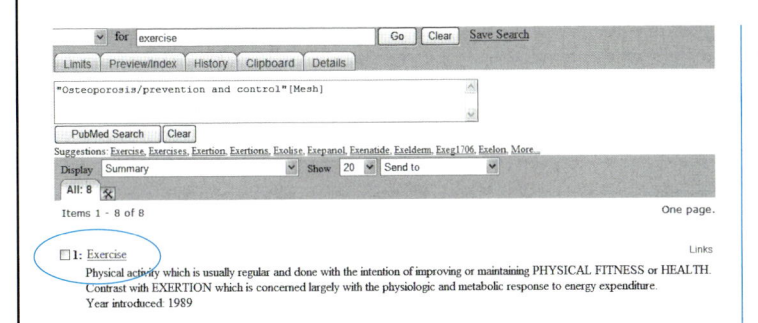

Figura 8.38 // *Hyperlink* do termo, via de acesso ao seu registro completo.

No registro completo do termo (Figura 8.39), seleciona-se a opção "Restrict Search to Major Topic Headings Only" (seta 1). Em seguida, envia-se o termo para a caixa de pesquisa clicando na opção "Search Box with AND" (seta 2).

Figura 8.39 // Restrição do resultado para o enfoque principal.

O termo "exercise" foi enviado para a caixa de pesquisa, acompanhado da informação "[Majr]" (Figura 8.40). Agora, clica-se no botão "PubMed Search" para executar a pesquisa.

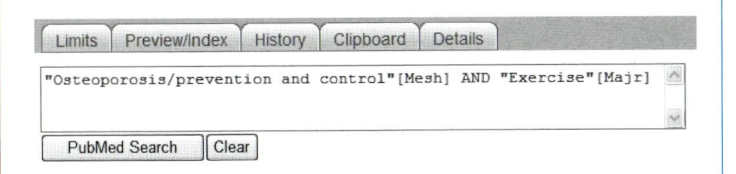

Figura 8.40 // Estratégia pronta para ser executada no PubMed.

Aplicando os recursos "Subheadings" e "Restrict Search to Major Topic", foram recuperadas referências com maior relevância e precisão.

// Explosão automática de termos

Os termos do vocabulário MeSH, bem como alguns qualificadores, são organizados em categorias que obedecem a uma estrutura hierárquica. Cada categoria é dividida em subcategorias e, dentro destas, os termos são distribuídos dos mais gerais aos mais específicos. É fácil entender essa estrutura hierárquica observando o registro completo de qualquer termo MeSH.

Para facilitar a compreensão desse recurso, será iniciada uma nova pesquisa. Assim, procura-se no MeSH Database o termo "hypertension" (setas 1 e 2 na Figura 8.41). Após encontrá-lo, clica-se em seu *hyperlink* para acessar o registro completo (seta 3).

Figura 8.41 // Acesso ao registro completo do termo encontrado.

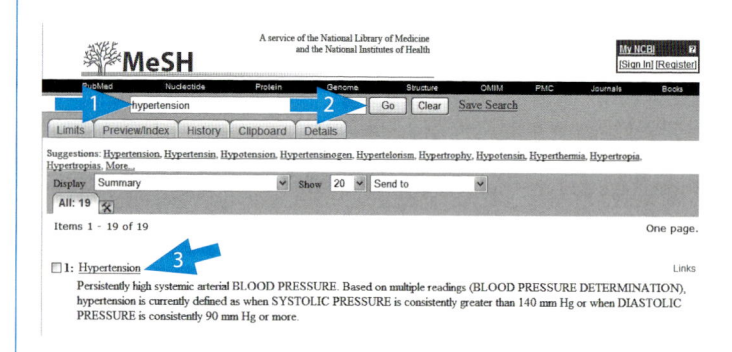

Observe, na Figura 8.42, a posição do termo "hypertension" na estrutura hierárquica do registro completo.

Figura 8.42 // Posição do termo na estrutura hierárquica.

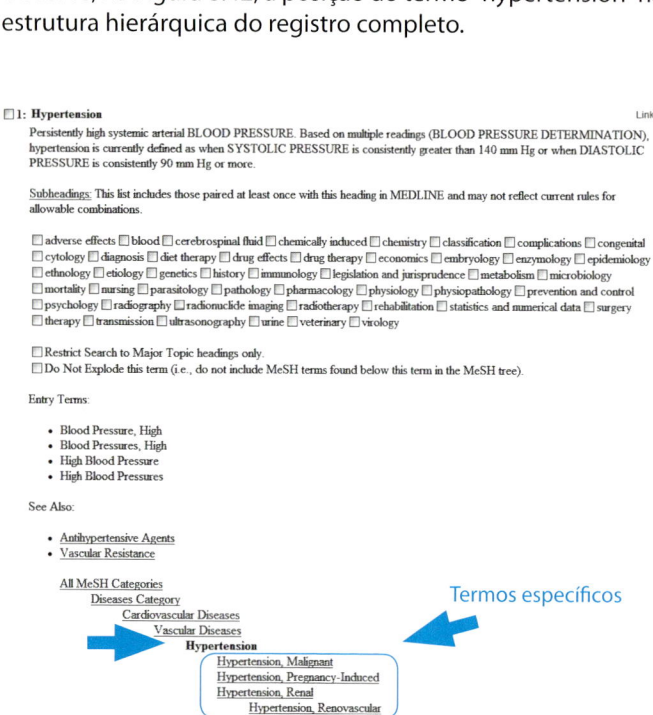

De acordo com a sua localização na estrutura hierárquica, verifica-se que o descritor *hypertension* pertence à subcategoria do termo "vascular diseases", o qual, por sua vez, pertence à categoria "cardiovascular diseases". Abaixo do descritor *hypertension*, encontra-se uma lista de termos específicos.

Ao fazer uma pesquisa no PubMed com um termo MeSH, o sistema pesquisa o descritor geral e todos os termos específicos que estão abaixo dele na categoria hierárquica. Esse processo se chama explosão automática de termos.

Mas é possível, também, não pesquisar os termos específicos que estão abaixo do termo geral. Para isso, utiliza-se o recurso "Do Not Explode This Term", o qual impede que o sistema pesquise tais termos.

Assim, caso necessite utilizar esse recurso, no registro completo do termo, habilite a opção "Do Not Explode this term" (seta 1 na Figura 8.43) e envie o termo para a caixa de pesquisa selecionando a opção "Search Box" do *menu* suspenso "Send to" (seta 2).

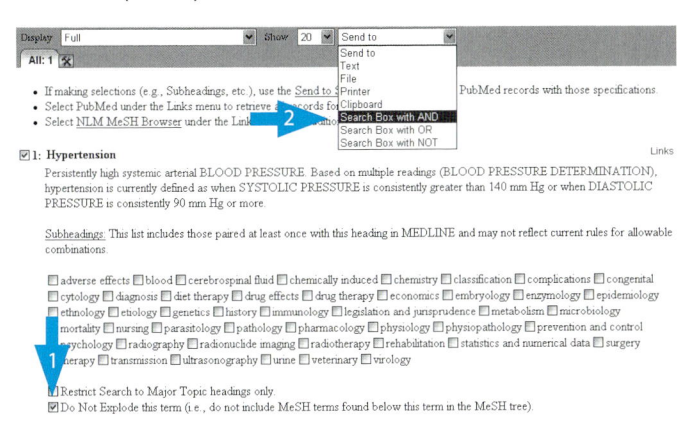

Figura 8.43 // "Do Not Explode this term" impede a explosão automática dos termos.

// *Tags* de campos de pesquisa

Foram explicadas, anteriormente, as técnicas de pesquisa por assunto no MeSH Database. No entanto, se for necessário pesquisar em outros campos, como autor, periódico ou título do artigo, o MeSH Database não poderá ser usado.

Para esses tipos de busca, existe outro recurso no sistema PubMed, com o qual é possível procurar os termos em campos específicos das referências. Esses campos de pesquisa são representados por *tags* e, para utilizá-las, deve-se digitá-las dentro de colchetes logo após o termo.

Para realizar uma primeira busca, é interessante procurar em um campo conhecido, como o campo de termos MeSH, os quais são representados pela *tag* [mh]. Ainda com o exemplo hipertensão, digita-se "hypertension" seguido da *tag* "[mh]" na caixa de pesquisa (seta 1 da Figura 8.44). Em seguida, clica-se no botão "Go" para executar a pesquisa (seta 2). Atenção: para usar as *tags*, o PubMed deve estar habilitado no *menu* suspenso.

Figura 8.44 // Pesquisa com o termo MeSH seguido da *tag* "[mh]".

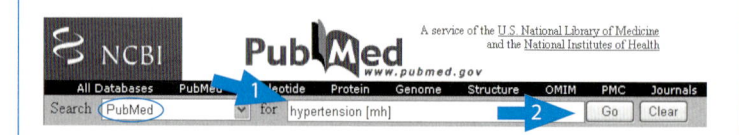

O sistema trará no resultado todas as referências de artigos indexados com o termo MeSH hypertension.

É comum haver a necessidade de se encontrar trabalhos cujos títulos tenham exatamente a palavra que o usuário precise pesquisar. Nesse caso, usa-se a *tag* de campo de título [ti] após o termo (Figura 8.45).

Figura 8.45 // Pesquisa no campo de título.

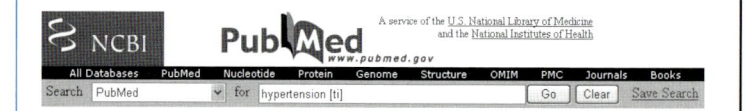

No resultado para o mesmo exemplo, o sistema apresentará todas as referências que possuem o termo "hypertension" no título (Figura 8.46).

Figura 8.46 // Resultado da pesquisa apresentando o termo no campo de título ([ti]).

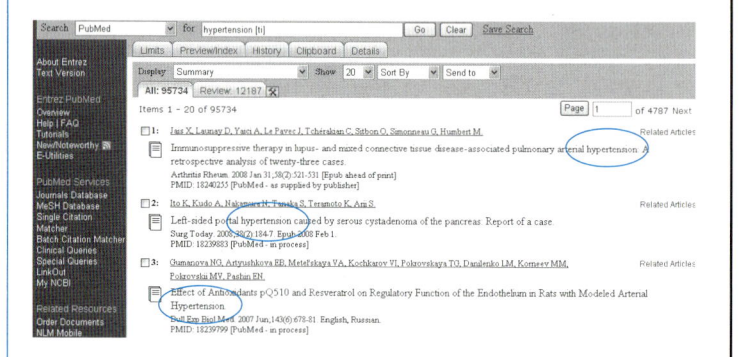

Usando as *tags*, também é possível pesquisar frases que são comuns na literatura médica, mas para as quais nunca se encontraria um termo MeSH que as representasse. Como exemplo, será pesquisada a frase "white coat hypertension", utilizando-se a *tag* [ti] para procurá-la nos títulos dos trabalhos (Figura 8.47).

BASES DE DADOS BIBLIOGRÁFICAS DA *WEB* // **235**

Figura 8.47 // **Pesquisa da frase no campo de título usando a *tag* [ti].**

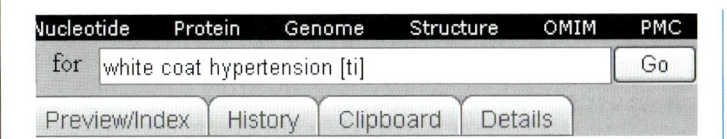

O resultado da pesquisa pode ser visto na Figura 8.48.

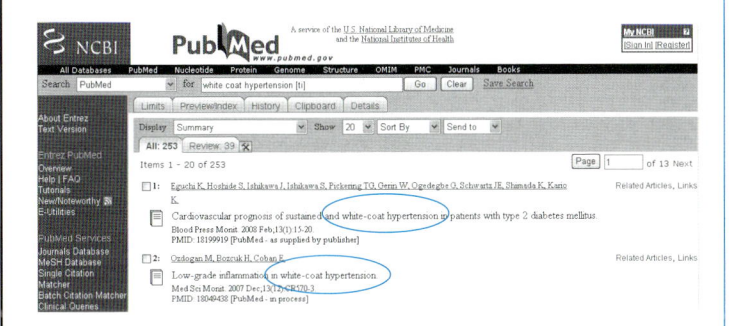

Figura 8.48 // **Resultado da pesquisa apresentando a frase no campo de título [ti].**

Além de nos títulos, a frase também pode ser pesquisada nos resumos das referências. Para isso, usa-se a *tag* [tw], que representa o campo "Text word" (Figura 8.49).

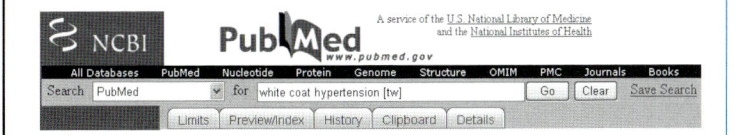

Figura 8.49 // **Pesquisa da frase nos campos de título e resumo usando a *tag* [tw].**

A referência da Figura 8.50 apresenta a frase no resumo.

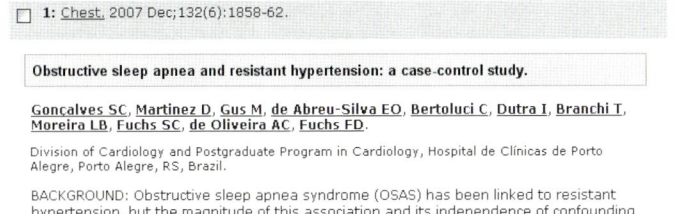

Figura 8.50 // **Referência apresentando a frase no resumo.**

Atenção: ao pesquisar por frases completas usando as *tags*, deve-se digitá-las na ordem gramatical correta.

Além disso, pode-se montar uma estratégia de pesquisa usando-se *tags* de campos diferentes. Por exemplo, na pesquisa anterior, acrescenta-se o nome do autor, "Coban E", seguido da *tag* [au] (Figura 8.51).

Figura 8.51 // Estratégia com *tags* de campos de pesquisa diferentes.

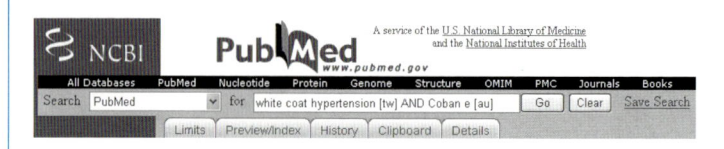

O resultado dessa pesquisa está apresentado na Figura 8.52.

Figura 8.52 // Resultado da pesquisa executada em campos diferentes.

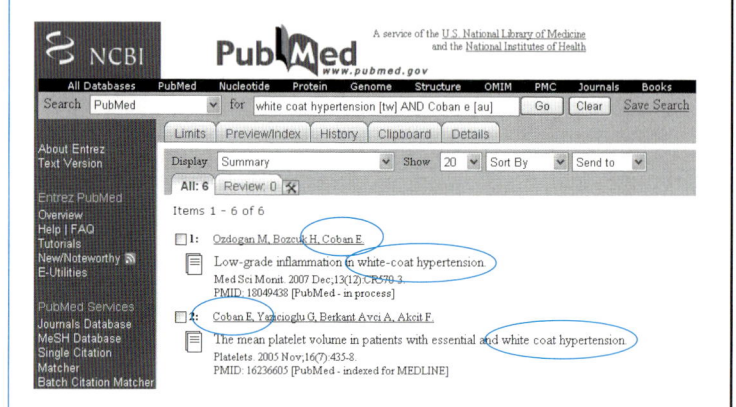

Atenção: deve-se lembrar de aplicar os operadores booleanos de acordo com a relação que se deseja estabelecer entre os termos. Além disso, esses operadores devem ser digitados sempre em letra maiúscula.

// Lista das *tags* de campos de pesquisa

Todos os campos de uma referência podem ser pesquisados, isoladamente ou em conjunto. Assim, será apresentada, na Tabela 8.1, a lista completa das *tags* que representam todos os campos de pesquisa.

// Mapeamento automático de termos

Pode-se conduzir uma pesquisa no PubMed inserindo os termos livremente na caixa de pesquisa, sem a necessidade de aplicar os termos MeSH ou as *tags*. E esse recurso é chamado

Tabela 8.1 // Lista de *tags* que representam todos os campos de pesquisa

Nome do campo	Abreviação	Descrição	Exemplo
Affiliation – Afiliação	[AD, AFFL]	Endereço e afiliação institucional do primeiro autor ou número de suporte financeiro.	Cleveland [ad] AND clinic [ad]
All fields – Todos os campos	[ALL]	Inclui todos os campos de busca da PubMed.	Tuberculosis [all]
Author name – Autores	[AU, AUTH] [FIRST AUTHOR]	O formato para buscar um autor é sobrenome, seguido de espaço e da(s) primeira(s) inicial(is) sem pontos. Pode-se omitir as iniciais na busca.	Smith JA [au] O'Brien J [au] Gene [au] Joshua lederberg [au] Lederberg J [au] Lederberg, Joshua [au]
Corporate author – Autores corporativos	[CN]	Identifica a organização ou entidade responsável pela autoria do trabalho. Aparece no campo de autor e pode estar sozinho, acompanhado de autores ou de outros autores corporativos.	Brain Trauma Foundation [cn] Food [cn] AND Drug [cn] AND Administration [cn]
EC/RN Number	[RN, ECNO]	Número dado pela Comissão de Enzimas (EC). Número para designar uma enzima em particular e o RN do Chemical Abstracts Service (CAS) Registry Numbers.	7440-23-5 [rn] 7440-23-5 [ec] 7440-23-5 [ec/rn number]]
Entrez Date – Data de ingresso	[EDAT]	Contém a data em que a citação foi agregada à PubMed, no formato aaaa/mm/dd [edat].	1998/01/10 [edat] 1998 [edat] 1998/07 [edat] 1998: 2005 [edat]
Issue – Edição, fascículo	[IP, ISSUE]	É o número de edição da revista na qual o artigo foi publicado.	Neurosurgery [ta] AND 5 [ip] Am J Surg [ta] AND 6 [issue]
Journal name – Nome da publicação	[TA, JOUR]	A abreviação do título da revista, o título completo e o número ISSN.[a]	J Biol Chem [ta] Journal of Biological Chemistry [ta] 0021-9258 [ta]
Language – Idioma	[LA, LANG]	O idioma no qual o artigo foi publicado.	Por [la] Portuguese [la] Eng [la] English [la]
MeSH Major Topic – MeSH tópico principal	[MAJR]	Termo MeSH que cobre os aspectos mais relevantes de um artigo.	Glaucoma [majr] Glaucoma [majr: noexp]
MeSH Terms – Termos MeSH	[MH, MESH]	O vocabulário controlado da NLM (Medical Subject Headings) sobre termos biomédicos que são usados para descrever cada artigo de uma revista científica na MEDLINE.	Glaucoma [mesh] Glaucoma [mh] Glaucoma [mh: noexp]

(continua)

Tabela 8.1 // Lista de *tags* que representam todos os campos de pesquisa (continuação)

Nome do campo	Abreviação	Descrição	Exemplo
Page – Página	[PG, PAGE]	O número da primeira página do artigo na revista em que aparece.	198 [pg] 198 [page]
Personal name – Nome pessoal	[PS]	Para buscar citações sobre uma pessoa como assunto. Utilize as regras de busca para autores.	Ilizarov [ps]
Place of publication – Local de publicação	[PL]	Indica o país de publicação do artigo.	Brazil [pl] United States[pl]
Publication date – Data de publicação	[DP, PDAT]	A data na qual o artigo foi publicado no formato aaaa/mm/dd.	1984/10/06 [dp] 1984/10 [dp] 1984 [dp] 1984: 1999 [dp]
Publication type – Tipo de publicação	[PT, PTYP]	Descreve o tipo de material que o artigo representa.	Review [pt] Clinical Trials [pt] Comment [pt]
Subheading – Descritores	[SH]	Apresenta descritores, com os quais pode-se especificar a busca de termos MeSH.	Complications [sh] Injuries [sh]
Subset – Subgrupos	[SB]	Permite escolher em qual sub-base do PubMed se deseja pesquisar. Também permite selecionar as citações que trazem o texto completo do artigo e as citações fornecidas pelos publicadores.	Medline [sb] Bioethics [sb] Publisher [sb] In process [sb] Free full text [sb] Full text [sb] Pubmed pmc local[sb]
Substance name – Nome de substância	[NM, SUBS]	Apresenta o nome de uma substância química tratada no artigo.	Dynactin [nm]
Text words – Palavras do texto	[TW]	Apresenta todas as palavras dos campos de título, resumo, termos MeSH, descritores, nomes de substâncias químicas, nome de pessoas como assunto e campos de identificação secundária.	Injury [tw]
Title words – Palavras do título	[TI, TITL]	Apresenta as palavras encontradas no título de um artigo.	Injury [ti]
Volume – Volume	[VI, VOL]	Apresenta o número do volume da publicação em que o artigo foi publicado.	Neurosurgery [ta] AND 7 [vi]
PubMed Identifier & MEDLINE Unique Identifier	[PMID, UI]	Usado para buscar uma ou mais referências específicas. Nesse campo, o uso da *tag* é opcional.	11092271 [ui]

[a] O ISSN (International Standard Serial Number) representa um número internacional normalizado de oito dígitos para identificar e individualizar o título de uma publicação seriada, tornando-o único e definitivo. Seu uso é definido pela norma técnica internacional da International Standards Organization ISO 3297.

de mapeamento automático de termos. Como exemplo, será realizada a pesquisa do termo "nose bleed", o qual deve ser digitado no campo de pesquisa, clicando-se, em seguida, no botão "Go" (Figura 8.53).

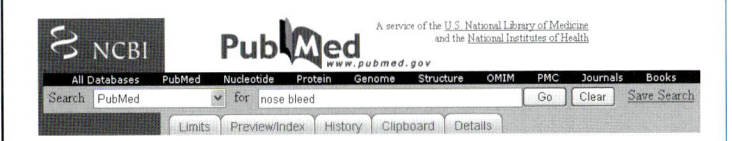

Figura 8.53 // Digite o termo diretamente no campo de pesquisa.

Na tela do resultado, clica-se em "Details" para ver como o PubMed interpreta a pesquisa (Figura 8.54).

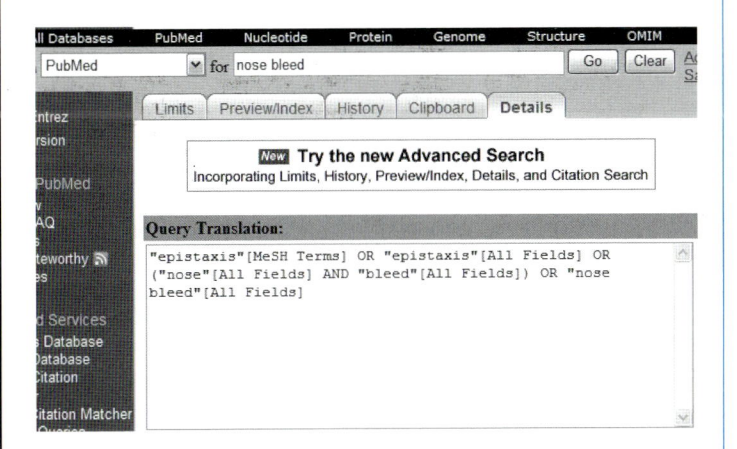

Figura 8.54 // Tela de detalhes do mapeamento automático de termos.

Nos detalhes do mapeamento, vê-se que o termo "nose bleed" foi pesquisado em todos os campos, sendo estes equivalentes a *tag* [all fields], e também como o termo MeSH ([MeSH terms]) "epistaxis".

// Como funciona o mapeamento automático de termos?

Quando um termo ou uma frase é digitada na caixa de pesquisa, o PubMed inicia a procura em quatro listas, denominadas Tabelas de tradução, seguindo esta ordem:

➡ Tabela de tradução MeSH
➡ Tabela de tradução de periódicos

➡ Tabela de nome completo do autor
➡ Índice de autor

A seguir, será apresentado o processo de mapeamento dos termos em cada uma dessas tabelas.

// *Tabela de tradução MeSH*

Quando se digita um termo ou uma frase na caixa de pesquisa, o PubMed iniciará a procura na tabela de tradução MeSH.

A tabela de tradução MeSH contém:

➡ Termos MeSH
➡ Sinônimos dos termos MeSH
➡ *Subheadings* (qualificadores)
➡ Termos de ação farmacológica
➡ Termos derivados do Unified Medical Language System (UMLS)*
➡ Nomes de substâncias e seus sinônimos

Para facilitar a compreensão, será descrito passo a passo, como o PubMed executa o processo de mapeamento na tabela de tradução MeSH. Dessa forma, será utilizado como exemplo o termo "Pyrexia" (seta 1 na Figura 8.55), o qual deve ser digitado na caixa de pesquisa do PubMed, clicando-se, em seguida, em "Go" (seta 2).

Figura 8.55 // Termo digitado diretamente na caixa de pesquisa.

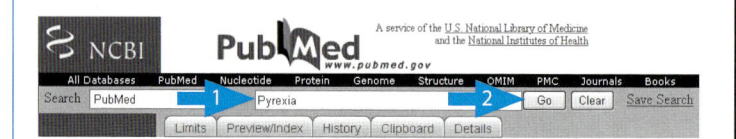

Para ver os detalhes do mapeamento, clica-se no botão "Details" (Figura 8.56).

---

* Sistema produzido pela NLM para fornecer um vocabulário médico unificado e interligado por meio de conceitos relacionados semanticamente entre si, superando os problemas de recuperação causados pelas diferenças na terminologia.

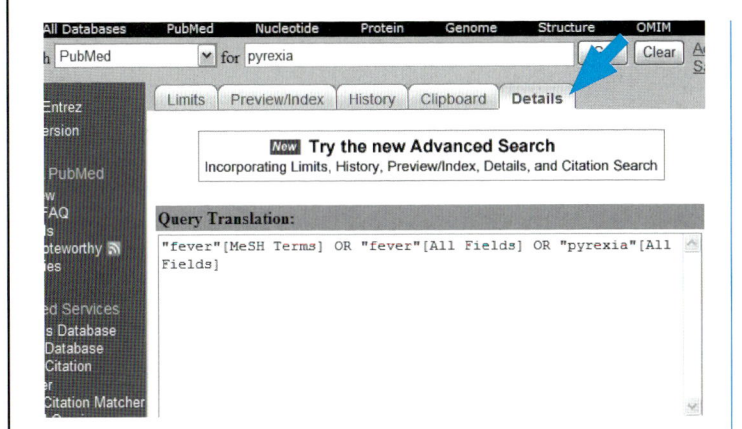

Figura 8.56 // Detalhes do mapeamento na tabela de tradução MeSH.

Quando o termo procurado é encontrado na tabela de tradução MeSH, o PubMed fará o seguinte processo: o termo será mapeado até o termo MeSH apropriado e pesquisado como MeSH ([Mesh Terms]). O termo digitado no campo de pesquisa e o termo MeSH mapeado serão incluidos na pesquisa com a *tag* [all fields].

Atenção: no processo de mapeamento, o Pubmed explode automaticamente a categoria dos termos, ou seja, pesquisa de modo simultâneo o termo geral e os termos específicos abaixo dele na categoria hierárquica.

// Tabela de tradução de periódicos

Quando uma combinação não é encontrada na tabela de tradução MeSH, o PubMed irá procurá-la na tabela de tradução de periódicos.

A tabela de tradução de periódicos contém:

- Título completo de periódicos
- Título abreviado
- Número de ISSN

Como exemplo do funcionamento da tabela de tradução de periódicos, será pesquisado o título "American Journal of Cardiology". Dessa forma, após digitar o termo a ser pesquisado na caixa de pesquisa, clica-se no botão "Go" (Figura 8.57).

Figura 8.57 // Pesquisa do periódico pelo mapeamento automático.

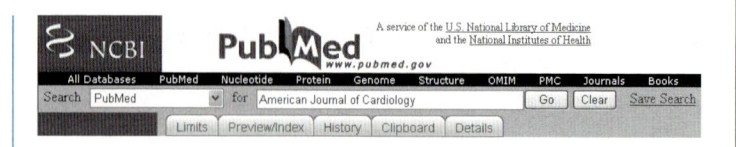

Clicando-se no botão "Details" observa-se como o sistema fez o mapeamento (Figura 8.58).

Figura 8.58 // Detalhes do mapeamento na tabela de tradução de periódicos.

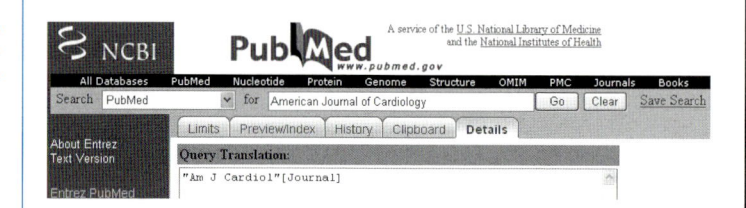

Quando uma combinação é encontrada na tabela de tradução de periódicos, o sistema faz o mapeamento até o título abreviado do periódico. No entanto, nem todos os títulos são mapeados pelo sistema de forma correta. Alguns são muito simples ou compostos por apenas uma palavra e, nesse caso, o sistema poderá se confundir, fazendo o mapeamento do periódico na tabela de tradução MeSH. Como exemplo disso, será realizada uma pesquisa pelo título Dermatology. No resultado (Figura 8.59), observa-se que esse título não foi encontrado.

Figura 8.59 // O mapeamento automático não funciona em títulos de periódicos compostos por apenas uma palavra.

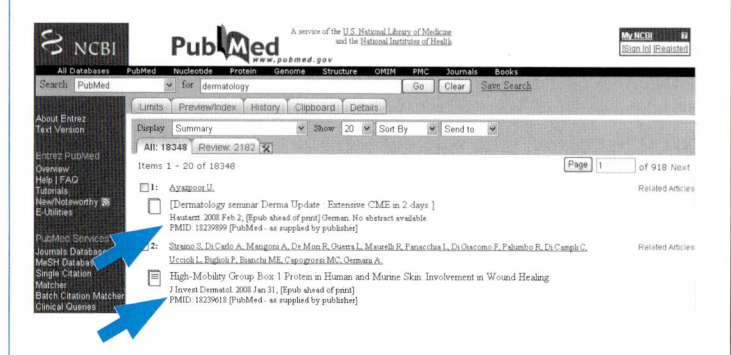

Verificando-se os detalhes do mapeamento (Figura 8.60), vê-se que o PubMed procurou o termo como [MeSH] e [All fields].

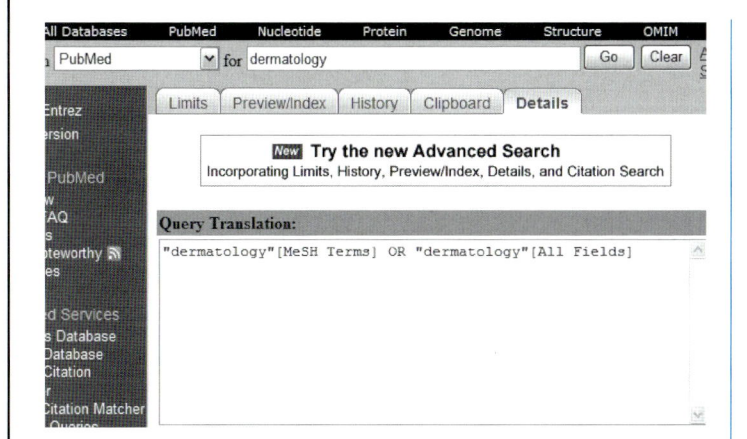

Figura 8.60 // O termo foi mapeado na tabela de tradução MeSH.

Para evitar que isso aconteça, deve-se aplicar a *tag* [ta] após o título do periódico: "Dermatology [ta]".

// Tabela de nome completo do autor

Quando um termo ou frase não forem encontrados nas tabelas de tradução MeSH e de periódicos, o PubMed irá procurá-los na tabela de nome completo do autor, que inclui os nomes dos autores por extenso, exatamente como foram transcritos nos artigos das revistas publicadas a partir de 2002. Como exemplo do funcionamento dessa tabela, será realizada uma pesquisa pelo nome "Jennifer J Anderson". Assim, após digitar-se o nome por extenso diretamente na caixa de pesquisa, clica-se no botão "Go". A Figura 8.61 mostra como o sistema apresenta o resultado.

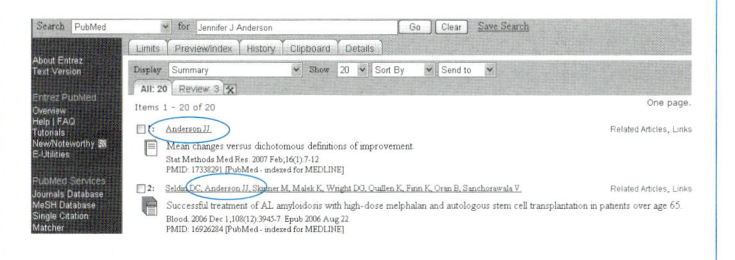

Figura 8.61 // Pesquisa do nome do autor por extenso.

Para observar os detalhes do mapeamento (Figura 8.62), clica-se no botão "Details".

Figura 8.62 // Detalhes do mapeamento do nome completo do autor.

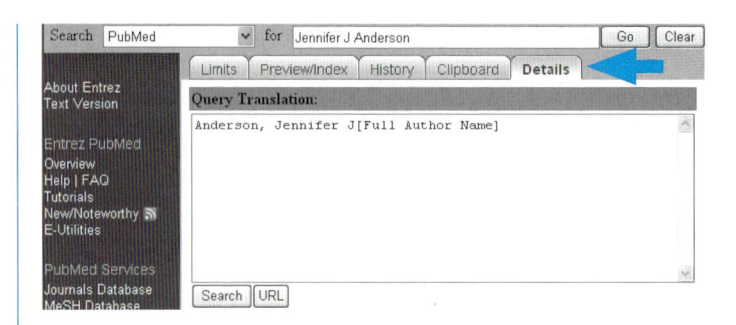

É importante ressaltar que os nomes podem ser pesquisados na ordem normal ou invertida: Jennifer J Anderson (ordem normal, "Anderson" é o sobrenome); Anderson Jennifer J (ordem invertida).

Contudo, há sobrenomes que podem ser confundidos pelo sistema com o primeiro nome (p. ex., David Anthony, onde Anthony é o sobrenome). Nesse caso, deve-se colocar a vírgula depois do sobrenome para distingui-lo do primeiro nome, pois o sistema considera o nome antes da vírgula como o sobrenome do autor. Dessa forma, destaca-se, nas Figuras 8.63 e 8.64, a importância da vírgula.

Figura 8.63 // Pesquisa do nome completo do autor com a vírgula depois do sobrenome.

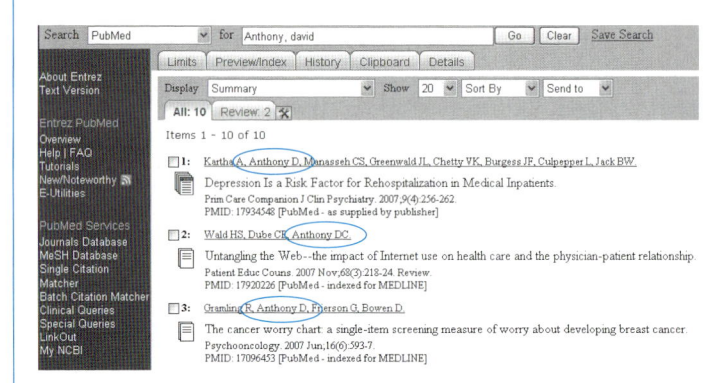

Figura 8.64 // Pesquisa do nome completo do autor sem vírgula depois do sobrenome.

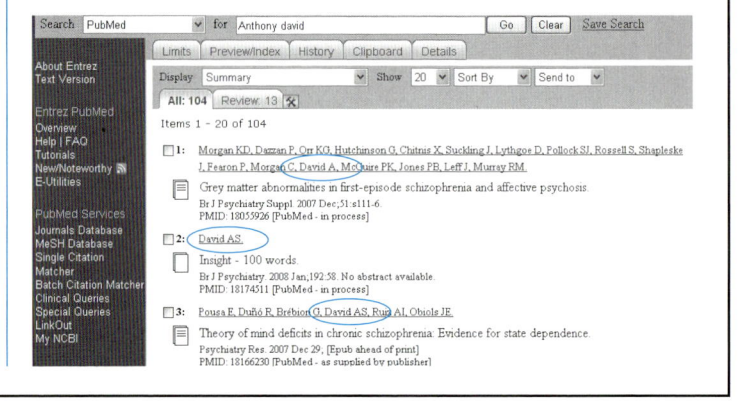

// Índice de autor

Quando um termo ou frase não é encontrado na tabela de tradução MeSH, de periódicos e de nome completo do autor, o PubMed tentará encontrá-lo no índice de autor. Mas o mapeamento nesse índice só acontecerá se as iniciais do nome do autor também forem digitadas.

Assim, para pesquisar nesse índice, deve-se digitar o nome do autor, dar espaço e digitar as iniciais (seta 1 na Figura 8.65). Depois, clica-se no botão "Go" (seta 2).

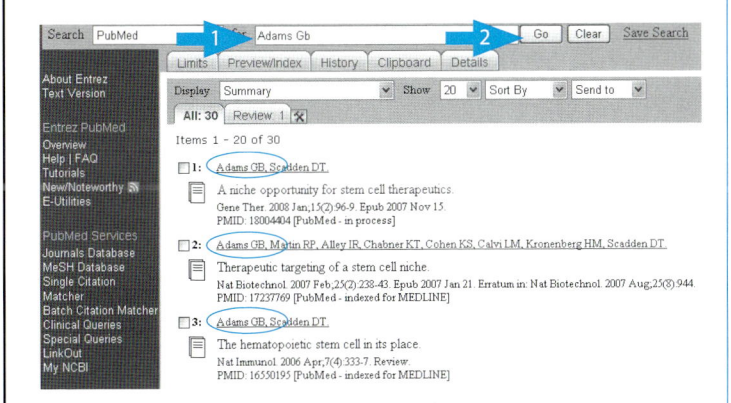

Figura 8.65 // Resultado da pesquisa de sobrenome com duas iniciais.

Pode-se verificar os detalhes do mapeamento clicando-se no botão "Details" (Figura 8.66).

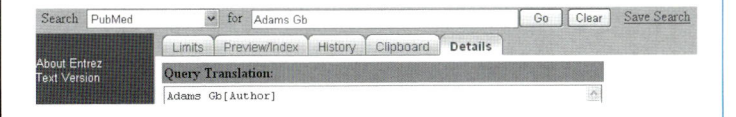

Figura 8.66 // Detalhes do mapeamento no índice de autor.

Atenção

⇨ Se apenas uma das iniciais for usada, o PubMed automaticamente truncará o nome do autor, variando as iniciais.

⇨ Se as iniciais forem omitidas e somente o sobrenome do autor for digitado, o sistema não fará a busca diretamente no índice de autor. Em vez disso, o termo será procurado em "All Fields" (todos os outros campos procuráveis).

Uma atenção especial deve ser dada quando o sobrenome também é um termo MeSH. Por exemplo, será procurado um autor cujo sobrenome seja "Gene". Mas as iniciais não serão colocadas, como se não fossem conhecidas por quem realiza a busca (Figura 8.67).

Observando o resultado, percebe-se que o Pubmed não encontrou o autor de sobrenome "Gene". Para descobrir o que foi pesquisado, deve-se verificar os detalhes do mapeamento (Figura 8.68).

Figura 8.67 // Procura de sobrenome de autor sem as iniciais.

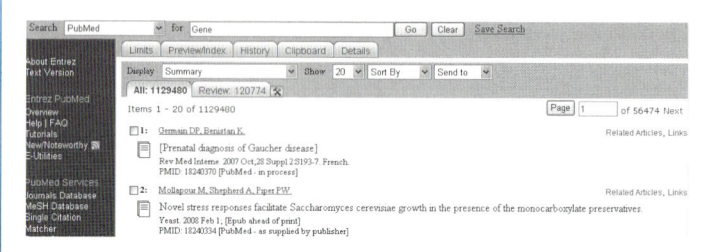

Nesse caso, o sistema PubMed encontrou o termo na tabela de tradução MeSH e o pesquisou como assunto. Para evitar que isso aconteça, deve-se usar a *tag* "[au]" depois do sobrenome: "gene [au]".

Figura 8.68 // Detalhes do mapeamento do sobrenome sem as iniciais.

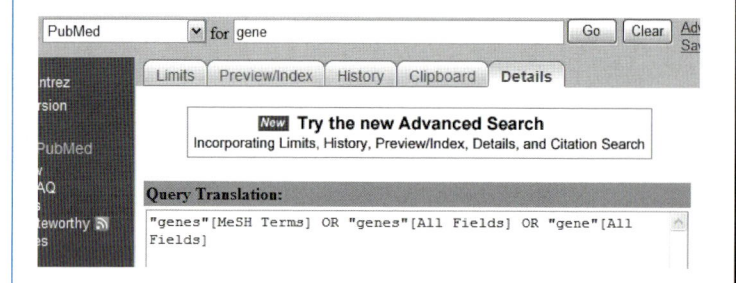

// *Quando os termos não são encontrados em nenhuma das tabelas de tradução*

Já foi apresentada a forma como o sistema processa o mapeamento automático. É importante lembrar que o PubMed inicia a procura dos termos nas tabelas de tradução seguindo esta ordem:

- Tabela de tradução Mesh
- Tabela de tradução de periódicos
- Tabela de nome completo do autor
- Índice de autor

Mas o que acontece quando o termo não é encontrado em nenhuma das tabelas de tradução? Nesse caso, o PubMed procura o termo em todos os campos e faz o mapeamento como "[All Fields]". Por exemplo, será pesquisado o termo "lipstick" e, em seguida, clicando-se no botão "Details", serão observados os detalhes do mapeamento automático (Figura 8.69).

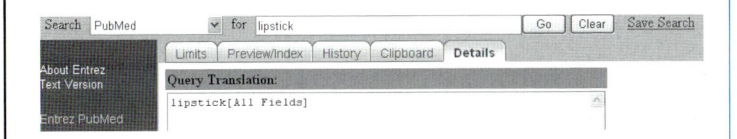

Figura 8.69 // Detalhes do mapeamento de um termo não encontrado em nenhuma das tabelas de tradução.

Nesse exemplo, o PubMed procurou o termo em todas as tabelas de tradução. Como ele não foi encontrado em nenhuma das tabelas, foi mapeado como "[All Fields]".

// *Mapeamento automático de termos compostos ou frases*

Como o funciona o mapeamento automático de termos compostos ou frases?

Quando se digita uma frase (combinação de termos) na caixa de pesquisa, o PubMed combina todas as palavras como se fossem um único termo e inicia a procura nas tabelas de tradução.

O que acontece se a combinação não for encontrada?

- Se a frase inteira não for encontrada em nenhuma das tabelas de tradução, ela será desmembrada e o último termo (da direita) será removido.

- O processo de mapeamento automático continua até que alguma combinação seja encontrada nas tabelas de tradução.

- Os termos que não são encontrados em nenhuma das tabelas de tradução serão procurados em todos os campos ("All fields").

Para facilitar a compreensão, será pesquisada a expressão "wrinkle cream" (Figura 8.70):

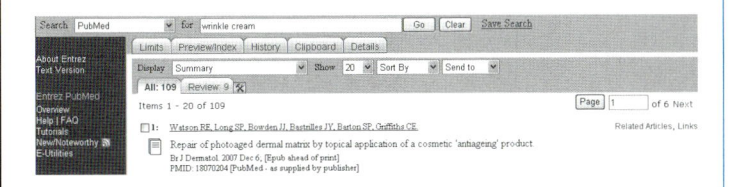

Figura 8.70 // Exemplo de uma combinação de termos que não será encontrada em nenhuma das tabelas de tradução.

Em seguida, clica-se em "Details" para analisar o processo de mapeamento (Figura 8.71).

Figura 8.71 // Detalhes da frase desmembrada no processo de mapeamento.

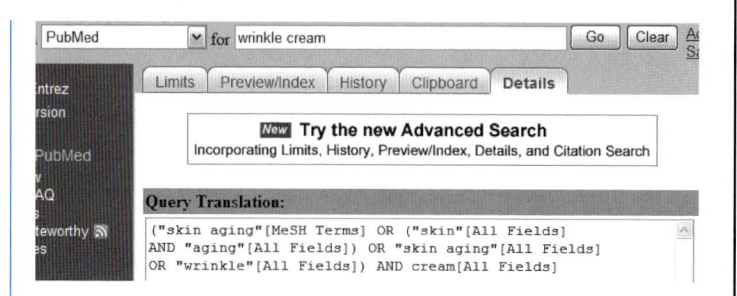

```
PubMed          for wrinkle cream                    Go   Clear

    Limits   Preview/Index   History   Clipboard   Details

              New  Try the new Advanced Search
         Incorporating Limits, History, Preview/Index, Details, and Citation Search

    Query Translation:
    ("skin aging"[MeSH Terms] OR ("skin"[All Fields]
    AND "aging"[All Fields]) OR "skin aging"[All Fields]
    OR "wrinkle"[All Fields]) AND cream[All Fields]
```

A Tabela 8.2 mostra todos os passos do mapeamento com o exemplo *wrinkle cream*.

Tabela 8.2 // Esquema do Mapeamento Automático de Termos baseado no exemplo anterior

Pesquisa	Resultado	Ação
"wrinkle cream"	Não encontrou a combinação dos termos (frase) nas tabelas de tradução.	Quebra a frase, remove o termo da direita e continua o processo de mapeamento.
"wrinkle"	Encontrou o termo na tabela de tradução MeSH.	O termo "wrinkle" será mapeado como: ("skin aging"[MeSH Terms] OR ("skin"[All Fields] AND "aging"[All Fields] OR "wrinkle"[All Fields])
"cream"	O termo não foi encontrado em nenhuma tabela de tradução.	O termo Cream será mapeado como: cream [All Fields]

Mesmo que pareça complicado, deve-se lembrar que é do PubMed a tarefa de fazer o mapeamento automático de termos. Porém, é muito importante entender como o PubMed processa as pesquisas. Dessa forma, é interessante clicar em "Details" sempre que se executa uma pesquisa.

As estratégias formadas pelo mapeamento automático de termos apresentam um alto nível de sensibilidade, pois os termos são pesquisados de todas as formas possíveis. Por isso, recomenda-se o mapeamento automático de termos quando for necessário recuperar o maior número de trabalhos sobre determinado assunto na literatura médico-científica.

// Pesquisando frases

Algumas frases, embora sejam comuns na literatura médica, não são fáceis de encontrar. Por exemplo, há algumas que jamais serão encontradas na lista de termos MeSH. Mas isso não é motivo de preocupação, pois o PubMed possui uma lista de frases que podem ser pesquisadas aplicando-se os seguintes recursos:

Tag "[tw]" no final da frase: possibilita a recuperação de referências que apresentam a frase exata nos resumos ou títulos (Figura 8.72).

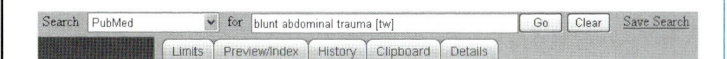

Figura 8.72 // Pesquisa da frase exata nos títulos e resumos das referências.

Tag "[ti]" no final da frase: possibilita a recuperação de referências que apresentam a frase exata nos títulos (Figura 8.73).

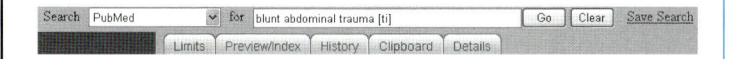

Figura 8.73 // Pesquisa da frase exata nos títulos das referências.

Frase entre aspas: possibilita a recuperação de referências que apresentam a frase exata em qualquer campo (Figura 8.74).

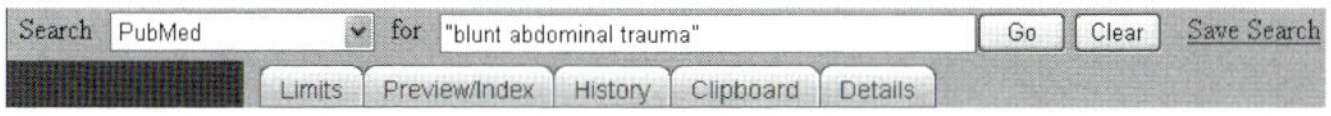

Figura 8.74 // Pesquisa da frase exata em qualquer campo das referências.

Frases com hífen: frases com hífen são recuperadas na íntegra, sem a quebra do mapeamento automático de termos (Figura 8.75). Clicando-se em "Details", vê-se os detalhes do mapeamento.

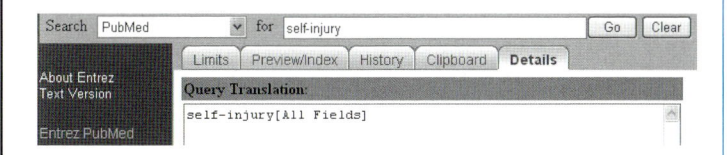

Figura 8.75 // Pesquisa de frases com hífen.

Caractere de truncagem no final da frase: o caractere de truncagem (*) no final de uma frase possibilita a recuperação de referências que apresentam a frase na íntegra com todas as possíveis variações da última palavra (Figura 8.76).

Figura 8.76 // Pesquisa da frase com possíveis variações na última palavra.

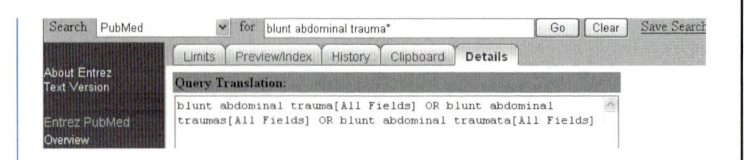

Obs.: todos esses métodos de pesquisa da frase bloqueiam o mapeamento automático de termos. Eles só devem ser utilizados se realmente se deseja pesquisar a frase exata.

// Símbolo de truncagem

O símbolo de truncagem pode ser aplicado em frases ou palavras quando se deseja recuperar todas as variações de um termo a partir de uma raiz. O caractere de truncagem utilizado pelo PubMed é o asterisco (*), o qual pode ser aplicado em:

▶ Frases (Figura 8.77)

Figura 8.77 // Detalhes da pesquisa de frase com símbolo de truncagem.

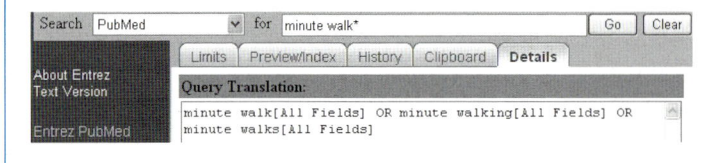

▶ Palavras (Figura 8.78)

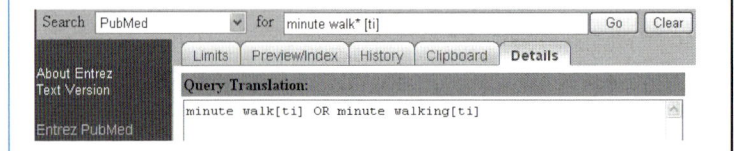

Figura 8.78 // Detalhes da pesquisa de palavras com símbolo de truncagem.

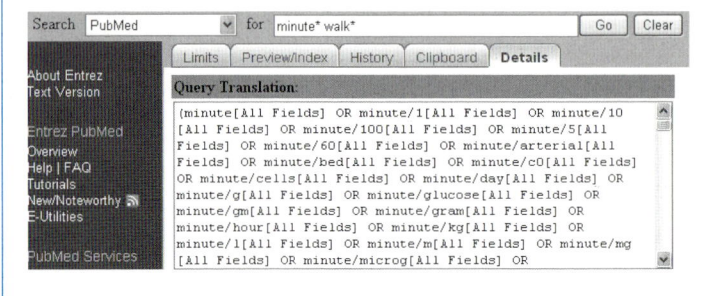

▶ Palavras ou frases junto com as *tags* de campos de pesquisa (Figura 8.79 e 8.80)

Figura 8.79 // Detalhes da pesquisa de frase com símbolo de truncagem e *tag* de título [ti].

BASES DE DADOS BIBLIOGRÁFICAS DA *WEB* // **251**

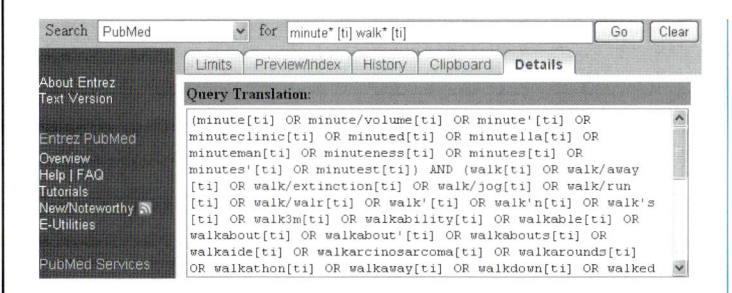

Figura 8.80 // Detalhes da pesquisa de palavras com símbolo de truncagem e *tag* de título [ti].

Obs.: pode-se perceber que todas as pesquisas deste tópico apresentaram resultados diferentes. Isso é uma questão de escolha. Quem deve decidir qual o método de pesquisa mais adequado é o próprio pesquisador.

// Resultado da pesquisa no PubMed

Após executar uma pesquisa, o PubMed apresenta uma tela com o resultado e uma barra de ferramentas com diversos recursos para se trabalhar esse resultado.

Como essa barra de ferramentas só aparece no resultado de uma pesquisa, neste tópico, será utilizada como exemplo a estratégia "Infliximab AND (Psoriasis OR Psoriatic Arthritis)", a qual é digitada diretamente na caixa de pesquisa.

Obs.: os operadores booleanos devem ser sempre digitados em letra maiúscula.

Observe os itens na tela de resultado da pesquisa (Figura 8.81).

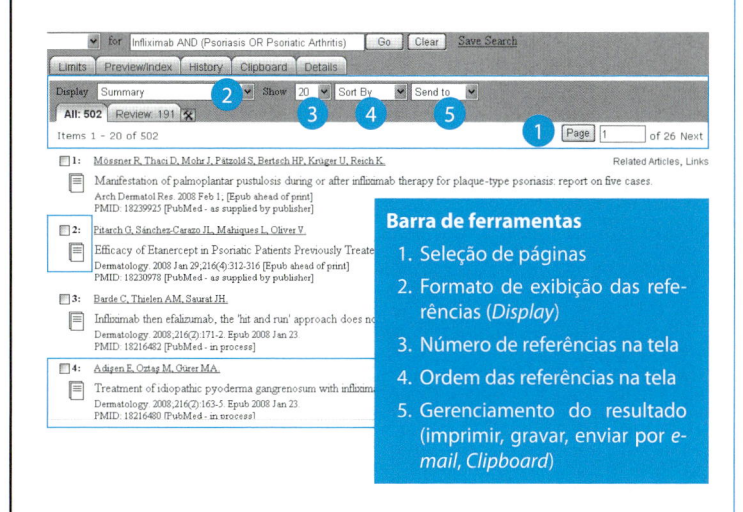

Figura 8.81 // Itens na tela de resultado de uma pesquisa.

Barra de ferramentas
1. Seleção de páginas
2. Formato de exibição das referências (*Display*)
3. Número de referências na tela
4. Ordem das referências na tela
5. Gerenciamento do resultado (imprimir, gravar, enviar por *e-mail*, *Clipboard*)

A seguir, serão apresentados os detalhes de cada um dos itens encontrados na pesquisa.

// Seleção de páginas

Inicialmente, o PubMed apresenta 20 referências por página. Para navegar no resultado da pesquisa passando de uma página para outra, utiliza-se os botões "Previous" e "Next". Para acessar uma página específica, digita-se o número de página desejado e clica-se no botão "Page" (Figura 8.82).

Figura 8.82 // Ferramentas para navegar entre as páginas.

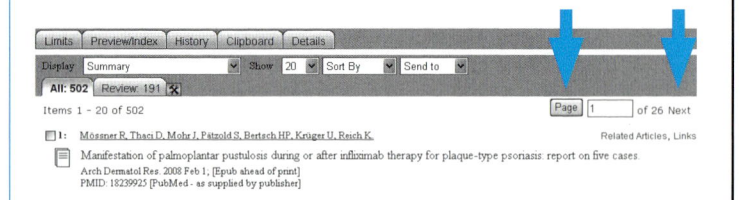

// Formato de exibição das referências (Display)

A barra de ferramentas apresenta o *menu* "Display", no qual é possível mudar o formato das referências (Figura 8.83).

Figura 8.83 // *Menu* "Display" com opções de formato para impressão.

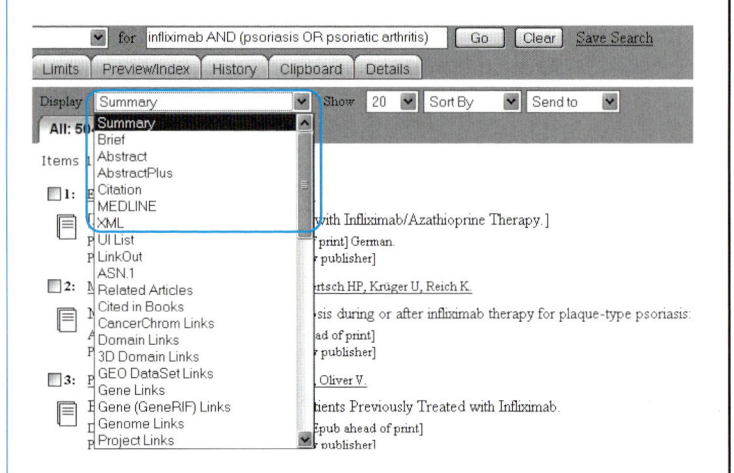

Para isso, deve-se abrir o *menu* suspenso "Display" e selecionar o formato desejado.

// Formato "Summary"

Como padrão, as referências do resultado de uma pesquisa são apresentadas no formato "Summary" (exceto quando aparece uma única referência no resultado) (Figura 8.84).

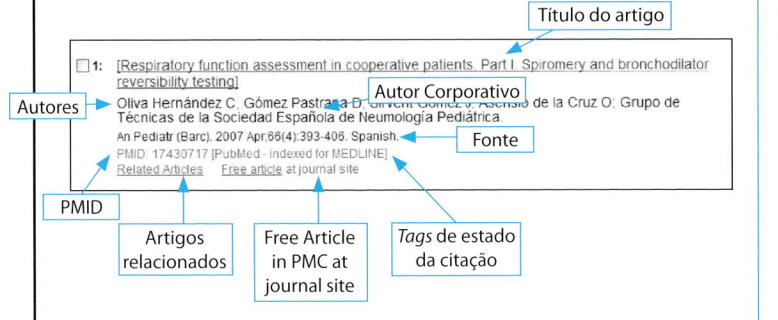

Figura 8.84 // Itens do formato "Summary".

// Descrição dos itens do formato "Summary"

- Título do artigo: os títulos de todas as referências são apresentados em inglês. Os trabalhos com títulos originais em outros idiomas são apresentados com a tradução em inglês entre colchetes. Apresenta *link* para o formato AbstractPlus.

- Autor: Os nomes de todos os autores são listados.

- Autor corporativo: Identifica a organização ou entidade responsável pela autoria do trabalho.

- Fonte: Na fonte consta o título abreviado do periódico, o ano de publicação, o volume, o fascículo e as páginas do artigo. Os trabalhos não publicados em inglês apresentam a identificação do idioma original no final da fonte.

- PMID: PubMed Unique Identifier: número único e exclusivo de cada registro na base de dados.

- *Tags* de estado da citação: *tags* entre colchetes que indicam qual é o estágio de processamento de um artigo dentro da base e que acompanham todas as citações nos resultados da busca: [PubMed – as supplied by publisher], [PubMed – in process], [PubMed – indexed for MEDLINE], ou [PubMed].

- Artigos relacionados: *Link* para as citações dos artigos relacionados.

➡ Free Article in PMC | at journal site: Um ou dois *links* aparecem quando o texto completo do artigo está disponível gratuitamente.

// Formato "Brief"

// **Descrição dos itens do formato "Brief"**

➡ Autor: somente um autor. Quando houver mais de um, será apresentado o primeiro seguido da expressão "et al".

➡ Título do artigo: os primeiros 30 caracteres do título seguidos de reticências.

➡ PMID – PubMed Unique Identifier: número único e exclusivo de cada registro na base de dados.

➡ Links: *links* para artigos relacionados e para acessar outros registros na base de dados Entrez (Figura 8.85).

Figura 8.85 //
Itens do formato "Brief".

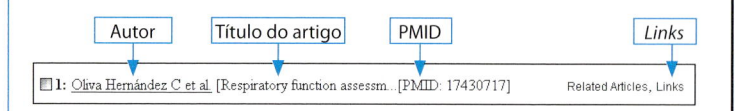

// Formato "Abstract"

// **Descrição dos itens do formato "Abstract"**

➡ Fonte: na fonte, consta o título abreviado do periódico, o ano de publicação, o volume, o fascículo e as páginas do artigo (Figura 8.86).

Figura 8.86 // Itens
do formato "Abstract".

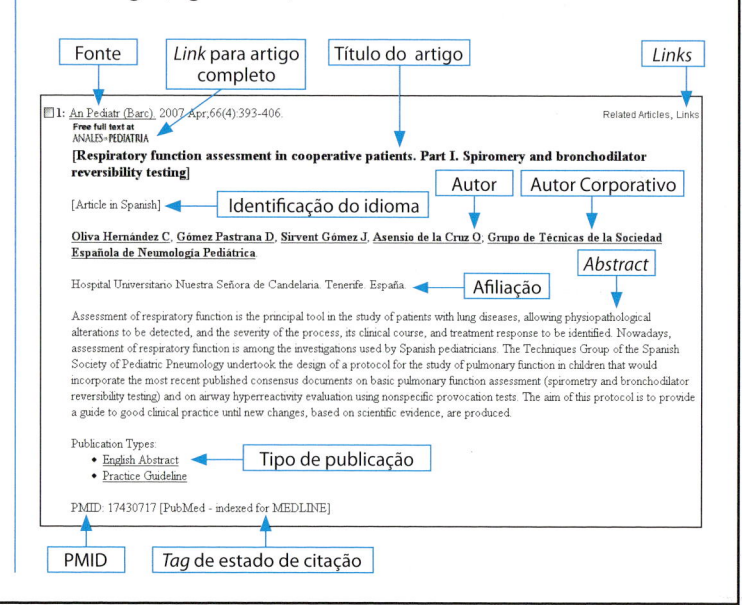

- *Link* para artigo completo: *link* fornecido pelas editoras para acessar o artigo completo gratuito ou mediante assinatura e compra.
- Título do artigo: os títulos de todas as referências são apresentados em inglês. Os trabalhos com títulos originais em outros idiomas são apresentados com a tradução em inglês entre colchetes.
- Identificação do idioma: os trabalhos não publicados em inglês apresentam a identificação do idioma original entre colchetes.
- Autor: os nomes de todos os autores são listados com *hyperlink* para pesquisá-los individuamente.
- Autor corporativo: identifica a organização ou entidade responsável pela autoria do trabalho.
- Afiliação: endereço institucional do primeiro autor.
- *Abstract*: são apresentados, se estiverem disponíveis, os *abstracts* dos artigos em inglês.
- Tipo de publicação: identificação do tipo de publicação, exceto para *journal article*.
- PMID – PubMed Unique Identifier: número único e exclusivo de cada registro na base de dados.
- *Tag* de estado da citação: *tags* entre colchetes que indicam qual é o estágio de processamento de um artigo dentro da base e que acompanham todas as citações nos resultados da busca: [PubMed – as supplied by publisher], [PubMed – in process], [PubMed – indexed for MEDLINE], ou [PubMed].
- *Links*: *links* para artigos relacionados e para acessar outros registros na base de dados Entrez.

// *Formato "AbstractPlus"*

// **Descrição dos itens do formato "AbstractPlus"**

Além de todos os itens apresentados no formato Abstract, o formato AbstractPlus pode apresentar os seguintes links (Figura 8.87):

- *Links* para os primeiros cinco artigos relacionados.
- *Links* para "Informações sobre drogas e pacientes" provenientes da base de dados Consumer Medication Information, da American Society of Health-System Pharmacists.

Obs.: AbstractPlus é o formato padrão para resultados de pesquisa que apresentam apenas uma referência.

Figura 8.87 // Itens do formato "AbstractPlus".

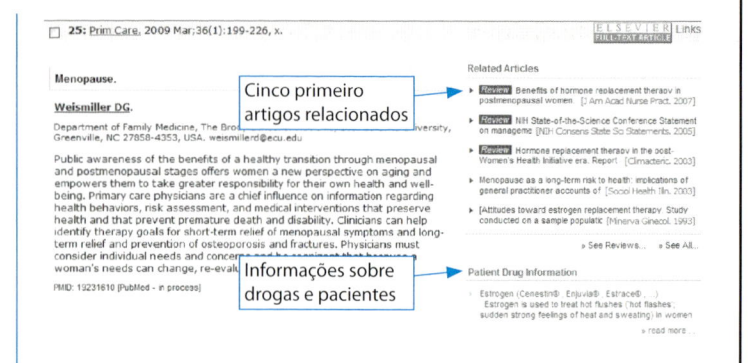

// Formato "Citation"

// **Descrição dos itens do formato "Citation"**

Além de todos os itens apresentados no formato Abstract, o formato "Citation" apresenta (Figura 8.88):

➡ Termos MeSH: lista dos termos MeSH utilizados na indexação do artigo com *links* para acessar os termos no MeSH Database.

➡ Nomes de substâncias: lista dos nomes de substâncias químicas discutidas no artigo.

Figura 8.88 // Itens do formato "Citation".

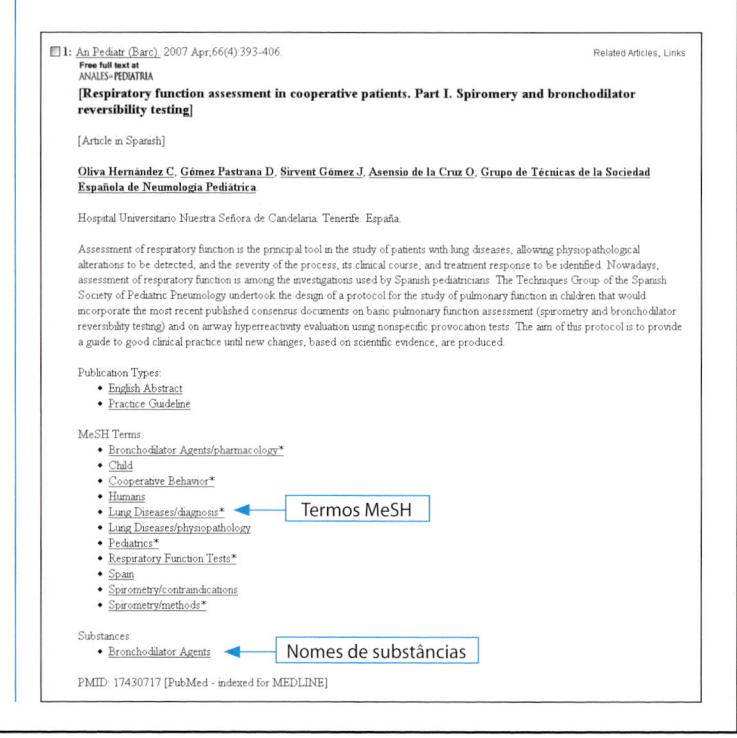

// Formato "MEDLINE"

Este é o formato ideal para importar referências bibliográficas para gerenciadores de referências (EndNote, Reference Manager, etc.). Nesse formato, todos os campos das referências são apresentados (Figura 8.89).

Figura 8.89 // Formato "MEDLINE" com todos os campos da referência.

// Número de referências na tela ("Show")

Como padrão, o PubMed apresenta 20 referências por página no resultado de uma pesquisa. Entretanto, esse padrão pode ser mudado, selecionando-se outro número no *menu* suspenso "Show" (Figura 8.90). É possível apresentar até 500 referências por página.

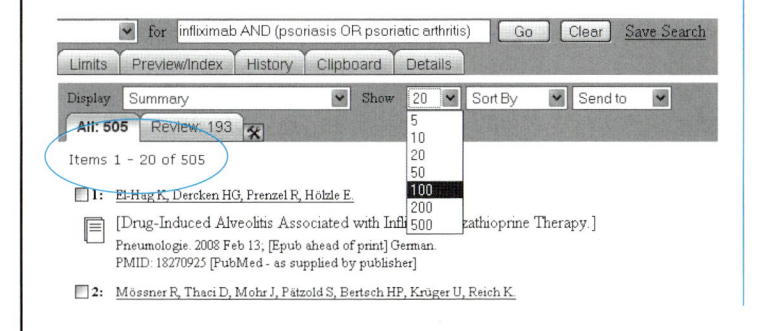

Figura 8.90 // Seleção de número de referências por página.

// Ordem das referências na tela ("Sort")

Como padrão, as referências são apresentadas na ordem em que são incluídas no sistema. No entanto, no *menu* suspenso ("Sort By"), é possível mudar esse padrão selecionando outras opções, como ordem de data de publicação ("Pub Date"), ordem alfabética do primeiro autor ("First author"), ordem alfabética do último autor ("Last author") ou ordem alfabética do título do periódico ("Journal") (Figura 8.91).

Figura 8.91 // Seleção da ordem das referências.

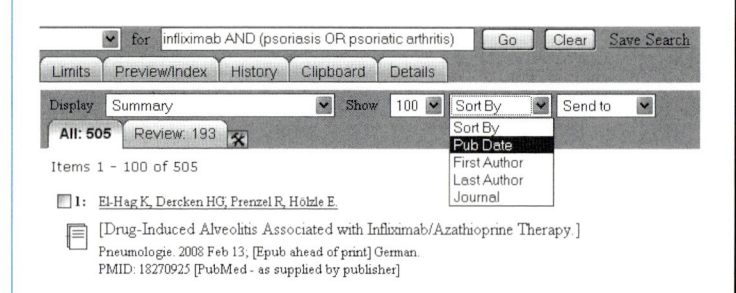

// Gerenciamento do resultado ("Send to")

Após montar uma estratégia e executar a pesquisa, é natural que se queira dar algum destino ao resultado. Nesse sentido, o *menu* suspenso "Send to" apresenta várias opções: salvar, imprimir, enviar para o *e-mail*, armazenar temporariamente no Clipboard, receber atualizações como notícia (RSS *feed*) ou solicitar os artigos completos mediante um pagamento (Figura 8.92).

Figura 8.92 // Seleção de ações para trabalhar com o resultado da pesquisa.

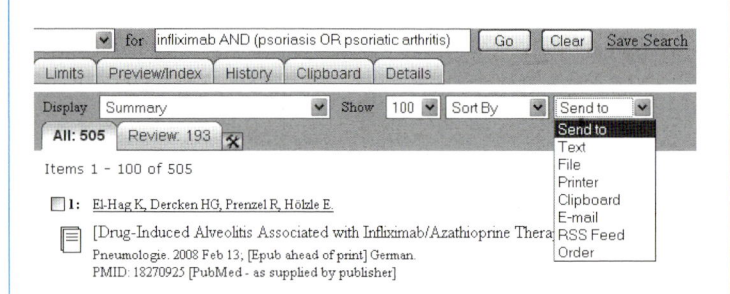

A seguir, será explicado detalhadamente como executar cada uma dessas funções.

// Imprimir

Por padrão, o sistema envia para impressão somente as referências da página corrente (20 referências, no caso da Figura

8.93) no formato "Summary". Caso se deseje mudar esse padrão, deve-se considerar mudar o formato e o número de citações por página antes de imprimir, tornando possível imprimir até 500 referências por página. Em geral, não é comum imprimir um número muito grande de referências e tampouco referências de trabalhos que não interessam. Assim, pode-se selecionar os itens que se deseja imprimir clicando-se na caixa de seleção ao lado esquerdo das referências (seta 1). Em seguida, é só clicar na opção "Printer" do *menu* suspenso "Send to" para imprimir o resultado da pesquisa (seta 2).

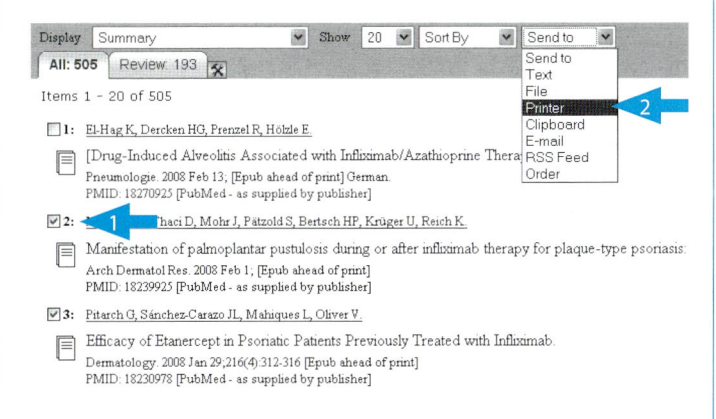

Figura 8.93 // Seleção da opção "Printer" para impressão das referências.

Então, será apresentada uma página em HTML com as referências selecionadas para impressão. Deve-se clicar no botão "Print this page" para imprimir as referências (seta 1 na Figura 8.94). Para voltar ao resultado, clica-se no botão "Go Back" (seta 2).

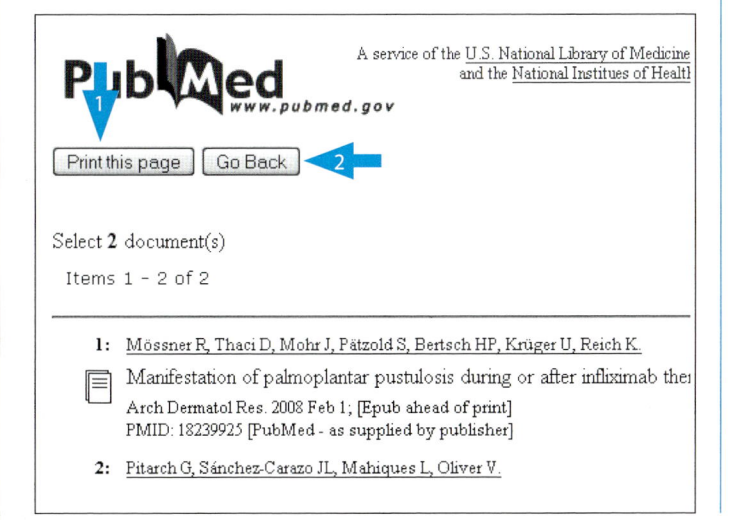

Figura 8.94 // Página de impressão em HTML.

Figura 8.95 // Seleção da opção "Text" para impressão das referências.

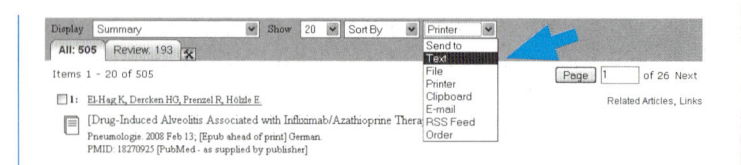

Além disso, também é possível omitir os componentes HTML da página *web* na impressão, selecionando a opção "Text" (Figura 8.95).

Em seguida, será apresentada uma página com as referências sem imagens ou diagramações, somente com texto (Figura 8.96).

Figura 8.96 // Página de impressão no formato "Text".

```
1: Mössner R, Thaci D, Mohr J, Pätzold S, Bertsch HP, Krüger U, Reich K.
   Manifestation of palmoplantar pustulosis during or after infliximab therapy for
   plaque-type psoriasis: report on five cases.
   Arch Dermatol Res. 2008 Feb 1; [Epub ahead of print]
   PMID: 18239925 [PubMed - as supplied by publisher]

2: Pitarch G, Sánchez-Carazo JL, Mahiques L, Oliver V.
   Efficacy of Etanercept in Psoriatic Patients Previously Treated with Infliximab.
   Dermatology. 2008 Jan 29;216(4):312-316 [Epub ahead of print]
   PMID: 18230978 [PubMed - as supplied by publisher]
```

// *Salvar*

Diferentemente da impressão, não existe limite para o número de referências a serem salvas. Por padrão, inicialmente o sistema envia todas as referências do resultado de uma pesquisa no formato "Summary". Caso se queira mudar esse padrão, deve-se considerar mudar o formato das referências antes de salvá-la. Além disso, pode-se selecionar as referências desejadas e, em seguida, escolher o formato apropriado. Para salvar, seleciona-se a opção "File" do *menu* "Send to" (Figura 8.97).

Figura 8.97 // Seleção da opção "File" para salvar as referências em um arquivo.

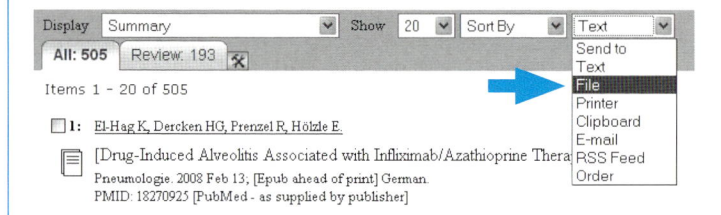

// *Armazenar referências no Clipboard*

"Clipboard" é um espaço no PubMed que permite o armazenamento temporário das referências selecionadas de uma pesquisa ou de várias pesquisas para imprimir, salvar ou enviar para algum *e-mail* posteriormente. Assim, essas referências permanecem armazenadas no Clipboard por um período de oito horas de inatividade do sistema. Após esse período, elas são deletadas automaticamente.

Para adicionar itens ao Clipboard, clica-se na caixa de seleção ao lado esquerdo das referências que se deseja armazenar (seta 1 na Figura 8.98) e, em seguida, na opção "Clipboard" do *menu* "Send to" (seta 2).

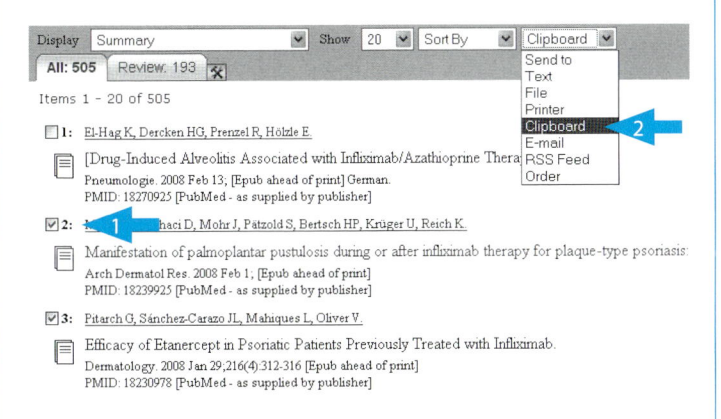

Figura 8.98 // Seleção de referências para adicionar ao Clipboard.

Uma vez que as referências tenham sido enviadas para o Clipboard, o número delas no resultado muda para a cor verde e surge um asterisco na aba "Clipboard" localizada na barra de ações (Figura 8.99). Esse asterisco indica que itens foram adicionados ao Clipboard.

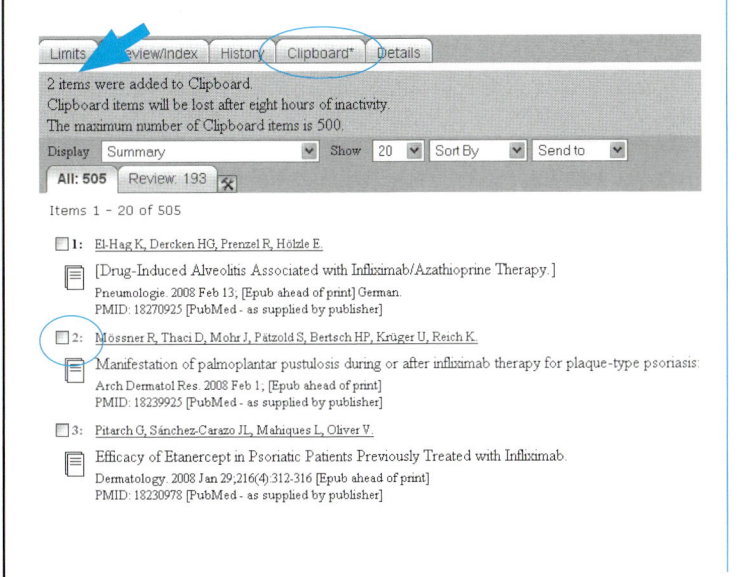

Figura 8.99 // Itens adicionados ao Clipboard.

Na seção "Barra de funções", será explicado como recuperar e trabalhar com os itens adicionados ao Clipboard.

// *Enviar por* e-mail

Além de imprimir, salvar e armazenar as referências, também é possível enviá-las por *e-mail*. Para isso, seleciona-se a opção "E-mail" do *menu* suspenso "Send to" (Figura 8.100).

Figura 8.100 // Opção para enviar as referências por *e-mail*.

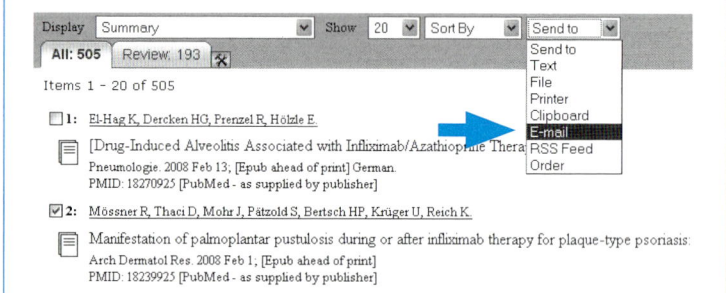

Automaticamente surge uma tela na qual é possível selecionar opções de formato, ordem e número de referências (seta 1 na Figura 8.101). Em seguida, digita-se o endereço de *e-mail* para o qual elas devem ser enviadas (seta 2) e clica-se no botão "Mail" (seta 3). É possível enviar até 500 referências por *e-mail*.

Figura 8.101 // Tela de opções para enviar o resultado por *e-mail*.

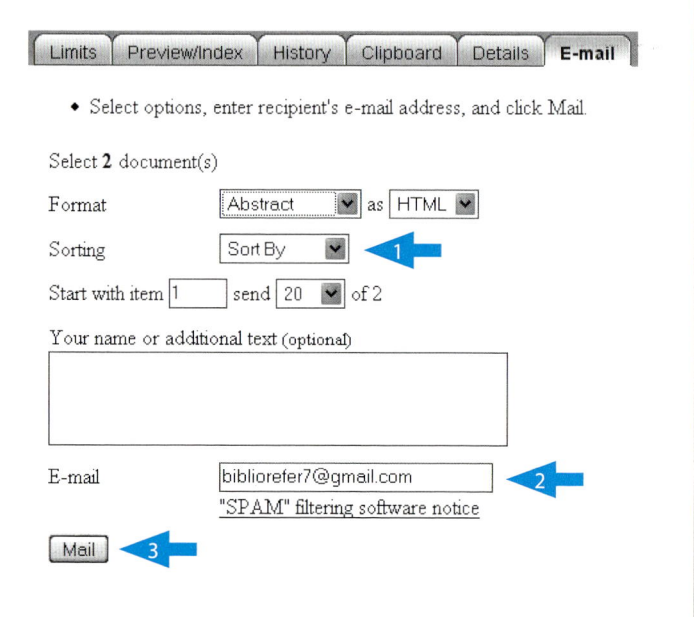

// *RSS* Feed

RSS (Really Simple Syndication) Feed é um sistema utilizado pelos usuários da internet para receber conteúdos atualizados de vários *sites* em forma de notícias por meio de um único *site*, denominado leitor de RSS Feeds (RSS *Feed Reader*). Existem vários RSS *Feed Readers* na internet, e muitos deles estão disponíveis gratuitamente.

No PubMed, pode-se salvar uma pesquisa como RSS *Feed* e receber as referências atualizadas em forma de notícia pelo leitor que o usuário instalou previamente em seu sistema. Para isso, seleciona-se a opção "RSS Feed" do *menu* "Send to" (Figura 8.102).

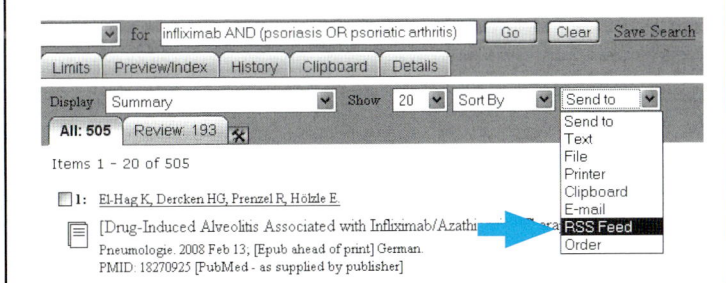

Figura 8.102 // Opção para salvar uma pesquisa como RSS *Feed*.

Na janela do RSS *Feed* (Figura 8.103), pode-se escolher um nome para a pesquisa e limitar o número de referências a serem exibidos pelo leitor (seta 1). Em seguida, clica-se no botão "Create Feed" (seta 2).

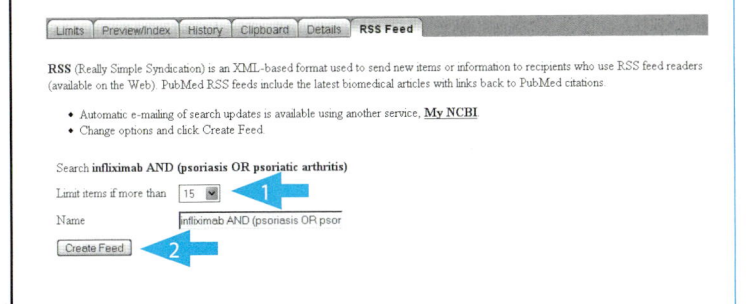

Figura 8.103 // Tela de opções para salvar a pesquisa como RSS *Feed*.

Agora, clica-se no ícone "XML" (Figura 8.104).

Figura 8.104 // Conversão da pesquisa em arquivo RSS *Feed*.

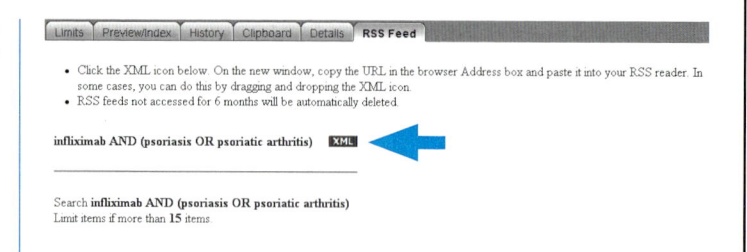

Uma nova janela se abrirá. Então, deve-se "Copiar" o URL da caixa de endereço do navegador e "colar" no leitor de RSS *Feed* (Figura 8.105).

Figura 8.105 // Cópia do URL para colar no leitor de RSS *Feed*.

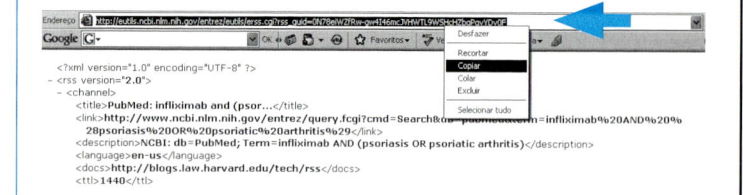

// Barra de funções

Neste tutorial, foi explicado como se realizam estratégias de pesquisa por assunto por meio do MeSH Database, das *tags* de campos e do mapeamento automático de termos.

Contudo, para que uma estratégia seja realizada de forma completa, além do assunto, também é necessário estabelecer alguns limites, como idioma, ano de publicação, gênero, etc. Além disso, pode-se querer realizar uma pesquisa em um periódico específico ou com determinados autores.

Apesar de ser possível fazer tudo isso aplicando as *tags* de campos de pesquisa, o PubMed oferece uma barra com funções adicionais que facilitam essa tarefa (Figura 8.106).

Figura 8.106 // Barra de funções adicionais.

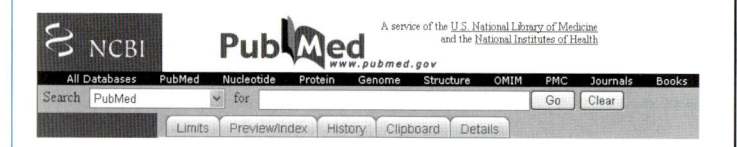

A seguir, será explicado detalhadamente como aplicar cada uma dessas funções.

// Limits

Os recursos da função "Limits" podem ser aplicados isoladamente ou associados com qualquer tipo de estratégia que for montada na caixa de pesquisa. No intuito de facilitar a compreensão do leitor, esta seção apresentará uma estratégia como exemplo.

Assim, digita-se na caixa de pesquisa do PubMed a expressão "laparoscopic histerectomy" (seta 1 na Figura 8.107). Antes de executar a pesquisa, deve-se clicar na aba da função "Limits" (seta 2).

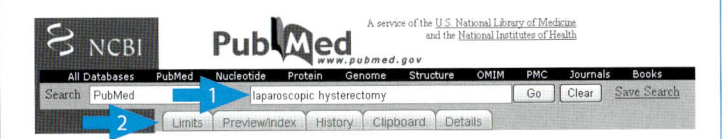

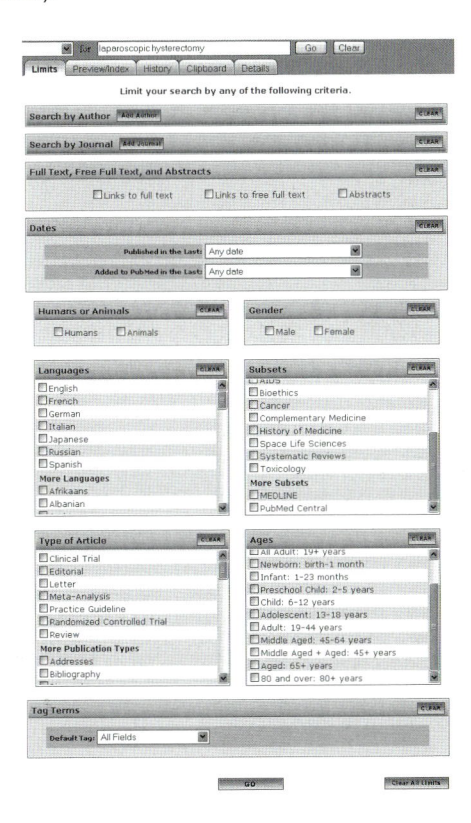

Figura 8.107 // Acesso aos recursos da função "Limits".

Dessa forma, pode-se ver os itens disponíveis na função Limits (Figura 8.108).

Figura 8.108 // Itens da função Limits.

Será aplicado um item de cada vez nessa pesquisa para exemplificar.

// *Limitar a pesquisa por autor*

Para limitar a pesquisa por nome de autor na função "Limits", clica-se no botão "Add Author" (seta 1 na Figura 8.109). Uma caixa de pesquisa aparecerá com o recurso autocompletar. Como exemplo, digita-se o nome do autor, "Schneider A" (seta 2). Em seguida, aparece uma lista de nomes que vão se completando à medida que as letras são digitadas. Seleciona-se, então, o nome do autor procurado (seta 3) e clica-se no botão "Go" (seta 4).

Figura 8.109 // Procura do autor na função Limits.

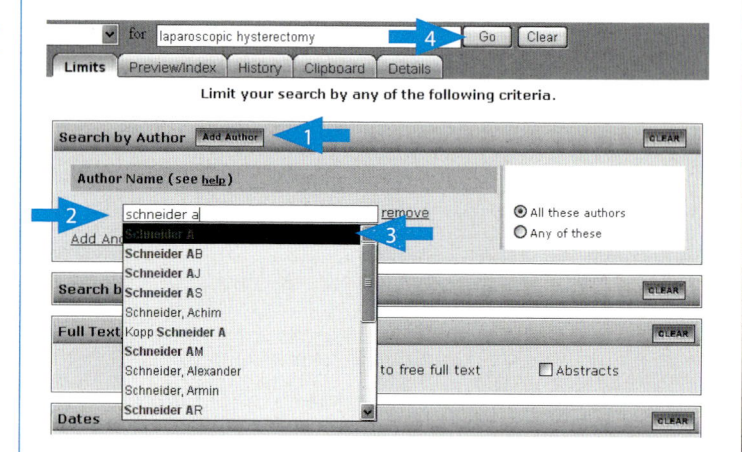

Assim, o nome do autor selecionado é transferido para a caixa de pesquisa e incorporado na estratégia (Figura 8.110).

Figura 8.110 // Resultado da pesquisa limitada por autor.

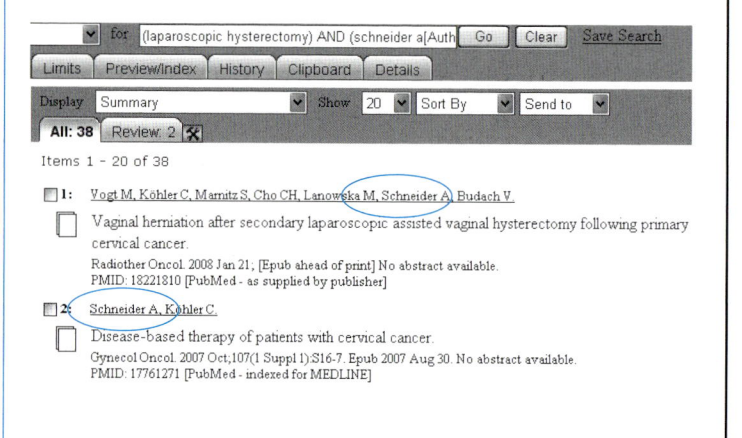

No resultado, os trabalhos sobre o assunto *laparoscopic hysterectomy* estão limitados somente ao autor Schneider A.

// Adicionando outros autores

Há a possibilidade de adicionar mais de um autor antes de executar a pesquisa (Figura 8.111). Para facilitar a compreensão, todo o processo será feito novamente. Assim, retira-se da caixa de pesquisa o autor que foi incorporado na estratégia anterior, restando apenas a estratégia "laparoscopic hysterectomy". Então, clica-se novamente na aba "Limits".

Após adicionar o primeiro autor como foi feito na pesquisa anterior (seta 1), clica-se no botão "Add Another Author" (seta 2).

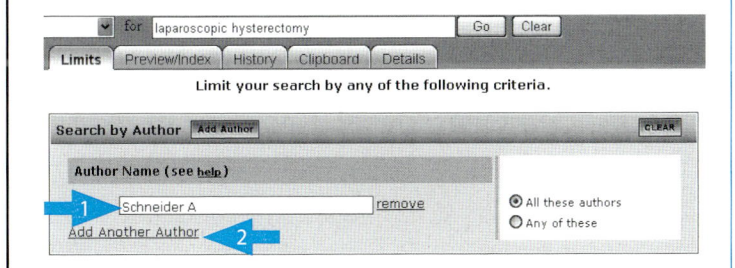

Figura 8.111 // Procura de mais de um autor na função Limits.

Com isso, uma nova caixa de pesquisa se abrirá, para que outro nome seja digitado.

Como mostra o exemplo da Figura 8.112, digita-se o nome "Possover M (seta 1). Após selecionar o nome do autor, clica-se no botão "Go" para executar a pesquisa (seta 2).

Antes de iniciar a pesquisa, deve-se ficar atento às seguintes observações:

➡ Ao lado de cada caixa de pesquisa por autor, existe o *link* "Remove" (seta 3), que deve ser utilizado para excluir algum dos autores.

➡ Por padrão, o sistema relaciona todos os autores com o operador booleano AND, isto é, no resultado serão recuperados somente os trabalhos que os autores selecionados publicaram juntos. Para mudar esse padrão e recuperar os trabalhos publicados por qualquer um dos autores independentemente de estarem juntos ou não, selecione a opção "Any of these" (seta 4).

Figura 8.112 // Adicionando mais de um autor na função Limits.

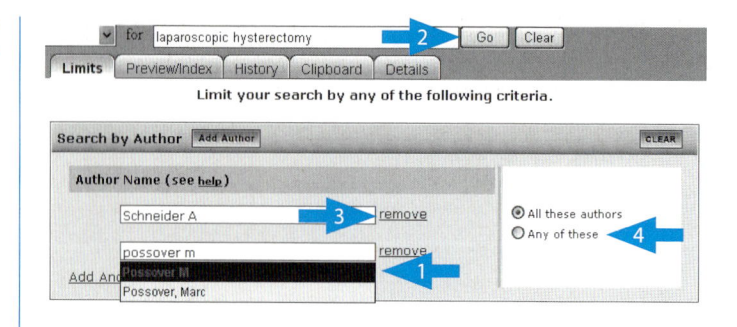

Após executar a pesquisa, observa-se que os nomes dos dois autores foram transferidos para a caixa de pesquisa e incorporados na estratégia (Figura 8.113).

Figura 8.113 // Resultado da pesquisa limitada por mais de um autor.

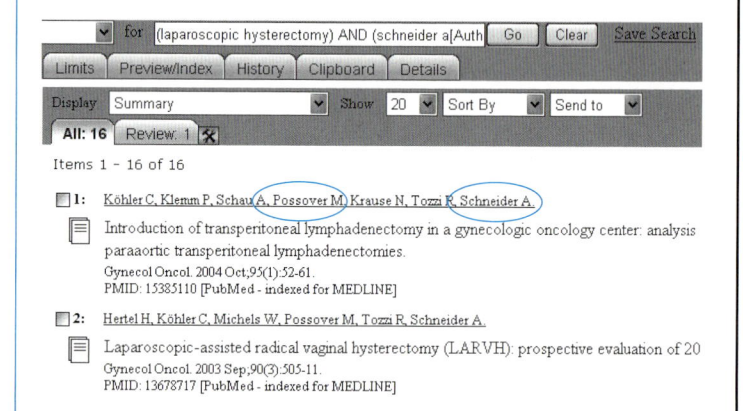

// Limitar a pesquisa por periódico

Será usada novamente a estratégia "laparoscopic hysterectomy" para aplicar esse recurso. Mas, antes, retira-se os autores, pois estes limitariam demasiadamente a pesquisa.

Inicia-se a pesquisa clicando em "Add Journal" (seta 1 na Figura 8.114) na função Limits. Uma caixa de pesquisa aparecerá com o recurso autocompletar. Digita-se, então, o título do periódico, nesse caso, "American Journal of Obstetrics and Gynecology" (seta 2). Uma lista dos títulos dos periódicos aparece à medida que as letras são digitadas. Seleciona-se o periódico procurado (seta 3).

BASES DE DADOS BIBLIOGRÁFICAS DA *WEB* // **269**

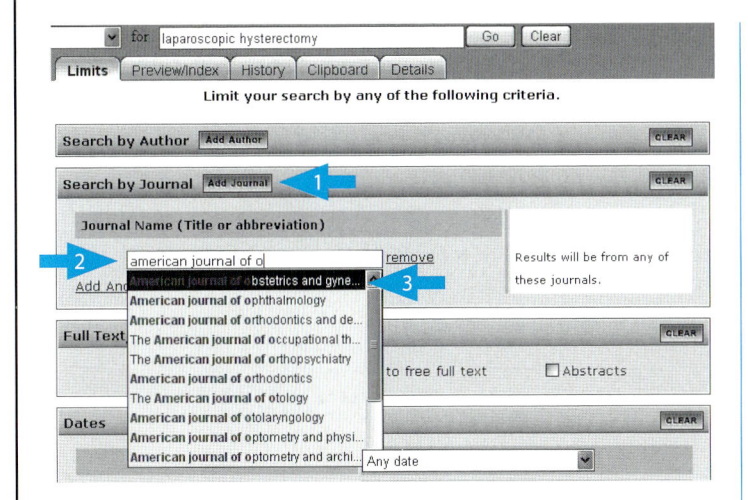

Figura 8.114 // **Procura de periódico na função Limits.**

// Adicionando outros títulos de periódico

Para pesquisar vários títulos de periódicos simultaneamente, deve-se clicar em "Add Another Journal" (Figura 8.115).

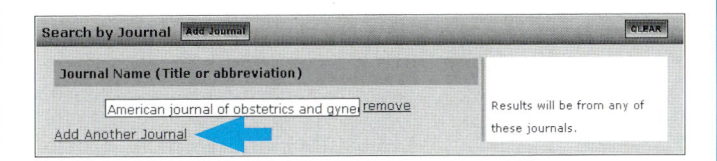

Figura 8.115 // **Procura de mais de um periódico na função Limits.**

Dessa forma, outra caixa de pesquisa se abrirá logo abaixo para que outro título de periódico seja digitado. No exemplo apresentado anteriormente, será acrescentado o "Journal of Minimally Invasive Gynecology" (seta 1 na Figura 8.116). Após digitar-se o título, clica-se no botão "Go" para iniciar a pesquisa (seta 2).

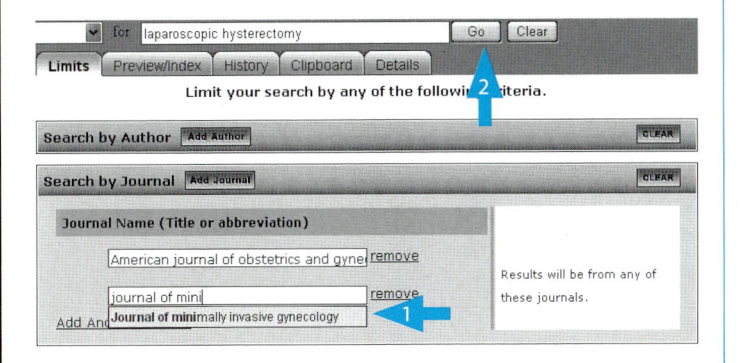

Figura 8.116 // **Adicionando mais de um periódico na função Limits.**

// *Limitar para referências com texto completo e* abstract

Na função Limits, é possível limitar o resultado da pesquisa às referências que trazem *links* para o texto completo, gratuito ou não. Além disso, pode-se restringir o resultado da pesquisa às referências que possuem *abstract* (Ver *box* na Figura 8.117).

Para aplicar esses recursos, clica-se na caixa de seleção ao lado do item escolhido. A pesquisa ainda não será executada, pois os próximos recursos a serem explicados serão aplicados simultaneamente.

Figura 8.117 // Limitar para referências que trazem *abstracs* ou *links* para o artigo completo.

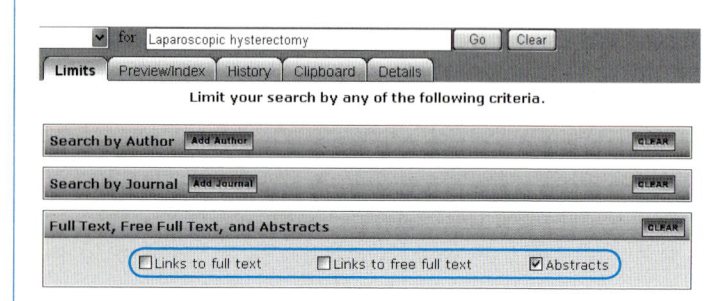

// *Limitar o resultado por datas*

Existem dois tipos de pesquisa por data: data de publicação do trabalho e data de entrada da referência no PubMed. Nesses dois tipos de pesquisa, é possível aplicar uma escala de data pré-ajustada, como, por exemplo, nos últimos cinco anos (Figura 8.118).

Figura 8.118 // Limite da pesquisa por data pré-ajustada.

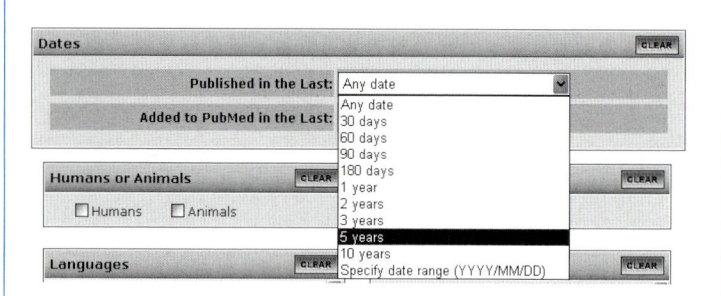

Além disso, pode-se restringir a busca a um intervalo de datas específico, selecionando "Specify date range" do *menu* suspenso (Figura 8.119).

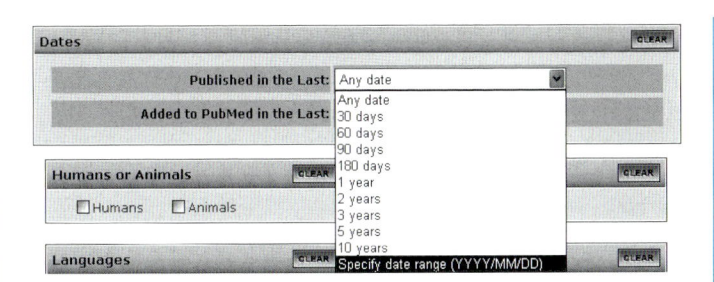

Figura 8.119 // Seleção do limite por intervalo de datas.

Em seguida, surgirão os campos para preencher com ano, mês e dia (mês e dia são opcionais).

Na estratégia utilizada como exemplo, será estabelecido um período de 1980 a 2008 (Figura 8.120).

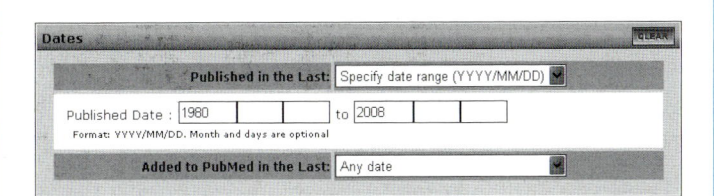

Figura 8.120 // Limite da pesquisa por intervalo de datas.

// Limitar para estudos com humanos ou animais

Pode-se limitar a pesquisa aos estudos com humanos ou animais, selecionando uma das duas opções. Na estratégia de exemplo, será escolhido o limite para os estudos em humanos (Figura 8.121).

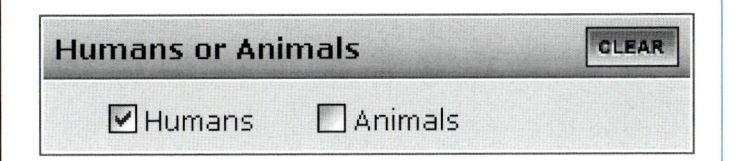

Figura 8.121 // Limite para estudos com humanos ou animais.

Aplicando esse recurso, a recuperação do PubMed será limitada somente às citações já indexadas na MEDLINE. As citações "in process" e "as supplied by publisher" serão excluídas do resultado, pois ainda não foram indexadas.

// Limitar o gênero

Nesse espaço, pode-se limitar a pesquisa aos estudos em humanos segundo o gênero masculino ou feminino (Figura 8.122). No caso apresentado nesse momento, nenhuma opção será selecionada agora, pois a pesquisa é sobre histerectomia, e selecionar o gênero seria redundante.

Figura 8.122 // Limite para estudos segundo o gênero.

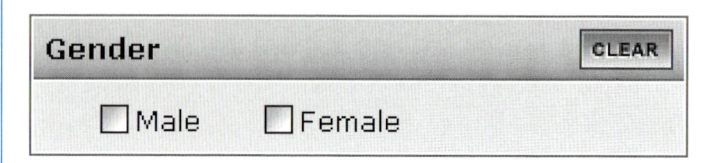

Aplicando esse recurso, a recuperação do PubMed será limitada somente às citações já indexadas na MEDLINE. As citações "in process" e "as supplied by publisher" serão excluídas do resultado.

// Limitar por idiomas

O limite "Languages" (Figura 8.123) restringe o resultado da pesquisa aos artigos publicados em um idioma em particular, podendo ser selecionada mais de uma opção. No exemplo, serão selecionados "English", "Spanish" e "Portuguese".

Figura 8.123 // Seleção de idiomas.

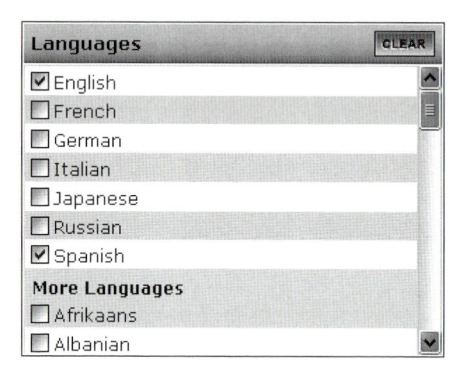

// Limitar por subsetores ("Subsets")

Nesse espaço, pode-se limitar o resultado da pesquisa a três grupos de referências chamados "Subsets" (Figura 8.124), ou seja, "subsetores" do PubMed. Os *subsets* são muito úteis para especialistas e para quem precisa de pesquisas simples e rápidas. Trata-se de um recurso opcional e, dependendo da estratégia que foi montada na caixa de pesquisa, o subsetor selecionado pode ser redundante.

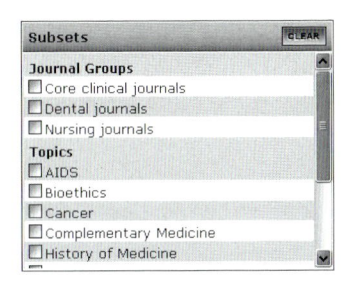

Figura 8.124 // Seleção de "Subsets" do Pubmed.

A seguir, mostra-se em detalhes a função dos itens de "subsets".

1. Journal Groups
   Restringe o resultado da pesquisa a três grupos de periódicos especializados: Dental Journals, Nursing Journals e Core Clinical Journal (120 jornais de língua inglesa publicados em uma lista chamada Abridged Index Medicus).

2. Topics
   Nessa área, pode-se limitar a pesquisa a tópicos preestabelecidos. Esses tópicos foram criados pelo PubMed por meio de estratégias especializadas.

3. More subsets
   MEDLINE: referências completas com todos os dados de indexação.
   PubMed Central: arquivo digital com acesso livre aos textos completos.

// Limitar a pesquisa por tipo de publicação

Esse espaço é usado para limitar o resultado da pesquisa ao tipo de publicação dos trabalhos. O *menu* "Type of Article" contém uma lista completa dos tipos de publicação disponíveis na MEDLINE, e mais de uma opção pode ser selecionada. Para o exemplo, serão selecionadas as opções "Clinical Trial" e "Randomized Controlled Trial" (Figura 8.125).

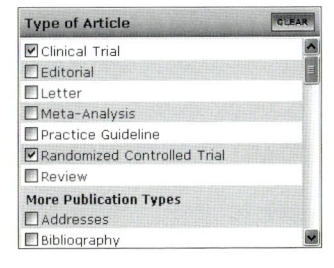

Figura 8.125 // Seleção de tipo de publicação.

Aplicando esse recurso, a recuperação do PubMed será limitada somente às citações já indexadas na MEDLINE. As citações "in process" e "as supplied by publisher" serão excluídas do resultado.

// *Limitar a faixa etária*

No *menu* "Ages", pode-se limitar a pesquisa a uma determinada faixa etária ou grupos etários. Para o exemplo, serão selecionados "Adult" e "Middle Aged" (Figura 8.126).

Figura 8.126 // **Seleção de faixa etária.**

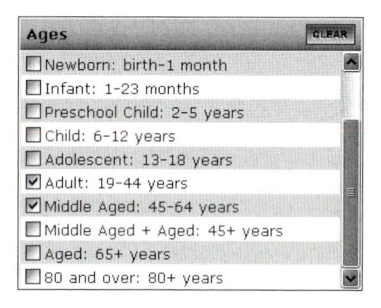

Aplicando esse recurso, a recuperação do PubMed será limitada somente às citações já indexadas na MEDLINE. As citações "in process" e "as supplied by publisher" serão excluídas do resultado.

// Tags *de campos de pesquisa*

Se o usuário não quiser digitar a *tag* de um campo específico na caixa de pesquisa, poderá selecionar o campo desejado no *menu* "Tag Terms" (Figura 8.127). Mas, atenção: somente um campo poderá ser selecionado. Isso significa que todas as palavras digitadas serão consideradas de acordo com o campo selecionado. Na pesquisa que está sendo realizada como exemplo, nenhuma opção será selecionada, para que o resultado não fique demasiadamente reduzido.

Figura 8.127 // **Seleção de** *tag* **de campo de pesquisa.**

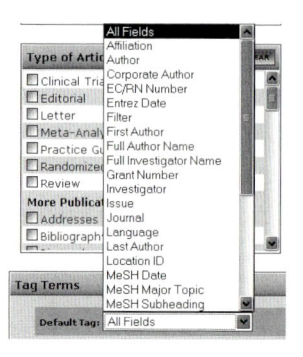

// Indicador dos limites

Após selecionar os itens na função Limits, executa-se a pesquisa clicando no botão "Go" ao lado da caixa de pesquisa ou no final da página (Figura 8.128). Uma vez selecionados os itens em Limits, a caixa de seleção na barra de recursos aparecerá marcada (seta 1). No resultado da pesquisa, os limites selecionados aparecerão em uma barra amarela abaixo da barra de recursos (seta 2).

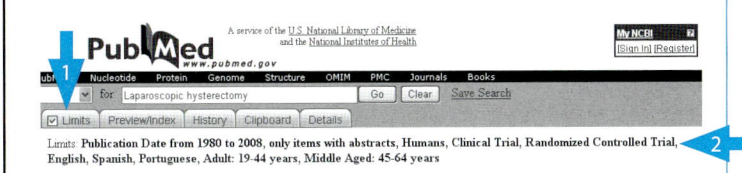

Figura 8.128 // Indicador dos itens selecionados em Limits.

Para executar outras pesquisas, é preciso desmarcar a caixa de seleção da barra de recursos para que os itens selecionados em Limits não interfiram no resultado.

// Preview/Index

O PubMed oferece outras formas interessantes de pesquisar. Na barra de funções, há uma aba chamada "Preview/Index", na qual é possível:

➡ Visualizar o número de citações antes de exibir o resultado da pesquisa.

➡ Refinar a estratégia de pesquisa adicionando rapidamente um termo de cada vez.

➡ Procurar, selecionar e adicionar termos de campos específicos a partir de um índice para montar uma estratégia de pesquisa.

Para aplicar esses recursos, clica-se na aba "Preview/Index" (Figura 8.129).

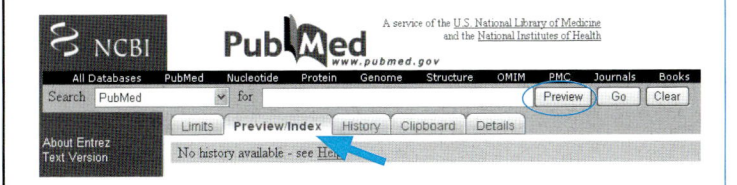

Figura 8.129 // Acesso ao recurso Preview/Index.

Observe que surgiu o botão "Preview" ao lado do botão "Go".

// *Funções do Preview*

Por meio do Preview, é possível visualizar o número de citações antes de exibir o resultado da pesquisa. Por exemplo, após acionar a aba "Preview/Index" da barra de recursos (seta 1 na Figura 8.130), digita-se o termo "hysterectomy" na caixa de pesquisa (seta 2). Em seguida, clica-se no botão "Preview" (seta 3).

O PubMed apresenta o número de citações, mas não mostra o resultado (seta 4).

Figura 8.130 // Apresentação do número de referências antes de exibir o resultado da pesquisa.

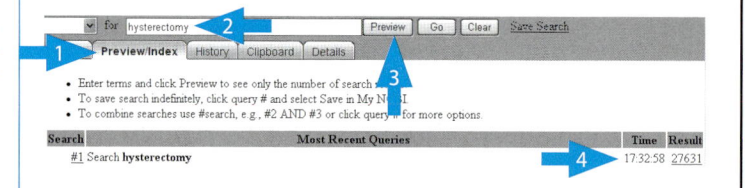

Além disso, por meio do Preview também pode-se refinar a pesquisa acrescentando um ou mais termos ao mesmo tempo. Por exemplo, na estratégia anterior, acrescenta-se o termo "prolapse" (seta 1 na Figura 8.131) e clica-se no botão "Preview" (seta 2). Dessa forma, é possível visualizar a estratégia e o número de citações à medida que outros termos são acrescentados, para refinar a pesquisa (seta 3).

Figura 8.131 // Apresentação da estratégia e do número de referências à medida que se refina a pesquisa.

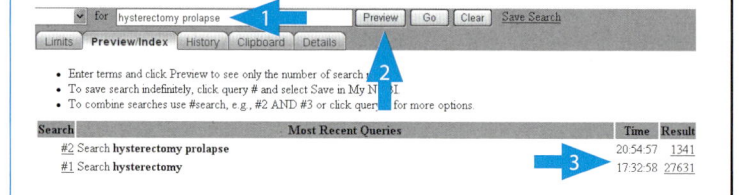

// *Funções do Index*

Por meio do Index, pode-se desenvolver uma estratégia procurando e adicionando termos de qualquer campo de pesquisa a partir de um índice. Esse recurso poderá ser aplicado caso não se queira digitar as *tags* de campos de pesquisa.

Ao acionar a aba "Preview/Index", o PubMed apresenta uma caixa de pesquisa para aplicar o recurso "Index" (Figura 8.132).

BASES DE DADOS BIBLIOGRÁFICAS DA *WEB* // **277**

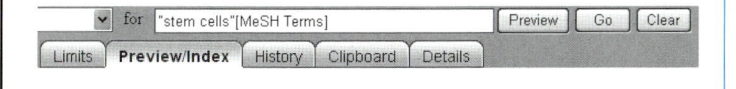

Figura 8.132 // Caixa de pesquisa do Preview/Index.

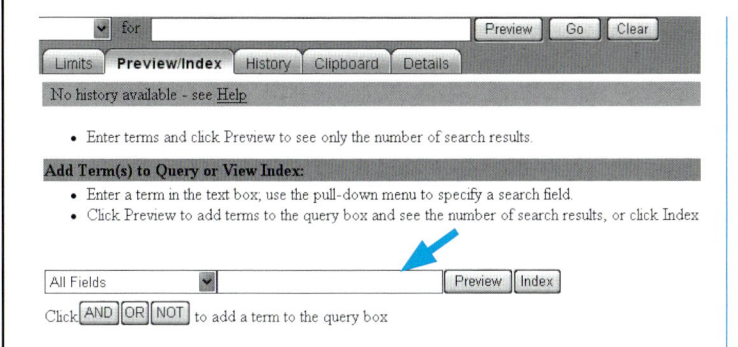

A seguir, será apresentado um exemplo de utilização do Index. Primeiro, seleciona-se o campo "MeSH terms" do *menu* suspenso (seta 1 na Figura 8.133). Em seguida, digita-se o termo "stem cells" (seta 2) e clica-se no botão "Index" (seta 3). Com isso, o sistema apresenta uma lista de termos disponíveis no campo selecionado. Todos os termos apresentam, ao lado direito, o número de referências que o citam. Seleciona-se o termo procurado (seta 4) e clica-se no botão referente ao operador booleano "AND" (seta 5) para adicioná-lo à caixa de pesquisa do PubMed.

Figura 8.133 // Procura de um termo MeSH por meio do Index.

O termo foi adicionado à caixa de pesquisa do PubMed acompanhado da *tag* [MeSH Terms] (Figura 8.134).

Figura 8.134 // Termo MeSH encontrado no Index.

Outros termos de qualquer campo podem ser adicionados nessa estratégia utilizando-se o *Index*. Por exemplo, será adicionado o título de um periódico à pesquisa realizada anteriormente. Para isso seleciona-se o campo "Journal" no *menu* suspenso (seta 1 na Figura 8.135). Em seguida, digita-se, na caixa de pesquisa, o termo "Science" (seta 2) e clica-se no botão "Index" para encontrar o título correto (seta 3). Após selecionar o título do jornal (seta 4), clica-se no botão "AND" para enviar a estratégia para a caixa de pesquisa do PubMed (seta 5).

Figura 8.135 // Procura do título de um periódico por meio da ferramenta "Index".

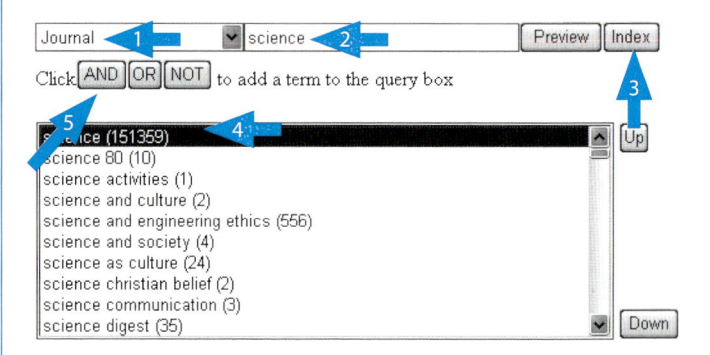

O título do periódico foi adicionado na estratégia com a *tag* [Journal] (Figura 8.136).

Figura 8.136 // Título de periódico encontrado no Index e adicionado na estratégia de pesquisa.

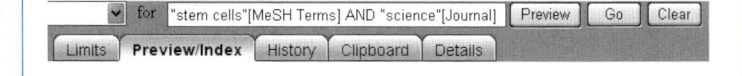

// History

O PubMed armazena um histórico das pesquisas temporariamente. Isso acontece porque o servidor do PubMed armazena *cookies* (informações) no computador do usuário assim que ele visita o *site*, de modo que este reconhece e memoriza as preferências do usuário. Portanto, para usar esse recurso, o navegador deve estar configurado para aceitar *Cookies*.

O History armazena temporariamente até cem estratégias, as quais são deletadas automaticamente após oito horas de inatividade do sistema. Deve-se clicar na aba "History" da barra de recursos para observar o seu conteúdo (Figura 8.137).

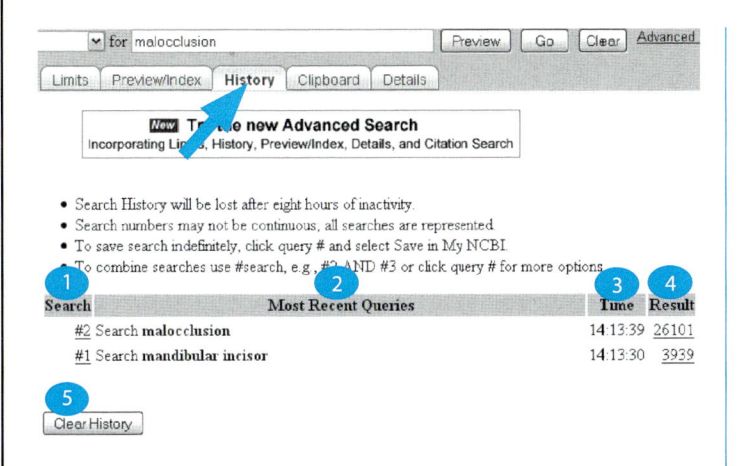

Figura 8.137 // Histórico das pesquisas realizadas no PubMed.

Os itens que aparecem na tela do History são os seguintes:

1. Search: número das estratégias armazenadas com *hyperlink* para combinações das pesquisas.

2. Most Recent Queries: a estratégia exatamente como foi elaborada na caixa de pesquisa.

3. Time: tempo de execução da pesquisa.

4. Result: número de citações encontradas.

5. Clear History: remove todas as estratégias armazenadas no History.

Se não foi realizada nenhuma pesquisa nas últimas oito horas, é possível que o History esteja vazio. Nesse caso, para compreender melhor esse recurso, pode-se executar algumas pesquisas e, em seguida, acessar o History.

Uma vez executada, a estratégia de uma pesquisa é automaticamente armazenada no History e poderá ser executada novamente, combinada com outras estratégias ou deletada.

Essas ações são possíveis por meio do *menu options* (Figura 8.138) que se acessa ao clicar em cima do número da estratégia.

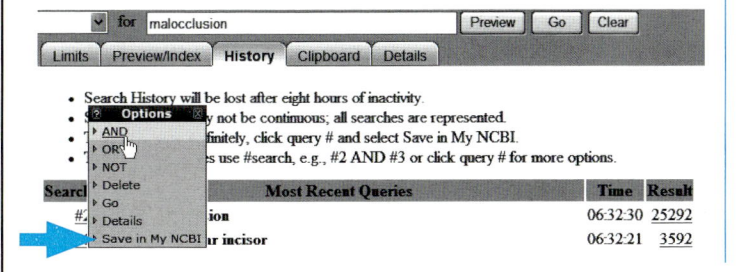

Figura 8.138 // Opções para trabalhar com as estratégias armazenadas no *History*.

Nesse menu de opções, pode-se:

➡ Combinar as estratégias com qualquer operador booleano ("AND", "OR" e "NOT").

➡ Deletar uma estratégia ("Delete").

➡ Executar novamente uma estratégia ("Go").

➡ Observar os detalhes de uma estratégia ("Details").

➡ Salvar a estratégia no espaço My NCBI (mais informações sobre esse recurso serão fornecidos na próxima seção).

Observações:

➡ O History armazena no máximo 100 estratégias.

➡ As estratégias são deletadas após oito horas de inatividade do sistema.

➡ Os números das estratégias armazenadas são movidos para o topo do History se elas forem executadas novamente.

// Clipboard

Na seção "Armazenar Referências no Clipboard", foi explicado como selecionar e adicionar referências nesse recurso, o qual consiste em um espaço no PubMed para o usuário colecionar temporariamente as referências selecionadas de várias pesquisas. Agora será explicado como recuperar e trabalhar com as referências armazenadas no Clipboard.

Para treinar o uso desse recurso, deve-se selecionar as referências do resultado de alguma pesquisa e adicioná-las ao Clipboard da forma explicada anteriormente. Para acessar as referências armazenadas, clica-se na aba "Clipboard" da barra de recursos (Figura 8.139).

Figura 8.139 // Acesso às referências armazenadas no Clipboard.

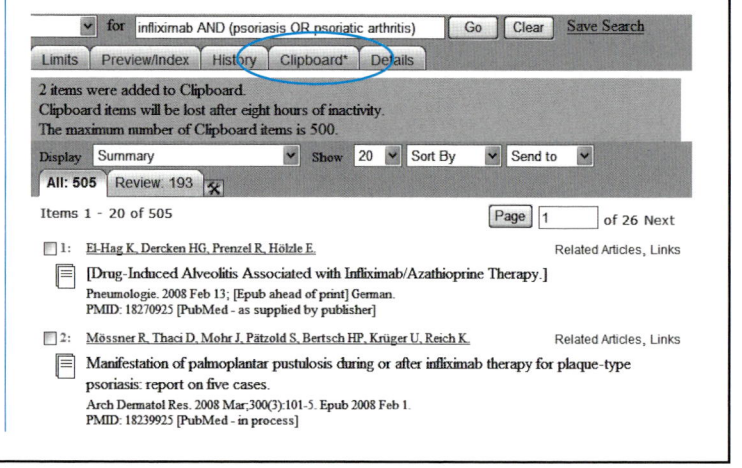

BASES DE DADOS BIBLIOGRÁFICAS DA *WEB* // **281**

As citações enviadas para o Clipboard serão apresentadas na tela de resultado. Dessa forma, pode-se imprimi-las, salvá-las ou enviá-las por *e-mail*. É importante ressaltar que as referências permanecerão no Clipboard até oito horas de inatividade do sistema. Passado esse período, elas serão automaticamente deletadas.

// My NCBI

O My NCBI é uma ferramenta que armazena informações e preferências dos usuários para que estes personalizem um espaço no PubMed. Para utilizar essa ferramenta, o navegador deve estar habilitado para aceitar *cookies*, e é necessário um registro prévio. O registro para esse serviço é gratuito.

// Recursos do My NCBI

➡ Salvar as pesquisas.

➡ Atualizar os resultados e enviá-los automaticamente por *e-mail*.

➡ Selecionar filtros personalizados para agrupar os resultados da pesquisa em diferentes abas.

➡ Salvar os resultados das pesquisas em uma coleção de citações.

➡ Ativar recursos adicionais, como escolher cores para destacar os termos de buscas, escolher o formato das citações únicas no resultado, mudar o endereço de *e-mail* para envio de atualizações automáticas.

O *link* para acessar e se registrar no My NCBI se localiza na parte superior direita da *home page* do PubMed (Figura 8.140).

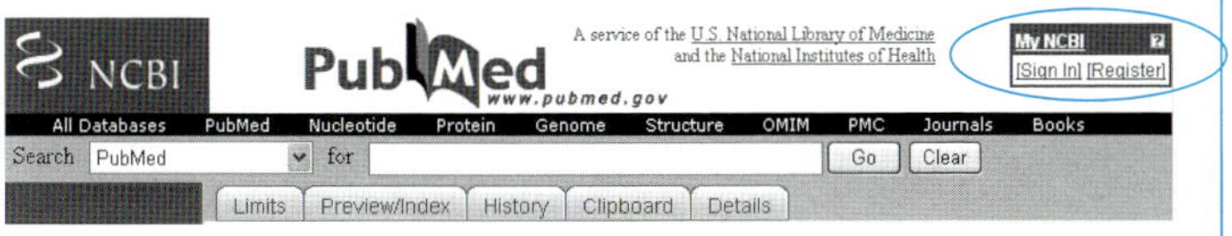

Figura 8.140 // *Link* **para acesso e registro no My NCBI.**

// Registro no My NCBI

Para fazer um registro no My NCBI (Figura 8.141), clica-se no *link* "Register" e preenche-se os dados da página do registro.

Ao preencher o *user name* (nome de usuário) e o *password* (senha), deve-se diferenciar maiúsculas e minúsculas, pois o sistema é sensível a tal distinção. Em seguida, coloca-se o nome

Para informações sobre como salvar estratégias de pesquisa e receber atualizações por e-mail, acesse o *hotsite* da obra (www.artmed.com.br/gestaodoconhecimentomedico).

de usuário, com mais de três caracteres alfanuméricos sem espaços. Depois, deve ser preenchido o campo "Password", com mais de seis caracteres alfanuméricos. Então escolhe-se uma pergunta de segurança, a qual deve ser respondida, pois, dessa forma, pode-se trocar de senha no caso de esquecê-la. Atenção: no caso de esquecimento do nome de usuário e da resposta de segurança, o sistema não poderá recuperar a conta com as preferências do usuário.

Para finalizar o cadastramento, digita-se um endereço de *e-mail* (esse campo é opcional, porém, preenchendo-o, aparece uma mensagem para a confirmação do registro no My NCBI) e clica-se no botão "Register".

Figura 8.141 // Registro no espaço My NCBI.

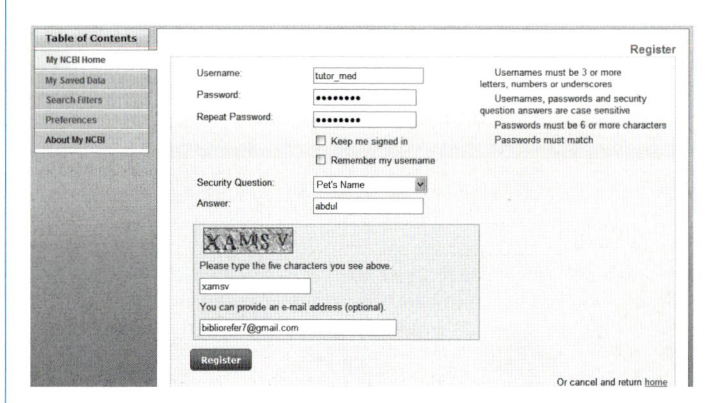

Imediatamente será apresentada uma tela informando que foi enviado um *e-mail* para a confirmação do registro.

// Single Citation Matcher

Em algumas ocasiões, precisa-se encontrar a referência de um artigo específico, mas se dispõe de poucas informações sobre ele. Contudo, é possível localizar a referência desejada usando as *tags* de campos de pesquisa ou o Limits da barra de recursos, que são ferramentas já conhecidas. Porém, o PubMed oferece uma ferramenta de utilização mais fácil e interessante para localizar referências específicas. Trata-se do "Single Citation Matcher", localizado na barra lateral da *home page* (Figura 8.142). Para acessá-lo, clica-se no *link* da barra lateral.

O Single Citation Matcher apresenta um formulário com os principais campos de uma referência, o qual pode ser preenchido apenas com os dados de que se dispõe.

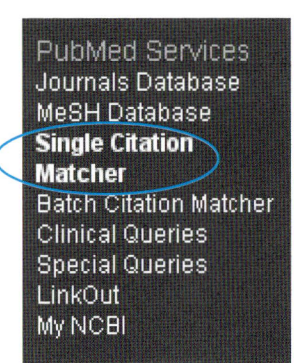

Figura 8.142 // Acesso ao "Single Citation Matcher".

Por exemplo, caso se deseje pesquisar uma referência da qual só se tem o título do periódico (Cell Transplantation) e o nome do autor (Kim BG), digita-se esses dados nos campos adequados (Figura 8.143): no campo "Journal" digita-se "Cell Transplantation" (seta 1); no campo "Author name", digita-se "Kim BG" (seta 2). Em seguida, clica-se em "Go" (seta 3). Neste tipo de pesquisa, os campos de título de periódico e autor apresentam o recurso autocompletar.

Figura 8.143 // Pesquisa de uma referência específica usando o Single Citation Matcher.

Dispondo de apenas dois itens, a referência foi encontrada (Figura 8.144).

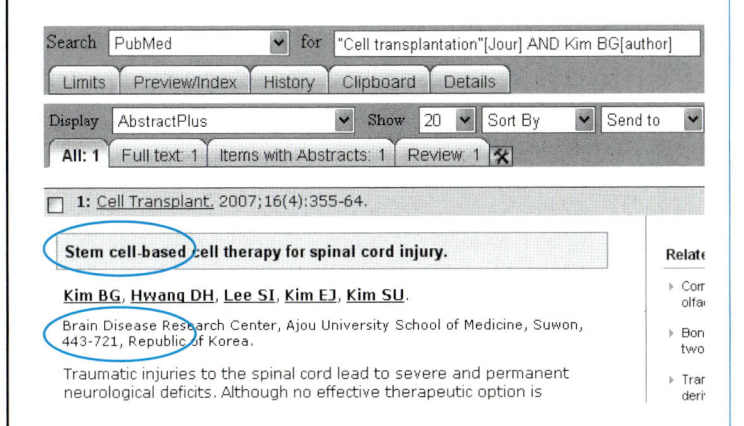

Figura 8.144 // Referência encontrada com o recurso Single Citation Matcher.

Como foi visto, não é necessário preencher todos os campos do Single Citation Matcher para encontrar algum artigo específico, pois várias combinações são possíveis, mesmo com poucos dados disponíveis.

Mas existe uma outra aplicação interessante para o Single Citation Matcher: formar um sumário eletrônico de determinado periódico. Como exemplo, será utilizado o periódico "American journal of obstetrics and gynecology", ano "2007", volume "197" e número "6" (Figura 8.145).

No resultado, serão apresentados todos os artigos publicados no fascículo desejado.

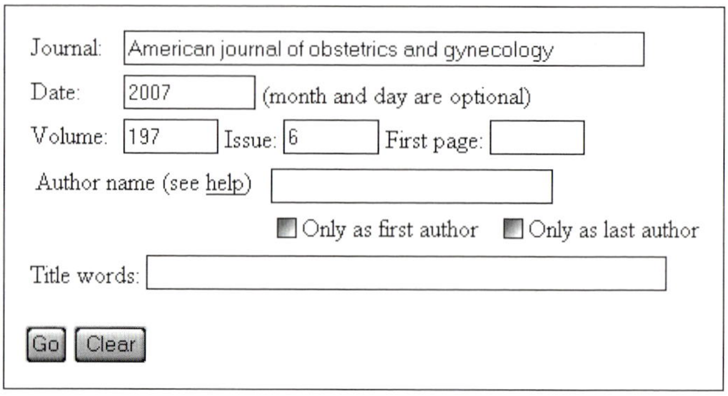

Figura 8.145 // Formação de um sumário eletrônico do fascículo de um periódico.

// TUTORIAL DE PESQUISA NA WEB OF SCIENCE

// Introdução

A *Web of Science* é uma base de dados bibliográfica de cobertura multidisciplinar produzida pelo Institute for Scientific Information (ISI), empresa integrante da Thomson Scientific, sediada na Filadélfia (Estados Unidos).

Ela está disponível na internet através da plataforma ISI Web of Knowledge, um ambiente virtual que oferece acesso integrado a fontes de informação científica e apresenta poderosas ferramentas de busca, análise e controle da informação.

Atualizada semanalmente, o conteúdo bibliográfico da *Web of Science* fornece informação corrente e retrospectiva de aproximadamente 9.300 dos principais periódicos científicos do mundo em mais de 45 idiomas.

A *Web of Science* abrange mais de 36 milhões de registros completos, incluindo as referências citadas nos documentos.

Estas características estão presentes em seus três principais componentes conhecidos como índices de citações:

➡ Science Citation Index Expande (1900-presente)
➡ Social Sciences Citation Index (1956-presente)
➡ Arts & Humanities Citation Index (1975-presente).

// Índice de Citações

Os Índices de citações são bases de dados bibliográficas que, além de incluir as informações básicas de um documento, como títulos, resumos e dados sobre os autores, também apresentam as referências citadas nos documentos (referências bibliográficas ou bibliografia).

Na prática, os índices de citações utilizam as referências citadas de um documento como termos de indexação, partindo do princípio de que o vínculo temático das citações com a obra que as citou é maior do que os descritores de assunto utilizados na indexação tradicional.

Nos índices de citações, é possível realizar pesquisas retrospectivas e prospectivas:

➡ Por meio das referências citadas no trabalho, é possível retroceder no tempo e descobrir quais trabalhos científicos influenciaram determinado autor.

➡ Também é possível avançar no tempo, ao pesquisar os artigos que citaram determinado trabalho e descobrir qual é o seu impacto na atualidade.

Com essas características, os índices de citações da Web of Science fornecem as principais ferramentas para a análise quantitativa e qualitativa da produção científica mundial.

Para entender como são formados os índices de citações, observe na Figura 8.146 os elementos descritivos de um documento que são indexados e incluídos em um registro do Science Citation Index Expande da Web of Science:

Figura 8.146 // Elementos descritivos do documento incluídos no registro.

American Journal of Medical Genetics 77:155–161 (1998)

The Facioscapulohumeral Muscular Dystrophy (FSHD1) Gene Affects Males More Severely and More Frequently Than Females

Mayana Zatz,[1*] Suely K. Marie,[2] Antonia Cerqueira,[1] Mariz Vainzof,[1,2] Rita C.M. Pavanello,[1] and Maria Rita Passos-Bueno[1]

[1]*Departamento de Biologia, Instituto de Biociências, Universidade de São Paulo, São Paulo, Brazil*
[2]*Departamento de Neurologia, Faculdade de Medicina, Universidade de São Paulo, São Paulo, Brazil*

We investigated 52 families of patients with facioscapulohumeral muscular dystrophy (FSHD1), including 172 patients (104 males and 68 females). Among 273 DNA samples which were analyzed with probe p13E-11, 131 (67 males and 64 females) were shown to carry an *Eco*RI fragment smaller than 35 kb; 114 among them were examined clinically and neurologically. Results of the present investigation showed that: a) there is no molecular evidence for autosomal or X-linked recessive inheritance of FSHD1; b) an excess of affected males, which is explained by a significantly greater proportion of females than males among asymptomatic cases and a significantly greater proportion of affected sons than daughters observed in the offspring of asymptomatic mothers; c) the penetrance of the FSHD1 gene until age 30 was estimated as 83% for both sexes but was significantly greater for males (95%) than for females (69%); d) new mutations occur significantly more frequently in females than males among somatic/germinal mosaic cases; and e) severely affected cases originated more often through new mutations or were transmitted through maternal than through paternal lines including somatic/germinal mothers. These observations have important implications for understanding the molecular mechanisms responsible for FSHD1 and for genetic and prognostic counseling according to the gender of the affected patient. Am. J. Med. Genet. 77:155–161, 1998. © 1998 Wiley-Liss, Inc.

KEY WORDS: facioscapulohumeral muscular dystrophy; male/female penetrance; maternal/paternal transmission

It was also demonstrated that since the FSHD-linked locus D4F104S1 at 4q35 has a homologue on 10qter, small *Eco*RI fragments detected with probe

REFERENCES

Altherr MM, Bengtsson U, Markovich RP, Winokur ST (1995): Efforts toward understanding the molecular-basis of facioscapulohumeral muscular dystrophy (FSHD). Muscle Nerve Suppl S22–S38.

Bakker E, Wijmenga C, Vossen RHAM, Padberg GW, Hewitt J, van der Wielen M, Rasmussen K, Frants RR (1995): The FSHD linked locus D4F104S1 (p13E-11) on 4q35 has a homologue on 10qter. Muscle Nerve Suppl 1995:S2–S30.

Brunner AG, Bruggenwirth HT, Nielhesen W, Jansen G, Hamel BCJ, Hoppe RLE, de Die CEM, Howeler CJ, Van Oost BA, Wieringa B, Ropers HH, Smeets HJM (1993): Influence of sex of the transmitting parent as well as of parental allele size on the CTG expansion in myotonic dystrophy (DM). Am J Hum Genet 53:1016–1023.

Deidda G, Cacurri S, Piazzo N, Felicetti L (1996): Direct detection of 4q35 rearrangements implicated in facioscapulohumeral muscular dystrophy (FSHD). J Med Genet 23:361–65.

Genarelli M, Dallapiccola B, Baiget M, Martorell L, Novelli G (1994): Meiotic drive at the myotonic dystrophy locus. J Med Genet 31:980.

Gilbert JR, Stajich JM, Wall S, Carter SC, Qiu H, Vance JM, Stewart CS, Speer MC, Pufky J, Yamaoka LH, Rozear M, Samson F, Fardeau M, Rowes AD, Pericak-Vance, MA (1993): Evidence for heterogeneity in facioscapulohumeral muscular dystrophy (FSHD). Am J Hum Genet 53:401–408.

Griggs RC, Tawil R, Storvick D, Mendell JR, Altherr MR (1993): Genetics of facioscapulohumeral muscular dystrophy. New mutations in sporadic cases. Neurology 43:2369–2372.

Iqbal Z, Roper H, Pericak-Vance MA, Hung WY, Delong R, Cummings WJ, Siddique T (1992): Genetic heterogeneity in facioscapulohumeral disease. Am J Hum Genet Suppl 51:A191.

Iughetti P, Marie SK, Otto PA, Zatz M, Passos-Bueno MR (1998): Different behavior in the paternally versus the maternally inherited mutated allele in Brazilian Machado-Joseph (MJD1) families. Am J Med Genet (in press).

Kohler J, Rupilius B, Otto M, Bathke K, Koch MC (1996): Germline mosaicism in facioscapulohumeral muscular dystrophy (FSHD1A).

Contract grant sponsor: FAPESP; Contract grant sponsor: CNPq; Contract grant sponsor: PADCT; Contract grant sponsor: FINEP; Contract grant sponsor: PRONEX; Contract grant sponsor: IAEA.

*Correspondence to: Mayana Zatz, Departamento de Biologia, Instituto de Biociências, Universidade de São Paulo, Rua Matão 277, Cidade Universitária, CEP 05508-900, São Paulo, Brazil. E-mail: mayazatz@usp.br

Received 9 September 1997; Accepted 4 December 1997

© 1998 Wiley-Liss, Inc.

Agora observe na Figura 8.147 o registro deste documento na Web of Science:

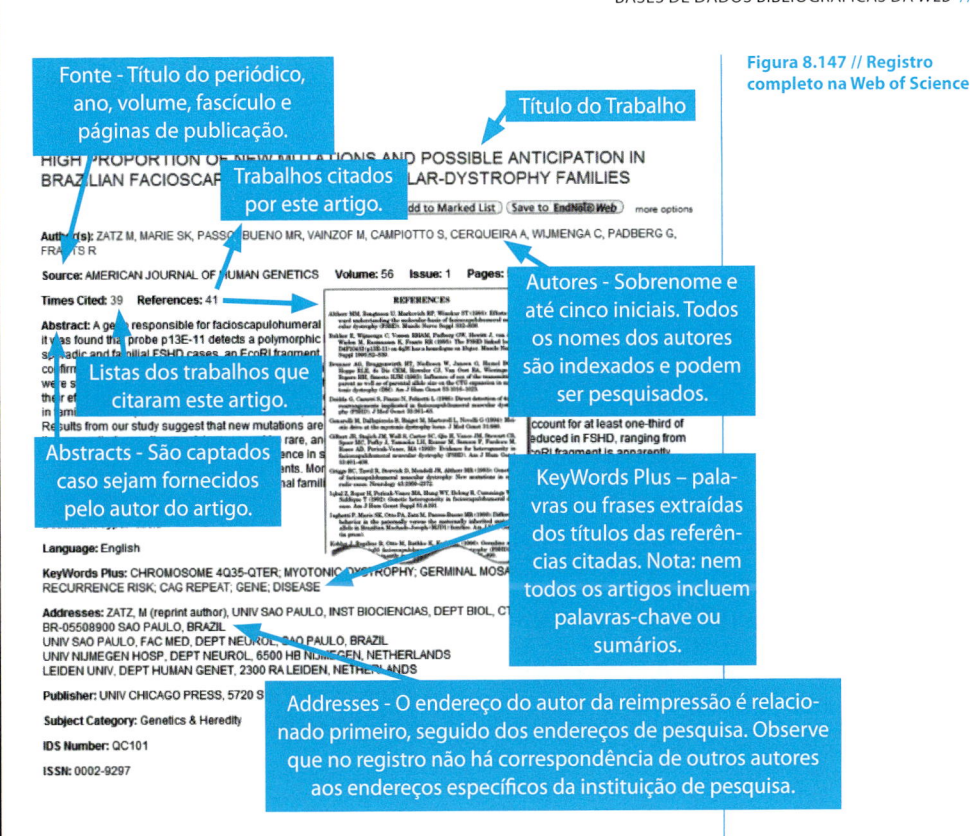

Figura 8.147 // Registro completo na Web of Science

Fonte - Título do periódico, ano, volume, fascículo e páginas de publicação.

Título do Trabalho

Trabalhos citados por este artigo.

Autores - Sobrenome e até cinco iniciais. Todos os nomes dos autores são indexados e podem ser pesquisados.

Listas dos trabalhos que citaram este artigo.

Abstracts - São captados caso sejam fornecidos pelo autor do artigo.

KeyWords Plus – palavras ou frases extraídas dos títulos das referências citadas. Nota: nem todos os artigos incluem palavras-chave ou sumários.

Addresses - O endereço do autor da reimpressão é relacionado primeiro, seguido dos endereços de pesquisa. Observe que no registro não há correspondência de outros autores aos endereços específicos da instituição de pesquisa.

// História

O conceito de Indexação de Citações foi desenvolvido inicialmente por Frank Shepard em meados de 1870 como uma ferramenta para o monitoramento de documentação legal. Publicado pela primeira vez em 1873, o índice Shepard's Citations deve a sua existência ao sistema legal norte-americano, regido sob a doutrina *Stare Decisis*, na qual os advogados devem decidir os seus casos baseando-se em decisões anteriores e respeitando pontos de vista semelhantes. Entretanto, antes da apresentar uma decisão prévia como antecedente, o advogado deve se certificar da sua validade jurídica, acompanhando todo o processo percorrido no sistema judiciário. O índice Shepard's Citations foi criado com o objetivo de documentar todos os locais em que um caso foi citado, permitindo que a consulta destes seja realizada com maior agilidade.[17, 18]

Com base nesses princípios, o Dr. Eugene Garfield, fundador do Institute for Scientific Information (ISI) concebeu a idéia de aplicar o conceito de indexação de citações na Literatura Científica. Essa iniciativa, em substituição à indexação tradicional de assuntos, poderia facilitar o processo de indexação assim que a quantidade de publicações aumentava. Além disso, Garfield percebeu que o vinculo temático entre uma obra e as suas citações é mais significativo do que os descritores usados na indexação.[19]

Em 1961, iniciou a produção de um índice bibliográfico multidisciplinar, publicado em 1963 com o título de *Science Citation Index*.[19]

Semelhante a NLM, o ISI usou a tecnologia da informática para automatizar as suas bibliografias e, em 1966, as disponibilizou em fitas magnéticas. A partir de 1988, o *Science Index Citation* passou a ser produzido em disquetes. Quando a Thomson Business Information, uma subsidiária da Thomson Corporation, adquiriu o ISI em 1992, dedicou-se ao processo de informatização, desenvolvendo programas que permitiam o acesso a suas bases de dados pela internet, mediante assinatura.[19] Em 1997, foi lançado o ISI *Web of Science*. Reconhecendo a necessidade de poupar o tempo e o esforço dos usuários, o ISI desenvolveu em 2001 o *ISI Web of Knowledge*, que permite a busca fácil e rápida de toda a informação necessária por meio de um único ponto de acesso. O *ISI Web of Knowledge* é uma sofisticada plataforma que oferece acesso integrado a outras bases de dados do ISI assinadas pelas Instituições. Esse ambiente também fornece poderosas ferramentas de pesquisa para o auxílio na procura, na análise e no controle da informação.[19]

// **Como acessar a Web of Science**

O acesso à base Web of Science é restrito e necessita de ID e senha, fornecidos por instituições assinantes no seguinte endereço:

http://access.isiproducts.com/wos

Ou por meio de proxy autenticado, permitido por instituições públicas de ensino superior e pesquisa em todo Brasil no seguinte endereço:

http://apps.isiknowledge.com

// **Barra de ferramentas – Página de pesquisa**

A página de pesquisa da Web of Science está localizada na plataforma ISI Web of Knowledge, que funciona como um portal de acesso aos produtos do ISI.

BASES DE DADOS BIBLIOGRÁFICAS DA *WEB* // **289**

A plataforma ISI Web of Knowledge foi elaborada de forma amigável e intuitiva para facilitar o processo de busca e naveção respeitando as habilidades de diferentes níveis de usuários.

Caso a sua tela inicial seja a Plataforma ISI Web of Knowledge, dê um clique na aba Web of Science para exibir a sua página de pesquisa.

Web of Science possui uma barra de ferramentas com diferentes recursos de pesquisa:

Esta é uma descrição dos itens disponíveis na barra de ferramentas da Web of Science, conforme cada seta numerada da Figura 8.148:

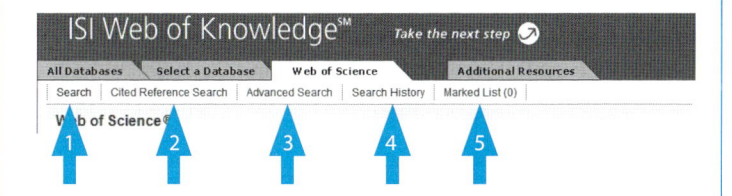

Figura 8.148 // Barra de ferramentas da Web of Science®

// 1. Search

Por padrão do sistema, a guia Search já está habilitada e se destina à elaboração de pesquisa bibliográfica tradicional nos índices de citações da Web of Science.

// 2. Cited Reference Search

Ferramenta que permite pesquisar as referências citadas. Isso significa que é possível saber quantas vezes um autor ou determinado trabalho foi citado por outros autores.

// 3. Advanced Search

Permite criar estratégias mais complexas utilizando *tags* (identificadores) de campos de pesquisa ou combinando os números de estratégias já realizadas.

// 4. Search history

Armazena o histórico de suas pesquisas temporariamente e permite que você salve as estratégias para refazê-las posteriormente, além de receber atualizações automáticas por *e-mail*.

// 5. Marked List

Armazena referências selecionadas de várias pesquisas para posteriormente salvar, imprimir ou enviar para algum *e-mail*.

// Página de pesquisa da Web of Science – tela Search

Por padrão do sistema, a guia Search já está habilitada e se destina à elaboração de pesquisa bibliográfica tradicional nos índices de citações da Web of Science (Figura 8.149).

Figura 8.149 //
Página de pesquisa da ISI Web of Knowledge.

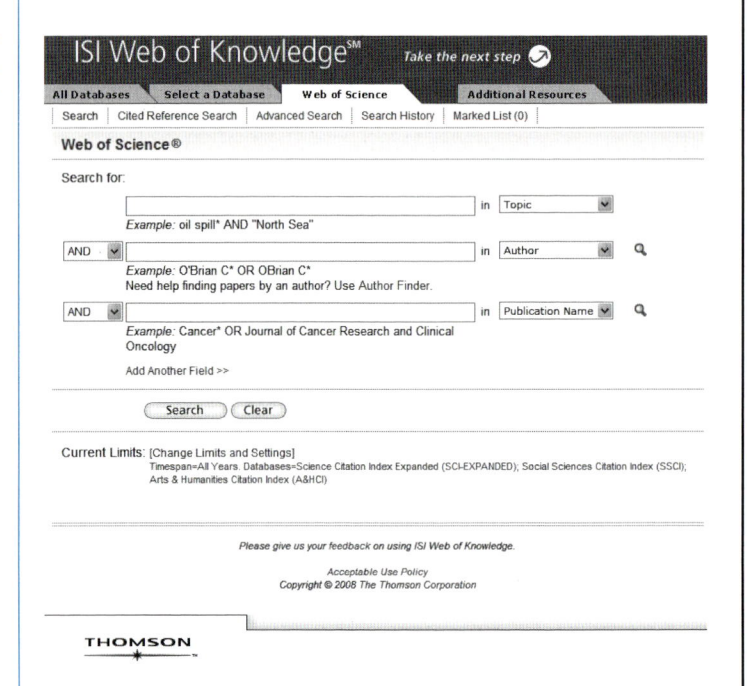

// Formulário de pesquisa

A página de pesquisa da Web of Science apresenta um formulário com três caixas de busca (Figura 8.150).

Ao lado de cada caixa de pesquisa, existe um menu suspenso de opções, no qual pode-se selecionar o campo a ser pesquisado (seta 1).

Pode-se pesquisar em campos diferentes simultaneamente utilizando as outras caixas de pesquisa. Para relacionar os campos, aplicar os operadores booleanos que ficam ao lado esquerdo das caixas de busca (seta 2).

Se for preciso mais campos para elaborar uma estratégia, clicar em Add Another Field para adicionar mais caixas de pesquisa (seta 3). É possível adicionar até 25 caixas!.

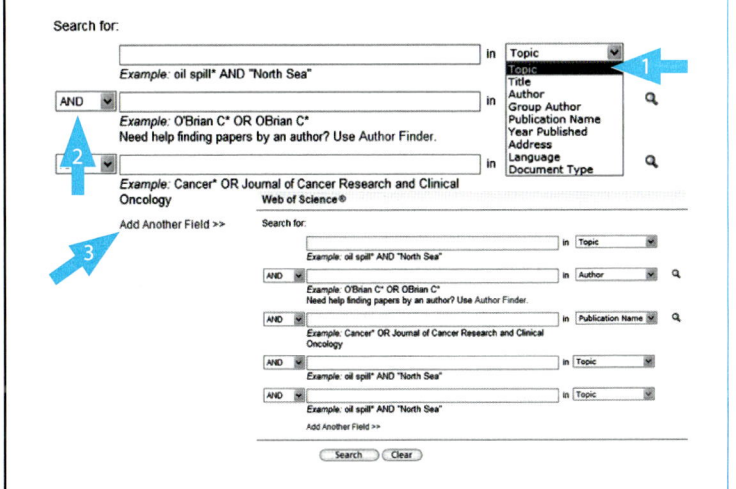

Figura 8.150 //
Formulário de pesquisa.

No formulário de pesquisa da Web of Science, também é possível alterar os períodos de tempo e selecionar os índices de citações em que pretende-se realizar as pesquisas. Para fazer isto, deve-se clicar em Change Limitis. O sistema apresentará um painel para fazer essas alterações (Figura 8.151):

Figura 8.151 // Painel de limites.

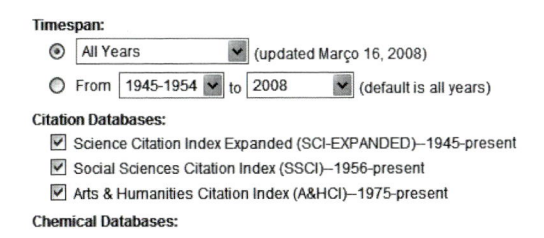

// **Regras de sintaxe e pesquisa**

Antes de iniciar a sua pesquisa na Web of Science, é importante saber que, assim como em outras bases de dados bibliográficas, deve-se aplicar regras de sintaxe e pesquisa para a elaboração de estratégias eficientes.

Observe os itens que poderão ser aplicados:

// Operadores booleanos

Para estabelecer a relação lógica entre os termos, utilize os operadores booleanos em letra maiúscula ou minúscula: AND, OR, NOT e SAME.

Ex.: Fetal Blood Transplantation AND Leukemia

Stem Cell SAME Leukemia

// Parênteses

Utilize parênteses para alterar a ordem de precedência dos operadores booleanos:

Ex.: (fetal OR umbilical OR cord) AND Blood Transplantation

// Símbolos de truncagem

Os símbolos de truncagem são usados para procurar as variações de escrita dos termos de pesquisa.

Na Web of Science existem três símbolos de truncagem que podem ser utilizados dentro de uma palavra ou frase, ou ao final delas, mas nunca no início de palavras ou frases:

* (asterisco) – Recupera qualquer quantidade de caracteres, inclusive nenhum.

Ex.: Stent*

Recupera: Stent, Stenting, Stents, etc.

$ (cifrão) – Recupera um ou nenhum caractere, além de ser muito utilizado para encontrar variações de grafias em inglês britânico e americano.

Ex.: Alumin$um

Recupera: Aluminum e Aluminium

? (interrogação) – Traz apenas um único caractere; também pode ser utilizado para encontrar variações em grafias.

Ex.: Analy?e

Recupera: Analyse e Analyze

Obs.: Para informações detalhadas sobre regras de pesquisa bibliográfica em bases de dados, leia com atenção o Capítulo 7 deste livro.

// Pesquisa por tópico

Na pesquisa por tópicos, os termos são procurados nos seguintes campos das referências: títulos, resumos e todas as palavras-chave.

Na Web of Science, não existe um índice de descritores (palavras-chave) para consulta, portanto, deve-se digitar os termos diretamente na caixa de pesquisa por tópico, aplicando as seguintes regras:

// Pesquisa livre

Na pesquisa livre, os termos são digitados sem os operadores booleanos.

Quando os operadores booleanos não são aplicados em uma estratégia, o sistema relaciona todos os termos automaticamente com o operador booleano AND.

Ex.: No campo Topic (seta 1 da Figura 8.152), digite a frase *Cord Blood Stem Cells Transplantation* (seta 2) e clique no botão Search (seta 3).

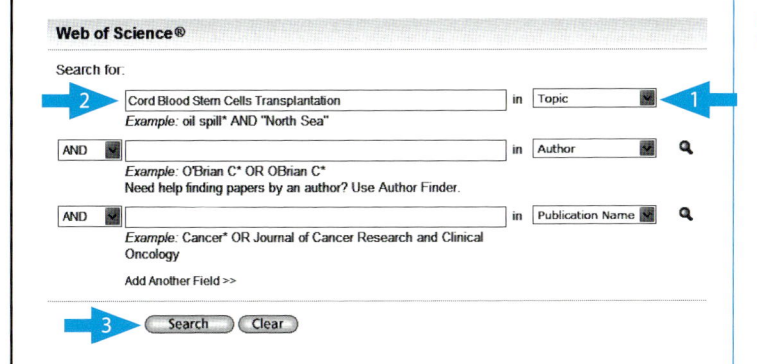

Figura 8.152 // Pesquisa livre no campo Topic.

No resultado (Figura 8.153), clique no *link* de qualquer referência para ver onde o sistema procurou os termos. Observe que todos os termos digitados estão presentes na referência.

Figura 8.153 //
Resultado de pesquisa livre.

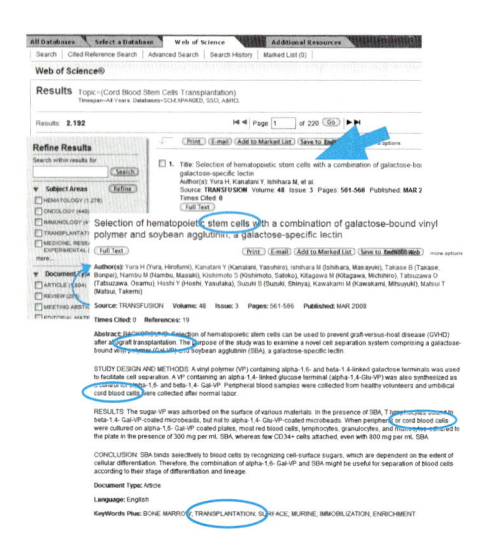

// Usando os operadores booleanos e parênteses

Você pode montar uma estratégia mais complexa aplicando parênteses, segundo as regras de pesquisa.

Por exemplo, o termo *Cord Blood Stem Cells Transplantation* também pode ser encontrado como *Fetal Blood Stem Cells Transplantation* ou *Umbilical Blood Stem Cells Transplantation* (Figura 8.154). Para recuperar todas essas variações na estratégia, agrupe os termos do mesmo nível dentro de parênteses, colocando entre eles o operador booleano OR (seta 1):

(fetal OR umbilical OR cord) AND Blood stem cells transplantation
Ou
Blood stem cells transplantation AND (fetal OR umbilical OR cord)

Clique no botão Search para executar a pesquisa (seta 2).

Figura 8.154 // Pesquisa aplicando operadores booleanos e parênteses.

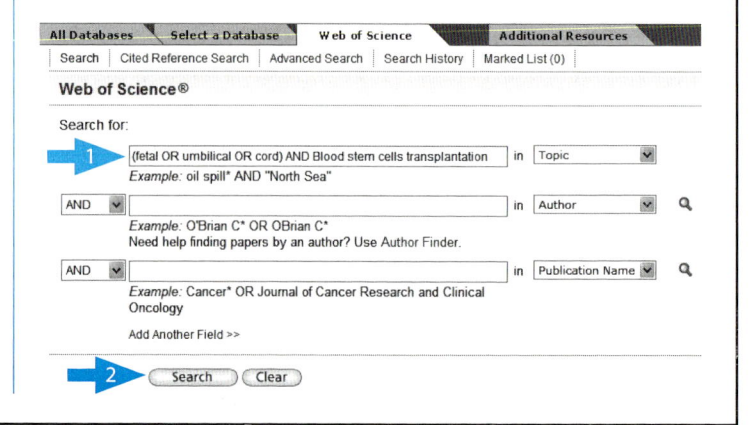

// Frase exata

Para pesquisar uma frase exata, coloque a frase entre aspas Figura 8.155).

Ex.: "Cord Blood Transplantation"

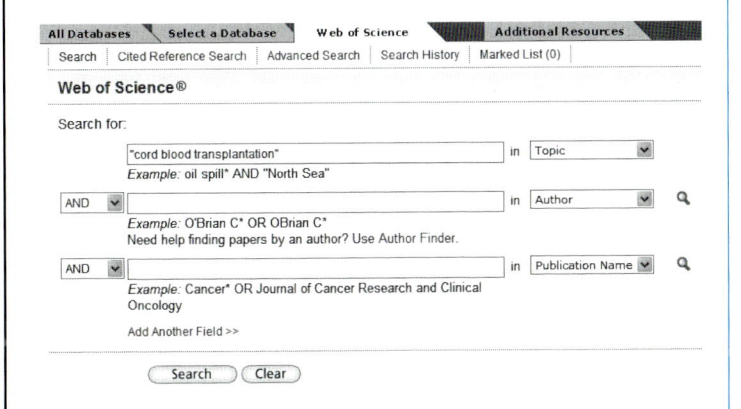

Figura 8.155 // Pesquisa por frase.

Observar que a frase digitada está presente no registro (Figura 8.156):

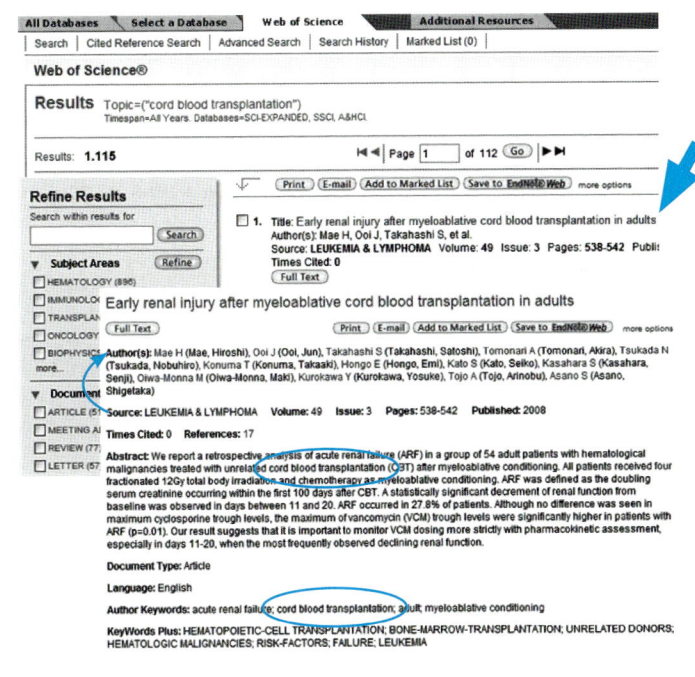

Figura 8.156 // Resultado da pesquisa por frase.

// Usando os símbolos de truncagem

Use os símbolos de truncagem para recuperar as variações de escrita dos termos (Figura 8.157).

Figura 8.157 //
Símbolos de truncagem.

Ex.: scale? Colo$r ophthalm*

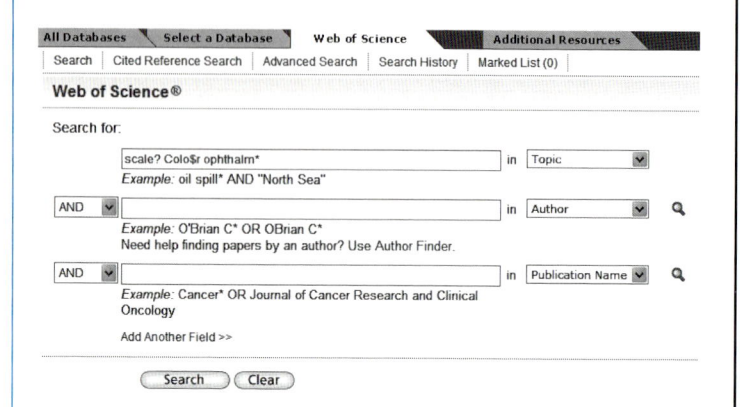

Observe as variações dos termos no resultado (Figura 8.158)!

Figura 8.158 // Resultado da pesquisa utilizando símbolos de truncagem.

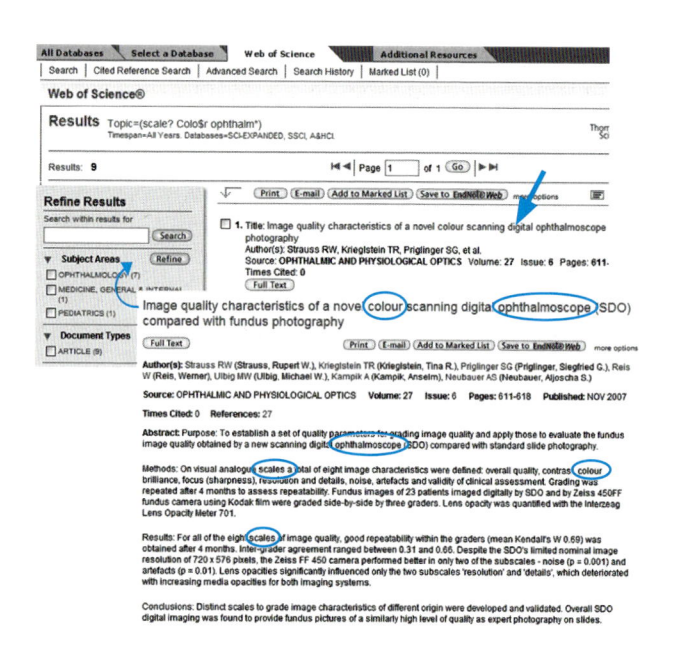

// Pesquisa por título

Na pesquisa por título, utilize os mesmos critérios estabelecidos para a busca por assunto (Figura 8.159).

Digite na caixa de pesquisa Cord blood stem cell (seta 1). Habilite o campo Title no lado direito da caixa de pesquisa (seta 2) e clique no botão Search para executar a pesquisa (seta 3).

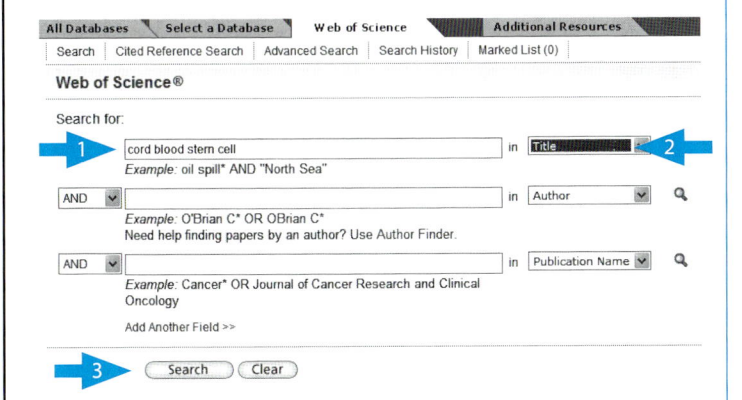

Figura 8.159 // Pesquisa por título.

// Pesquisa por autor

A pesquisa de um autor é feita a partir do sobrenome e para distingui-lo de outros autores deve ser seguido de iniciais (p. ex., Mattson M). Um autor pode ser representado de diferentes formas na base de dados, principalmente quando ele possui uma extensa produção científica (p. ex., Mattson M, Mattson MP). Existem algumas regras que podem ser aplicadas para garantir maior precisão nas pesquisas por autor:

Os símbolos de truncagem são recursos eficazes para recuperar todas as variações de um autor a partir do sobrenome ou das iniciais.

Ex.: Mattson* ou Mattson M*

Nomes com prefixos devem ser procurados com ou sem espaço após o prefixo:

Ex: de Lange T ou deLange T

Nomes com apóstrofo devem ser procurados com ou sem o apóstrofo:

Ex: O'Connor D ou OConnor D

Para fazer uma pesquisa por autor, primeiramente digite o sobrenome do autor diretamente no campo de pesquisa, obedecendo a alguma das regras citadas anteriormente (p. ex., Mattson M*) (seta 1 da Figura 8.160). Em seguida, habilite o campo Author no lado direito da caixa de pesquisa (seta 2), e por fim, clique no botão Search para realizar a pesquisa (seta 3).

Figura 8.160 // Pesquisa por autor.

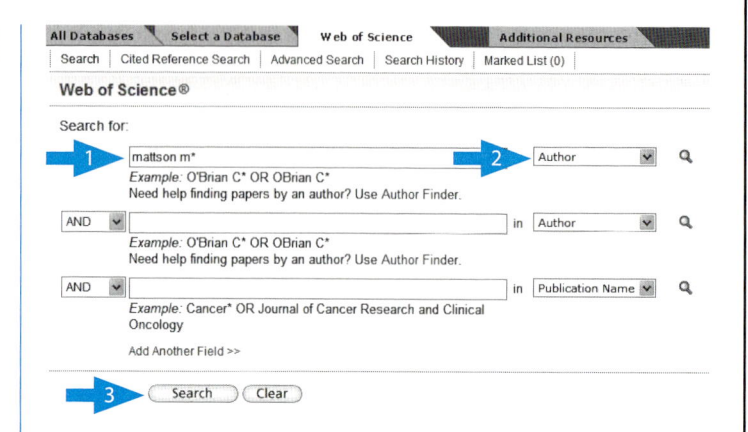

É possível que você não consiga visualizar o nome do autor que está pesquisando em todas as referências. Isso acontece porque as referências da Web of Science apresentam apenas os três primeiros autores na tela do resultado. Para conseguir ver todos os autores, clique no título da referência para exibir o registro completo (Figura 8.161).

Figura 8.161 // Resultado da pesquisa por autor.

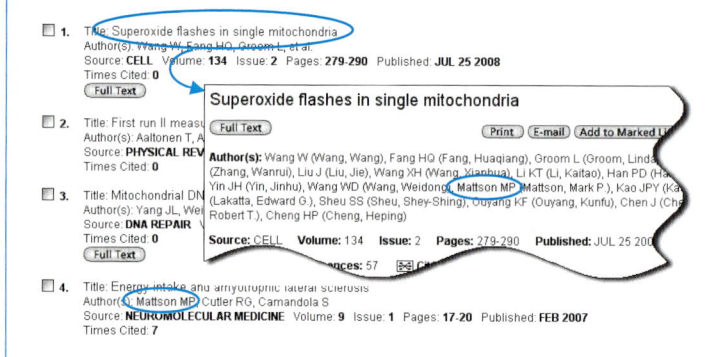

Para ajudá-lo, o campo de autor possui um índice no qual você pode consultar os itens e adicioná-los em sua pesquisa (Figura 8.162). Para consultar o índice no campo "Author", clique na lupa ao lado direito do campo Author (seta 1). Na tela "Author Index" digite o nome do autor (Mattson M) e clique no botão Move To (seta 2). Em seguida, selecione o nome do autor que você pretende pesquisar e clique no botão Add respectivo ao autor (*box* azul). Assim que a seleção for transferida para a caixa abaixo do índice, clique em Ok (seta 3).

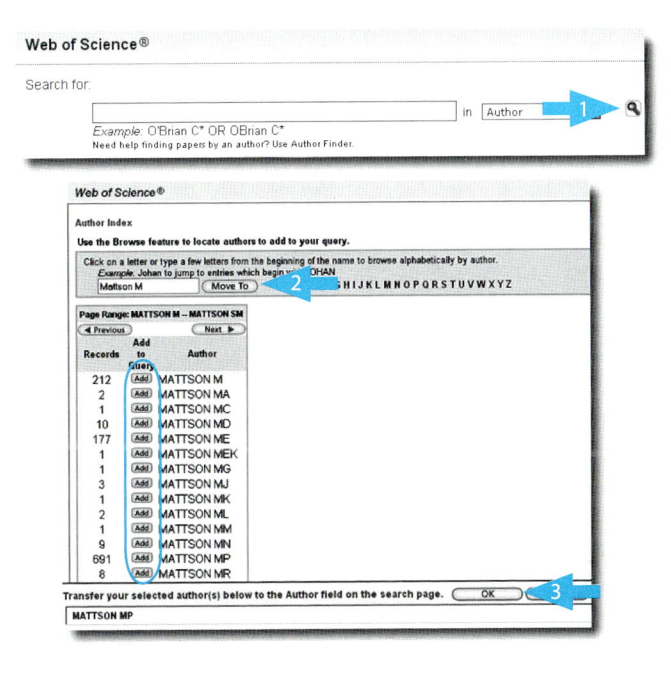

Figura 8.162 // Acesso ao índice de autor. Na caixa abaixo do índice, pode-se adicionar mais de um autor recuperando todas as suas variações.

// Author Finder

Como já foi explicado, um autor pode ser representado de várias formas na Web of Science. Também existe o fato de diferentes autores serem representados pelo mesmo nome. O Author Finder é um recurso que pode ajudá-lo a encontrar as variações nos nomes dos autores e também distinguir os autores que representam o mesmo nome na base de dados relacionando-os com a área de pesquisa ou filiação (endereço).

Para utilizar o recurso Author Finder, primeiramente clique no link Author Find que aparece abaixo do campo de autor (seta 1 da Figura 8.163). Na tela Author Finder, digite o nome do autor no campo "Last Name" (seta 2). (É importante ressaltar que fica a seu critério a colocação ou não das iniciais do nome. Caso queira, você poderá aplicar todas as regras que aprendeu na procura por autor.) Por fim, clique no botão Next para avançar até próxima tela (seta 3).

Figura 8.163 // Acesso ao recurso Author Finder.

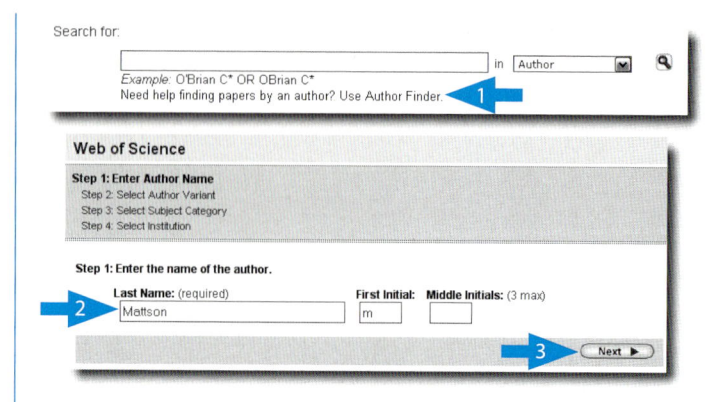

Na próxima tela (Figura 8.164), é exibida uma tela com todas as variações do nome digitado. Devido às diversas formas de representação do nome do autor, aconselhamos a seleção do sobrenome que concentra o maior número de registros (Mattson M*, no caso) (seta 1). Após selecionar o nome, clique no botão Next para avançar até a próxima tela (seta 2).

Figura 8.164 // Seleção do autor para a aplicação do recurso Author Finder.

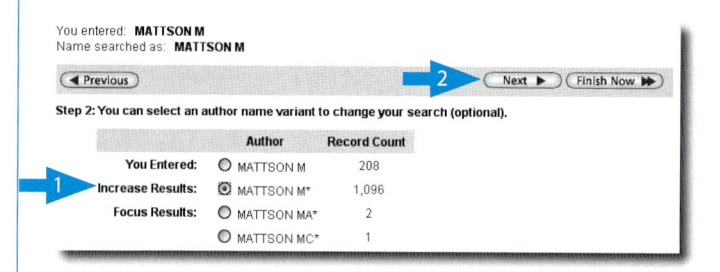

Na etapa seguinte (Figura 8.165), será possível distinguir o autor procurado de outros autores que possuem o mesmo nome. Seis grandes categorias de assunto são exibidas para você fazer a seleção de acordo com a área de pesquisa do autor que está procurando.

A seleção de categoria, convém citar, é opcional. Você poderá avançar até a próxima etapa sem fazer nenhuma seleção. Como o autor em nosso exemplo é especialista em Neurociências, será selecionada a categoria LIFE SCIENCES & BIOMEDICINE (seta 1).

Se já estiver satisfeito com o número de registros apresentados nesta categoria, clique no botão Finish Now para concluir a pesquisa e obter o resultado (seta 2). Se desejar refinar ainda mais a sua pesquisa, avance até a próxima tela clicando no botão Next (seta 3).

BASES DE DADOS BIBLIOGRÁFICAS DA *WEB* // **301**

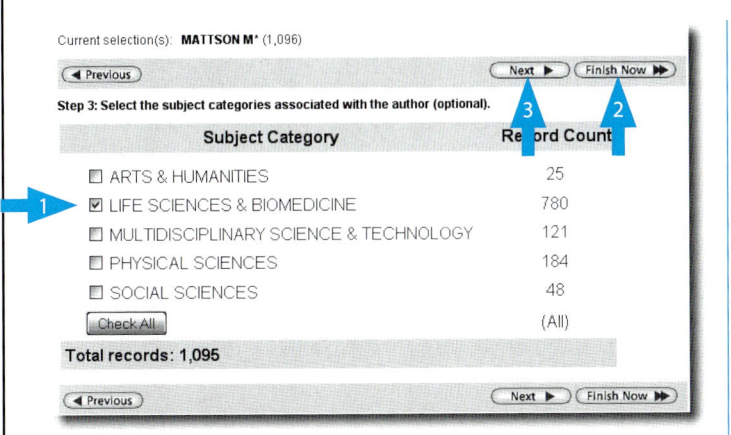

Figura 8.165 // Seleção da área temática.

Nesta etapa, é exibida a relação das instituições que aparecem no campo de endereço de todos os registros que apresentam o nome de autor que você está procurando (Figura 8.166). Aqui você poderá selecionar as instituições as quais o autor pertence para limitar o resultado da sua pesquisa (*box* azul). Clique no botão Finish Now para executar a pesquisa (seta).

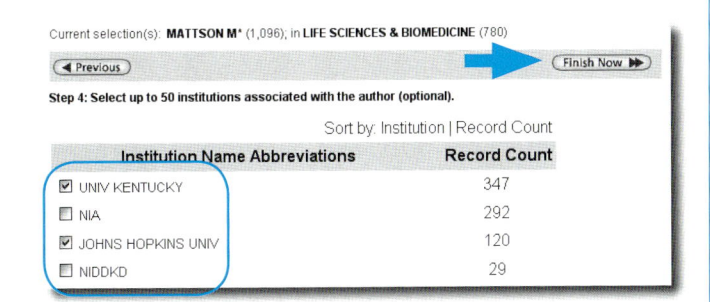

Figura 8.166 // Seleção da instituição.

Na tela de resultado são exibidos todos os itens selecionados do recurso Author Finder (Figura 8.167).

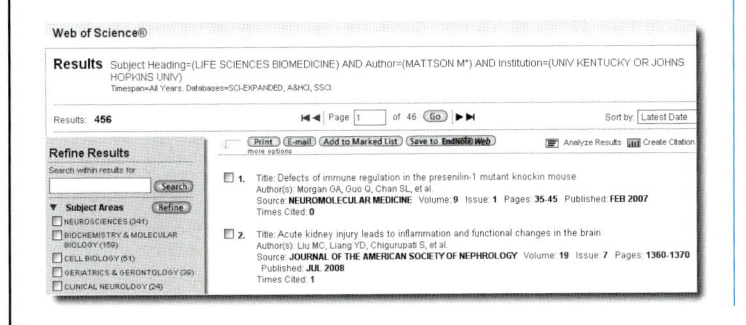

Figura 8.167 // Resultado da pesquisa elaborada com o recurso Author Finder.

// Distinct Author Sets

Distinct Author Sets é outro recurso da Web of Science onde é possível distinguir os autores na base de dados de acordo com o campo de pesquisa. Utilize este recurso apenas para restringir o resultado da pesquisa e não como uma lista definitiva dos trabalhos do autor, considerando que este pode atuar em outras áreas temáticas.

Para utilizar o Distinct Author Sets, como exemplo, digite Zatz M* no campo de autor (seta 1 da Figura 8.168). Em seguida, clique no botão Search para executar a pesquisa (seta 2).

Figura 8.168 // Pesquisa de autor para acessar o recurso Distinct Author Sets.

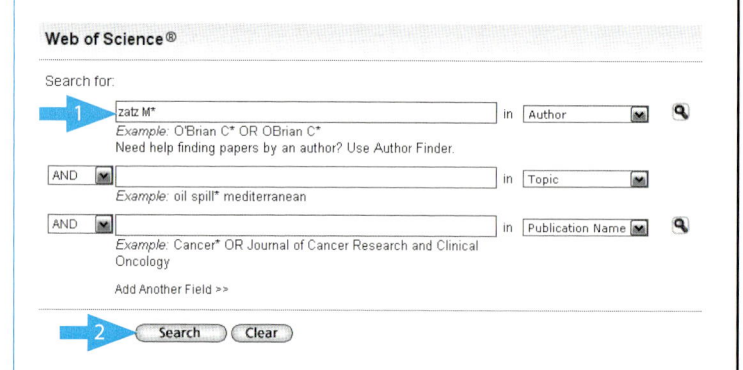

Na tela do resultado (Figura 8.169), clique no *link* do nome do autor que está após o marcador Distinct Author Sets (seta):

Figura 8.169 // Pesquisa de autor para acessar o recurso Distinct Author Sets.

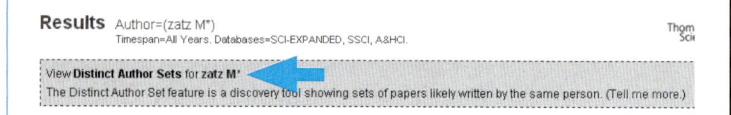

Após esta etapa, é exibida uma página com conjuntos de artigos relacionados ao nome do autor classificados de acordo com os periódicos e a área temática de publicação (Figura 8.170). A partir desta tela, você poderá selecionar um ou mais conjuntos de artigos (*box*) e clicar em View Records para ver o resultado (seta).

Figura 8.170 // Seleção do autor de acordo com as suas prováveis publicações.

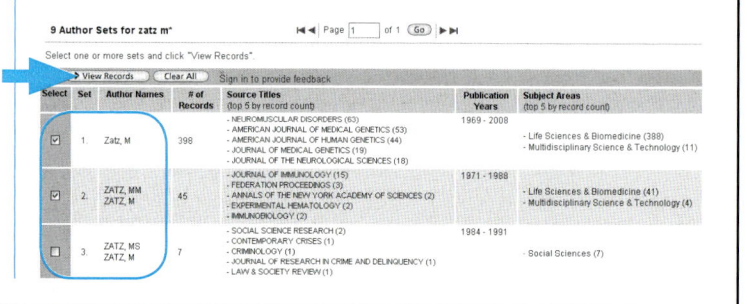

// Pesquisa por autor corporativo

Autor corporativo (Group Author) identifica a organização ou a entidade responsável pela autoria do trabalho.

A procura pelo nome da organização ou entidade deve ser feita na forma abreviada ou por extenso. Entretanto, a Web of Science não possui padronização para a entrada de autor corporativo, o que pode dificultar a recuperação das referências nesse campo.

Visto que o nome de uma organização pode ser representado de formas variadas, é importante saber usar o símbolo de truncagem (*) para recuperar todas as possíveis entradas no campo de autor corporativo.

Para treinar, pode-se procurar as possíveis entradas para esta organização: *American Diabetes Association*.

Na Figura 8.171, digite AM* DIAB* ASS* no campo de pesquisa (seta 1), selecione "Group Author" no menu suspenso (seta 2) e clique no botão Search (seta 3) para executar a pesquisa.

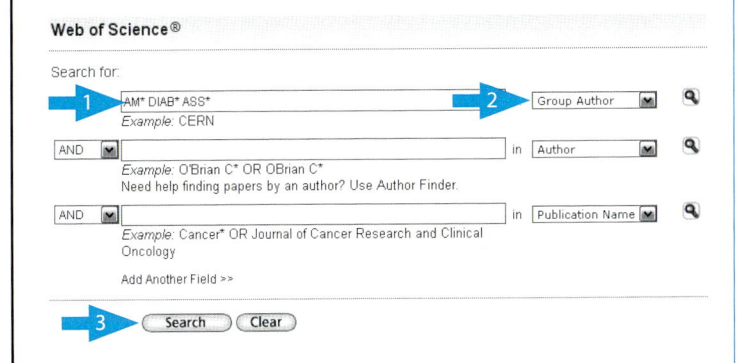

Figura 8.171 // Pesquisa por autor corporativo.

Pode-se também utilizar um índice para identificar as possíveis entradas de uma organização. Caso se prefira consultar o índice, clique na lupa ao lado direito do campo Group Author.

Existem dos índices para iniciar a procura de Group Author: **O índice Browse** e o **índice Find.**

// O índice Browse

Use o índice browse para entradas que começam com a letra selecionada ou palavra digitada. Caso não se tenha certeza de como inicia o nome abreviado ou por extenso da organização, não utilize esse índice!

Clique na lupa ao lado direito do campo Group Author (seta 1 da Figura 8.172). No índice alfabético, digite a forma abreviada *Am Diabetes Ass* e clique no botão Move to (seta 2). Escolha o nome no índice e clique no botão Add (*box*). Assim que a seleção for transferida para a caixa abaixo do índice, clique em Ok (seta 3).

Figura 8.172 // Pesquisa por Group Author no índice browse.

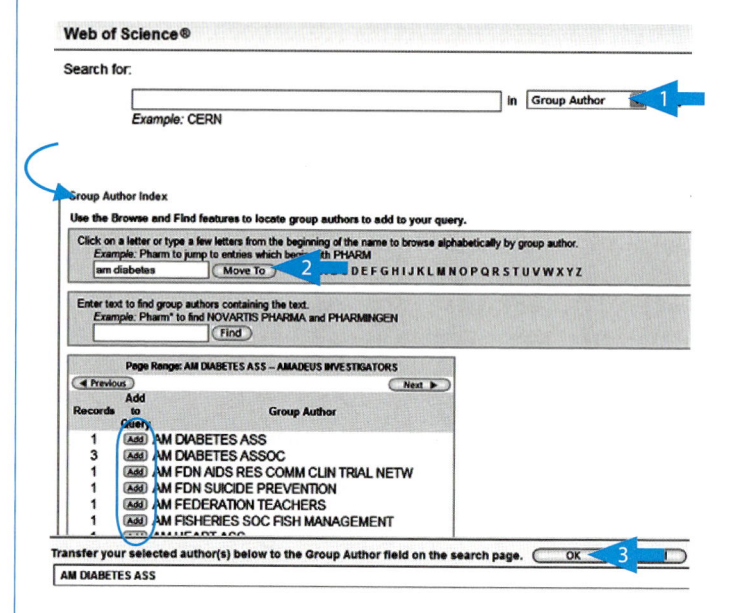

Lembre de que este campo não é padronizado e podem existir outras variações na entrada para Group Author.

Ex.: AM DIABET ASSOC, AM DIABETES ASS, AM DIABETES ASSOC, AMER DIABET ASS, AMER DIABET ASSOC, AMER DIABET ASSOCIAT

Considerando a dificuldade de se descobrir quais são essas variações, aconselha-se o uso do índice Find, descrito a seguir.

// Índice Find

Use o índice Find para localizar uma palavra em qualquer lugar do nome abreviado ou por extenso da organização.

Nesse índice, é possível procurar as palavras utilizando-se o símbolo de truncagem (*).

Ex.: Na caixa de pesquisas da Figura 8.173, digite apenas a palavra truncada *diabet** e clique no botão Find (seta 1).

Escolha os nomes no índice e clique no botão Add (*box*).

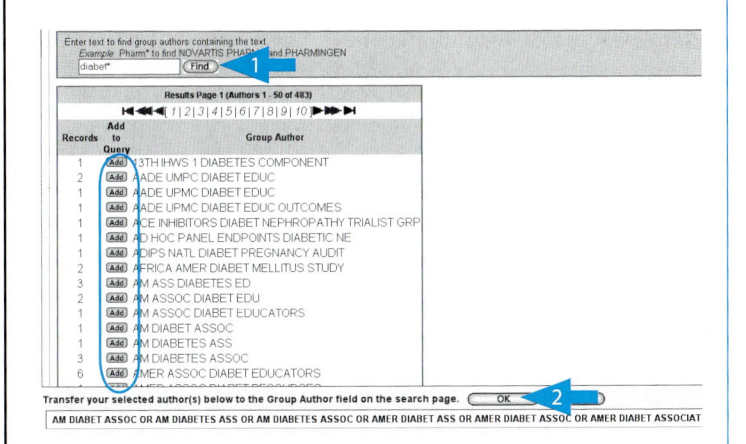

Figura 8.173 // Pesquisa por Group Author no índice Find.

Assim que a seleção for transferida para uma caixa abaixo do índice, clique em Ok (seta 2).

Observe que o índice Find apresenta um número maior de variações para o nome da organização, assim pode-se adicionar quantas entradas forem necessárias.

// Pesquisa por periódico

A pesquisa de um periódico deve ser feita na sua forma por extenso. Utilize o índice de Publication Name para facilitar a identificação do nome correto do periódico. Existem dois índices usados para procurar um periódico: **o índice Browse** e o **índice Find**, cujo método de busca foi explicado anteriormente.

// O índice Browse

Use o índice Browse para entradas que comecem com a letra selecionada ou palavra digitada. Caso não se tenha certeza de como inicia o nome do periódico, não utilize esse índice. Para treinar esse recurso, procure o periódico *Journal of Intellectual Disability Research* (Figura 8.174). Clique na lupa ao lado direito do campo Publication Name (seta 1). No índice Browse, digite as palavras *Journal of Intellectual* e clique no botão Move to (seta 2).

Escolher o nome no índice e clicar no botão Add (*box*).

Assim que a seleção for transferida para uma caixa abaixo do índice, clicar em Ok (seta 3).

306 // GESTÃO DO CONHECIMENTO MÉDICO

Figura 8.174 // Procura pelo nome correto do periódico no índice Browse.

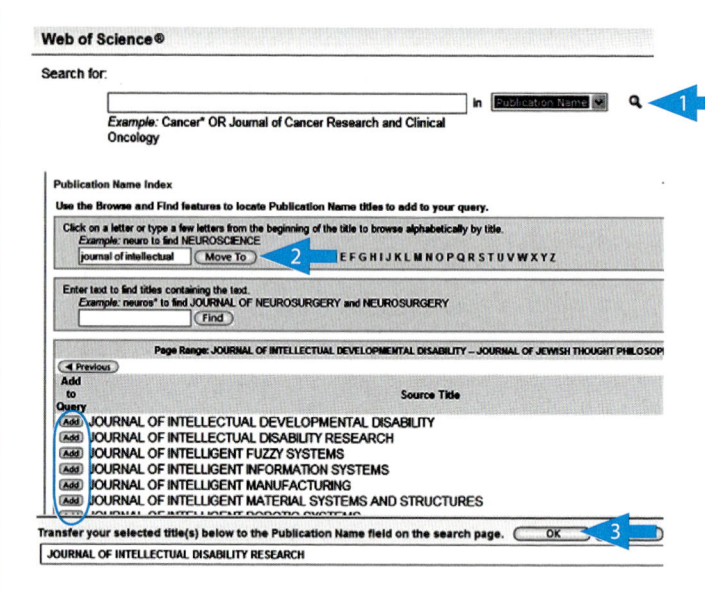

// Índice Find

O índice Find é utilizado para localizar uma palavra em qualquer lugar do nome do periódico por extenso.

Aconselha-se o uso do índice Find, pois nesse índice também é possível procurar as palavras com o símbolo de truncagem (*).

No índice Find, digite apenas a palavra truncada *disabil** e clique no botão Find (seta 1 da Figura 8.175).

Escolha o nome no índice e clique no botão Add (*box*).

Assim que a seleção for transferida para uma caixa abaixo do índice, clicar em Ok (seta 2).

Figura 8.175 // Procura do nome correto do periódico no índice Find.

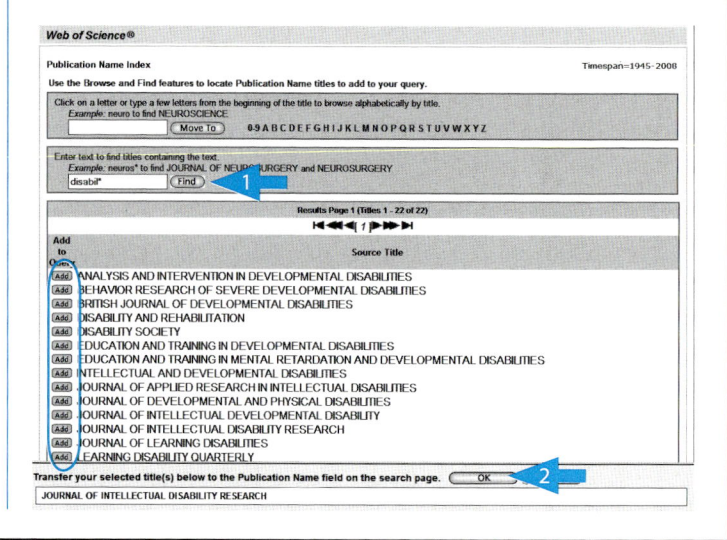

// Pesquisa por ano de publicação

Utilize o campo Year Published para determinar um período de tempo na pesquisa (Figura 8.176). Para treinar esse campo, faça uma pesquisa livre digitando no campo Topic as seguintes palavras: stem cell alzheimer (seta 1). Em seguida, selecione o campo Year Published e digitar um intervalo de anos: 2000-2008 (seta 2). Execute a pesquisa clicando no botão Search (seta 3).

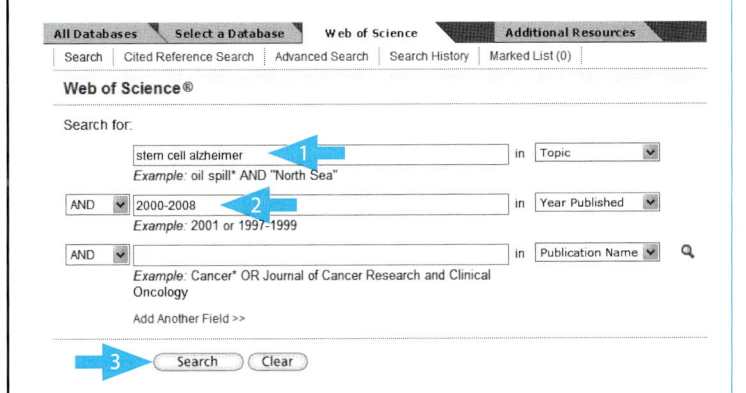

Figura 8.176 // Pesquisa limitada por ano de publicação.

// Pesquisa do idioma

Para limitar uma pesquisa a determinado idioma, habilitar o campo Language (seta 1 da Figura 8.177). Se necessário mais de um idioma, segure a tecla CTRL e faça a seleção (seta 2).

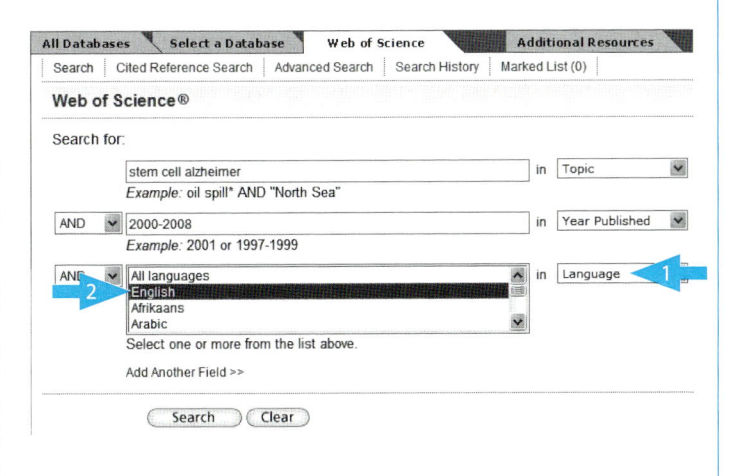

Figura 8.177 // Pesquisa limitada por idioma.

// Resultado da pesquisa

Após executar a pesquisa, o sistema apresenta uma página com o resultado e um conjunto de ferramentas para refinar, analisar e gerenciar esse resultado.

Execute a pesquisa sugerida nesse tópico para entender como funciona cada uma dessas ferramentas (Figura 8.178). Digite no campo Topic a seguinte estratégia: Stem Cell AND Leukemia (seta 1) e, em seguida, clique no botão Search (seta 2t).

Figura 8.178 // Estratégia de pesquisa para observação do resultado.

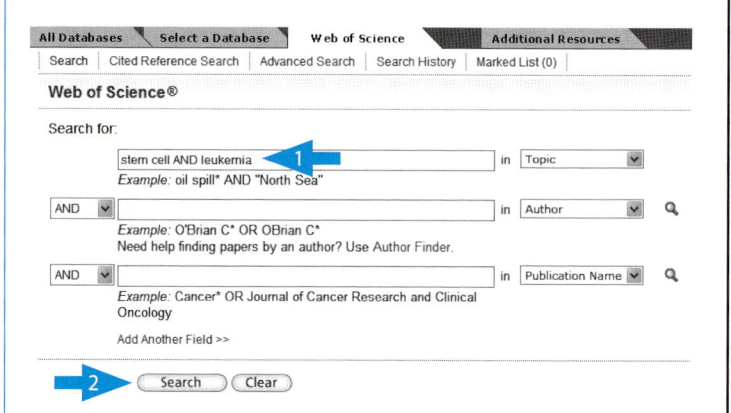

Com base nesta pesquisa, você terá a seguir uma descrição detalhada de todas as ferramentas disponíveis na página de resultado.

// Refine Results

O recurso Refine Results fornece uma visão geral da lista de resultado, filtrando as referências e organizando-as em categorias. O número entre parênteses indica a frequência de registros existente em cada grupo. Dessa forma, pode-se ter uma ideia de quais autores, revistas, instituições, áreas ou países estão produzindo mais sobre o assunto em questão.

Cada categoria apresenta os primeiros cinco itens ordenados de forma decrescente. Para exibir os primeiros 100 itens de cada categoria clique em *more options/values*.

Para refinar o resultado da pesquisa, selecione uma ou mais caixas e, em seguida, clique em **Refine** para exibir apenas os registros que contêm os itens selecionados.

Pode-se também refinar o resultado da pesquisa digitando outros termos na caixa de busca Search within Results.

// Analyse Results

Outra forma de filtrar o resultado da pesquisa é a ferramenta Analyse Results, que contém as mesmas categorias do Refine Results, porém oferece opções avançadas para configuração do resultado (Figura 8.179).

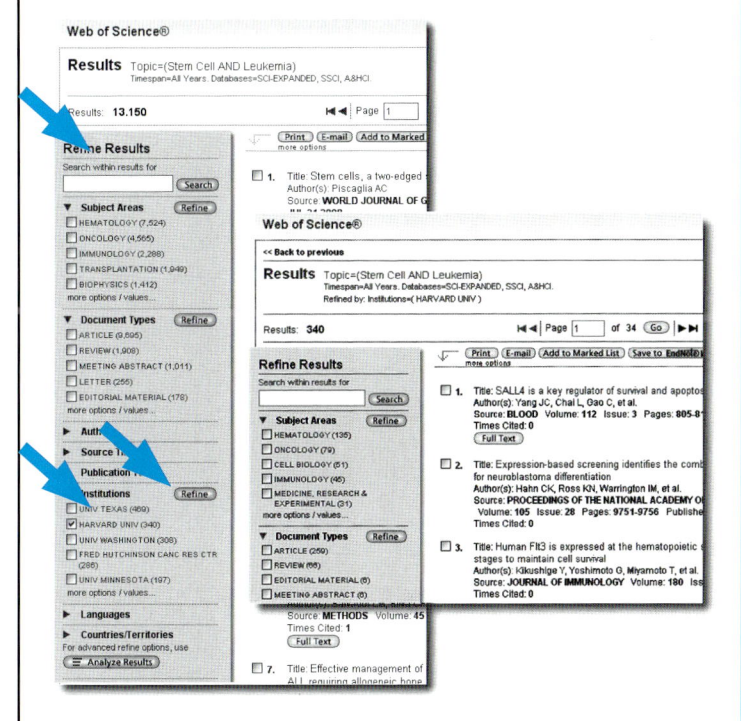

Figura 8.179 // Filtrar o resultado da pesquisa em Refine Results.

O *link* para acessar a ferramenta Analyse Results está disponível em dois lugares: na parte inferior da ferramenta Refine Results e na parte superior direita da lista de referências (Figura 8.180).

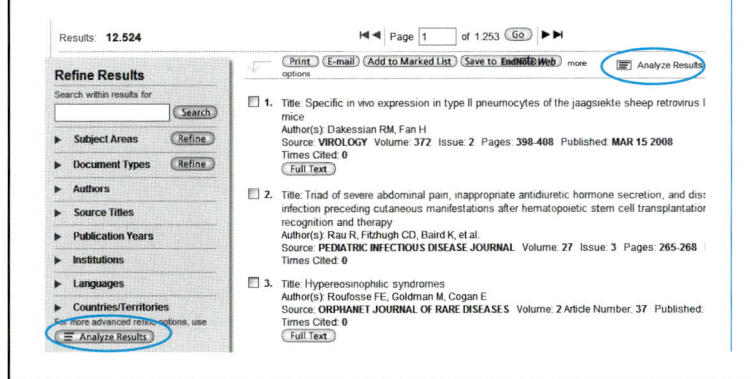

Figura 8.180 // Acesso ao Analyse Results.

Na página Analyse Results (Figura 8.181) selecione a categoria a ser analisada. Sugere-se no exemplo a categoria de **Instituições**. Clicar em **Institution Name** (seta 1).

Selecione o número de registros para serem analisados. Aconselha-se a seleção de todos os registros obtidos no resultado (limite de **100.000 registros**) (seta 2).

Defina o número de itens a ser mostrado no resultado e o número mínimo de registros que esses itens devem conter. No exemplo, optou-se por apresentar **10** instituições na tela que tenham no mínimo **2** registros (seta 3).

Estabeleça a ordem de apresentação dos itens no resultado: pode ser decrescente, de acordo com o número de registros contidos em cada item com **Record Count** ou em ordem alfabética, de acordo com a primeira letra de cada item **Selected field**. Sugere-se a opção **Record Count** (seta 4).

Para finalizar, clique no botão Analyse (seta 5).

Figura 8.181 // Configuração do resultado no Analyse Results.

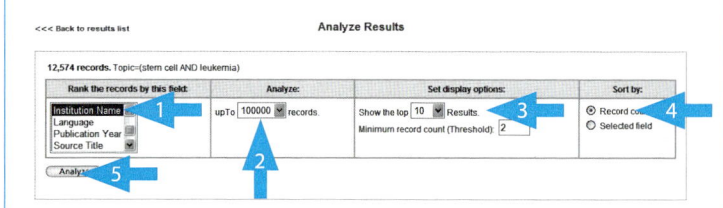

O sistema apresentará um relatório com os valores classificados de acordo com a configuração determinada (Figura 8.182).

Para se ver os registros de cada item, selecionar as caixas de verificação e clicar no botão View Records (seta 1).

Pode-se também salvar as informações do Analyse Results clicando no botão Save analysis data to file (seta 2).

Figura 8.182 // Relatório criado a partir da configuração determinada no Analyse Results.

// Short By (ordem das referências na tela)

Como padrão, as referências são apresentadas na ordem em que são adicionadas no sistema (**Latest Date).**

No menu suspenso (Short By) (Figura 8.183), localizado na parte superior e inferior direita da página de resultados, pode-se mudar esse padrão selecionando outras opções:

Times Cites – Ordena os registros recuperados com base no número de vezes em que o trabalho foi citado em outras obras.

Relevance – Ordena os registros com base na frequência em que os termos usados na pesquisa são encontrados em cada registro. Registros com a classificação mais alta aparecem no topo da lista.

First Author – Ordena os registros em ordem alfabética com base no sobrenome do autor.

Source Title – Ordena registros em ordem alfabética com base no nome da publicação.

Publication Year – Ordena registros em ordem cronológica decrescente, com base na data de publicação do artigo.

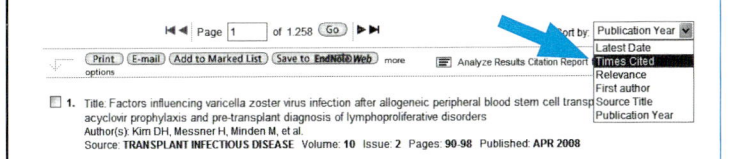

Figura 8.183 // Seleção da ordem das referências na tela.

// Seleção de páginas

Inicialmente, o sistema apresenta dez referências por página.

Para navegar no resultado da pesquisa passando de uma página para outra, utilize os botões **Next Page**, **Previous Page**, **First Page** e **Last Page** (Figura 8.184).

Caso se necessite acessar uma página específica, digite o número de página desejado e clique no botão Go.

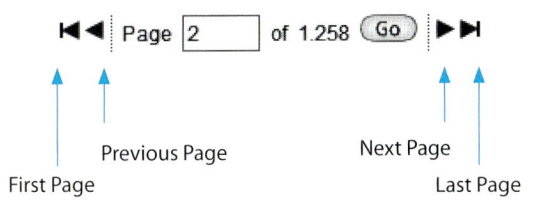

Figura 8.184 // Seleção de páginas.

// Apresentação do número de referências na tela

Como padrão, o sistema apresenta dez referências por página no resultado de uma pesquisa.

É possível mudar esse padrão, selecionando outro número no menu suspenso Show, localizado na parte inferior esquerda da página de resultados (Figura 8.185).

Figura 8.185 // Seleção de número de referências por página.

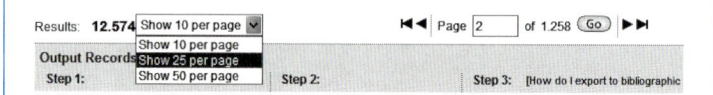

// Marcação das referências

Normalmente, não se deseja trabalhar com a totalidade do resultado, tampouco com as referências de trabalhos que não interessam. Considere a seleção dos itens que se deseja processar, clicando na caixa de verificação ao lado esquerdo das referências (Figura 8.186).

Figura 8.186 // Marcando referências a partir do resultado.

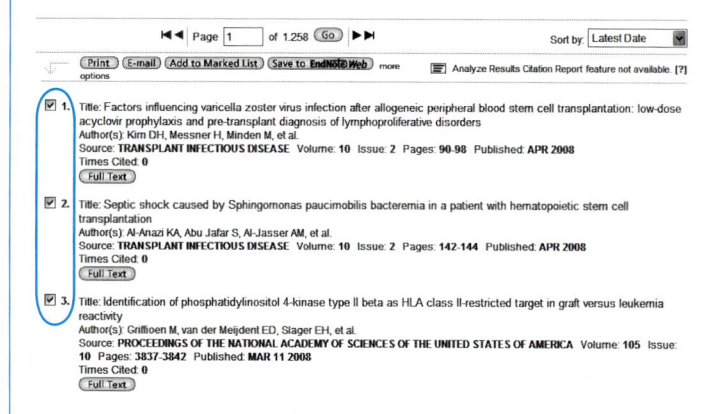

// Processamento das referências (Output Records)

Após montar uma estratégia e executar a pesquisa, é necessário dar algum destino aos resultados encontrados.

No topo da lista de referências (Figura 8.187), encontra-se um conjunto de opções para se processar o resultado da pesquisa, que inclui enviar para impressão, enviar para determinado endereço de *e-mail*, adicionar temporariamente a uma lista de referências marcadas e exportar diretamente para o gerenciador de referências EndNote Web.

Se for necessário clique no *link* "**more options**", ao final da página de resultados, aparecerá o menu Output Records com mais opções para trabalhar com o resultado da pesquisa.

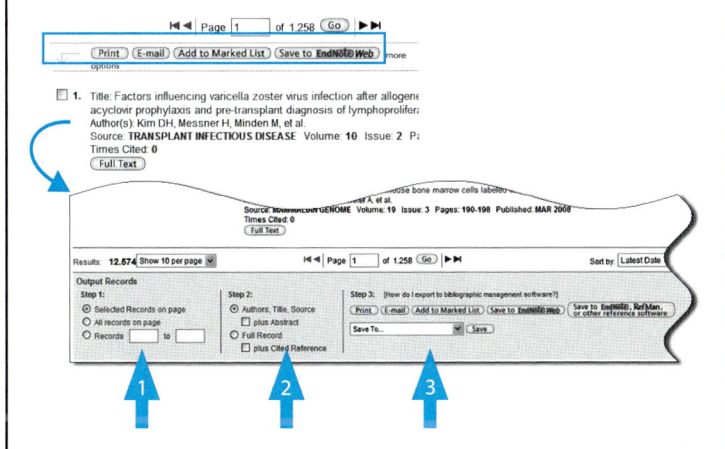

Figura 8.187 // Ações para processar o resultado da pesquisa.

O espaço Output Records apresenta três etapas para se processar o resultado da pesquisa:

Etapa 1: Selecione o(s) registro(s) que se pretende processar. É possível escolher entre enviar as referências selecionadas na página corrente (default do sistema), todas as referências na página corrente ou definir um intervalo de referências, em um total de até 500 referências de cada vez.

Etapa 2: Selecionar os dados que se pretende incluir em cada referência. Pode-se escolher entre a citação bibliográfica básica (autor, título e informação da fonte), citação com o resumo ou o registro completo, que inclui palavras-chave, endereços, e, opcionalmente, referências citadas.

Etapa 3: Selecionar o botão correspondente à ação que se deseja realizar. Além de imprimir, salvar, enviar por email e exportar os registros para o EndNote Web, é possível: exportar diretamente para o EndNote, Reference Manager ou Procite, salvar os registros em vários formatos ou adicionar a uma lista de referências marcadas.

Em seguida, o sistema apresenta uma tela confirmando o envio do resultado para o endereço de *e-mail* indicado:

// *Adicionar referências à Lista Marcada (Marked List)*

Marked List é um espaço na Web of Science no qual se pode armazenar temporariamente as referências selecionadas de uma pesquisa ou de várias pesquisas para imprimir, salvar, enviar para algum *e-mail* ou gerenciador de referências.

No resultado da sua pesquisa (Figura 8.188), selecionar as referências que se pretende adicionar à Lista Marcada (seta 1). É possível selecionar referências de várias páginas consecutivamente ou definir um intervalo de referências (até 500) no OutPut List.

Clique no botão Add to Marked List (seta 2).

Figura 8.188 // Adicionando referências à Lista Marcada.

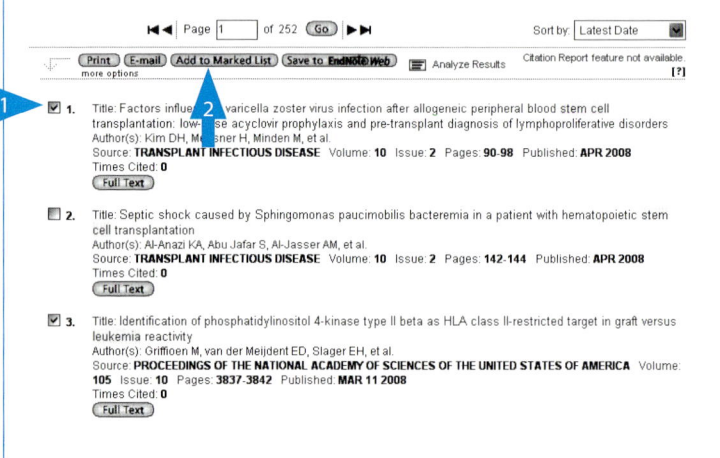

Uma vez enviadas para a Lista Marcada, as referências na lista de resultado apresentarão as suas caixas de seleção assinaladas em vermelho (seta 1).

Observar que o *link* Marked List (Figura 8.189) localizado no topo da página indica o número de itens adicionados (seta 2).

Figura 8.189 // Itens adicionados à Lista Marcada.

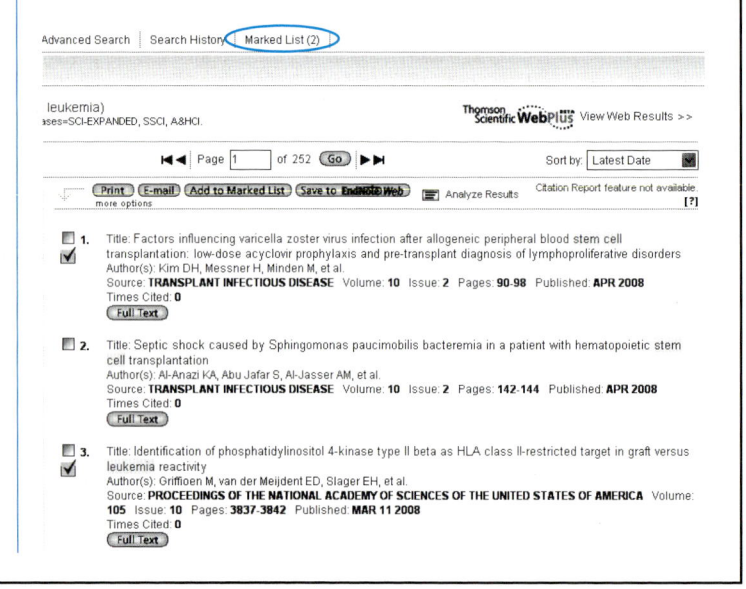

É necessário aprender como recuperar e processar as referências adicionadas à Lista Marcada.

Clique no *link* Marked List, localizado no topo do resultado (Figura 8.190) para acessar as referências que estão armazenadas.

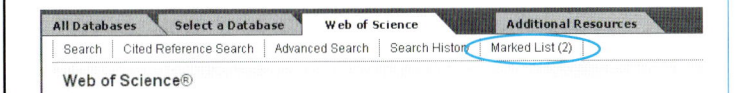

Figura 8.190 // *Link* para acesso aos itens adicionados à Lista Marcada.

O sistema apresentará uma página com a lista das referências marcadas (Figura 8.191).

Esse espaço apresenta duas etapas para formatação e processamento das referências:

Etapa 1 – Selecione os dados que se pretende incluir em cada referência antes de processá-las (seta 1).

Etapa 2 – Selecione o botão correspondente à ação que se deseja realizar. Além de imprimir, salvar, enviar por *e-mail* e exportar os registros para o EndNote Web, pode-se exportar diretamente para o EndNote, Reference Manager ou Procite (seta 2).

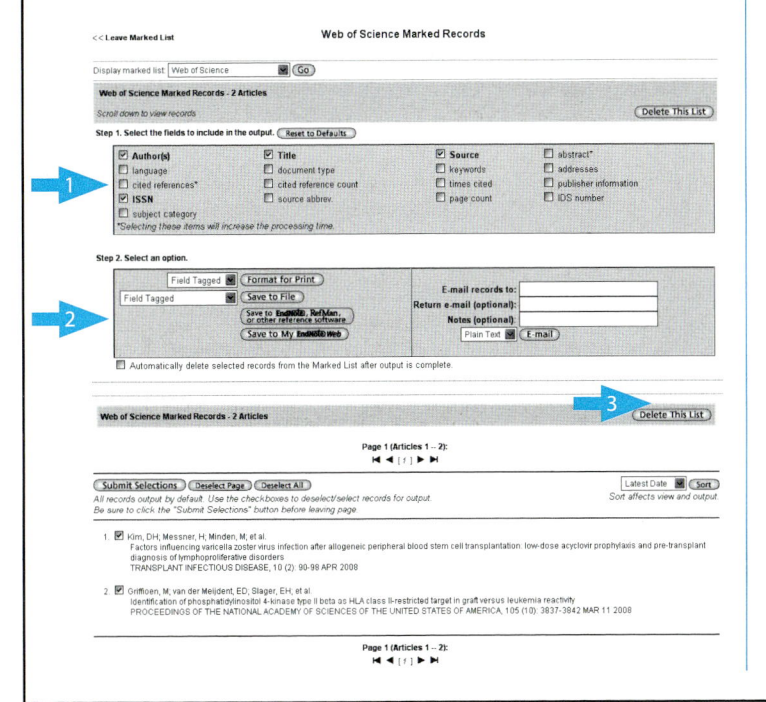

Figura 8.191 // Opções de processamento das referências adicionadas à Lista Marcada.

Caso se esteja utilizando outro produto de gerenciamento de referências, pode-se salvar os registros como um arquivo com campos (Field Tagged file) e então importar esses registros para o *software* utilizado.

O espaço Marked List armazena até 500 referências de cada vez. Clique no botão Delete this list para remover todos os registros que estejam na lista marcada (seta 3).

// Pesquisa de referências citadas (Cited Reference Search)

Como já mencionado, os índices de citações da Web of Science utilizam as referências citadas nos artigos como termos para indexação, possibilitando realização de pesquisas retrospectivas e prospectivas.

A pesquisa de referências citadas (Cited Reference Search) é uma ferramenta que permite descobrir quais trabalhos citaram determinado autor, bem como quantas vezes um autor foi citado, caso se deseje analisar o seu impacto na atualidade.

Para realizar uma pesquisa de referências citadas, clique na aba Cited Reference Search da barra de ferramentas (Figura 8.192).

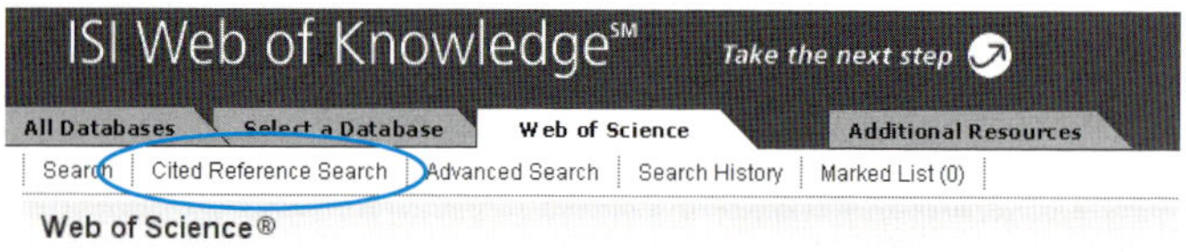

Figura 8.192 // Acesso ao formulário de pesquisa das referências citadas.

Para entender o funcionamento dessa ferramenta um exercício útil é pesquisar quantas vezes este trabalho foi citado e quais os trabalhos que o citaram:

Zatz M, Betti RT, Levy JA. Benign Duchenne muscular dystrophy in a patient with growth hormone deficiency. **Am J Med Genet**. **1981**;10(3):301-4.

Preencha os campos disponíveis no formulário com os dados da referência (Figura 8.193):

Digite o sobrenome do autor seguido da primeira letra do nome. Caso se tenha dúvidas de como o nome do autor foi citado, utilize o símbolo de truncagem (seta 1).

No campo Cited Work, digite o título do periódico abreviado. Para auxiliar na identificação das possíveis variações do título do periódico, clique no *link* Journal abbreviation list abaixo do campo de pesquisa ou coloque o símbolo de truncagem (*) na raiz de todas as palavras que compõem do título do periódico (seta 2).

Cite o ano de publicação do trabalho (seta 3).

Clique no botão Search para executar a pesquisa (seta 4).

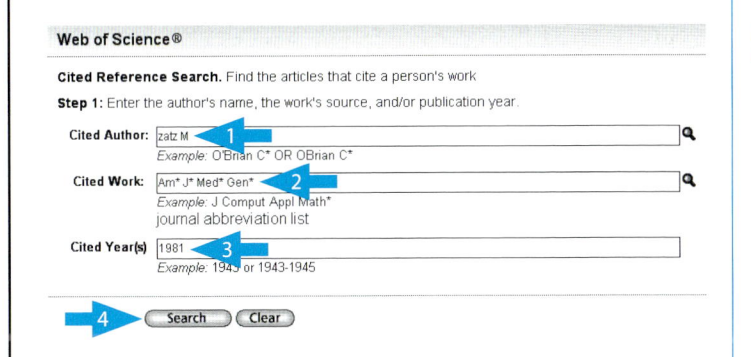

Figura 8.193 // Pesquisa de referência citada.

Após executar a pesquisa, aparecerá uma página com a lista de todos os trabalhos que apresentam os dados digitados nos campos do formulário (Figura 8.194).

Identifique na lista a referência procurada e clique na caixa de seleção no lado esquerdo (seta 1).

Para acessar os trabalhos que citaram esta referência, clique no botão Finish Search (seta 2).

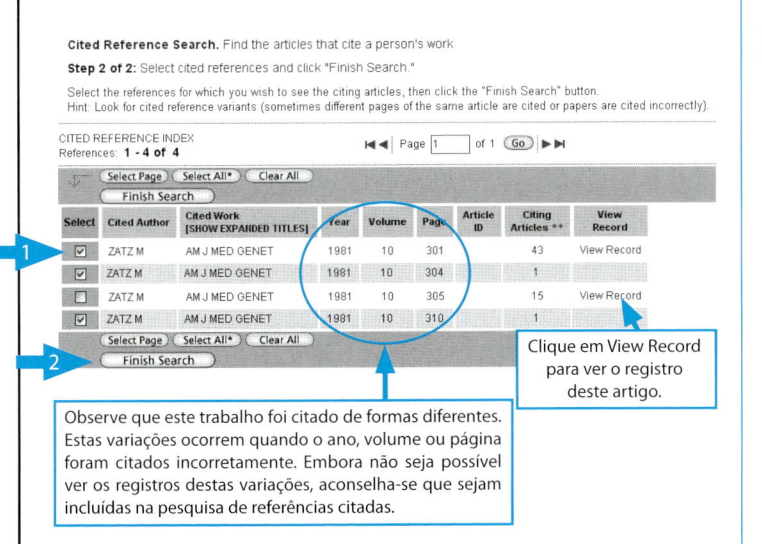

Figura 8.194 // Pesquisa de referência citada.

Em seguida, o sistema apresenta uma página com a lista dos trabalhos que citaram a essa referência (Figura 8.195).

Figura 8.195 // Resultado da pesquisa de referência citada

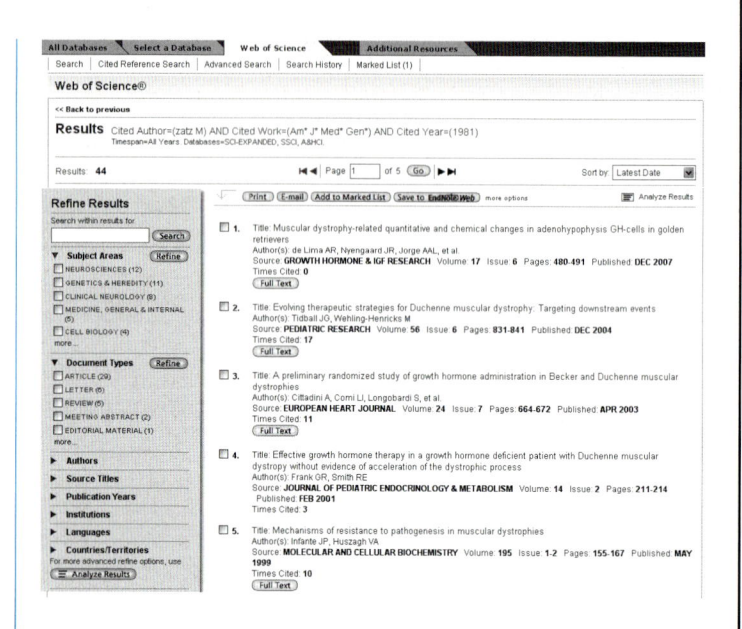

// Pesquisa avançada

Na página de pesquisa avançada (Advanced Search), é possível criar estratégias mais complexas utilizando *tags* (identificadores) de campos de pesquisa ou combinando números de estratégias já realizadas.

Para acessar esse recurso, clique na aba Advanced Search da barra de ferramentas (Figura 8.196):

Figura 8.196 // Acesso à página de pesquisa avançada.

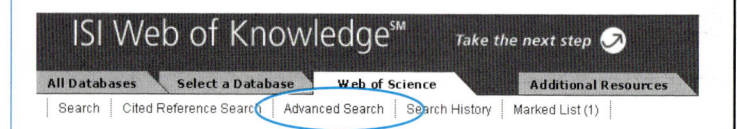

Para montar uma estratégia na página de pesquisa avançada, deve-se digitar a *tag* correspondente ao campo que se pretende pesquisar (Figura 8.197). Em seguida, digite um sinal de igualdade e o termo.

Utilize operadores booleanos para combinar os campos.

Ex.: Pesquisar o termo Stem Cell no campo **TS (topic)** e relacionar com o autor Hescheler J no campo **AU (author)** (seta 1).

Se necessário, pode-se utilizar os símbolos de truncagem (*, ?, $) nos termos.

Clique no botão Search para executar a pesquisa (seta 2).

BASES DE DADOS BIBLIOGRÁFICAS DA *WEB* // 319

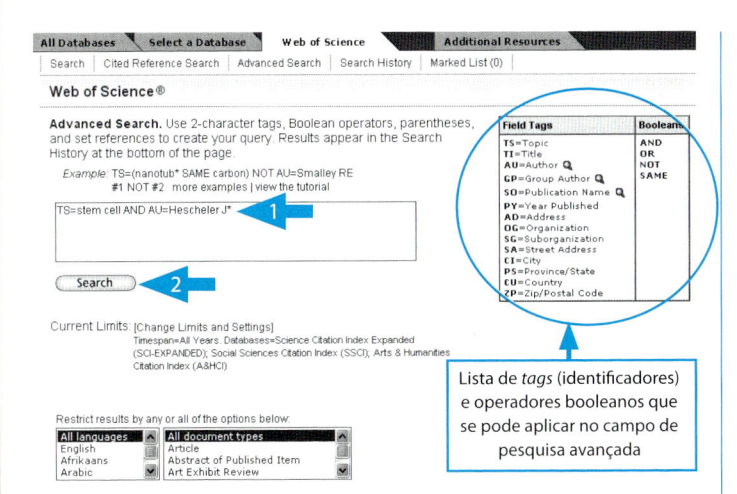

Figura 8.197 // Estratégia de pesquisa avançada.

Lista de *tags* (identificadores) e operadores booleanos que se pode aplicar no campo de pesquisa avançada

Em vez do resultado, o sistema apresentará um histórico temporário com a estratégia que você acabou de executar (Figura 8.198). Se outras pesquisas foram executadas anteriormente, também serão apresentadas no histórico.

Clique no *link* do número da estratégia para ver o resultado:

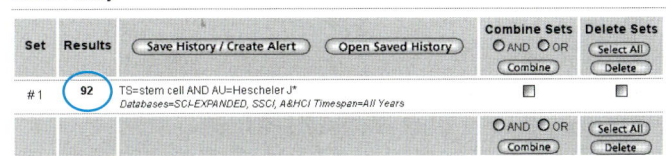

Figura 8.198 // Histórico da pesquisa avançada.

No histórico da pesquisa avançada, é possível combinar as estratégias armazenadas. Selecionar as estratégias que se pretende combinar e habilitar o operador booleano adequado (Figura 8.199).

Figura 8.199 // Opções para trabalhar com estratégias armazenadas.

Neste espaço, pode-se:

➡ Combinar as estratégias com os operadores booleanos (AND e OR);

➡ Apagar estratégias selecionadas.

O operador booleano **NOT** não está disponível nesse espaço. Se for preciso utilizá-lo, fazer a estratégia no campo de pesquisa avançada (Figura 8.200).

Figura 8.200 // Estratégias combinadas no campo de pesquisa avançada.

Web of Science®

Advanced Search. Use 2-character tags, Boolean operators, parentheses, and set references to create your query. Results appear in the Search History at the bottom of the page.

Example: TS=(nanotub* SAME carbon) NOT AU=Smalley RE
#1 NOT #2   more examples | view the tutorial

#2 NOT #1

Search

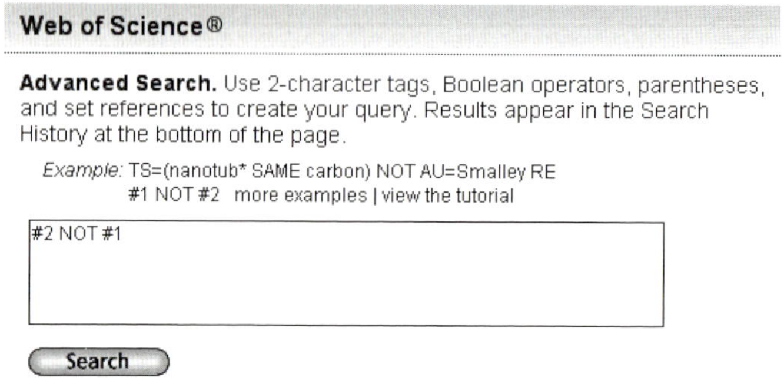

// TUTORIAL DE PESQUISA NA LILACS

"Se temos uma biblioteca e um jardim, temos tudo."
Marcus Tullius Cícero

// Introdução

Muitos pesquisadores acreditam que as bases de dados com cobertura ampla e internacional são suficientes para um levantamento completo de toda literatura existente sobre o assunto que pretendem abordar em suas investigações.

Paradoxalmente, nem tudo o que se publica está concentrado em uma única fonte. As bases de dados têm seus limites e possuem objetivos e critérios específicos de qualidade para a seleção dos periódicos que incluem em sua coleção.

Assim, muitos periódicos do Brasil e de outros países da América Latina não são indexados nas bases internacionais. Essa rejeição não acontece necessariamente pela falta de qualidade das publicações, mas pela falta de adequação aos objetivos e critérios de seleção exigidos por essas bases de dados de cobertura internacional.

Com a necessidade de divulgação internacional da produção científica da América Latina, a BIREME (atualmente representada pela Biblioteca Virtual em Saúde – BVS) criou a LILACS (Literatura Latino-Americana e do Caribe em Ciências da Saúde), a qual inclui mais de 400 mil registros de aproximadamente 1.300 revistas latino-americanas das mais conceituadas na área da saúde.

Um dado importante é que a maioria dos artigos indexados na LILACS está em português ou espanhol. Além disso, essa base de dados também indexa outros tipos de literatura, como teses, livros, anais de congressos e relatórios técnico-científicos, cobrindo o período de 1982 até o presente.

É importante ressaltar que a LILACS estabelece conexão com a SciELO, uma base de dados que fornece textos completos gratuitamente, e com o SeCS, um serviço *on-line* de fornecimento de fotocópias de documentos.

Outra vantagem diz respeito ao acesso à LILACS, que é totalmente gratuito, por meio da BVS no endereço http://www.bireme.br (Figura 8.201).

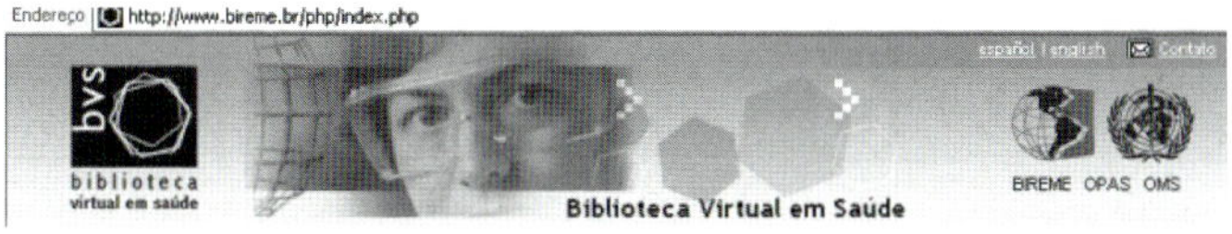

Figura 8.201 // Biblioteca Virtual em Saúde (BVS).

Dessa forma, quando for necessário fazer uma pesquisa exaustiva ou que exija dados específicos da realidade brasileira, deve-se lembrar do papel que a LILACS desempenha na divulgação internacional da literatura latino-americana de qualidade, a qual está ausente nas bases de dados internacionais.

// **Pesquisando na LILACS**

A LILACS é uma das 14 bases de dados da BVS, todas disponíveis por meio de uma interface de busca e recuperação chamada Interface for Access on Health Information (IAH, Interface para Acesso de Informação em Saúde).

A BVS oferece, em sua interface, duas formas de pesquisa nas bases de dados:

➡ Pesquisa simultânea, também chamada de metapesquisa: nessa forma de pesquisa, a estratégia é executada simultaneamente em todas as bases de dados da BVS. É importante salientar que cada base de dados possui conteúdo e características específicos. Assim, uma estratégia pode não ser apropriada para todas as bases de dados.

➡ Pesquisa individual: nessa modalidade, escolhe-se uma base de dados específica de acordo com as necessidades de informação.

Neste tutorial, será apresentada a modalidade de pesquisa individual, cuja interface apresenta os recursos fundamentais para a elaboração de estratégias de pesquisa com qualidade e para obter resultados mais consistentes.

Mesmo que o registro dos campos apresente algumas diferenças nas bases de dados do sistema BVS, ao acessá-las, pode-se aplicar os recursos que serão explicados neste tutorial, visto que todas apresentam a mesma interface para pesquisa individual.

// **O acesso à base de dados LILACS**

O *link* de acesso à base de dados LILACS se encontra na área central do *site* onde estão as fontes de informação da BVS. Clica-se no *link* LILACS para acessar a base de dados (Figura 8.202).

Figura 8.202 // Acesso à base de dados LILACS na BVS.

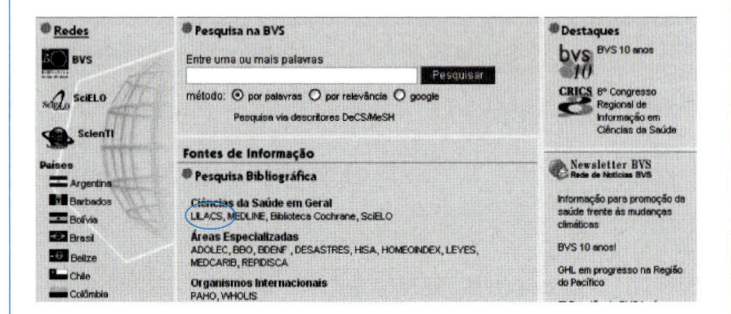

Em seguida, o sistema apresenta a interface de pesquisa, por meio da qual são montadas as estratégias de busca. Nessa página, existem três formulários de pesquisa, o formulário livre (seta 1 na Figura 8.203), o formulário básico (seta 2) e o formulário avançado (seta 3).

Figura 8.203 // Formulários disponíveis na interface de pesquisa individual.

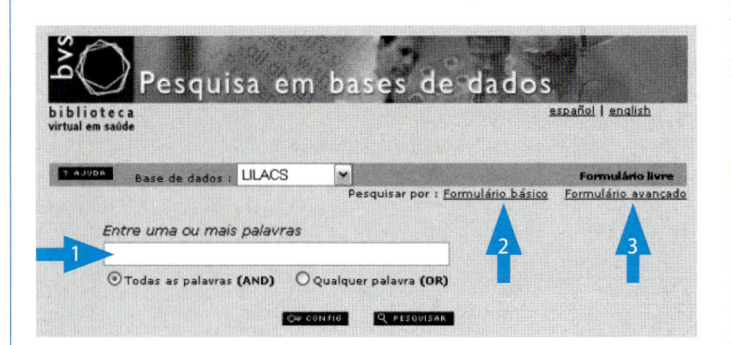

A seguir, serão fornecidas informações detalhadas sobre a funcionalidade dessas três ferramentas.

// Pesquisa no formulário livre

No formulário livre, os termos são procurados nos seguintes campos das referências: títulos, resumos e descritores. Trata-se de uma forma simples e rápida de pesquisar, mas não é recomendada para pesquisas que exigem estratégias mais sofisticadas, pois não apresentam muitas ferramentas. Para pesquisar no formulário livre, digitam-se os termos diretamente na caixa de pesquisa aplicando-se as seguintes regras:

➡ Digita-se as palavras significativas do tema a ser pesquisado.

➡ A maioria dos artigos indexados na LILACS está em português ou espanhol, e todos os descritores estão em português. Portanto, deve-se preferir esses idiomas.

➡ Ignora-se artigos, preposições e verbos.

➡ O sistema não distingue acentuação e letras maiúsculas ou minúsculas.

➡ Não se deve digitar operadores booleanos e parênteses na estratégia. A relação entre os termos deve ser estabelecida por meio da escolha de uma das duas opções disponíveis: todas as palavras (AND) ou qualquer palavra (OR).

➡ Utiliza-se o símbolo de truncagem ($) sempre que considerar necessário. Esse símbolo deve ser digitado no final dos termos de que se deseja recuperar todas as variações a partir da sua raiz.

Exemplo: "epidem$" recupera epidemia, epidemias, epidemiologia, epidemiológico, epidemiológicos, epidemiology, epidemiologic, etc.

➡ A ordem das palavras não altera o resultado da pesquisa.

Como exemplo, será realizada uma pesquisa no formulário livre sobre o assunto "epidemiologia da doença de Chagas" (Figura 8.204).

Aplicando as regras apresentadas anteriormente, serão digitados apenas os termos mais significativos desse assunto: "epidemiologia" e "chagas" (seta 1). A opção "Todas as palavras (AND)" já está habilitada, pois esse é o padrão do sistema. Para a pesquisa do exemplo, esse padrão não será alterado, pois é o tipo de relação que deve ser estabelecida entre esses dois termos. Por fim, clica-se em "pesquisar" (seta 2).

Figura 8.204 // Pesquisa no formulário livre.

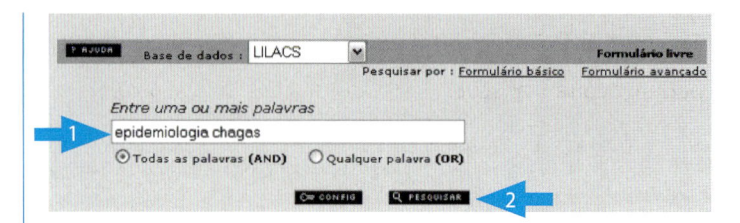

Após executar a pesquisa, o sistema apresenta a tela com o resultado (Figura 8.205). Para sair da tela do resultado e voltar até o formulário de pesquisa, não é necessário utilizar o botão "Back" ou "voltar" do navegador, pois o formulário de pesquisa aparece no final da tela do resultado, sendo possível chegar até ele descendo pela barra de rolagem, clicando em "Fim da página" ou clicando em "Refinar".

Figura 8.205 // Tela de resultado da pesquisa livre e opções para voltar aos formulários.

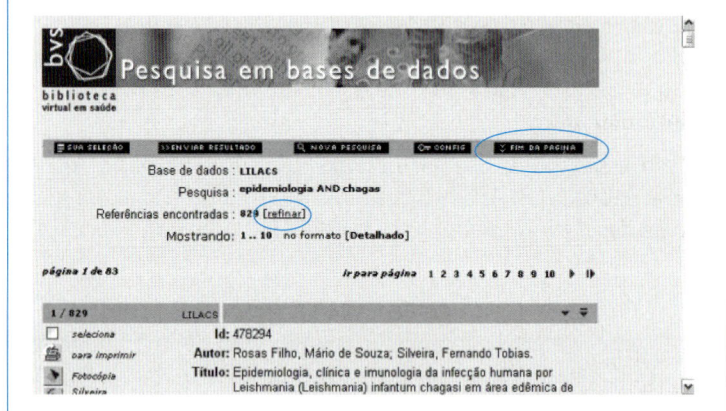

No final da página do resultado, encontra-se a interface onde constam o formulário de pesquisa livre e os *links* para acessar os formulários básico e avançado (Figura 8.206).

Figura 8.206 // Formulário livre no final da página do resultado e *links* para os outros formulários.

Caso se deseje aumentar o nível de sensibilidade do resultado, pode-se aplicar o símbolo de truncagem nas palavras nas quais podem ocorrer variações a partir da sua raiz (Figura 8.207).

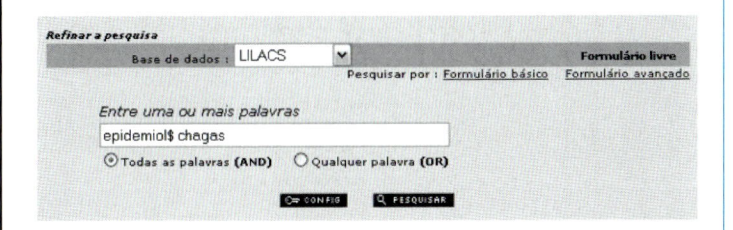

Figura 8.207 // Uso do símbolo de truncagem no formulário livre.

O formulário livre, no entanto, não possui muitos recursos de pesquisa. Por essa razão, não é recomendado para a elaboração de estratégias mais complicadas, nas quais é necessário aplicar operadores booleanos diferentes ou restringir o resultado da pesquisa para outros campos que não sejam os de título, resumo e descritor. Por exemplo, para procurar os trabalhos de um determinado autor ou encontrar o que foi publicado sobre um assunto em uma revista específica, o formulário livre não poderá ser utilizado.

Para esses casos, deve-se escolher o formulário básico ou o avançado. Neles, serão encontradas as ferramentas necessárias para desenvolver estratégias consistentes e com qualidade.

// Pesquisa no formulário básico

O formulário básico oferece uma série de recursos para a pesquisa em campos que não estão disponíveis no formulário livre, como autor, revista, gênero, idade, ano de publicação, etc.

Clica-se no *link* "Formulário básico" (Figura 8.208) para acessar essa interface de pesquisa.

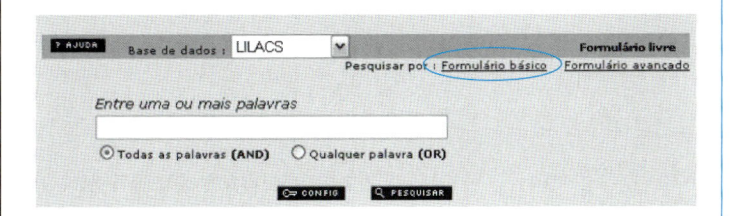

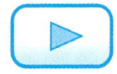

Figura 8.208 // Acesso ao formulário básico.

// Itens do formulário básico

O formulário básico (Figura 8.209) apresenta três caixas de pesquisa (seta 1). Ao lado de cada caixa de pesquisa, existe um *menu* suspenso de opções, no qual se pode selecionar o campo a ser pesquisado (seta 2).

Para facilitar a identificação dos termos corretos para a elaboração da estratégia, pode-se consultar um índice localizado ao lado de todos os campos (seta 3).

Além disso, pode-se pesquisar em campos diferentes simultaneamente utilizando-se as outras caixas de pesquisa. Para relacionar os campos, aplica-se os operadores booleanos que ficam ao lado esquerdo das caixas de busca (seta 4).

Utiliza-se o botão "Limpar" sempre que se desejar iniciar uma nova pesquisa (seta 5).

Figura 8.209 // Itens do formulário básico.

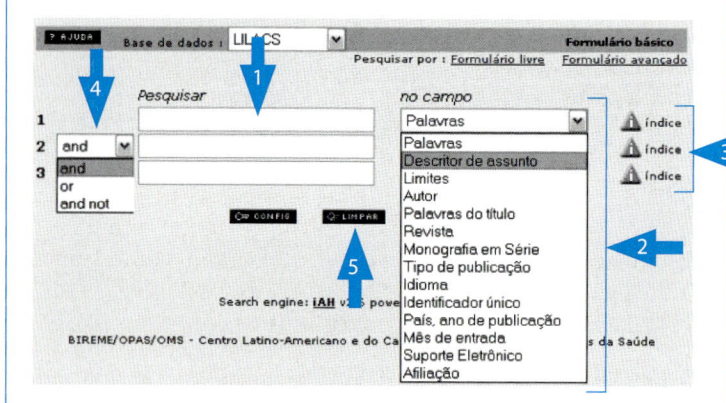

Nos próximos tópicos, será explicado detalhadamente o funcionamento dos campos de pesquisa considerados imprescindíveis para a elaboração de estratégias eficientes.

Até o final deste tutorial, o usuário certamente estará apto a realizar qualquer tipo de pesquisa na LILACS e em qualquer outra base de dados da BVS.

// *Pesquisando no campo "Palavras"*

O campo "Palavras" é o primeiro na lista do formulário suspenso. Nesse campo, os termos são procurados nos títulos, nos resumos e nos descritores das referências da mesma forma como funciona o formulário livre.

Antes de pesquisar no campo "Palavras", deve-se observar as seguintes regras:

➡ Digite as palavras significativas do tema a ser pesquisado.

➡ A maioria dos artigos indexados na LILACS estão em português ou espanhol, e todos os descritores estão em

BASES DE DADOS BIBLIOGRÁFICAS DA *WEB* // **327**

português. Portanto, deve-se dar preferência a esses idiomas.

➡ Deve-se ignorar artigos, preposições e verbos.

➡ O sistema não distingue a acentuação e letras maiúsculas ou minúsculas.

➡ Os operadores booleanos devem ser digitados diretamente na caixa de pesquisa quando esta contiver mais de um termo.

➡ Os operadores booleanos podem ser digitados em letras maiúsculas ou minúsculas.

➡ Deve-se utilizar o símbolo de truncagem ($) sempre que se considerar necessário. Ele deve ser digitado no final dos termos de que se deseja recuperar todas as variações a partir da sua raiz.

➡ A ordem das palavras não altera o resultado da pesquisa.

➡ Os termos compostos devem ser "quebrados" e relacionados com o operador booleano AND. Por exemplo, o termo "Saúde Pública" deve ser procurado como "Saúde AND Pública"; o termo "Doença de Chagas" deve ser procurado como "Doença AND Chagas".

Há diversas formas de pesquisar no campo "Palavras", por isso, a seguir serão apresentados alguns exemplos.

➡ Relacionar os termos no mesmo campo (Figura 8.210).

Nesse caso, é necessário digitar os operadores booleanos.

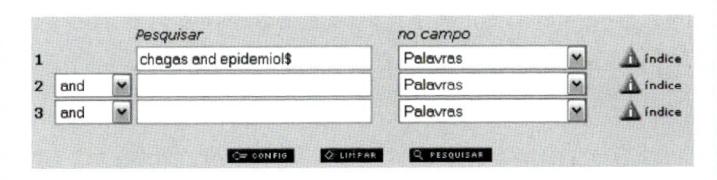

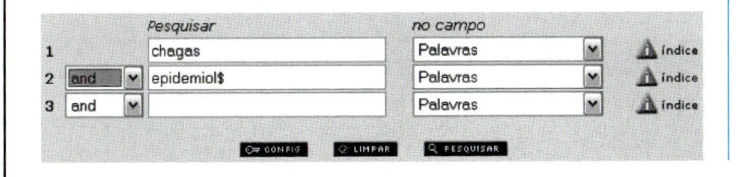

Figura 8.210 // Pesquisa de palavras no mesmo campo.

➡ Relacionar os termos em campos diferentes (Figura 8.211).

Nesse caso, os operadores booleanos devem ser selecionados no *menu* suspenso ao lado esquerdo da caixa de pesquisa.

Figura 8.211 // Pesquisa de palavras em campos diferentes.

Obs.: o operador booleano AND foi utilizado nessas duas estratégias para que os dois termos apareçam obrigatoriamente no resultado da pesquisa.

Para executar a pesquisa, clica-se no botão "Pesquisar".

É importante observar que as duas estratégias de pesquisa apresentam o mesmo resultado, apenas foram feitas de formas diferentes. Além disso, destaca-se, também, que esse tipo de pesquisa apresenta um alto índice de sensibilidade, visto que os termos são procurados nos títulos, nos resumos e nos descritores das referências. Isso significa que, mesmo que o termo procurado seja apresentado na referência de forma superficial, o sistema irá recuperar essa referência no resultado. Se for necessário obter resultados mais consistentes, com maior acurácia, deve-se utilizar o campo "Descritores", que será apresentado a seguir.

// *Pesquisando no campo "Descritores"*

O conteúdo temático dos documentos indexados nas bases bibliográficas é representado por termos normalmente extraídos de um vocabulário controlado. Dessa forma, as pesquisas realizadas com os descritores de assunto apresentam maior índice de especificidade no resultado. Na base de dados LILACS, bem como nas outras bases de dados do sistema BVS, o vocabulário controlado utilizado é o DeCS (Descritores em Ciências da Saúde).

// *Sobre o DeCS*

O DeCS é um vocabulário estruturado de termos médicos trilíngue (português, espanhol e inglês) criado em 1982 pela BIREME para indexar qualquer tipo de literatura científica em saúde, e também para ser utilizado na busca e recuperação de informação nas bases de dados LILACS e MEDLINE.

Esse vocabulário foi desenvolvido a partir do Medical Subject Headings da National Library of Medicine (MeSH). Ele está organizado em uma estrutura hierárquica com as mesmas categorias do MeSH e inclui outras quatro categorias necessárias para a descrição da literatura científica em saúde da América Latina: saúde pública, homeopatia, ciência e saúde e vigilância sanitária.

Fazem parte desse vocabulário 29.081 descritores. No seu constante processo de atualização, outras categorias podem ser criadas no DeCS, outros termos podem ser acrescentados e os termos já existentes podem ser alterados ou substituídos.

Portanto, o vocabulário DeCS é fundamental para elaborar estratégias consistentes de pesquisa na LILACS e em outras bases de dados da BVS.

// Procurando o descritor correto

Para essa nova experiência, será elaborada uma pesquisa sobre leishmaniose, a qual deve ser feita utilizando-se o descritor correto pertencente ao vocabulário controlado DeCS. Para isso, no formulário básico de pesquisa, habilita-se, no *menu* suspenso de opções, o campo "Descritor de assunto" (seta 1 na Figura 8.212). Não se deve digitar o termo diretamente no campo de pesquisa. Dessa vez, há o auxílio de um índice para encontrar o termo correto. Assim, clica-se no *link* "índice" que se encontra ao lado do campo de pesquisa (seta 2).

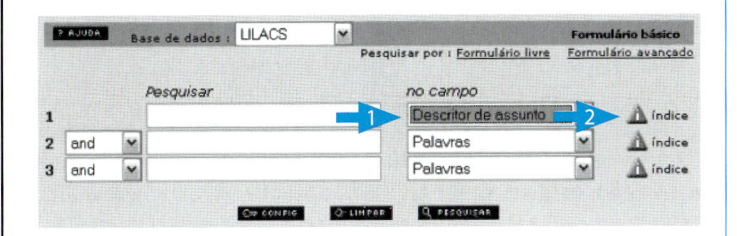

Figura 8.212 // Acesso ao índice de descritor de assunto.

Em seguida, o sistema apresenta uma tela na qual deve ser digitado o termo a ser procurado no índice (Figura 8.213).

O sistema apresenta dois tipos de acesso ao índice:

➡ Índice permutado: procura os descritores que possuem a palavra ou parte da palavra em qualquer posição.

➡ Índice alfabético: procura os descritores que iniciam com a palavra ou parte da palavra.

Por padrão do sistema, o índice permutado já se encontra habilitado e ele que será utilizado no exemplo. Assim, digita-se o termo em português (seta 1) e clica-se em "Mostrar Índices" para acessar a lista dos descritores (seta 2). Quando a lista dos descritores for apresentada, seleciona-se o termo a ser pesquisado (seta 3). Caso se deseje selecionar mais de um termo, pressiona-se a tecla CTRL e seleciona-se quantos termos forem necessários. Em seguida, clica-se no botão "Pesquisar" para realizar a pesquisa imediatamente ou no botão "Adicionar" para enviar o(s) termo(s) selecionado(s) para o formulário de pesquisa. No exemplo, será utilizada a segunda opção, clicar em "Adicionar" (seta 4).

Figura 8.213 // Seleção do descritor no índice permutado.

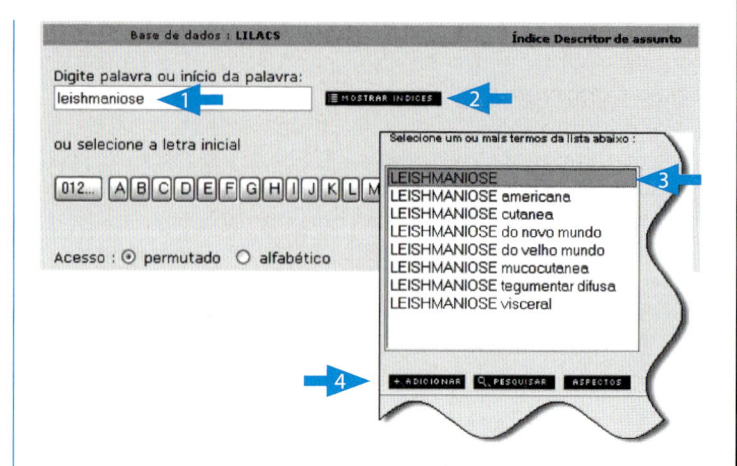

Antes de prosseguir na pesquisa, é importante salientar que realizar uma busca com descritores de assunto em português não significa restrição do resultado aos trabalhos publicados em português. Na realidade, faz-se dessa forma porque este é o idioma-padrão da interface de pesquisa. Entretanto, no resultado, aparecerão as referências dos trabalhos que abordam o assunto procurado independentemente do idioma em que foram publicados.

Na Figura 8.214, observa-se o formulário de pesquisa com o descritor que foi selecionado do índice:

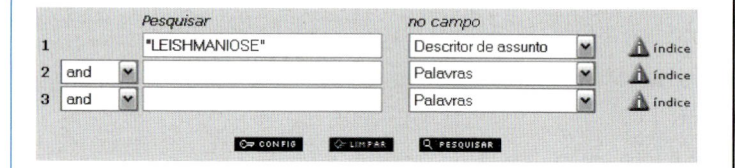

Figura 8.214 // Descritor enviado para o formulário de pesquisa.

Nesse formulário de pesquisa, é possível acrescentar outros termos para combinar com o assunto a ser pesquisado, o que será explicado a seguir.

// Combinando os termos para refinar a pesquisa

Com base no exemplo anterior, o termo já existente no formulário de pesquisa será combinado com outro termo para refinar a pesquisa. Desse modo, o uso dos operadores booleanos será muito importante nesse processo.

Como há mais dois campos em branco, eles podem ser utilizados ou pode-se adicionar o outro termo no campo ocupado com um descritor. No exemplo, "Leishmaniose" será combinado com o termo "Vetores". Para tanto, no campo de baixo do formulário, habilita-se o campo "Descritor de assunto" (seta 1 na Figura 8.215) e, em seguida, clica-se no *link* "índice" (seta 2).

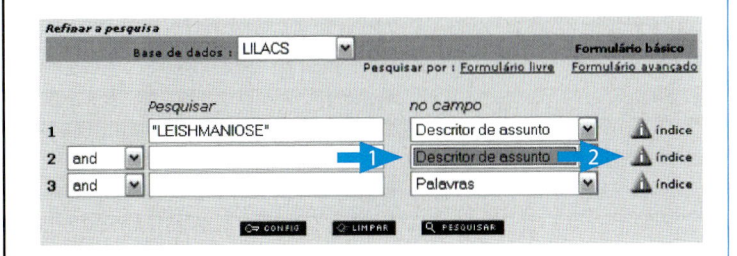

Figura 8.215 // Acesso ao índice de descritor de assunto.

O passo seguinte é digitar o termo "vetores" no campo de acesso ao índice (seta 1 na Figura 8.216) e clicar em "Mostrar Índices" (seta 2). Em seguida, seleciona-se o(s) descritor(es) adequado(s) para realizar a pesquisa (seta 3) e clica-se no botão "Adicionar" para enviar o(s) descritor(es) ao formulário de pesquisa (seta 4).

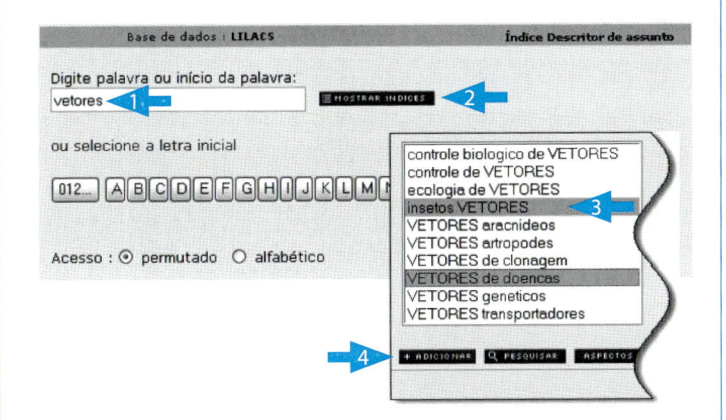

Figura 8.216 // Seleção do descritor no índice permutado.

Assim, volta-se ao formulário de pesquisa! (Figura 8.217) Agora observa-se que o operador booleano "OR" surgiu entre os dois termos selecionados no índice (seta 1). Por padrão do sistema, sempre que se seleciona mais de um termo no índice, estes são enviados para o formulário acompanhados pelo operador booleano "OR". Contudo, também está selecionado o operador booleano "AND" (seta 2), o qual estabelecerá a relação entre os dois campos de pesquisa. Deve-se mudar esses operadores booleanos de acordo com a estratégia que se pretende elaborar. Clica-se no botão "Pesquisar" (seta 3) para executar a pesquisa.

Figura 8.217 // Estratégia elaborada no formulário de pesquisa.

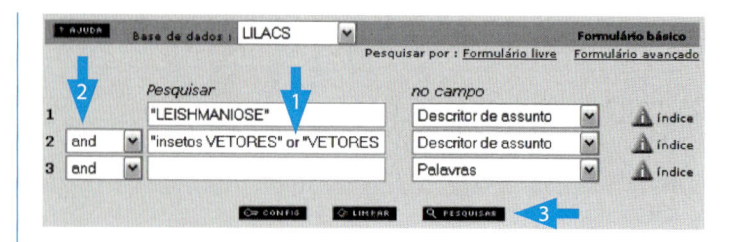

Mas existem outras formas de limitar uma pesquisa por meio dos descritores de assunto, os quais apresentam vários aspectos que melhoram o desempenho e o resultado da pesquisa. Esses aspectos serão analisados e será explicado como aplicá-los com segurança.

// Os qualificadores

Antes de pesquisar um assunto, deve-se considerar a possibilidade de existir algum aspecto que pode tornar a pesquisa mais específica. Dessa forma, é importante salientar que nem sempre é necessário limitar uma pesquisa combinando dois ou mais termos. Isso pode ser feito, por exemplo, com o recurso chamado "qualificadores".

Os qualificadores têm a função de restringir o resultado da pesquisa a aspectos específicos. Todos os descritores do vocabulário controlado DeCS têm a sua própria lista de qualificadores, previamente definidos, de acordo com a categoria a que pertencem.

Assim, para tornar claro o funcionamento desse recurso, será realizada uma nova pesquisa, na qual serão procurados somente os trabalhos que abordam o tratamento medicamentoso da Leishmaniose (Figura 8.218). Como primeiro passo, procura-se o descritor do assunto "Leishmaniose". Em seguida, habilita-se o campo "Descritor de assunto" do *menu* suspenso (seta 1) e clica-se em "índice" (seta 2). Então, digita-se no cam-

Figura 8.3.18 // Acesso ao índice de descritor de assunto.

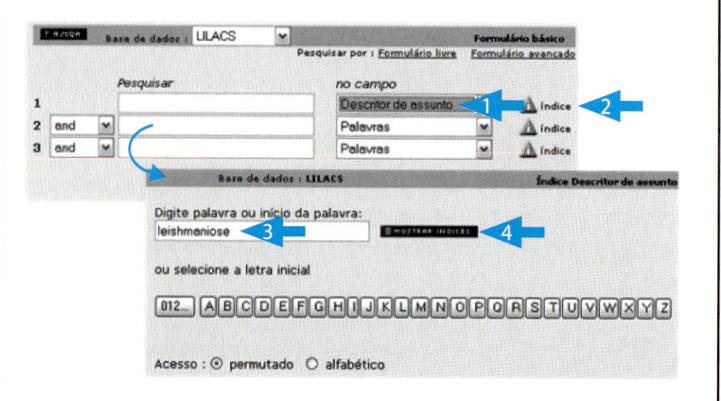

po de pesquisa, o termo "Leishmaniose" (seta 3) e clica-se em "Mostrar índice" para acessar a lista de descritores (seta 4).

Quando for apresentada a lista de descritores, seleciona-se aquele a ser pesquisado (seta 1 na Figura 8.219). Dessa vez, antes de adicionar o termo no formulário de pesquisa, clica-se no botão "Aspectos" (seta 2). Assim, outra tela se abrirá, trazendo uma lista com os qualificadores do descritor selecionado.

Dessa lista, seleciona-se o qualificador adequado para a pesquisa. Nesse exemplo, será selecionado o qualificador "Quimioterapia" (seta 3). (Obs.: esse qualificador descreve o tratamento medicamentoso para qualquer doença, ele é uma tradução do aspecto "Drug Therapy", do MeSH, que foi estudado no tutorial do PubMed. Portanto, os qualificadores apresentados aqui são os mesmos existentes nos termos MeSH.)

Entretanto, é possível selecionar mais de um qualificador pressionando a tecla CTRL.

Para enviar o descritor com o(s) qualificador(es) selecionado(s) para o formulário de pesquisa, clica-se no botão "Adicionar" (seta 4).

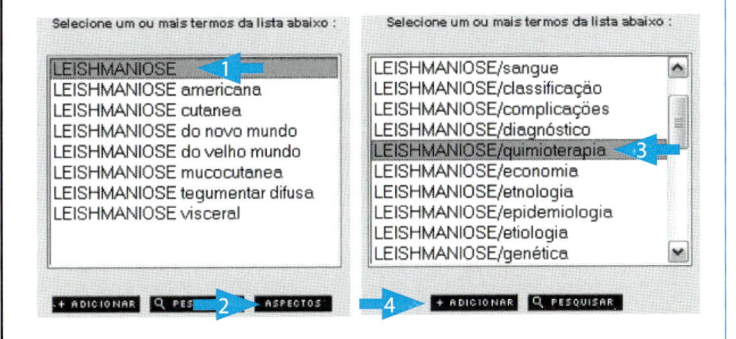

Figura 8.219 // Seleção do qualificador do descritor de assunto.

O sistema apresenta o formulário de pesquisa com o descritor de assunto acompanhado de seu qualificador, o qual é representado pela sigla DT (*Drug Therapy*) (Figura 8.220).

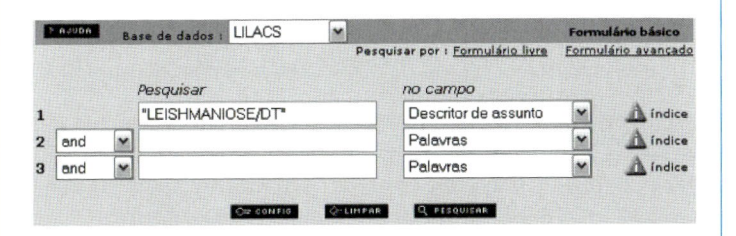

Figura 8.220 // Descritor com o seu qualificar no formulário de pesquisa.

Antes de executar uma pesquisa, deve-se considerar a possibilidade de limitar ainda mais o seu resultado. Nos próximos tópicos, serão apresentados outros campos de pesquisa, os quais, quando aplicados adequadamente, colaboram com a precisão do resultado.

// Pesquisando no campo "Limites"

Além do assunto, representado pelo seu descritor e pelos qualificadores, pode-se estabelecer outros limites para que uma estratégia seja elaborada de forma mais completa. Nesse sentido, o formulário de pesquisa do sistema BVS oferece um campo com os itens apropriados para limitar as estratégias de pesquisa, o campo "Limites".

Com base na pesquisa anterior, serão aplicados alguns itens desse recurso. Para isso, no formulário de pesquisa, utiliza-se o primeiro campo em branco. Primeiro, seleciona-se o campo "Limites" do *menu* suspenso (seta 1 na Figura 8.221) e clica-se em "índice" (seta 2). Em seguida, será apresentada uma tela com a lista dos limites disponíveis: grupos de faixa etária, gênero (masculino, feminino), espécie (humano, animal), tipos de estudos, etc. Para esse exemplo, serão selecionados os seguintes grupos: "HUMANOS, ADULTO"; "HUMANOS, IDOSOS" e "HUMANOS, MEIA-IDADE" (seta 3). Em seguida, clica-se no botão "Adicionar" (seta 4).

**Figura 8.221 //
Seleção de limites.**

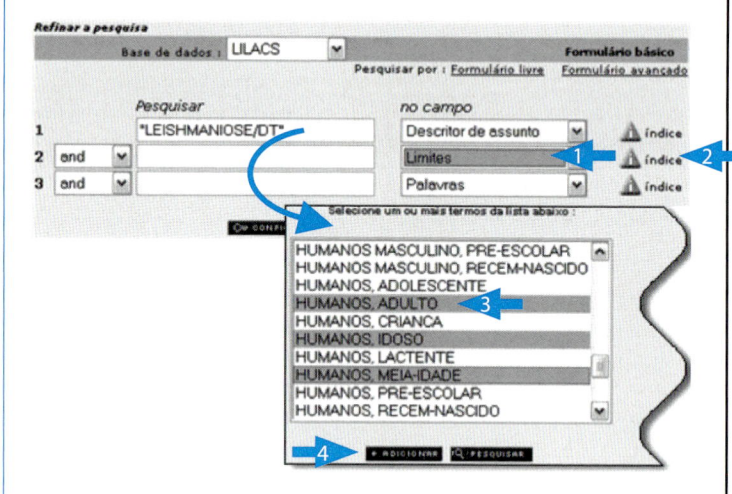

Assim, retorna-se ao formulário de pesquisa com a estratégia pronta para ser executada.

É importante observar que os limites foram adicionados ao formulário com o operador booleano "OR" entre eles. Clica-se no botão "Pesquisar" para executar a pesquisa.

No resultado da pesquisa, as referências apresentam os descritores e os limites estabelecidos ao montar a estratégias (Figura 8.222).

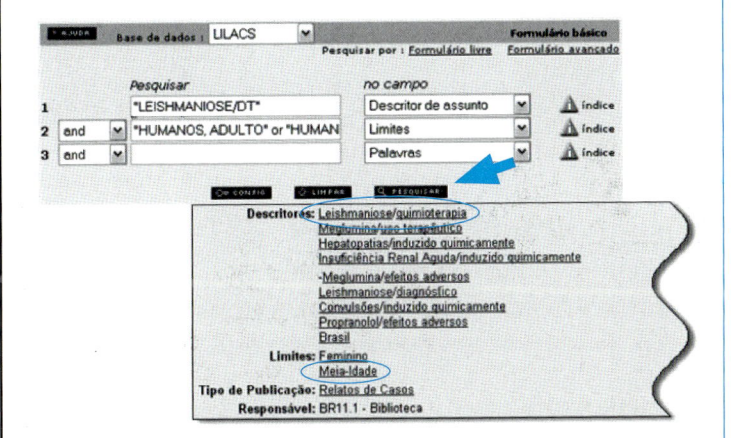

Figura 8.222 // Limites adicionados ao formulário de pesquisa.

// Pesquisando no campo "Autor"

A base de dados LILACS não possui padronização para a entrada de autor. Em geral, ele será representado na forma como foi publicado no documento, fato que pode dificultar a recuperação das referências nesse campo.

No entanto, há uma padronização para a pesquisa que deve ser feita pelo último sobrenome seguido de vírgula, do nome e do(s) sobrenome(s) anterior(es), por extenso ou na forma como foi publicado no documento. Por exemplo, "João Carlos Pinto Dias" pode ser procurado como "Dias, João Carlos Pinto"; "Dias, J. C. P."; "Dias, J. C. Pinto"; além de outras variadas formas. Agora, serão pesquisadas as possíveis variações para o nome desse autor.

Para tanto, no formulário de pesquisa, habilita-se o campo "Autor" (seta 1 na Figura 8.223) e clica-se em "índice" (seta 2). Em seguida, digita-se o último sobrenome do autor na caixa de pesquisa (seta 3). (Para facilitar a procura, após o sobrenome, deve-se digitar uma vírgula, espaço e a primeira letra do nome do autor.) Clica-se em "Mostrar índices" para acessar a lista do campo "Autor" (seta 4).

Figura 8.223 // Acesso ao índice do campo "Autor".

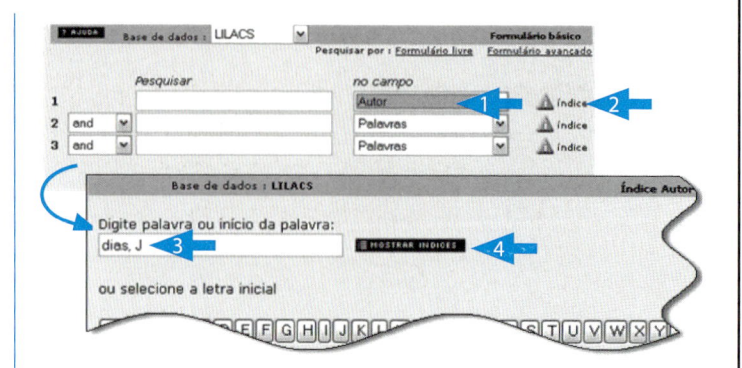

Visto que o nome do autor pode ser representado de formas variadas, deve-se considerar selecionar todas as possibilidades apresentadas no índice (seta 1 na Figura 8.224). Após, clica-se em "Adicionar" (seta 2).

Figura 8.224 // Seleção das variações no campo "Autor".

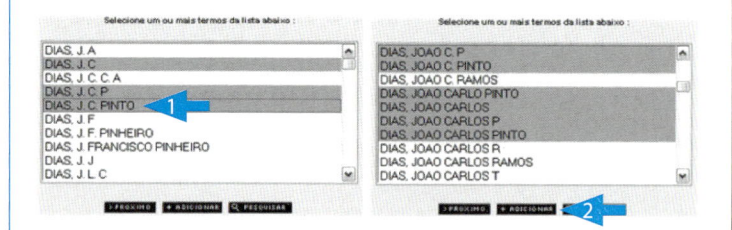

A seleção será enviada para o formulário de pesquisa no campo "Autor". No caso de dúvida sobre a identidade dos itens selecionados, pode-se relacioná-los com o descritor ou palavra que represente a linha de pesquisa do autor, como mostrado na Figura 8.225.

Figura 8.225 // Campo de autor preenchido no formulário de pesquisa.

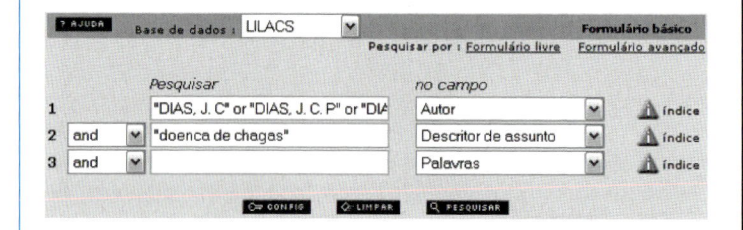

Outra alternativa para recuperar todas as variações no campo de autor é aplicar o símbolo de truncagem ($) após o sobrenome, o nome ou a primeira letra do nome diretamente no formulário de pesquisa. Dois exemplos desse recurso são apresentados na Figura 8.226.

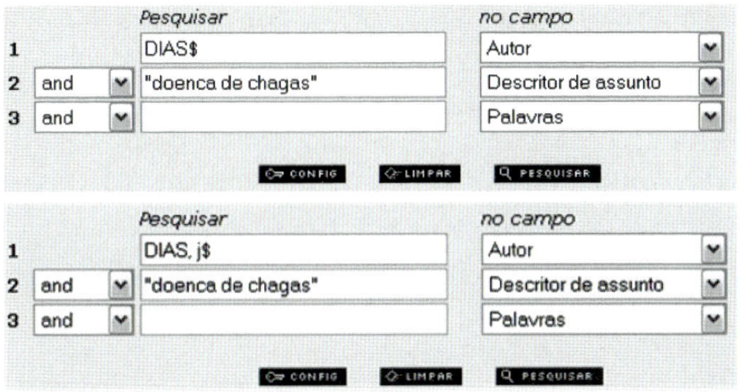

Figura 8.226 // Uso do símbolo de truncagem no campo "Autor".

// Pesquisando no campo "Palavras do título"

Mesmo diante de uma estratégia de pesquisa bem-elaborada, é comum que ocorra certa insatisfação com o resultado. Assim, em muitos casos, o pesquisador só sentirá segurança se encontrar os termos da sua investigação nos títulos das referências. Pois essa questão será facilmente resolvida pesquisando-se os termos do assunto no campo "Palavras do título".

Mas, para isso, será necessário obedecer a algumas regras:

➡ Se não se sabe a grafia correta dos termos, eles não devem ser digitados diretamente na caixa de pesquisa.

➡ Os termos compostos devem ser "quebrados" e relacionados com o operador booleano "AND". Por exemplo, o termo "Saúde Pública" deve ser procurado como "Saúde AND Pública"; o termo "Doença de Chagas" deve ser procurado como "Doença AND Chagas".

➡ Ao contrário dos descritores de assunto, se as palavras dos títulos estão em português, somente serão recuperadas as referências dos trabalhos em português. Portanto, deve-se considerar pesquisar as palavras dos títulos também em espanhol ou inglês.

Após esses esclarecimentos, pode-se realizar uma pesquisa utilizando o campo "Palavras do título". (Como os termos que se encontram nos títulos das referências não são padronizados, dessa vez pode-se optar por digitá-los diretamente na caixa de pesquisa ou procurá-los no índice.)

Assim, inicia-se habilitando o campo "Palavras do título" do formulário de pesquisa (seta 1 na Figura 8.227). Em seguida, digita-se os termos do assunto que se pretende pesquisar – nesse caso, o assunto é o diagnóstico da dengue (seta 2). Deve-se lembrar que, no campo de títulos, as palavras podem estar em português, espanhol ou inglês. Devido a essas possíveis variações, utiliza-se o símbolo de truncagem ($) a partir da raiz das palavras nas quais isso for considerado necessário.

Figura 8.227 // Pesquisa no campo "Palavras do título".

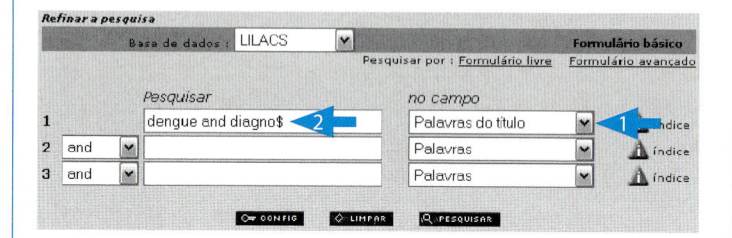

// *Pesquisando no campo "Revista"*

Pesquisar as fontes de onde provêm os artigos científicos é tão importante quanto as pesquisas por assunto e autor. Como muitos pesquisadores já sabem quais os periódicos que pretendem consultar, o formulário de pesquisa possibilita recuperar os artigos publicados em determinados periódicos, bem como encontrar o(s) artigo(s) de um fascículo específico.

Para testar esse recurso, será realizada uma busca pelo periódico "Revista brasileira de epidemiologia". Inicia-se habilitando o campo "Revista" no *menu* suspenso do formulário (seta 1 na Figura 8.228). Para garantir que a pesquisa seja realizada com o título correto do periódico, consulta-se o "índice" (seta 2).

Figura 8.228 // Acesso ao índice do campo "Revista".

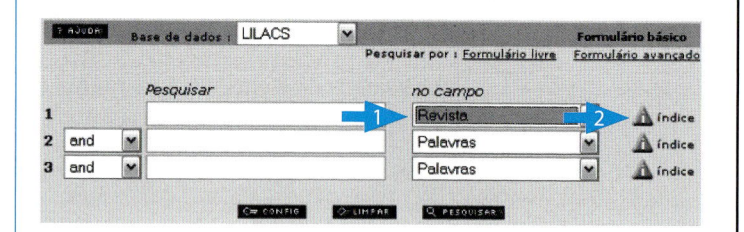

O índice do campo "Revista" apresenta alguns aspectos que devem ser analisados com atenção: o sistema apresenta dois tipos de acesso ao índice, o acesso ao "índice permutado" e o acesso ao "índice alfabético". Ambos são importantes e devem ser utilizados de acordo com a necessidade da pesquisa. A seguir serão apresentadas as particularidades de cada um deles.

// Índice permutado

O índice permutado mostra os títulos por extenso dos periódicos que possuem a palavra ou parte da palavra pesquisada em qualquer posição, não sendo possível realizar uma busca por título abreviado.

Assim, para fazer uma pesquisa nesse índice, digita-se o título por extenso. Caso não se saiba o título exato, digita-se uma palavra ou parte de uma palavra presente nele, como no exemplo desta seção (seta 1 na Figura 8.229). Em seguida, clica-se em "Mostrar índices" (seta 2). O sistema apresenta uma lista com todos os títulos de periódicos que possuem a palavra digitada. Seleciona-se, então, o título a ser pesquisado (seta 3). Antes de adicioná-lo ao formulário de pesquisa, pode-se selecionar fascículos específicos. Para isso, clica-se em "Fascículos" (seta 4).

Após, seleciona-se os fascículos desejados e clica-se em "Adicionar" (setas 5 e 6, respectivamente).

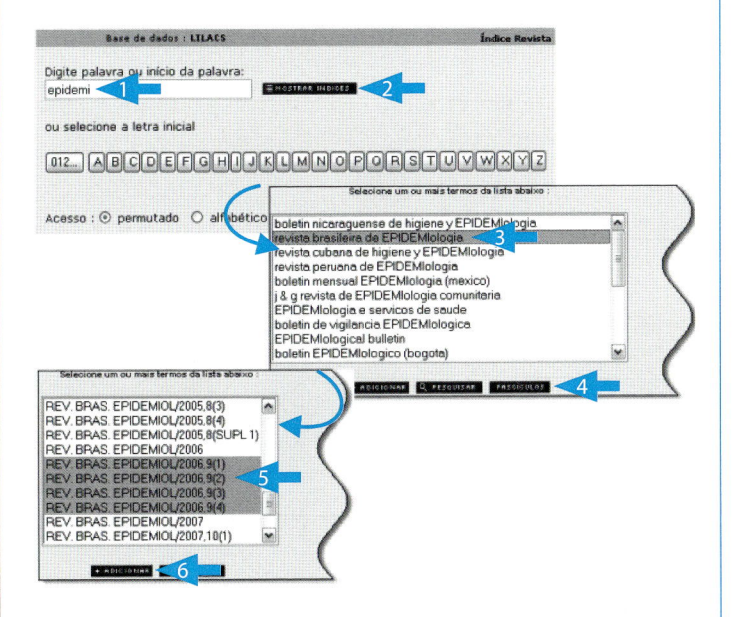

Figura 8.229 // Procura por periódico no índice permutado.

// Índice alfabético

Ao contrário do índice permutado, o alfabético mostra os títulos abreviados dos periódicos, não sendo possível realizar uma pesquisa com título por extenso. Além disso, só são pesquisados os periódicos que iniciam com a palavra abreviada, de modo que, caso não se tenha certeza de como inicia o título abreviado esse índice não deve ser utilizado.

Para procurar um periódico, na caixa de pesquisa, digita-se o título abreviado, sendo necessário utilizar ponto após cada palavra abreviada (seta 1 na Figura 8.230). Em seguida, clica-se em "Mostrar índices" (seta 2). O sistema apresenta uma lista com o título abreviado do periódico incluindo os seus respectivos fascículos (seta 3). Seleciona-se os fascículos desejados e clica-se em "Adicionar" (seta 4).

Figura 8.230 // Procura por periódico no índice alfabético.

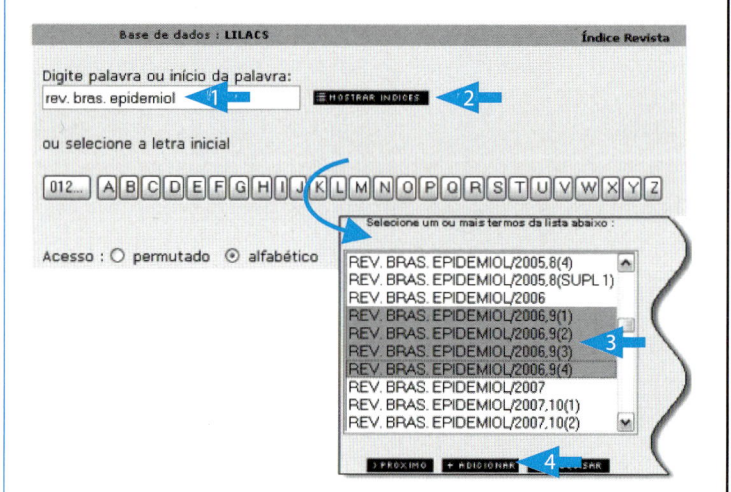

No formulário de pesquisa, pode-se fazer a combinação que quiser com qualquer outro campo que considerar necessário para aprimorar a estratégia, como no exemplo da Figura 8.231.

Figura 8.231 // Campo "Revista" preenchido no formulário de pesquisa.

// *Pesquisando no campo "Idioma".*

Embora a grande maioria dos registros encontrados na base de dados LILACS seja de artigos em português ou espanhol, é possível que o pesquisador tenha interesse em basear a suas investigações somente em uma língua específica.

Para restringir o resultado de pesquisa a um idioma específico, seleciona-se o campo "Idioma" no formulário de pesquisa (seta 1 na Figura 8.232), e clica-se em "índice" (seta 2). Em seguida, seleciona-se o idioma que se deseja enviar para o formulário de pesquisa (seta 3) e clica-se em "Adicionar" (seta 4).

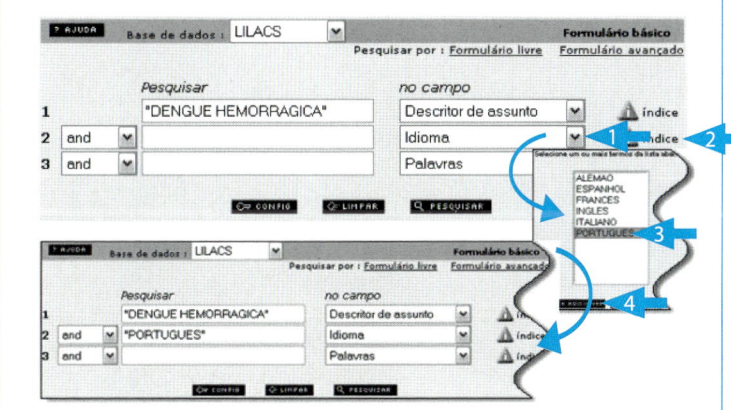

Figura 8.232 // Estratégia no formulário de pesquisa com restrição de idioma.

// Identificador único

Identificador único é um número exclusivo atribuído a cada referência registrada na base de dados LILACS. Portanto, pesquisá-lo facilita a recuperação de uma referência quando não se tem nenhum outro dado sobre ela. Para usá-lo, habilita-se o campo "identificador único" do *menu* suspenso no formulário de pesquisa (seta 1 na Figura 8.233).

Não é necessário utilizar o índice para encontrar o identificador único, sendo possível digitá-lo diretamente na caixa de pesquisa (seta 2).

// Pesquisando no campo "País, ano de publicação"

País ou ano de publicação são ótimas opções para limitar o resultado de uma pesquisa. No formulário de pesquisa da base de dados LILACS, país e ano de publicação estão no mesmo campo, mas podem ser utilizados de forma simultânea ou isoladamente.

Figura 8.233 // Pesquisa por identificador único.

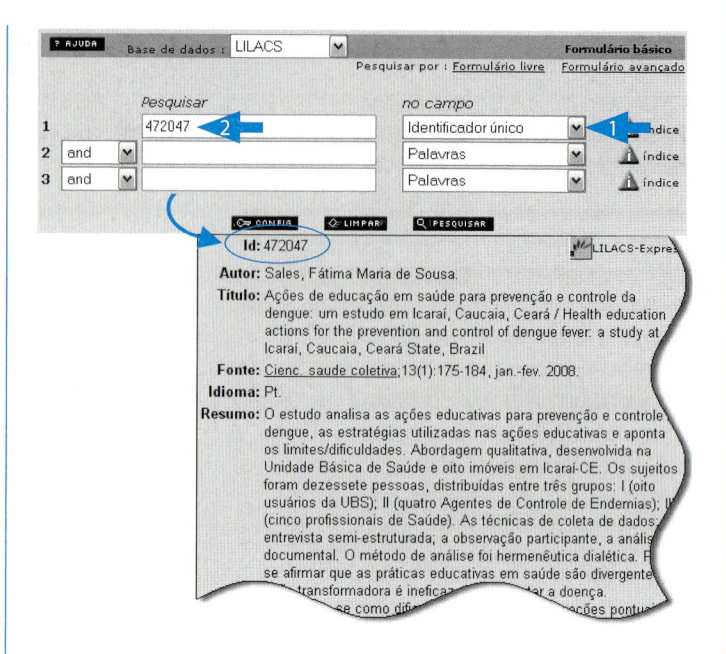

Para testar esse recurso, será elaborada uma estratégia no primeiro campo do formulário, como mostra o exemplo da Figura 8.234; no próximo campo deve-se selecionar a opção "País, ano de publicação" (seta 1). Em seguida, clica-se em "índice" (seta 2). Digite o ano a partir do qual se deseja abranger um período de públicação (seta 3); Clique no botão "Mostrar Índices" (seta 4). Em seguida, selecione o período de abrangência (seta 5) e para finalizar, clique em "Adicionar" (seta 6).

Figura 8.234 // Pesquisa limitada por ano de publicação.

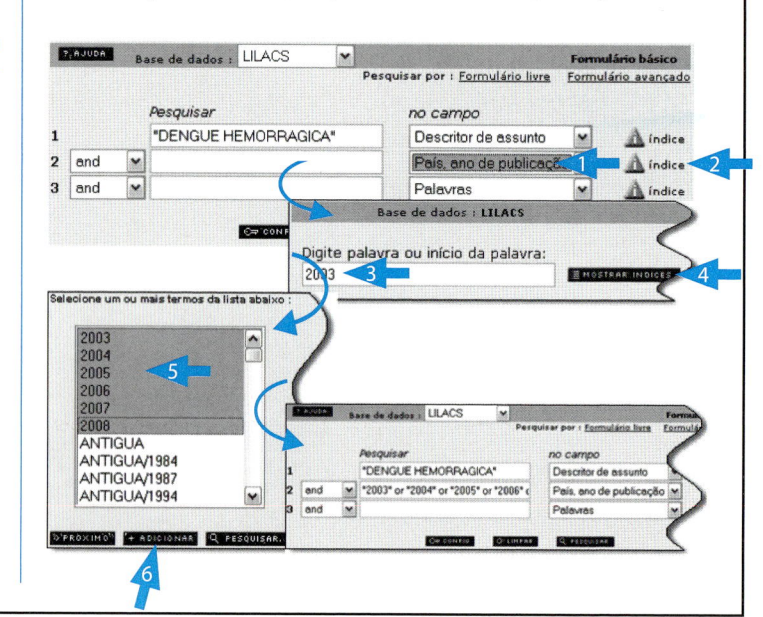

BASES DE DADOS BIBLIOGRÁFICAS DA *WEB* // **343**

// Resultado da pesquisa

Após executar-se uma pesquisa na base de dados LILACS, o sistema apresenta uma página com o resultado e um conjunto de ferramentas para analisar, refinar e gerenciar esse resultado (imprimir, gravar e enviar por *e-mail*).

Os itens da página de resultado da base de dados LILACS estão destacados na Figura 8.235 e serão descritos nas próximas seções.

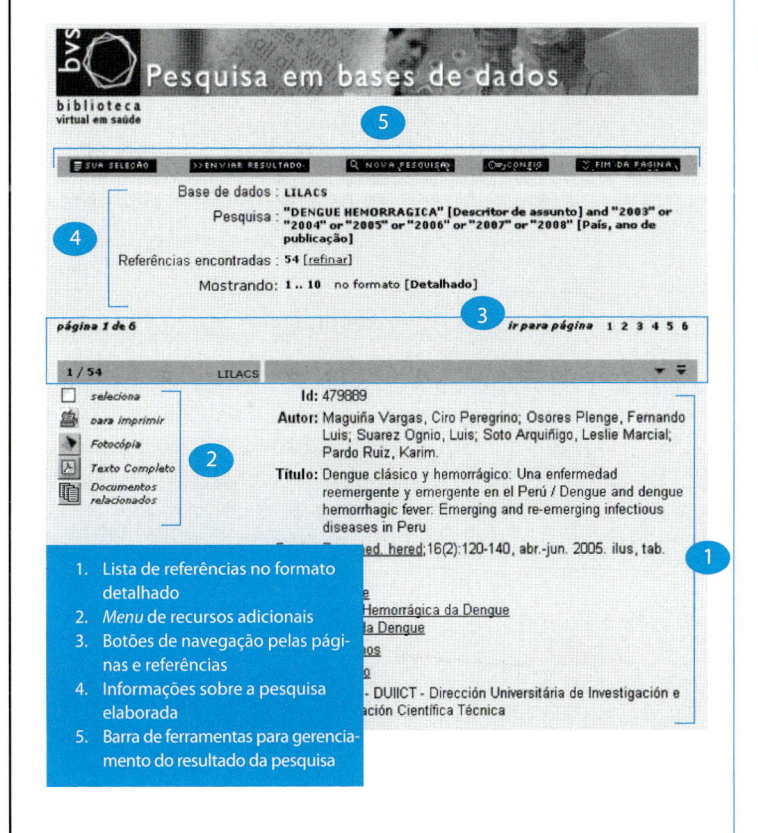

Figura 8.235 // Itens da página do resultado.

1. Lista de referências no formato detalhado
2. *Menu* de recursos adicionais
3. Botões de navegação pelas páginas e referências
4. Informações sobre a pesquisa elaborada
5. Barra de ferramentas para gerenciamento do resultado da pesquisa

// Lista de referências no formato detalhado

Por padrão do sistema, inicialmente a LILACS apresenta 10 referências por página no formato detalhado. Nesse formato, uma referência bibliográfica é composta pelos campos (Figura 8.236):

➡ Id: número de identificação da referência na base de dados

- Autor: autor(es) do documento
- Título: título do documento
- Fonte: publicador, local, data de publicação, páginas do artigo
- Idioma: idioma do texto
- Resumo: resumo do texto
- Descritores: termos que descrevem o conteúdo do texto
- Limites: escopo (gênero, idade, humano/animal, etc.)
- Tipo de publicação: ensaio clínico, estudo, manual, relatório, revisão, etc.
- Responsável: código da biblioteca que indexou o documento

Figura 8.236 // Campos de uma referência bibliográfica apresentada no resultado da pesquisa.

Id: 440546
Autor: Rodríguez, Jorge Martín; Ortiz, Yamileth; Rodríguez, René Fernando.
Título: Epidemiología del dengue en Palmira Valle, Colombia 2001-2004 / Dengue in Palmira-Valle (Colombia) 2001-2004. An epidemiological
Fonte: Rev. Fac. Med. (Bogota);54(2):88-95, abr.-jun. 2006. tab.
Idioma: Es.
Resumo: El dengue es una enfermedad viral, de zonas tropicales y subtropicales, transmitida por mosquitos. Su amplia gama de manifestaciones clínicas, se ha agrupado en tres formas específicas con diversos niveles de gravedad: dengue clásico, dengue hemorrágico y síndrome de choque por dengue(AU)
Descritores: Febre Hemorrágica da Dengue/epidemiologia
Dengue/etnologia
-Aedes/virologia
Limites: Humanos
Tipo de Publicação: Artigo Clássico
Responsável: CO136.2 - Biblioteca

// *Menu* de recursos adicionais

Ao lado de cada referência bibliográfica, existe um *menu* com os seguintes recursos adicionais (Figura 8.237):

- Seleciona: caixa de seleção da referência para gerenciá-la posteriormente (imprimir, gravar, enviar por *e-mail*)
- Para imprimir: imprime a referência
- Fotocópia: encaminha o registro ao SCAD (serviço de fornecimento de fotocópias). Obs.: é necessário ter cadastro prévio para utilizar o serviço

BASES DE DADOS BIBLIOGRÁFICAS DA *WEB* // **345**

➡ *Link* para o Currículo Lattes do autor (quando houver)

➡ Texto completo: algumas referências estão acompanhadas do *link* para o texto completo

➡ Documentos relacionados: o sistema apresenta outras referências que tratam do mesmo assunto

// Botões de navegação pelas páginas e referências

Para navegar no resultado da pesquisa passando de uma página para outra, clica-se nos números específicos em "ir para a página" (Figura 8.238). Também é possível passar de uma referência para a outra clicando nas setas de navegação "Next Recors", "Previous Record", "First Record" e "Last Record".

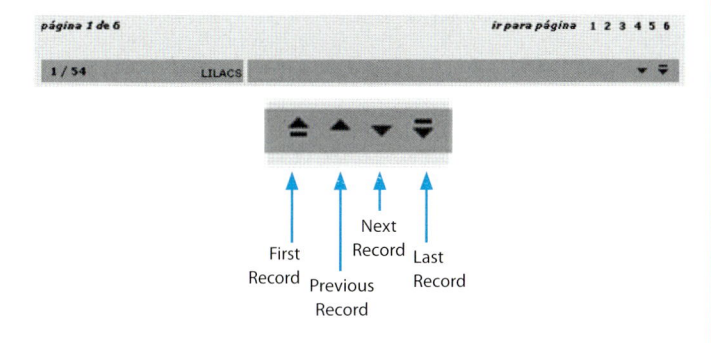

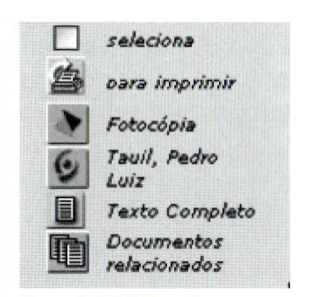

Figura 8.237 // *Menu* de recursos adicionais.

Figura 8.238 // Botões de navegação pelas páginas e referências.

// Informações sobre a pesquisa elaborada

Informações importantes sobre a pesquisa recém-executada são apresentadas na página do resultado (Figura 8.239). A seguir, cada uma dessas informações é descrita.

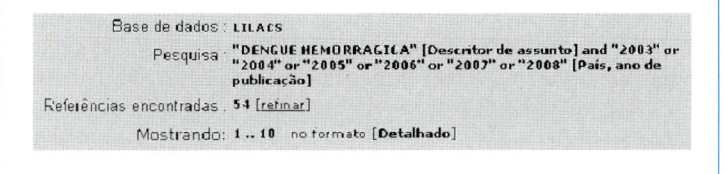

Figura 8.239 // Espaço com informações sobre a pesquisa.

➡ Base de dados: base de dados do sistema BVS em que a pesquisa foi realizada

➡ Pesquisa: estratégia de busca usada

- ➡ Referências encontradas: total de referências bibliográficas encontradas no resultado. O *link* "refinar" retorna ao formulário de busca para que a estratégia seja reelaborada
- ➡ Mostrando: número e formato das referências apresentadas na tela

// Barra de ferramentas para gerenciamento do resultado da pesquisa

A barra de ferramentas localizada no topo da página (Figura 8.240) apresenta várias opções para trabalhar com o resultado da pesquisa: alterar o formato das referências, salvar, imprimir, enviar por *e-mail*, etc.

**Figura 8.240 //
Barra de ferramentas.**

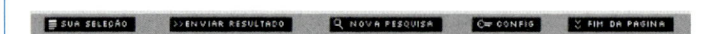

Essas opções são descritas detalhadamente a seguir.

// Configuração da página e das referências (Config)

Clicando-se no botão "Config" (Figura 8.241), pode-se alterar o idioma da interface (português/espanhol/inglês), apagar a barra de navegação e alterar o formato de apresentação das referências bibliográficas.

Os formatos das referências podem ser:

- ➡ Longo: referência com resumo, mas não apresenta os descritores de assunto nem os limites

Figura 8.241 // Configuração da página e das referências.

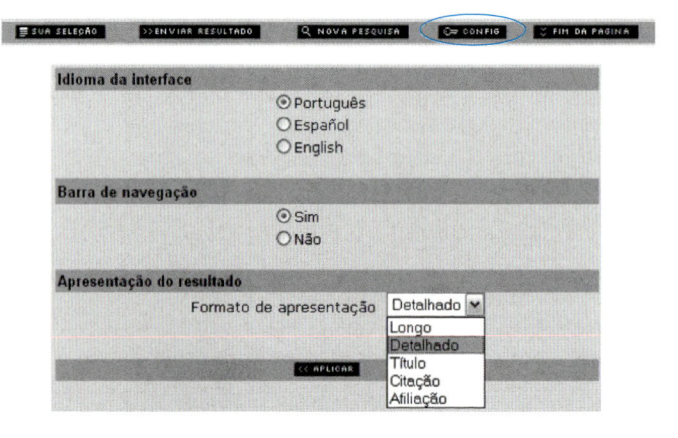

BASES DE DADOS BIBLIOGRÁFICAS DA *WEB* // **347**

➡ Detalhado: apresenta todos os campos
➡ Título: apresenta somente o título
➡ Citação: formato de citação bibliográfica
➡ Afiliação: apresenta a afiliação dos autores, quando presente

// *Imprimir a seleção*

Para imprimir as referências selecionadas previamente, clica-se no botão "Sua seleção" (Figura 8.242).

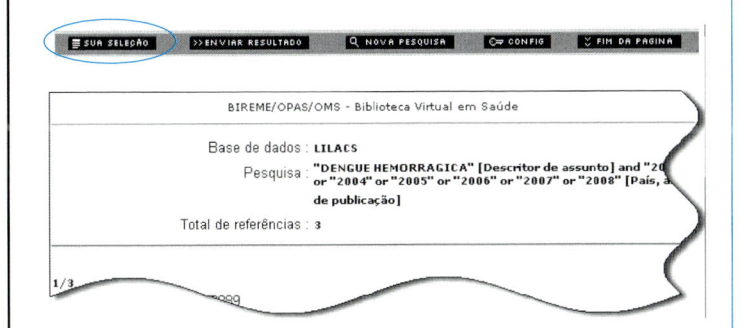

Figura 8.242 // Impressão das referências selecionadas.

// *Enviar resultado para imprimir, gravar ou enviar por* e-mail

Clica-se no botão "Enviar resultado" (Figura 8.243) para se ter acesso aos recursos imprimir, gravar e enviar por *e-mail*.

Obs.: antes de enviar o resultado da pesquisa para qualquer uma dessas funções, deve-se considerar alterar o formato das referências de acordo com a preferência (ver caixa "Quais referências?" na Figura 8.243).

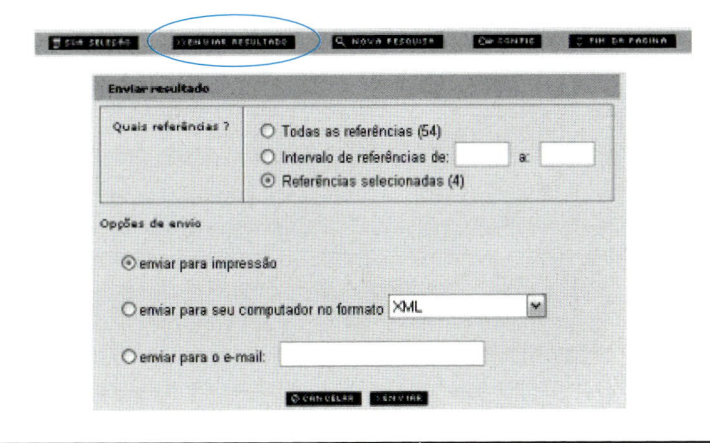

Figura 8.243 // Recursos para imprimir, gravar e enviar por *e-mail*.

Com esse recurso, é possível escolher quais referências se quer gerenciar:

➡ Todas as referências: número total de referências apresentadas no resultado

➡ Intervalo de referências de: indicação de um intervalo específico de acordo com o número de referências apresentadas no resultado

➡ Referências selecionadas: referências selecionadas do resultado

Após indicar as referências para gerenciar, pode-se escolher a sua opção de envio (ver Figura 8.243):

➡ Enviar para impressão: envia a lista de referências para impressão em uma única página, sem imagens ou diagramações. Somente texto. (Nessa opção, também é possível gravar a lista de referências em um arquivo por meio da função "salvar como" do navegador e selecionando a opção "arquivo de texto" [txt].)

➡ Enviar para seu computador no formato: oferece um *menu* suspenso com opções de gravação das referências nos seguintes formatos:

➡ HTML: grava a lista de referências no formato de página *web*. Só poderá ser aberto em um navegador.

➡ XML: grava a lista de referências em formato de exportação para carregar em bases de dados.

➡ ISO 2709 (microisis): também grava a lista de referências em formato de exportação para carregar em bases de dados.

➡ RIS Format: grava a lista de referências em formato de exportação de dados para programas gerenciadores de referências (EndNote, Reference Manager, etc.).

Enviar para o *e-mail*: envia o resultado da pesquisa para algum endereço de *e-mail*.

// Bases de dados especializadas do sistema LILACS

O sistema LILACS é um conjunto de bases de dados especializadas (Figura 8.244) que seguem os padrões estabelecidos na Metodologia LILACS para o tratamento da literatura científica em saúde produzida na América Latina e no Caribe.

A seguir são destacadas as bases de dados que integram o Sistema LILACS atualmente.

Fontes de Informação

● Pesquisa Bibliográfica

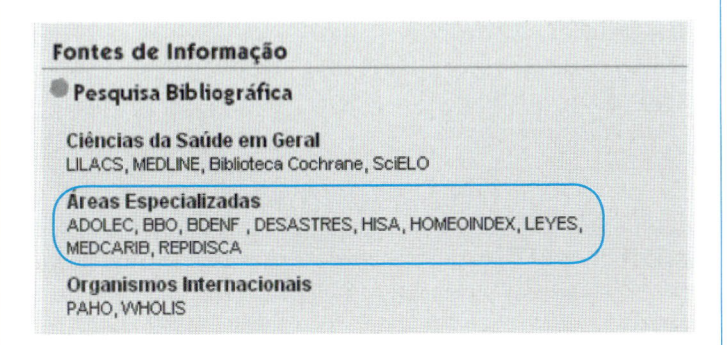

Ciências da Saúde em Geral
LILACS, MEDLINE, Biblioteca Cochrane, SciELO

Áreas Especializadas
ADOLEC, BBO, BDENF , DESASTRES, HISA, HOMEOINDEX, LEYES, MEDCARIB, REPIDISCA

Organismos Internacionais
PAHO, WHOLIS

Figura 8.244 // Bases de dados especializadas do sistema LILACS.

// Bibliografia Brasileira de Odontologia (BBO)

Base de dados da literatura brasileira especializada na área de odontologia. Desenvolvida em 1966, é coordenada pelo Serviço de Documentação Odontológica (SDO) da Faculdade de Odontologia da Universidade de São Paulo (USP), em colaboração com o Sistema de Informação Especializado em Odontologia (SIEO). Indexa 60 títulos de periódicos avaliados por um comitê de seleção. Além disso, contém livros, teses, publicações periódicas, assim como artigos de autores brasileiros publicados em periódicos estrangeiros e em periódicos não-especializados.

// Base de dados de Enfermagem (BDENF)

Base de dados da literatura científica brasileira em enfermagem. É coordenada pela Escola de Enfermagem da Universidade Federal de Minas Gerais (UFMG) e pelos centros cooperantes da Rede BVS Enfermagem. Contém artigos de periódicos, teses, livros, capítulos de livros, anais de congressos ou conferências, relatórios técnico-científicos e publicações governamentais.

// Acervo do Centro de Documentação de Desastres (Desastres)

Base de dados produzida pelo Centro de Documentação de Desastres, do Programa de Preparativos para Situações de Emergência e Coordenação de Socorro para Casos de Desastres da Organização Pan-Americana da Saúde (OPAS). Contém referências bibliográficas resultantes de análises de publicações da OPAS ou de outras agências das Nações Unidas, livros ou capítulos de livros, literatura não-convencional (como informes técnicos, apresentações de congressos, teses, planos de emergência) e artigos científicos extraídos de revistas especializadas.

// História da Saúde Pública na América Latina e Caribe (HISA)

Base de dados bibliográfica desenvolvida pela Biblioteca da Casa de Oswaldo Cruz (COC). Abrange temas relacionados à história da medicina e da saúde pública, incluindo eventos e processos históricos: narrativas, memórias, reconstituições, comparações. Tem cobertura internacional, com ênfase na América Latina e no Caribe.

// Bibliografia Brasileira de Homeopatia (HOMEOINDEX)

Base de dados da literatura técnico-científica nacional e internacional na área da medicina homeopática. É coordenada pela Biblioteca da Associação Paulista de Homeopatia (APH). Indexa artigos publicados nos principais periódicos de homeopatia de todo o mundo.

// Legislação Básica de Saúde da América Latina e Caribe (LEYES)

Base de dados sobre legislação básica do setor de saúde na América Latina e no Caribe, coordenada pela Unidade de Desenvolvimento de Políticas e Sistemas de Saúde (HSS/HP/OPAS) e pelo BIREME. Contém referências bibliográficas da legislação em saúde vigente em mais de 30 países da América Latina e do Caribe, podendo também conter o texto completo ou *link* para este.

// Literatura do Caribe em Ciências da Saúde (MEDCARIB)

Base de dados bibliográfica que reúne a literatura em ciências da saúde gerada principalmente nos países do Caribe de língua inglesa. Produzida pela Rede Caribenha e coordenada pelo Centro Coodenador da Rede MedCarib The Medical Library, University of the West Indies, Mona, Kingston – Jamaica. Indexa documentos como livros, capítulos de livros, teses, relatórios técnicos, anais de congressos e artigos de periódicos. Contém referências de documentos desde o século XVIII até a presente data.

// Literatura em Engenharia Sanitária e Ciências do Ambiente (REPIDISCA)

Base de dados que contém referências bibliográficas da literatura de engenharia sanitária e ciências do ambiente, coordenada pelo Centro Pan-Americano de Engenharia Sanitária e Ciências do Ambiente (CEPIS). A partir de 1994, incorporou os registros da base de dados ECO, sobre ecologia humana e saúde. Abrange a literatura publicada nos países da América Latina e do Caribe.

// OUTRAS BASES DE DADOS BIBLIOGRÁFICAS NA WEB

// Introdução

Existem outras bases de dados na área da saúde consideradas fundamentais para os rigorosos critérios de qualidade do mundo acadêmico.

A seguir, será apresentada uma visão geral dessas bases de dados, as quais devem ser lembradas no intuito de ampliar a cobertura das investigações científicas.

// Scopus

A Scopus (www.scopus.com) (Figura 8.245) é uma base de dados bibliográfica multidisciplinar de cobertura internacional. Ela foi lançada comercialmente em novembro de 2004 pela editora Elsevier, com a colaboração de 21 institutos de pesquisa e 300 cientistas de várias partes do mundo.

Figura 8.245 // Logotipo da base de dados Scopus.

Além das referências bibliográficas tradicionais, também apresenta a análise das citações dos documentos, o que possibilita a avaliação do impacto das publicações científicas, e traz informações detalhadas sobre os autores, incluindo o seu índice h.

A base de dados Scopus é atualizada diariamente e indexa cerca de 15 mil periódicos de mais de quatro mil editoras internacionais publicados a partir de 1966. Além disso, oferece cerca de 386 milhões de páginas científicas da internet, 22 milhões de patentes, além de outros documentos de nível acadêmico.

A Scopus cobre as seguintes áreas:

➡ Ciências biológicas: 3.400 títulos

➡ Ciências da saúde: 5.300 títulos, incluindo 100% da MEDLINE/PubMed

- Ciências físicas: 5.500 títulos
- Ciências sociais: 2.850 títulos

O acesso é controlado por senha ou por meio do IP de instituições assinantes.

// EMBASE

Figura 8.246 // Logotipo da base de dados EMBASE.

Excerpta Medica Database (EMBASE, www.embase.com) (Figura 8.246) é uma extensa base de dados integrada que fornece acesso a informação biomédica e farmacológica atual e de alta qualidade.

Produzida e comercializada pela editora Elsevier desde 1974, a EMBASE contém mais de 18 milhões de referências com resumos, abrangendo o período de 1974 até o presente, com a adição anual de mais de 600 mil citações.

Com atualização diária, a coleção atual de periódicos que compõem a base de dados é de mais de sete mil títulos publicados em 70 países.

Para que os usuários possam localizar rapidamente informações relevantes, o sistema foi estruturado mediante um tesauro altamente sofisticado, denominado EMTREE.

O acesso à base de dados EMBASE é controlado por senha ou pelo IP de instituições assinantes.

// SciELO

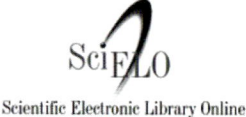

Figura 8.247 // Logotipo da base de dados SciELO

A Scientific Electronic Library Online (SciELO, www.scielo.org) (Figura 8.247) é uma biblioteca eletrônica cooperativa de periódicos científicos que oferece acesso livre ao texto completo de artigos de periódicos da América Latina, do Caribe, da Espanha e de Portugal.

Essa biblioteca começou a ser implantada em 1997 como um projeto cooperativo entre o Centro Latino-Americano e do Caribe de Informação em Ciências da Saúde (BIREME/OPAS/OMS) e a Fundação de Amparo à Pesquisa do Estado de São Paulo (FAPESP). Atualmente tem o apoio do Conselho Nacional de Desenvolvimento Científico e Tecnológico (CNPq).

Atualizada mensalmente, inclui cerca de 177.145 artigos de 554 periódicos. Cobre as seguintes áreas: engenharia, ciências da saúde; estudos latino-americanos; ciências; medicina.

// CONCLUSÃO

Os tutoriais apresentados neste capitulo proporcionam distintos métodos de pesquisa em bases de dados bibliográficas que apresentam características e conteúdos específicos.

É natural que, em meio a tanta diversidade, usuários iniciantes sintam-se indecisos quanto à escolha das bases de dados bibliográficas mais adequadas para as suas investigações.

Conhecendo as particularidades de cada base de dados e sabendo como utilizá-las com eficiência, o usuário está apto a decidir com segurança qual a base de dados mais adequada para a sua necessidade de informação.

Dominar as técnicas de pesquisa nas bases de dados é um importante passo em direção a resultados consistentes e de qualidade.

// REFERÊNCIAS

1. Falagas ME, Pitsouni EI, Malietzis GA, Pappas G. Comparison of PubMed, Scopus, Web of Science, and Google Scholar: strengths and weaknesses. FASEB J. 2008 Feb;22(2):338-42. Epub 2007 Sep 20.
2. Giustini D, Barsky E. A look at Google Scholar, PubMed, and Scirus: comparisons and recommendations. JCHLA/JABSC [serial on the Internet]. 2005 [cited 2008 Dec 29];26:85-9. Available from: http://pubs.nrc-cnrc.gc.ca/jchla/jchla26/c05-030.pdf
3. Shultz M. Comparing test searches in PubMed and Google Scholar. J Med Libr Assoc. 2007 Oct;95(4):442-5.
4. Steinbrook R. Searching for the right search--reaching the medical literature. N Engl J Med. 2006 Jan 5;354(1):4-7.
5. Office of Medical History [homepage on the Internet]. Office of the Surgeon General. Joseph Lovell [cited 2008 Dec 20]. Available from: http://history.amedd.army.mil/tsgs/Lovell.htm
6. American Civil War Surgical Antiques. Civil War Era Medical Books Purchased by the U. S. Army Medical Department [homepage on the Internet]. [updated 2008 Dec 17]. Available from: http://www.braceface.com/medical/Articles_on_books /Civil_War_era_medical_books_purchased_by_Medical_Department.htm
7. National Library of Medicine (NLM) A brief history of NLM [homepage on the Internet]. Bethesda: National Library of Medicine; 2004 [updated 2005 Jul 08; last reviewed 2008 Jul 17; cited 2008 Dec 20]. Available from: http://www.nlm.nih.gov/about/briefhistory.html
8. Miles WD. A History of The National Library of Medicine: the Nation's Treasury of Medical Knowledge [monograph on the Internet]. Bethesda: National Library of Medicine; 1982 [cited 2008 Feb 15]. Available from: http://www.nlm.nih.gov/hmd/manuscripts/miles/miles.pdf
9. Horwitz NH. The National Library of Medicine. Neurosurgery. 2002;51:1304-14.
10. John Shaw Billings. Available from: http://history.amedd.army.mil/books-docs/spanam/gillet3/pic29.jpg

11. Tarawneh Z. A biography of Herman Hollerith [monograph on the Internet]. Washington (DC): Computing History Museum; 2001 [cited 2008 Dec 29]. Available from: http://www.computinghistorymuseum.org/teaching/papers/biography/hollerith.PDF

12. Hogarth M. Informática médica: um pouco de história. Inf Méd [serial periódico na Internet] 1998 [capturado 2003 nov 18]; 1(5):[1 tela]. Disponível em: http://www.epub.org.br/informaticamedica/n0105/hogarth.htm

13. National Library of Medicine (NLM) A brief history of NLM [homepage on the Internet]. Bethesda: National Library of Medicine; 2004 [updated 2005 Jul 08; last reviewed 2008 Jul 17; cited 2008 Dec 20]. Available from: http://www.nlm.nih.gov/about/briefhistory.html

14. Coletti MH, Bleich HL. Medical subject headings used to search the biomedical literature. J Am Med Inform Assoc. 2001;8:317-23.

15. Smith KA, Mehnert RB. The National Library of Medicine: from MEDLARS to the sesquicentennial and beyond. Bull Med Libr Assoc. 1986 Oct;74(4):325-32.

16. Zipser J. MEDLINE to PubMed and Beyond [homepage on the Internet]. Washington: National Library of Medicine December; 1998 [cited 2008 Dec 29]. Available from: http://pages.citebite.com/v3r7n5h2hyxs

17. Adair WC. Citation indexes for scientific literature? Am Document [serial on the Internet]. 1955 [cited 2008 Apr 4];6:31-32. Available from: http://www.garfieldlibrary.upenn.edu/papers/adaircitationindexesforscientificliterature1955.html

18. Weirsstoek M. Citation index: essays of an information scientist [monograph on the Internet]. v. 1. 1962-1973. p. 188-95. Available from: http://www.garfield.library.upenn.edu/essays /V1p188y1962-73.pdf

19. Institute for Scientific Information [homepage on the Internet]. Company Timeline. Philadelphia: Thomson Scientific; 2003 [cited 2008 Apr 18]. Available from: http://scientific.thomson.com/isi/timeline

9 // Como localizar e recuperar um artigo científico

Isabel Bueno Santos Menezes
Fernando Sergio Studart Leitão Filho

"É o esforço constante e determinado que quebra a resistência e varre todos os obstáculos."
Claude M. Bristol

// INTRODUÇÃO

Após realizar um levantamento bibliográfico por meio das bases de dados, será necessário obter os textos completos dos artigos considerados úteis para o desenvolvimento da investigação.

Assim, a aquisição dos artigos completos pode ser feita via *on-line*, por intermédio de bibliotecas ou por meio de serviços de solicitação de documentos (oferecidos para bibliotecas ou para usuários individuais). Portanto, este capítulo propõe-se a descrever os métodos para adquirir artigos científicos, bem como apresentar os principais formatos em que eles estão disponíveis na internet e os programas mais adequados para sua visualização.

// MODOS DE AQUISIÇÃO DE ARTIGOS COMPLETOS

// Via *on line*

Algumas editoras disponibilizam gratuitamente o conteúdo de suas publicações, que podem ser facilmente encontradas para *download* em buscadores como o Google, no *site* das próprias editoras ou em portais de acesso livre.

Em contrapartida, uma grande parte dos artigos científicos não está disponível gratuitamente na *web*, e não pode ser encontrada usando-se os buscadores como o Google, mas pode ser acessada por meio dos portais de acesso restritos a assinantes individuais e institucionais particulares ou a instituições públicas de ensino superior e pesquisa.

Será apresentada, no Quadro 9.1, uma relação dos *sites* mais importantes para acesso *on-line* livre e restrito aos artigos científicos completos.

Quadro 9.1 // *Sites* **para acesso a artigos científicos completos**

Sites com periódicos de acesso *on-line* livre

SciELO Scientific Electronic Library Online	http://www.scielo.org/
Bioline International	http://www.bioline.org.br/
BioMed Central	http://www.biomedcentral.com/
Free Medical Journals	http://www.freemedicaljournals.com/
HighWire Press	http://highwire.stanford.edu/lists/freeart.dtl
LiVre	http://livre.cnen.gov.br/Inicial.asp
Open J-Gate	http://www.openj-gate.com/
PubMe Central	http://www.pubmedcentral.nih.gov/
Directory of Open Access Journals	http://www.doaj.org/

Sites com periódicos de acesso *on-line* restrito

Portal de periódicos CAPES	http://www.periodicos.capes.gov.br/
AMA American Medical Association	http://pubs.ama-assn.org/
Blackwell Synergy	http://www.blackwell-synergy.com/
EBSCO host	http://search.ebscohost.com http://ejournals.ebsco.com/home.asp
OVID	http://gateway.ovid.com
Oxford University Press	http://www.oxfordjournals.org/
Science Direct Online	http://www.sciencedirect.com/
Ingenta connect	http://www.ingentaconnect.com
MD consult	www.mdconsult.com/

// Via biblioteca

Na impossibilidade de acesso *on-line* aos artigos completos, as bibliotecas tornam-se uma importante alternativa.

Dessa forma, para se conseguir o material desejado, deve-se começar pela biblioteca mais próxima. Caso ela não possua o periódico no formato *on-line* ou impresso, pergunta-se sobre os serviços de localização e solicitação de documentos, onde é possível localizar as bibliotecas que possuem o periódico e solicitar a cópia do artigo.

// Via serviços de socilitação de documentos

Dentre esses serviços, destacam-se:

COMUT: programa de Comutação Bibliográfica do Instituto Brasileiro de Informação em Ciência e Tecnologia (IBICT) que possibilita a localização e solicitação de artigos de periódicos nas bibliotecas brasileiras.

A solicitação de um documento via COMUT pode ser feita por intermédio de bibliotecas ou via *on-line* por usuários individuais, nesse caso, por meio do *site* http://comut.ibict.br/comut/.

No entanto, para participar desse serviço, a biblioteca ou o usuário individual deve se cadastrar e comprar bônus do COMUT.

SCAD: Serviço Cooperativo de Acesso a Documentos, coordenado pelo BIREME com a cooperação das bibliotecas integrantes da rede BVS.

Esse serviço permite a solicitação de documentos da área da saúde em todas as bibliotecas cooperantes do SCAD na América Latina, além de encaminhar pedidos ao DOCLINE da National Library of Medicine (NLM).

É importante ressaltar que o SCAD é um serviço pago e está disponível para pessoas e instituições residentes na América Latina e no Caribe pelo *site* http://scad.bvs.br/.

British Library: os documentos não localizados no Brasil poderão ser solicitados à British Library, que oferece um serviço de cópia de artigos e teses existentes no acervo da Biblioteca Nacional da Grã-Bretanha e em outras bibliotecas da rede pelo *site* http://www.bl.uk/.

// Fluxograma das etapas do processo de aquisição de um artigo completo

O caminho para obter um artigo científico completo pode ser longo e tortuoso, demandando muito tempo do pesquisador, o que pode comprometer o desenvolvimento das investigações e a realização da pesquisa em questão.

No intuito de agilizar esse processo, a Figura 9.1 apresenta as diferentes etapas da busca por um artigo científico completo. Dessa forma, caso seja necessário obter esse material, tal tarefa se tornará mais fácil seguindo a orientação apresentada a seguir.

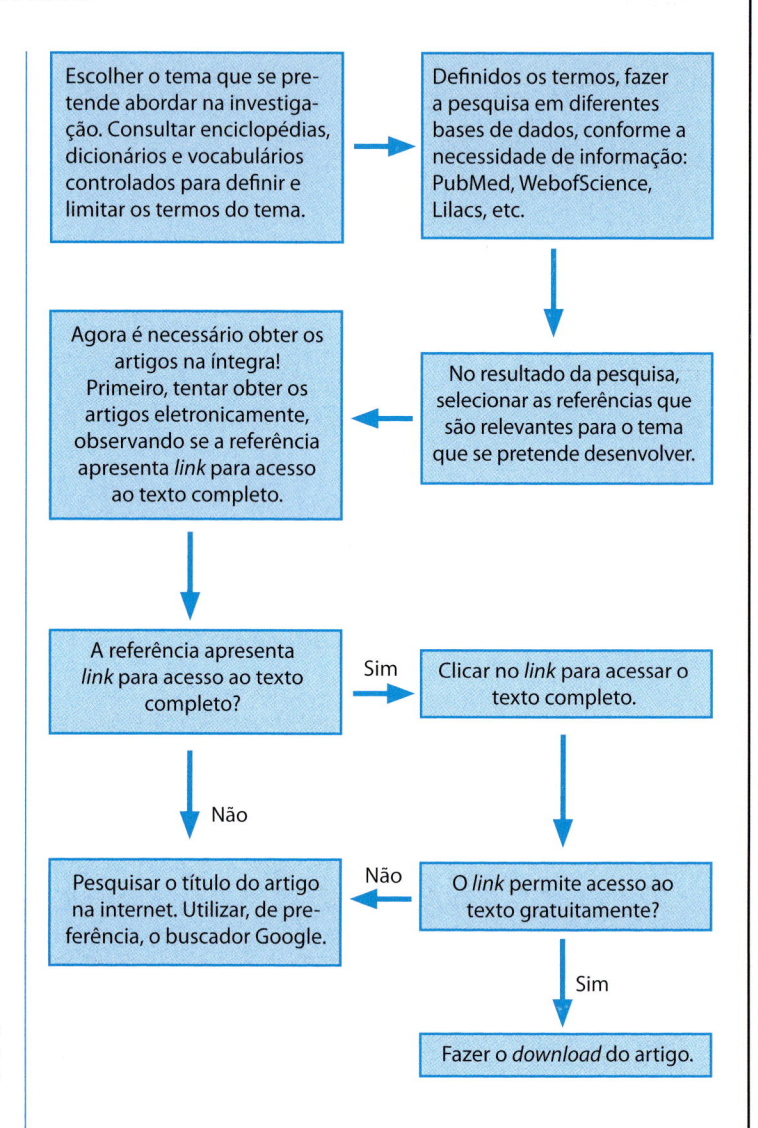

```
                    ┌─────────────────────────┐     ┌─────────────────────────┐
                    │ Escolher o tema que se  │     │ Definidos os termos,    │
                    │ pretende abordar na in- │     │ fazer a pesquisa em     │
                    │ vestigação. Consultar   │ ──▶ │ diferentes bases de     │
                    │ enciclopédias, dicioná- │     │ dados, conforme a       │
                    │ rios e vocabulários     │     │ necessidade de infor-   │
                    │ controlados para definir│     │ mação: PubMed,          │
                    │ e limitar os termos do  │     │ WebofScience, Lilacs,   │
                    │ tema.                   │     │ etc.                    │
                    └─────────────────────────┘     └─────────────────────────┘
                                                                 │
                                                                 ▼
        ┌─────────────────────────┐              ┌─────────────────────────┐
        │ Agora é necessário obter│              │ No resultado da pes-    │
        │ os artigos na íntegra!  │              │ quisa, selecionar as    │
        │ Primeiro, tentar obter  │ ◀──────────  │ referências que são     │
        │ os artigos eletronica-  │              │ relevantes para o tema  │
        │ mente, observando se a  │              │ que se pretende         │
        │ referência apresenta    │              │ desenvolver.            │
        │ *link* para acesso ao   │              └─────────────────────────┘
        │ texto completo.         │
        └─────────────────────────┘
                    │
                    ▼
        ┌─────────────────────────┐   Sim    ┌─────────────────────────┐
        │ A referência apresenta  │ ───────▶ │ Clicar no *link* para   │
        │ *link* para acesso ao   │          │ acessar o texto         │
        │ texto completo?         │          │ completo.               │
        └─────────────────────────┘          └─────────────────────────┘
                    │                                    │
                    │ Não                                ▼
                    ▼                        ┌─────────────────────────┐
        ┌─────────────────────────┐   Não    │ O *link* permite acesso │
        │ Pesquisar o título do   │ ◀─────── │ ao texto gratuitamente? │
        │ artigo na internet.     │          └─────────────────────────┘
        │ Utilizar, de preferên-  │                     │ Sim
        │ cia, o buscador Google. │                     ▼
        └─────────────────────────┘          ┌─────────────────────────┐
                                             │ Fazer o *download* do   │
                                             │ artigo.                 │
                                             └─────────────────────────┘
```

Figura 9.1 // Algoritmo das etapas para aquisição de um artigo científico completo.

(continuação)

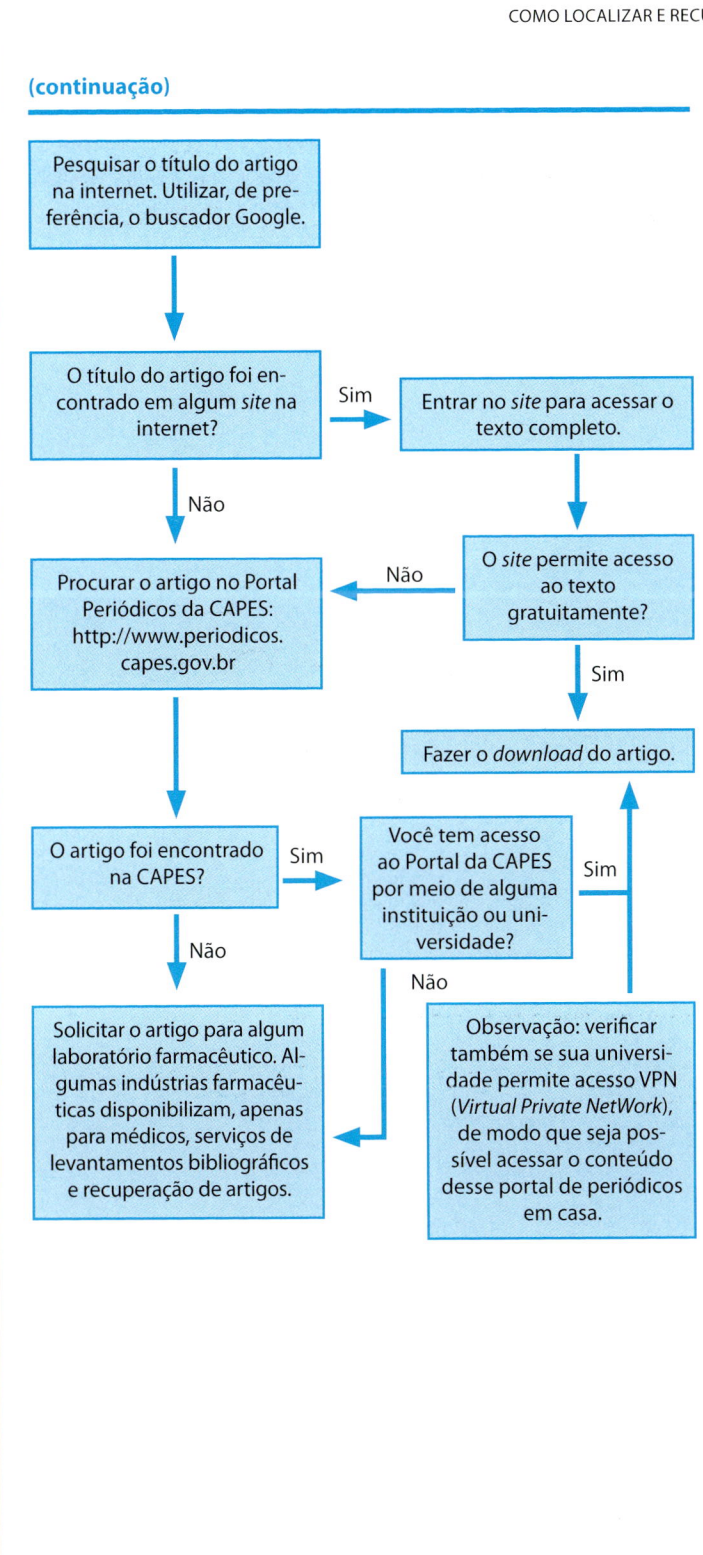

```
┌─────────────────────┐
│ Pesquisar o título  │
│ do artigo na inter- │
│ net. Utilizar, de   │
│ preferência, o bus- │
│ cador Google.       │
└──────────┬──────────┘
           ▼
┌─────────────────────┐   Sim    ┌─────────────────────┐
│ O título do artigo  ├─────────▶│ Entrar no site para │
│ foi encontrado em   │          │ acessar o texto     │
│ algum site na       │          │ completo.           │
│ internet?           │          └──────────┬──────────┘
└──────────┬──────────┘                     │
           │ Não                            ▼
           ▼                     ┌─────────────────────┐
┌─────────────────────┐   Não    │ O site permite      │
│ Procurar o artigo   │◀─────────┤ acesso ao texto     │
│ no Portal Periódi-  │          │ gratuitamente?      │
│ cos da CAPES:       │          └──────────┬──────────┘
│ http://www.         │                     │ Sim
│ periodicos.         │                     ▼
│ capes.gov.br        │          ┌─────────────────────┐
└──────────┬──────────┘          │ Fazer o download    │
           │                     │ do artigo.          │
           ▼                     └─────────────────────┘
┌─────────────────────┐   Sim    ┌─────────────────────┐   Sim
│ O artigo foi        ├─────────▶│ Você tem acesso ao  ├───────▶
│ encontrado na       │          │ Portal da CAPES por │
│ CAPES?              │          │ meio de alguma ins- │
└──────────┬──────────┘          │ tituição ou univer- │
           │ Não                 │ sidade?             │
           ▼                     └──────────┬──────────┘
┌─────────────────────┐                     │ Não
│ Solicitar o artigo  │          ┌─────────────────────┐
│ para algum labora-  │          │ Observação: verifi- │
│ tório farmacêutico. │◀─────────┤ car também se sua   │
│ Algumas indústrias  │          │ universidade permi- │
│ farmacêuticas dis-  │          │ te acesso VPN       │
│ ponibilizam, apenas │          │ (Virtual Private    │
│ para médicos, ser-  │          │ NetWork), de modo   │
│ viços de levanta-   │          │ que seja possível   │
│ mentos bibliográfi- │          │ acessar o conteúdo  │
│ cos e recuperação   │          │ desse portal de     │
│ de artigos.         │          │ periódicos em casa. │
└─────────────────────┘          └─────────────────────┘
```

(continuação)

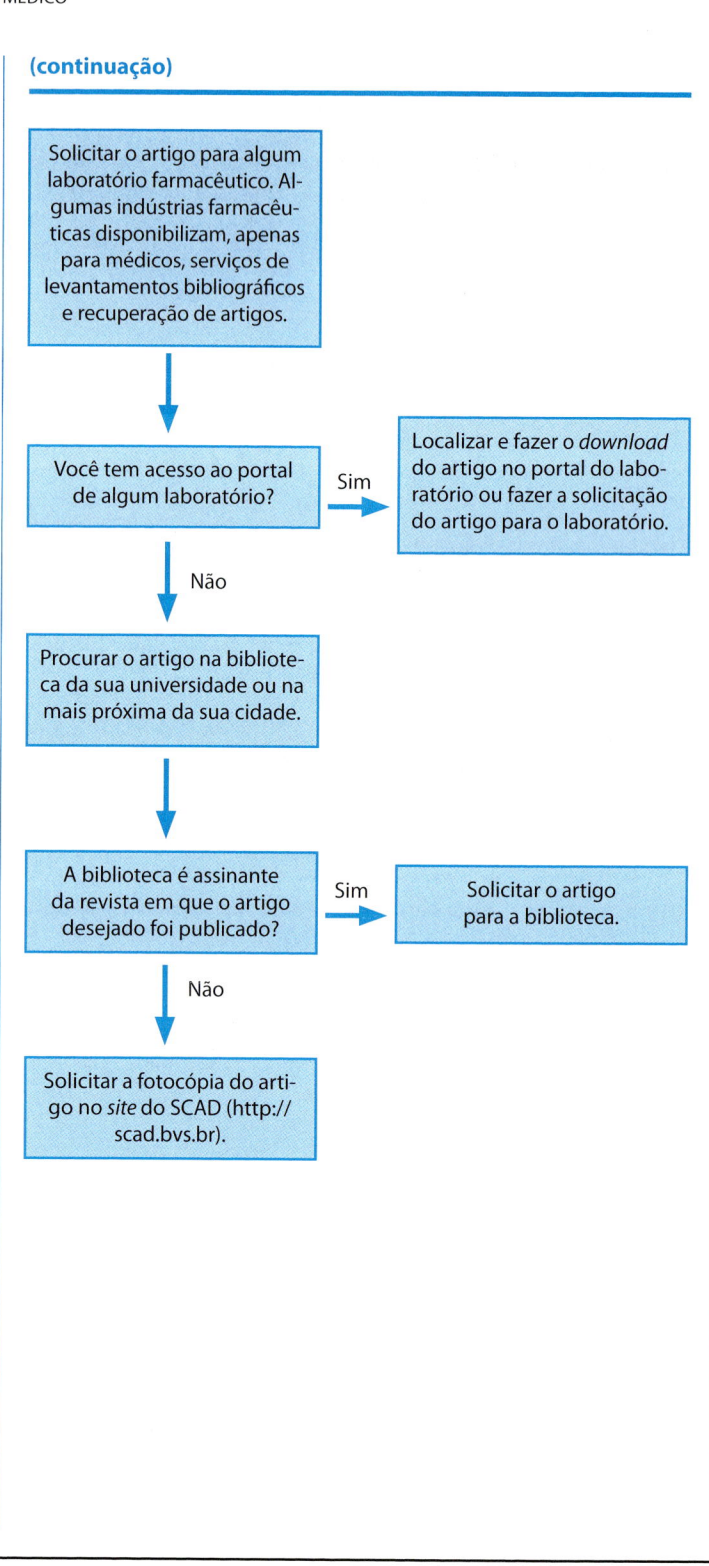

```
┌─────────────────────────┐
│ Solicitar o artigo para algum │
│ laboratório farmacêutico. Al- │
│ gumas indústrias farmacêu-    │
│ ticas disponibilizam, apenas  │
│ para médicos, serviços de     │
│ levantamentos bibliográficos  │
│ e recuperação de artigos.     │
└─────────────────────────┘
             │
             ▼
┌─────────────────────────┐        ┌─────────────────────────┐
│ Você tem acesso ao portal│  Sim   │ Localizar e fazer o *download* │
│ de algum laboratório?    │───────▶│ do artigo no portal do labo-   │
└─────────────────────────┘        │ ratório ou fazer a solicitação │
             │                      │ do artigo para o laboratório.  │
             │ Não                  └─────────────────────────┘
             ▼
┌─────────────────────────┐
│ Procurar o artigo na bibliote- │
│ ca da sua universidade ou na   │
│ mais próxima da sua cidade.    │
└─────────────────────────┘
             │
             ▼
┌─────────────────────────┐        ┌─────────────────────────┐
│ A biblioteca é assinante │  Sim   │ Solicitar o artigo      │
│ da revista em que o artigo│──────▶│ para a biblioteca.      │
│ desejado foi publicado?  │        └─────────────────────────┘
└─────────────────────────┘
             │ Não
             ▼
┌─────────────────────────┐
│ Solicitar a fotocópia do arti- │
│ go no *site* do SCAD (http:// │
│ scad.bvs.br).                  │
└─────────────────────────┘
```

// FORMATOS MAIS USADOS DE ARTIGOS EM VERSÕES ELETRÔNICAS

Todo artigo científico já publicado ou até mesmo em vias de ser publicado possui uma versão eletrônica ou digital. Para a recuperação de artigos nesse formato, é necessário localizar o artigo desejado ou no próprio *site* do periódico em que ele foi ou será publicado ou realizar levantamentos em bases de dados específicas, como destacado anteriormente neste livro.

Em geral, esses artigos são disponibilizados em alguns formatos específicos de arquivos, sendo o PDF o formato mais comum. Eventualmente, também podem ser encontrados em outros formatos, como ZIP ou RAR, sobretudo em fóruns, grupos de discussão ou em *sites* especializados na área da saúde.

Cada uma dessas sequências de três letras corresponde a uma extensão de arquivo no sistema operacional Windows. Assim, a partir da extensão de um arquivo o computador consegue reconhecer que programa deverá ser utilizado para a visualização adequada desse arquivo. Por exemplo, a extensão .DOC indica que determinado arquivo requer o Microsoft Word para ser aberto e editado corretamente. Na Tabela 9.1, encontra-se uma descrição mais detalhada de cada um dos formatos que serão abordados neste capítulo.

Tabela 9.1 // Tipos mais comuns de formatos de artigos científicos

Formato do artigo científico	Descrição
PDF	• Abreviatura de *portable document file* ou arquivo de documento portátil. • Foi criado pela Adobe (www.adobe.com) em 1993, transformando-se, anos mais tarde, em referência para a distribuição de documentos eletrônicos, inclusive de artigos científicos. • É compacto, o que reduz o tamanho do arquivo, facilitando a sua distribuição. • Pode ser gerado a partir de vários outros formatos de arquivos, preservando a aparência dos documentos originais (fontes, imagens, elementos gráficos e leiaute).

(Continua)

Tabela 9.1 // (continuação)

ZIP	• Refere-se a um formato de arquivo, criado em 1989, que permite a compressão dos dados e, consequentemente, a redução do tamanho do arquivo. • Cada arquivo ZIP contém um ou mais arquivos compactados. • É suportado por inúmeros programas hoje disponíveis, sendo o mais conhecido o WinZip.
RAR	• Formato-padrão do aplicativo WinRAR, cujo concorrente direto é o WinZip. • Segundo o desenvolvedor, possui taxa de compressão 8 a 15% maior que o WinZip. • Cada arquivo RAR contém um ou mais artigos compactados.

// Arquivos PDF

Após a criação do formato PDF, a Adobe desenvolveu dois diferentes aplicativos, como mostrado a seguir:

// Adobe Reader

- Endereço para *download*: http://get.adobe.com/br/reader/
- Disponível em português.
- Compatível com Windows XP (com SP2 ou SP3) e Vista.
- Permite visualizar e imprimir documentos.
- Distribuição gratuita (*freeware*), com arquivo de instalação de aproximadamente 23 MB.
- Não oferece suporte para edição e nem para criação de arquivos PDF a partir de outros formatos de arquivos.

A figura 9.2 mostra a visualização de um arquivo PDF pelo Adobe Reader.

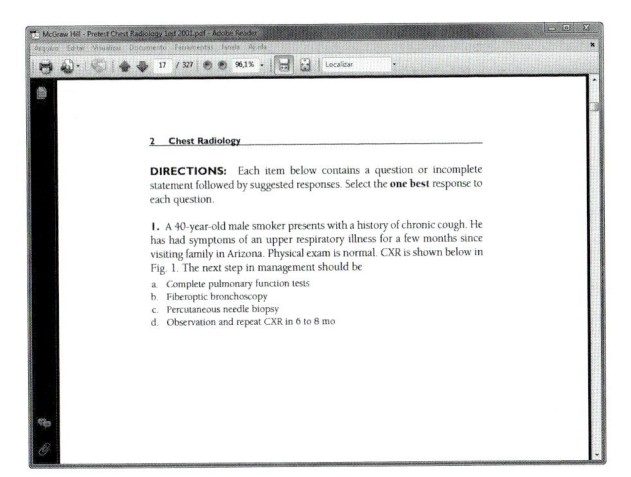

Figura 9.2 // Tela do Adobe Reader 9.0 em português, mostrando a visualização de um arquivo PDF.

// Adobe Acrobat

➡ Licença não-gratuita.

➡ Possui uma gama de recursos, com destaque para a possibilidade de criar arquivos PDF a partir de vários outros formatos, permitindo, inclusive, fazê-lo a partir da combinação de vários arquivos ou de páginas na internet.

➡ Permite editar, inserir anotações, grifar palavras com marca-textos, etc.

➡ Possui funções de segurança, de modo que só é possível visualizar arquivos mediante a digitação de uma senha.

Existem outras opções de programas para leitura de arquivos PDF. Como exemplo, destaca-se o Foxit Reader.

// Foxit Reader

➡ Endereço para *download*: http://www.foxitsoftware.com/

➡ Disponível apenas em inglês.

➡ Compatível com Windows 2000/XP/2003/Vista.

➡ Distribuição gratuita (*freeware*). Existe uma versão paga do programa, conhecida como Foxit Reader Pro Pack, que possui recursos adicionais, como suporte para a inclusão de anotações e funções de edição avançadas.

➡ *Download* rápido (inferior a 4 MB), sendo que a instalação é fácil e leva menos de um minuto.

➡ É possível adicionar funcionalidades a esse programa a partir da instalação de extensões importantes, disponíveis para *download* no *site* do desenvolvedor, como o Foxit PDF Creator (permite a conversão de arquivos não-PDFs em PDFs) e o Foxit PDF Editor (permite a edição de arquivos PDFs). Ambas as extensões requerem pagamento de licença.

A Figura 9.3 mostra a visualização por meio do Foxit Reader do mesmo arquivo da Figura 9.2.

Para a criação de arquivos PDF a partir de outros formatos, além do Adobe Acrobat, outras opções de programas são o Foxit PDF Creator, citado anteriormente, e o Go2PDF, descrito a seguir.

Figura 9.3 // Tela do Foxit Reader 3.0 mostrando a visualização do mesmo arquivo da Figura 9.2.

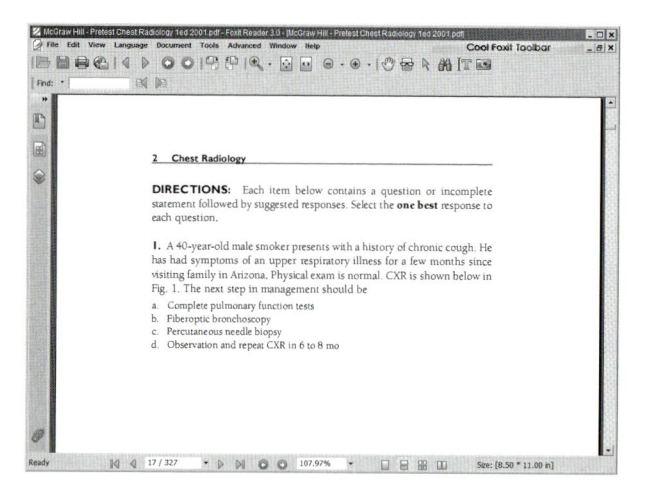

// Go2PDF

- Endereço para *download*: http://www.go2pdf.com/product.html.
- *Download* extremamente pequeno, com apenas 261 KB.
- Disponível apenas em inglês.
- Compatível com todas as versões do Windows.
- Permite a conversão para PDF a partir de inúmeros formatos (Microsoft Word, Excel, PowerPoint, Access, AutoCAD, arquivos de imagens e de texto).
- Possui licença gratuita (*freeware*).
- Após a instalação, é criada uma impressora virtual ("Virtual PDF printer"), localizada na pasta "Impressoras e aparelhos de fax" do "Painel de Controle", a qual é necessária para a conversão para o formato PDF.

Para explicar como utilizar esse aplicativo, será mostrado a seguir um breve tutorial de como converter um documento de texto, criado no Microsoft Word ("Artigo Teste"), para o formato PDF, utilizando-se o Go2PDF.

Inicialmente, é necessário abrir o documento de texto desejado no Microsoft Word e clicar na opção "Imprimir", selecionando, em seguida, a impressora "Virtual PDf Printer" (Figura 9.4).

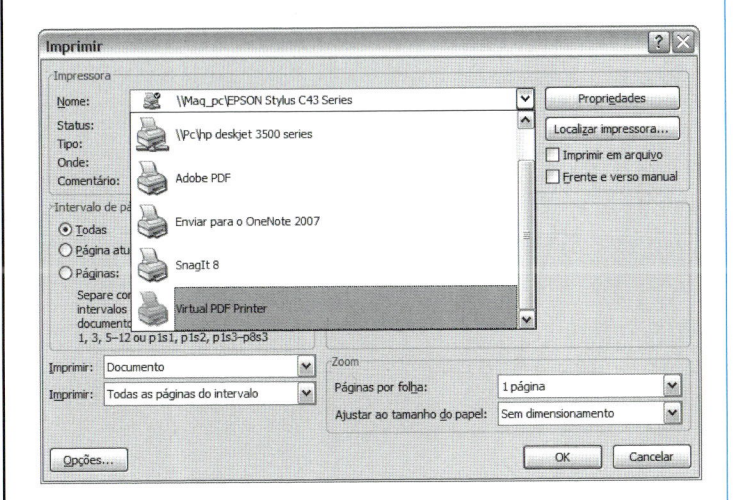

Figura 9.4 // Tela mostrando a seleção da impressora "Virtual PDF Printer" como passo inicial para a conversão do arquivo desejado para o formato PDF.

Ao selecionar-se a opção "Virtual PDF Printer", em vez de proceder-se com a impressão do documento, surge uma caixa solicitando o nome do arquivo a ser convertido e indicando que ele será salvo com a extensão PDF (Figura 9.5). A Figura 9.6 apresenta a visualização do artigo convertido em formato PDF.

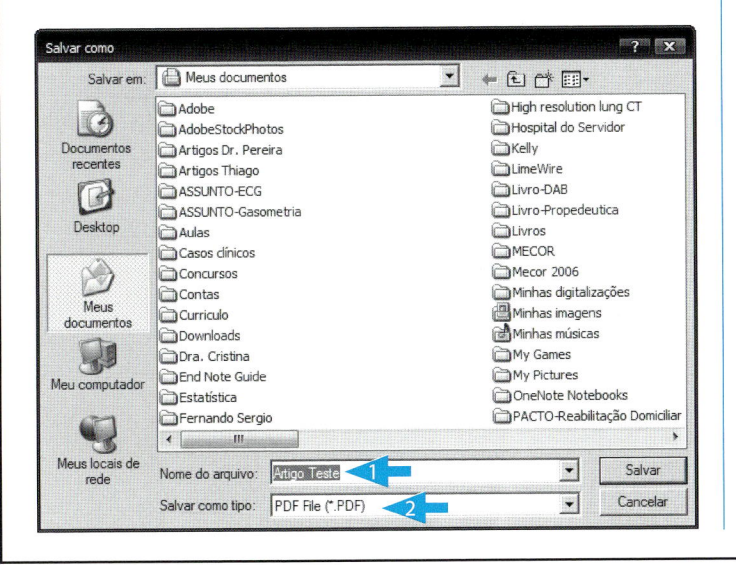

Figura 9.5 // Tela mostrando a caixa solicitando o nome do arquivo a ser convertido ("Artigo Teste" – seta 1) para o formato PDF (seta 2).

Figura 9.6 // Tela mostrando a visualização do artigo convertido ("Artigo Teste"), criado originalmente no Microsoft Word e agora visualizado em formato PDF com o auxílio do programa Go2PDF.

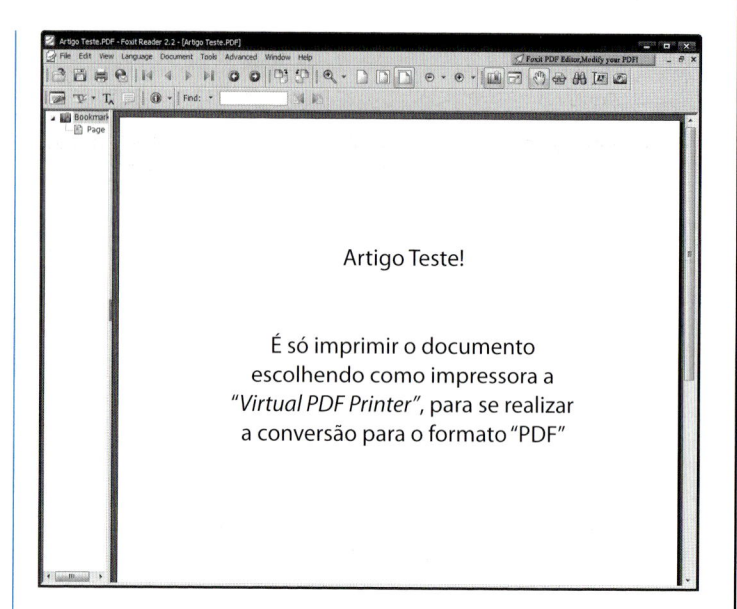

Outra opção de conversor é o CutePDF Writer, também disponível gratuitamente. De maneira semelhante ao Go2PDF, esse programa realiza a conversão de vários formatos em PDF a partir de uma impressora virtual. O *download* pode ser feito no *site* http://www.cutepdf.com/Products/CutePDF/writer.asp.

// Compactadores/descompactadores de arquivos

São programas que, como o próprio nome diz, são utilizados tanto para compactar os arquivos – processo que consiste em reduzir o tamanho dos arquivos – como para descompactar, que é o processo inverso. Estes programas são muito utilizados, já que inúmeros *sites* disponibilizam apenas arquivos compactados, o que diminui os custos com a hospedagem e facilita o processo de *download*, pois os arquivos compactados possuem tamanho menor.

Os programas mais conhecidos e utilizados são o WinRAR e o WinZip. Ambos são pagos (*shareware*), entretanto, mesmo sem a aquisição de uma licença, eles mantêm a maioria das suas funcionalidades após a expiração da versão de teste.

// WinRAR

- Endereço para *download*: http://www.rarlab.com
- *Shareware*, com versão de teste de 40 dias.

- ➡ Compatível com Windows 98/Me/2000/XP/2003/Vista.
- ➡ Disponível em vários idiomas, inclusive em português.
- ➡ Oferece suporte a uma grande quantidade de formatos: RAR, ZIP, ACE, ARJ, BZ2, GZ, ISO, JAR, LZH, TAR e 7Z.

Nas Figuras 9.7 e 9.8, apresenta-se, por exemplo, como descompactar o arquivo "Artigos-Pneumologia.rar", cujo tamanho é de 14,8 MB. Inicialmente, é necessário ter o WinRAR ou outro aplicativo semelhante instalado no computador. Em seguida, deve-se localizar, dentro do computador, o arquivo a ser descompactado.

Uma vez localizado, o próximo passo consiste em clicar duas vezes com o botão esquerdo do *mouse* sobre esse arquivo, o que resulta no acionamento do programa descompactador. No caso de se estar utilizando um computador com o WinRAR instalado e, como o arquivo no exemplo acima possui a extensão RAR, o arquivo é aberto, automaticamente, pelo WinRAR, como mostrado na Figura 9.7.

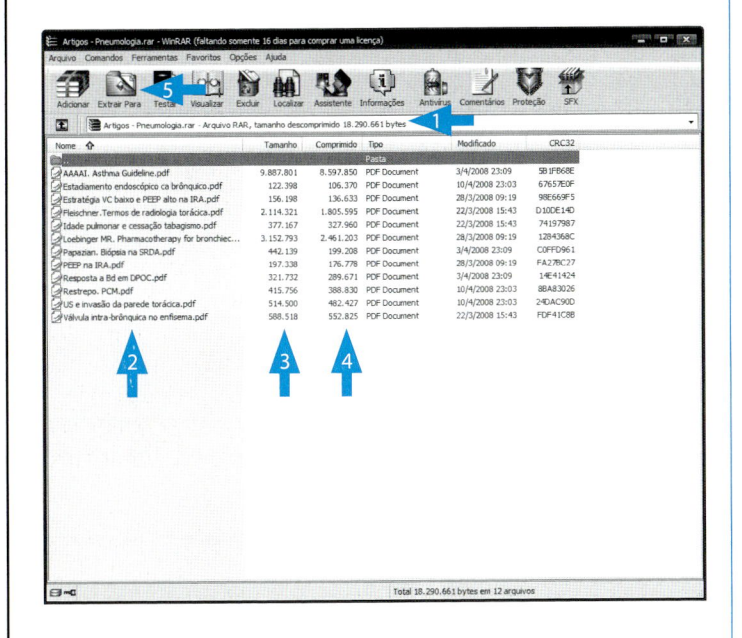

Figura 9.7 // Tela mostrando o conteúdo do arquivo "Artigos-Pneumologia.rar" (seta 1). Dentro desse arquivo, existem vários arquivos PDF (seta 2). A seta número 3 mostra o tamanho real de cada arquivo PDF e, a seta número 4, o seu tamanho atual após a compressão.

Para descomprimir o arquivo, deve-se clicar no botão "Extrair Para" (seta número 5 na Figura 9.7). Surgirá uma janela (Figura 9.8) na qual deverá ser digitado o local em que o artigo descompactado será salvo no computador (seta 1). Por último, deve-se clicar no botão "OK" (seta 3).

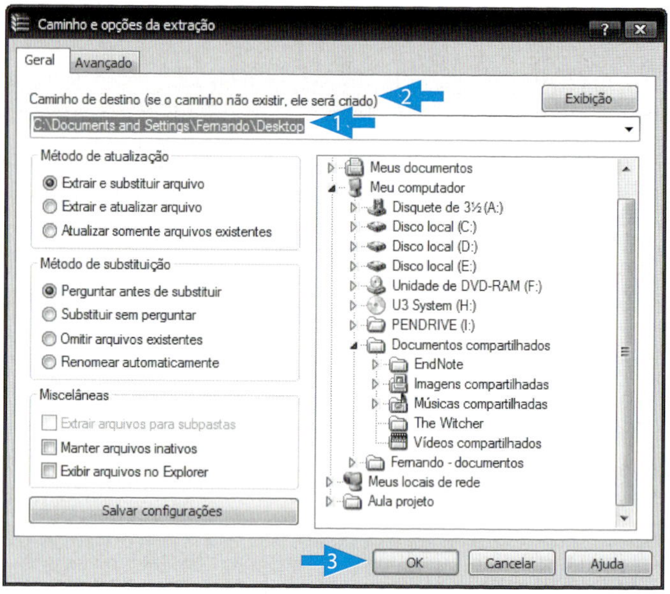

Figura 9.8 // Tela mostrando a caixa para a digitação do local em que se deseja salvar o arquivo descompactado (seta 1). Se o caminho digitado não existir, o próprio programa encarrega-se de criá-lo, para que a operação ocorra sem problemas (seta 2).

// WinZip

▸ Endereço para *download*: http://winzip.com/index.htm

▸ *Shareware*, com versão de teste de 45 dias.

▸ Oferece suporte a vários formatos, como ZIP, RAR, BZZ, etc.

▸ Compatível com Windows 2000/XP/Vista.

▸ Disponível apenas em inglês (versão 12.0) e espanhol (versão 11.1).

Será explicado, agora, como descompactar arquivos utilizando o WinZip. Para isso, será utilizada a versão 11.2 em inglês (não há versão em português). Os passos iniciais são bastante semelhantes aos do WinRAR, mostrados anteriormente, de modo que não serão descritos aqui. Ao se localizar o arquivo a ser descompactado, é só clicar duas vezes com o botão esquerdo do mouse para fazer com que o WinZip abra o arquivo desejado. Para isso, é necessário que o WinZip esteja instalado no computador (Figura 9.9).

Para se descompactar o arquivo (veja a Figura 9.10), deve-se clicar em "Actions" (seta 1) e depois em "Extract" (seta 2). Em seguida, o aplicativo solicitará o local em que o arquivo descompactado deverá ser salvo (não mostrado), de forma semelhante à descrita com o WinRAR.

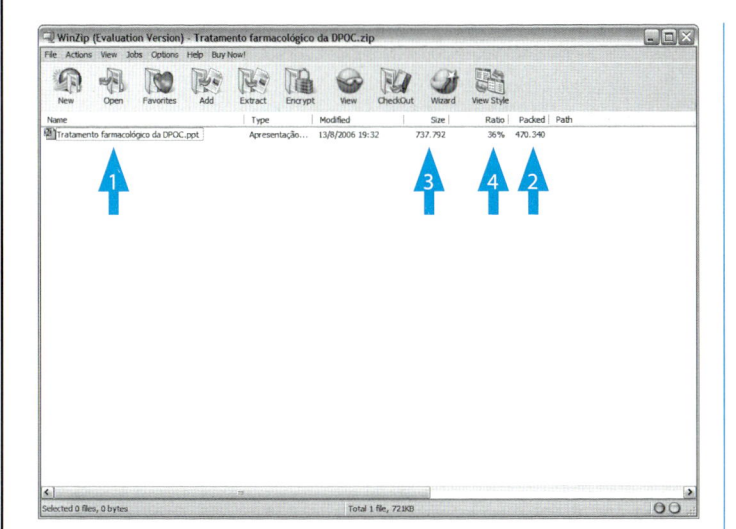

COMO LOCALIZAR E RECUPERAR UM ARTIGO CENTÍFICO // **369**

Figura 9.9 // Tela mostrando o conteúdo do arquivo "Tratamento farmacológico da DPOC.zip" no WinZip 11.2. O arquivo que foi compactado consiste em uma apresentação eletrônica (extensão ".ppt" – seta número 1, formato-padrão do aplicativo Microsoft Powerpoint). Além disso, o programa informa o tamanho do arquivo tanto compactado, 470.340 bytes (seta 2), como descompactado, 737.792 (seta 3), indicando uma taxa considerável de compressão (36% – seta 4).

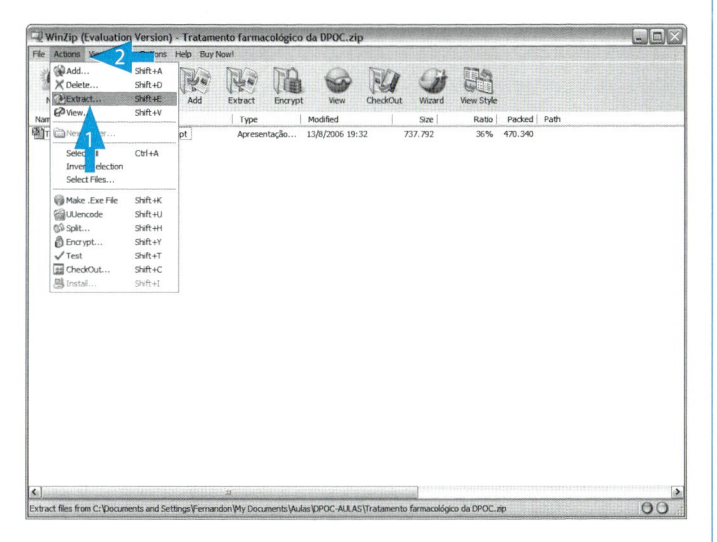

Figura 9.10 // Tela mostrando a opção "Extract" (seta 1) dentro do *menu* "Actions" (seta 2) no WinZip 11.2, necessária para se proceder com a descompactação de arquivos.

Além do WinRAR e do WinZip, existem outras boas opções de programas semelhantes, como:

// 7-Zip

- Endereço para *download*: http://www.7-zip.org/.
- *Freeware*.
- Compatível com Windows 98/ME/NT/2000/XP/Vista.
- Disponível em português.
- Compacta e descompacta: 7Z, ZIP, GZIP, BZIP2 e TAR.

// BraZip

- *Software* totalmente nacional.
- Endereço para *download*: http://www.arquivonacional.com.br/softwares/brazip/.
- *Shareware*, com versão de teste durando 30 dias.
- Compatível com Windows 95/98/ME/NT/2000/XP.
- Compacta e descompacta os seguintes formatos: ZIP, LHA, BH, CAB, GZ, TAR e JAR.

// CONCLUSÃO

Nos capítulos anteriores, foram descritas as mais importantes bases de dados existentes na área da saúde, ainda sendo mostrado, na forma de tutorial, como conduzir uma pesquisa bibliográfica no PubMed, na Web of Science e na LILACS. Entretanto, esses conhecimentos não se aplicam para a recuperação de artigos completos. Este capítulo teve o objetivo de preencher essa lacuna, mostrando, na forma de fluxogramas claros e didáticos, quais são as opções e como fazer para se localizar artigos completos, e não apenas resumos ou *abstracts*, muitas vezes insuficientes.

Além disso, o leitor pôde se deparar com noções dos principais formatos digitais de artigos e quais aplicativos devem ser utilizados para a adequada visualização deles.

// LEITURAS RECOMENDADAS

7-Zip [hompage on the Internet]. [capturado 2008 Dez 11]. Disponível em: http://www.7-zip.org/pt-br/

Adobe. Adobe e PDF [homepage na Internet]. [capturado 2008 Dez 11]. Disponível em: http://www.adobe.com/br/products/acrobat/adobepdf.html

Brazip [homepage na Internet] Brasil. [capturado 2008 Dez 11]. Disponível em: http://www.solus.com.br/brazip//index.aspx

Portable Document Format [homepage na Internet]. [atualizado 2008 Nov 20; capturado 2008 Dez 11]. Disponível em: http://pt.wikipedia.org/wiki/Portable_Document_Format

RAR [homepage on the Internet]. [cited 2008 Dec 11]. Available from: http://en.wikipedia.org/wiki/RAR_(file_format)

Zip (file format) [homepage on the Internet]. [capturado 2008 Dez 11]. Disponível em: http://en.wikipedia.org/wiki/ZIP_(file_format)

10 // Indicadores de qualidade de produção científica

Isabel Bueno Santos Menezes

"A arte e a ciência têm o seu ponto de encontro no método."
Edward Bulwer-Lytton

// INTRODUÇÃO

Todo esforço e investimento empregados na elaboração de pesquisas científicas em geral resultam em trabalhos defendidos e aprovados, cujo conteúdo representa uma contribuição efetiva para o crescimento do Brasil no cenário científico.

Entretanto, sabe-se que, no Brasil, muitas teses e dissertações têm como destino as prateleiras das bibliotecas, para lá permanecerem, esquecidas e inacessíveis à comunidade científica.

Esse quadro representa um enorme desperdício de recursos empregados no financiamento dessas pesquisas, além de passar a falsa impressão de improdutividade. Como consequência, a avaliação da qualidade dos programas de pós-graduação – fator importante para que as agências de fomento liberem recursos para o financiamento das atividades científicas – corre o risco de ser comprometida.

Portanto, para que cumpram a sua finalidade, os resultados das pesquisas precisam ser divulgados e colocados ao alcance de todos por meio da publicação, que é a etapa final e mais importante do trabalho científico.

Nesse sentido, nos últimos anos, os periódicos passaram a representar um dos principais meios para a divulgação dos resultados das pesquisas, além de serem utilizados como parâmetro para avaliação da produção científica de pesquisadores e instituições por meio de várias ferramentas, como a bibliometria.

Bibliometria, em sua mais simples definição, é a aplicação de métodos matemáticos e estatísticos no estudo dos aspectos quantitativos da informação registrada.[1-4] Atualmente, esse método tem sido usado com frequência para avaliar a produção científica por meio de estudos quantitativos dos periódicos indexados nas bases de dados bibliográficas, partindo-se do princípio de que os resultados das descobertas científicas, em sua grande maioria, são publicados em periódicos e, dependendo da qualidade, serão lidos e citados por outros pesquisadores.

Com base nos trabalhos publicados em periódicos científicos indexados nas bases de dados bibliográficas, é possível gerar várias técnicas de avaliação bibliométrica de produção científica. Os resultados bibliométricos obtidos por meio de metodologias específicas são conhecidos como indicadores de produção científica ou indicadores bibliométricos.

Os indicadores bibliométricos podem ser classificados em duas categorias: indicadores de produtividade e indicadores de impacto.[5]

Os indicadores de produtividade são formados a partir da contagem do número total de publicações. Eles buscam refletir a quantidade e o esforço da produção científica independentemente da qualidade dos trabalhos.

Os indicadores de impacto, por sua vez, são desenvolvidos a partir da contagem do número de citações recebidas pelas publicações. Refletem a qualidade da produção científica, visto que os trabalhos mais importantes são frequentemente citados na literatura. O método de avaliação da qualidade da produção científica realizada pelos indicadores de impacto é conhecido como "análise de citações".

Atualmente, vários indicadores bibliométricos são desenvolvidos a partir da análise das citações, sendo que os modos destacados mundialmente são o fator de impacto e o índice h.

Considerando a crescente influência que esses dois indicadores exercem sobre os diversos segmentos que analisam a atividade científica, serão abordados, neste capítulo, os principais elementos para a compreensão desse tema, destacando, de forma clara e objetiva, os aspectos mais questionados pelos pesquisadores.

// FATOR DE IMPACTO

O fator de impacto é uma ferramenta quantitativa para classificar, avaliar e comparar periódicos científicos, permitindo medir o seu desempenho e a sua relevância na comunidade científica.

O conceito de fator de impacto foi idealizado por Eugene Garfield em 1955, e esse fator é publicado anualmente desde 1963 no Journal Citation Reports (JCR), produzido pelo Institute for Scientific Information (ISI), uma divisão da Thomson Scientific.[6]

// Cálculo do fator de impacto

O cálculo do fator de impacto de um periódico em um determinado ano consiste na divisão de dois elementos:

Numerador = número total de citações recebidas no ano corrente por artigos publicados em um periódico nos dois anos anteriores.

Denominador = número total de artigos publicados no periódico em questão nos dois anos anteriores.

A fórmula base para calcular o fator de impacto é a seguinte:

$$FI_P = \frac{\text{Número total de citações recebidas em A}}{\text{Número total de artigos publicados em P durante (A-1) + (A-2)}}$$

Em que FI = fator de impacto, P = periódico, A = ano e (A − 1) + (A − 2) = dois últimos anos.

Parece complicado, mas, na prática, é mais fácil de entender.

Na Tabela 10.1 é fornecido um exemplo de cálculo de fator de impacto.

Tabela 10.1 // Cálculo do fator de impacto da revista *American Journal of Cardiology* em 2006

Citações recebidas em 2006 por artigos publicados durante:	2004 =	2.781
	2005 =	2.143
Soma:	2004 + 2005 =	4.924
Número total de artigos publicados durante:	2004 =	824
	2005 =	809
Soma:	2004 + 2005 =	1.633
Cálculo do fator de impacto		
Citações recebidas em 2006 por artigos publicados durante 2004 + 2005	4.924	
Artigos publicados durante 2004 + 2005	1.633	= 3.015

Nota-se que seria impossível realizar esse tipo de cálculo se não fossem os dados fornecidos pelos índices de citações. Além dos índices de citações da Web of Science (http://access.isiproducts.com/wos), os quais só podem ser acessados mediante assinatura, também existe a Scopus (http://info.scopus.com/), produzida pela Elsevier, cujo acesso também é restrito a assinantes.

Mais recentemente, foi criado o Google Scholar (http://scholar.google.com), também conhecido como Google Acadêmico, um buscador que faz a quantificação das citações e tem acesso gratuito (ver página 199).

É importante ressaltar que o valor do fator de impacto dos periódicos pode variar de uma base de dados para outra, pois cada base de dados possui critérios próprios de qualidade para seleção e indexação das publicações, além de diferentes âmbitos de cobertura.

// Fator de impacto dos principais periódicos em ciências da saúde por categorias

Os dados de fator de impacto dos periódicos apresentados na Tabela 10.2 foram extraídos do Journal Citation Reports, com ano base 2007. Para cada categoria, é mostrado o valor da mediana do fator de impacto, considerado pela CAPES como um parâmetro na classificação dos periódicos utilizados na divulgação da produção intelectual dos programas de pós-graduação.

Tabela 10.2 // Fator de impacto dos principais periódicos por categoria

Categoria	Mediana do fator de impacto	Título do jornal	Fator de impacto
Alergia	2,160	Journal Of Allergy and Clinical Immunology	8,115
Anestesiologia	1,485	Pain	5,249
Cardiologia	1,800	Circulation	12,755
Cirurgia	1,225	Annals of Surgery	7,446
Dermatologia	1,402	Journal of Investigative Dermatology	4,829
Doenças Infecciosas	2,369	Lancet Infectious Diseases	12,058
Endocrinologia e Metabolismo	2,566	Endocrine Reviews	18,493

(continua)

Tabela 10.2 // (continuação)

Categoria	Mediana do fator de impacto	Título do jornal	Fator de impacto
Enfermagem	0,925	Birth-Issues in Perinatal Care	2,217
Farmacologia e Farmácia	2,117	Nature Reviews Drug Discovery	23,308
Gastroenterologia e Hepatologia	2,187	Gastroenterology	11,673
Genética e Hereditariedade	2,595	Nature Genetics	25,556
Geriatria e Gerontologia	2,140	Ageing Research Reviews	6,365
Hematologia	2,180	Circulation	12,755
Medicina Intensiva	1,837	American Journal of Respiratory and Critical Care Medicine	9,074
Medicina Geral e Interna	1,331	The New England Journal of Medicine	52,589
Neurologia	1,946	Lancet Neurology	10,169
Neurociências	2,402	Annual Review of Neuroscience	26,077
Nutrição	1,826	Progress in Lipid Research	11,194
Obstetrícia e Ginecologia	1,429	Human Reproduction Update	7,257
Odontologia e Ortodontia	1,592	Periodontology 2000	3,581
Oncologia	2,564	CA: A Cancer Journal for Clinicians	69,026
Oftalmologia	1,443	Progress in Retinal and Eye Research	7,725
Ortopedia	1,294	Osteoarthritis and Cartilage	3,793
Otorrinolaringologia	1,028	Journal of the Association for Research in Otolaryngology	2,275
Pediatria	1,258	Journal of the American Academy of Child and Adolescent Psychiatry	4,655
Psicologia	1,992	Annual Review of Psychology	13,400
Psiquiatria	2,157	Archives of General Psychiatry	15,976
Radiologia e Medicina Nuclear	1,625	Human Brain Mapping	6,151
Reabilitação	1,414	Neurorehabilitation and Neural Repair	3,823
Pneumologia	2,210	American Journal of Respiratory and Critical Care Medicine	9,074

(continua)

Tabela 10.2 // (continuação)

Categoria	Mediana do fator de impacto	Título do jornal	Fator de impacto
Reumatologia	2,259	Arthritis and Rheumatism	7,677
Urologia e Nefrologia	1,926	Journal of the American Society of Nephrology	7,111

// O ÍNDICE H

Atualmente, o indicador mais utilizado para avaliar a produção científica individual de pesquisadores é o índice h, também conhecido, em português, como fator h e, em inglês, como h-index ou hirsch index.

O índice h foi desenvolvido por Jorge E. Hirsch, um físico da Universidade da Califórnia, em San Diego. Na prática, Hirsch propôs uma forma particularmente simples para quantificar a produção de um cientista com base na ordenação de seus trabalhos em função das citações recebidas.[7]

Como foi definido por Hirsch, Índice h é o número de artigos com um número de citações recebidas maior ou igual a esse número ($\geq h$). Assim, um pesquisador possui um índice h se um número h de suas publicações (NP*) recebeu pelo menos h citações cada uma e o restante delas (NP – h) recebeu $\leq h$ citações cada uma. As publicações que receberam $\leq h$ citações são excluídas da contagem!

Com base no índice h, conclui-se que o número total de citações recebidas por um autor é sempre maior que h^2. Por exemplo, um pesquisador tem índice h igual a 9, o que indica que ele já publicou 9 artigos que receberam 9 ou mais citações cada. Assim, o número total de citações recebidas por esse pesquisador ao longo se sua carreira é de 9^2, ou seja, 81 citações. Ficam de fora desse cálculo todos os seus artigos que receberam menos de 9 citações.

Evidentemente, o número total de citações obtidas por um pesquisador é bem maior que h^2. Acredita-se que esse valor pode variar entre 3 e 5 vezes o índice h, o que indicaria uma variação diretamente proporcional do número total de citações ($N_{c,\,tot}$) de um pesquisador em relação ao seu índice h.

---

* Número de publicações.

A seguir, é apresentada a tradução algébrica dessa relação.

Existe uma constante "a", chamada de constante de proporcionalidade, que permite expressar a relação entre ($N_{c,tot}$) e h^2 como:

$N_{c,tot} = ah^2$

Há outra abordagem mais simples para a compreensão do tema, sem entrar em pormenores técnicos.

Em primeiro lugar, as bases de dados Web of Science e Scopus possuem ferramentas que contabilizam as citações dos artigos e apresentam o índice h automaticamente.

Também é possível calcular o índice h utilizando-se os dados fornecidos por essas bases de dados, método que facilita a compreensão do processo.

Nesse caso, ordenam-se os artigos do pesquisador em função dos mais citados (ordem decrescente). Dessa forma, obtém-se duas listas paralelas verticais: uma lista com os trabalhos classificados de forma crescente e outra lista com o número das citações recebidas pelos respectivos trabalhos na ordem decrescente. Encontra-se o índice h no ponto em que os valores das duas listas se cruzam apresentando os seguintes dados:[8,9]

1. O último trabalho que recebeu o número de citações ≥ ao número de classificação que este ocupa na lista.
2. O primeiro trabalho que recebeu o número de citações ≤ ao valor de classificação do trabalho anterior.

O índice h é, portanto, o número de artigos com citações maiores ou iguais a esse número!

A seguir, é apresentado um exemplo de como encontrar facilmente o índice h de um pesquisador na base de dados Web of Science.

O autor Jeong JA tem 26 artigos encontrados na Web of Science (Figura 10.1). Observando o resultado da pesquisa, no qual as referências foram ordenadas pelo número de citações (ordem decrescente), verifica-se que o índice h de Jeong JA é 7, pois o seu 7º artigo mais citado recebeu 9 citações (≥ h) e o 8º artigo mais citado recebeu 7 citações (≤ h). Resumindo, Jeong JA possui 7 artigos que foram citados 7 ou mais vezes. Os outros trabalhos desse autor são excluídos da contagem, pois receberam menos de 7 citações.

Apesar de ser um indicador influente, o índice h não é considerado um fator determinante para o financiamento de pesquisas, mesmo porque a possibilidade de alcançar valores elevados de h é muito difícil.

É importante salientar que o índice h não depende do número de trabalhos publicados e não é influenciado por artigos com alto índice de citações.

// **CONCLUSÃO**

O uso de indicadores na avaliação da produção científica de pesquisadores e instituições requer um conhecimento pleno sobre o contexto para determinar a melhor abordagem metodológica.

Figura 10.1 // Localização do índice h do autor Jeong JA na Web of Science.

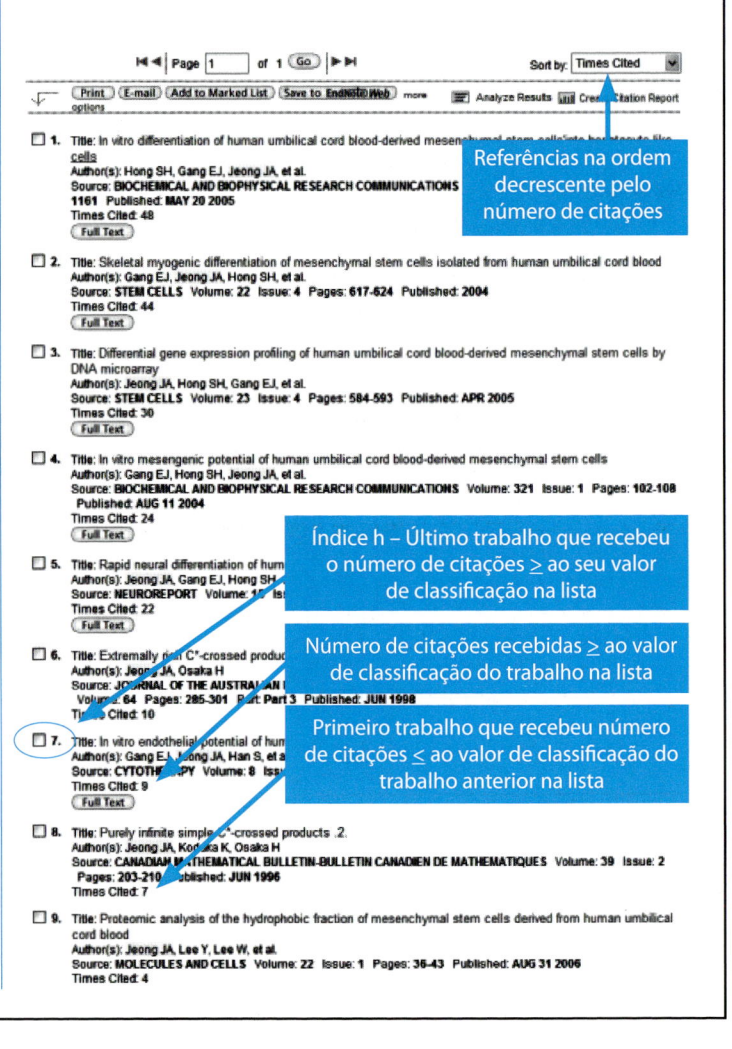

Embora a formação destes indicadores, em sua grande maioria, esteja centrada nos índices de citações da Web of science, há mais ferramentas que precisam ser exploradas.

Cada índice ou base de dados utilizados para criar um indicador de impacto apresenta conteúdo, abrangência e metodologia diferentes; como consequência, produz resultados ligeiramente diferentes, o que revela a importância de utilizar várias fontes para avaliar o verdadeiro impacto de um periódico ou cientista.

// REFERÊNCIAS

1. Pritchard A. Statistical bibliography or bibliometrics? J Document. 1969;25(4):348-9.

2. Hood WW, Wilson CS. The literature of bibliometrics, scientometrics, and informetrics. Scientometrics [Internet]. 2001 [cited 2008 Jun 20];52(2): 291-314. Available from: http://www.springerlink.com/content/y5t2lbg-5nn3hxa0y/fulltext.pdf

3. Okubo Y. Bibliometric indicators and analysis of research systems: methods and examples [internet]. Paris: OECD; 1997 [cited 2008 Jun 20]. Available from: http://www.olis.oecd.org/olis/1997doc.nsf/LinkTo/NT00000902/$FILE/05E79150.PDF

4. Rehn C, Kronman U. Bibliometric handbook for Karolinska Institutet [Internet]. Stockholm: Karolinska Institutet University Library; 2006 [cited 2008 Jun 20]. Available from: http://ki.se/content/1/c6/01/79/31/bibliometric_handbook_karolinska_institutet_v_1.05.pdf

5. Rousseau R. Indicadores bibliométricos e econométricos para a avaliação de instituições científicas. Cienc Inf [Internet]. 1998 [citado 2008 Dez 29];27(2):149-58. Disponível em: http://www.scielo.br/pdf/ci/v27n2/rousseau.pdf

6. Garfield E. Citation indexes to science: a new dimension in documentation through association of ideas. Science [Internet]. 1955 [cited 2008 Dez 29];122(3159):108-11. Available from: http://garfield.library.upenn.edu/essays/v6p468y1983.pdf

7. Hirsch JE. An index to quantify an individual's scientific research output. Proc Natl Acad Sci U S A. 2005 [citado 2008 Jun 20];102(46):16569-72. Available from: http://www.pnas.org/cgi/reprint/102/46/16569

8. Grupo Scimago. El índice h de Hirsch: aportaciones a un debate. Prof Inf. 2006 [citado 2008 Jun 20];15(4):304–306. Disponible en: http://www.scimago.es/file.php?file=/1/Documents/Epi1542006b.pdf

9. Sidiropoulos A, Katsaros D, Manolopoulos Y. Generalized Hirsch h-index for disclosing latent facts in citation networks. Scientometrics. 2007 [citado 2008 Jun 20];72(2):253–280. Available from: http://www.springerlink.com/content/u8g072hw8842415l/fulltext.pdf

11 // Introdução à medicina baseada em evidências e à avaliação crítica da literatura

Fernando Sergio Studart Leitão Filho
Fábio Freire José

> "A mente que se abre a uma nova ideia jamais voltará ao seu tamanho original."
> *Albert Einstein*

// INTRODUÇÃO

Hoje em dia, para um melhor exercício da medicina, além de procurar manter-se o mais atualizado possível, também é necessário saber reconhecer as melhores evidências e interpretá-las com visão crítica. Isso é muito importante, visto que grande parte dos artigos científicos publicados carece ou de relevância ou de rigor metodológico, impedindo, em muitas ocasiões, que se possa responder adequada e confiavelmente a questionamentos clínicos.

Nesse sentido, vem ganhando cada vez mais espaço a estratégia de Medicina Baseada em Evidências (MBE, de *Evidence-Based Medicine*), que surgiu na Universidade de McMaster, no Canadá, na década de 1980.[1] Atualmente, já existem várias definições associadas à MBE, que, de modo geral, pode ser expressa como o uso consciente, explícito e criterioso da melhor evidência disponível na literatura para se identificar que tratamentos e opções devem ser oferecidos e discutidos com os pacientes.[1-5]

Assim, realizar MBE significa combinar a experiência clínica adquirida pela prática da medicina (algumas vezes, expressa como Medicina Baseada em Experiência) com as melhores evidências disponíveis. Nesse contexto, é importante citar um estudo de Sacket e colaboradores que, em 1977, no qual foi demonstrado que quanto maior fosse o número de anos após o término da graduação, menos os médicos tinham conhecimentos adequados para tratamento de condições médicas, mesmo as básicas, como a hipertensão arterial.[6] Também é importante mencionar que as evidências nas quais a MBE se apoia são derivadas de informações provenientes de pesquisas clínicas, com metodologias adequadas, em que foram abordadas questões relevantes na prática médica, como a acurácia e a precisão de testes diagnósticos, ou o uso de marcadores prognósticos, ou a eficácia e segurança de intervenções terapêuticas e preventivas.[1-5]

Além disso, exercer MBE implica a realização de quatro etapas:[1]

→ Fazer um questionamento clínico, que seja bem-formulado, para esclarecimento de dúvidas relacionadas a uma doença ou condição do paciente.

→ Realizar uma busca na literatura por artigos relevantes que possam responder a esse questionamento.

→ Fazer uma avaliação crítica das evidências disponíveis de acordo com os artigos encontrados.

→ Implementar as melhores evidências na prática clínica.

// COMO FAZER QUESTIONAMENTOS CLÍNICOS DIRECIONADOS PARA MBE

De modo geral, um questionamento clínico bem-estruturado deve conter informações sobre quatro elementos, como mostrado a seguir:

→ Pacientes ou população: "como posso descrever um grupo de pacientes que sejam semelhantes ao paciente que eu estou acompanhando?".

→ Intervenção: "que intervenção ou tratamento quero avaliar com esse questionamento?".

→ Comparação: "com o que quero comparar a intervenção que estou avaliando?". Pode-se comparar a intervenção que se quer avaliar com um tratamento já experimentado previamente e que se mostrou eficaz em determinada condição médica. Outra opção consiste na utilização de placebo, que corresponde a um tratamento sem qualquer ação biológica.

→ *Outcome* (ou desfecho): "Que desfechos quero analisar nos pacientes expostos a essa intervenção?".

Como se pode perceber, combinando-se as letras iniciais dos quatro elementos, se obtém a abreviatura PICO, comumente descrita em artigos de revisão relacionados à MBE.[7-8] Utilizando-se o princípio PICO, é possível localizar artigos mais relevantes e precisos durante o levantamento bibliográfico. A seguir, serão apresentados alguns exemplos de como se conduzir um questionamento clínico bem-estruturado.

⇒ Em pacientes idosos (P), será que os inibidores da enzima conversora de angiotensina (I), em comparação com os β-bloqueadores (C), são mais eficazes em controlar a pressão arterial e minimizar os efeitos colaterais (O)?

⇒ Em pacientes com osteoartrite de coluna (P), será que a prescrição de dipirona sódica (I), em comparação com o paracetamol (C), é tão eficaz no alívio das dores e segura para ser utilizada a longo prazo (O)?

⇒ Em pacientes com doença pulmonar obstrutiva crônica moderada a grave (P), será que a reabilitação domiciliar (I), em comparação com a reabilitação realizada em centros especializados (C), é tão eficaz em melhorar a qualidade de vida relacionada à saúde (O)?

Além disso, dependendo de como a questão clínica for formulada, a evidência pode ser direcionada e focada para se responder a diferentes aspectos clínicos:[1, 9, 10]

⇒ Foco: tratamento – informações sobre a eficácia de determinado tratamento para uma condição médica específica. Exemplos:

Será que a prescrição de sumatriptano é eficaz em reduzir a intensidade das crises de cefaleia em mulheres com enxaqueca?

Em pacientes com exacerbação aguda de doença pulmonar obstrutiva crônica, a prescrição de corticosteroides sistêmicos resulta em uma melhora maior e mais rápida das trocas gasosas e da função pulmonar, em comparação com os pacientes que não receberam corticosteroides?

⇒ Foco: prevenção – se determinada estratégia de prevenção resulta em uma menor ocorrência de novos casos ou mesmo no diagnóstico precoce de uma doença. Exemplo:

Será que a determinação seriada dos níveis séricos do Antígeno prostático específico (PSA) em pacientes idosos assintomáticos reduz o risco de morte por câncer de próstata?

⇒ Foco: etiologia – avalia qual(is) fator(es) pode(m) estar relacionado(s) na gênese de doenças. Exemplo:

Será que a exposição crônica ao tabaco está relacionada com um maior risco de desenvolvimento de câncer de pulmão?

⇒ Foco: dano – avaliar se existem malefícios com determinado tratamento ou como esses efeitos deletérios podem ser evitados. Exemplos:

Será que a prescrição de B_2-agonistas em pacientes asmáticos aumenta o risco de morte por doenças cardíacas?

Existe um risco aumentado de câncer de mama para mulheres menopausadas que estejam recebendo terapia de reposição hormonal?

➡ Foco: diagnóstico – auxilia em como selecionar um teste diagnóstico ou como interpretar os resultados de um teste específico. Exemplo:

Em pacientes com depressão, qual é a acurácia de um questionário com quatro perguntas em comparação com outros dois previamente validados para reconhecimento dessa condição?

➡ Foco: prognóstico – fornece informações sobre o provável curso de uma doença. Exemplos:

A ocorrência de um episódio de convulsão febril em uma criança de 4 anos aumenta o risco de o paciente desenvolver epilepsia?

Em pacientes com 60 anos de idade ou mais, será que a vacinação anti-influenza reduz o risco futuro de pneumonia em comparação com os pacientes que não receberam a vacina?

// REALIZANDO O LEVANTAMENTO BIBLIOGRÁFICO

Para se realizar uma pesquisa bibliográfica, é necessário possuir certas habilidades, além, naturalmente, de ter acesso às bases de dados bibliográficas, que em sua maior parte são eletrônicas atualmente.

Com relação aos conhecimentos necessários, com base na experiência pessoal dos autores, observa-se que a maioria dos cursos de graduação nas áreas de saúde, inclusive medicina, não oferece aos seus alunos os subsídios mínimos para se alcançar esses conhecimentos. Todos esses obstáculos podem, no entanto, ser contornados com a leitura dos Capítulos 6, 7 e 8 deste livro, razão pela qual os seus conteúdos não serão novamente descritos aqui.

Por outro lado, é importante salientar que as fontes de informação podem ser classificadas como primárias ou secundárias.[11] As primárias referem-se àquelas que se encontram na sua forma original, seja na íntegra ou na forma de resumos, consistindo basicamente em artigos científicos recuperados a partir de bases de dados bibliográficas (MEDLINE, LILACS,

SciELO, etc. – ver Capítulo 8). Nas fontes secundárias, podem ser encontradas sinopses de artigos originais, que já foram comentados e avaliados criticamente, de acordo com as recomendações da MBE (Quadro 11.1).

As fontes primárias são bastante úteis para o levantamento de informações necessárias para o planejamento de pesquisas clínicas; as secundárias são direcionadas para aplicações no dia-a-dia, sendo mais práticas, pois permitem economizar tempo que seria dedicado para a seleção e a avaliação crítica dos artigos encontrados.[11] Portanto, para muitos médicos ocupados e interessados em responder questões cotidianas, a utilização de fontes secundárias é uma excelente opção.

Ao longo do tempo, foram criadas novas bases de dados que agregam na mesma interface múltiplas fontes secundárias que funcionam como metabuscadores, ou seja, uma plataforma que realiza a busca simultaneamente em diversos buscadores individuais e bases de dados.

Estes metabuscadores agilizam mais ainda a busca de informações na internet. Como exemplo, podemos citar a base de dados TRIP (Turning Research into Practice) (http://www.tripdatabase.com). Ao se pesquisar um tema na TRIP, ocorre uma varredura em diversos materiais de relevância extraídos de outras bases de dados baseadas em evidências, como o Cochrane Library, o Clinical Evidence, o Evidence Based Nursing, as diretrizes das principais sociedades e uma variedade de outras fontes. Ainda nesta linha de metabuscadores, pode-se citar o SUMSearch (http://sumsearch.uthscsa.edu/), que é desenvolvido pela Society for General Internal Medicine. Este metabuscador produz uma lista separada por tipo de publicação, o que torna a busca bastante prática.

Há também bases de dados de MBE que se concentram em uma área específica da saúde. Nesse contexto, destaca-se a base de dados PEDro – Physiotherapy Evidence Database (http://www.pedro.fhs.usyd.edu.au), lançada em 1999, que oferece acesso gratuito a detalhes bibliográficos, abstracts de ensaios randomizados controlados, revisões sistemáticas e diretrizes baseadas em evidência na área de fisioterapia.

// Outros materiais úteis de MBE

Além das fontes primárias e secundárias, existem vários outros materiais que auxiliam na assimilação de conteúdo de MBE, os quais são relacionados a seguir.[11-14]

Quadro 11.1 // Exemplos de fontes secundárias de informação relacionada à MBE

Medicina em Evidência[a]	http://www.medicinaemevidencia.org.br/
TRIP – Turning Research into Practice	http://www.tripdatabase.com
NHS Centre for Reviews and Dissemination[b]	http://www.york.ac.uk/inst/crd/index.htm
Portal Cochrane na Biblioteca Virtual em Saúde[c]	http://cochrane.bvsalud.org/portal/php/index
SUMSearch[d]	http://sumsearch.uthscsa.edu/
ACP Journal Club	http://www.acpjc.org/
BMJ Clinical Evidence	http://clinicalevidence.bmj.com/ceweb/index.jsp
EBM Online	http://ebm.bmj.com/
Evidence-Based Nursing	http://ebn.bmj.com/
BMJ Updates	http://www.bmjupdates.com/
Evidence Based Mental Health	http://ebmh.bmj.com/
Evidence Based Obstetrics & Ginecology	http://www.elsevier.com/locate/ebobgyn
Evidence Based Pediatrics & Child Health	http:// www.blackwellpublishing.com/medicine/bmj/pediatrics/default.asp
POEMs (Patient-Oriented Evidence that Matters)	http://www.pharmj.com/noticeboard/series/poem.html
Essential Evidence Plus (InfoPOEMS)	http://www.essentialevidenceplus.com/
Bandolier	http://www.jr2.ox.ac.uk/bandolier/
PEDro – Physiotherapy Evidence Database	http://www.pedro.fhs.usyd.edu.au

[a] Trata-se de um portal gratuito desenvolvido pelo Conselho Regional de Medicina do Estado de São Paulo (Cremesp). As informações científicas são provenientes do Centro Cochrane do Brasil e da versão eletrônica do periódico Evidence Based Medicine (EBM). Os usuários cadastrados nesse portal têm acesso a uma seleção e transcrição de estudos comentados, reunidos na Biblioteca Virtual Cochrane, e a uma seleção de artigos na íntegra publicados pelas edições quinzenais do periódico EBM, traduzidos, inclusive, para o português.
[b] Corresponde a um departamento da Universidade de York, no Reino Unido, responsável pela elaboração de bases de dados relacionadas à MBE. Como exemplos, destacam-se a Database of Abstracts of Reviews of Effects (DARE), com cerca de cinco mil resumos de revisões sistemáticas em que são avaliados os efeitos de novos tratamentos; a NHS Economic Evaluation Database (NHS EED), que inclui aproximadamente sete mil resumos estruturados de artigos descrevendo avaliações econômicas sobre intervenções em saúde; e, por último, a Health Technology Assessment Database (HTA), que traz informações sobre avaliações tecnológicas na área de saúde.
[c] Descrita com mais detalhes na página 413.
[d] Ferramenta de busca gratuita para a localização de evidências científicas por meio da internet, em que são consultadas diversas bases de dados, como MEDLINE, DARE, etc.

➡ Livros de alta qualidade: livros-texto ou manuais sobre drogas, impressos ou eletrônicos, como o Harrison's Principles of Internal Medicine e o UpToDate *on-line*, que são fontes importantes de referências, constantemente atualizadas. Além disso, já existem livros direcionados apenas para MBE, como o Systematic Reviews in Health Care: Meta-Analysis in Context, 2º Ed., BMJ Books, 2001 e o Clinical Evidence, 10º ed., BMJ Books, 2003.

➡ Revisões sistemáticas/meta-análises (descritas na página 405).

➡ Diretrizes clínicas: são recomendações elaboradas por grupos de especialistas sobre determinada condição médica a partir das evidências atuais. Seguem alguns *sites* em que as diretrizes podem ser encontradas: http://www.projetodiretrizes.org.br/, http://www.guideline.gov, http://www.medic8.com/ClinicalGuidelines.htm, http://text.nlm.nih.gov, http://www.nice.org.uk/guidance/index.jsp.

// AVALIAÇÃO CRÍTICA DA LITERATURA

Também conhecido como *critical appraisal,* esse procedimento, desenvolvido por especialistas em epidemiologia clínica, permite avaliar a literatura quanto a sua utilidade e aplicabilidade clínica. Assim, a avaliação crítica da literatura consiste em perguntas-chave, estruturadas na forma de roteiros, que devem ser realizadas no momento da leitura de qualquer artigo científico, sendo decisivas para verificar se os resultados desse estudo são válidos ou não, o quanto são significativos, e se podem ser aplicados ou não na prática clínica. Dependendo do tipo de estudo a ser avaliado, as perguntas podem variar.[1, 9, 15-21]

O Quadro 11.2, por exemplo, mostra um conjunto de 12 perguntas que são essenciais no momento de se fazer a avaliação crítica de artigos cuja intervenção corresponda a novos tratamentos. Algumas das questões são autoexplicativas, outras requerem certo grau de conhecimento para poderem ser aplicadas. Quanto a esses inconvenientes, a maior parte pode ser contornada com a leitura de artigos específicos, como os da excelente série Users' Guide to the Medical Literature, disponível no periódico JAMA (*The Journal of the American Medical Association*).

Com um pouco de treinamento e leitura de algumas fontes de consulta, como as citadas anteriormente, qualquer clínico pode evoluir de um mero observador passivo e se transformar em um leitor ativo e crítico das evidências, conseguindo "dis-

> **Quadro 11.2 // Questões úteis no momento de se fazer a avaliação crítica de algum artigo científico envolvendo novos tratamentos[1, 22]**
>
> **Os resultados do estudo são válidos?**
>
> 1. No artigo, há um questionamento bem-estruturado?
> 2. O tipo de estudo, de acordo com os objetivos apontados, foi adequado?
> 3. A alocação dos pacientes em cada grupo deu-se por randomização?
> 4. Todos os pacientes que entraram no estudo, mesmo os que não o completaram, tiveram os seus dados analisados quanto aos desfechos?
> 5. A equipe responsável pelo estudo e os pacientes permaneceram cegos?
> 6. Os grupos eram similares no início do estudo?
> 7. Independentemente da intervenção, os grupos de pacientes foram tratados da mesma maneira durante o estudo?
>
> **Quais são os resultados do estudo?**
>
> 8. Qual foi a significância do efeito da intervenção em relação ao grupo-controle?
> 9. Quão precisos foram os resultados do estudo?
>
> **Os resultados desse estudo irão me ajudar a tratar os meus pacientes?**
>
> 10. Esses resultados podem modificar a forma como trato os meus pacientes?
> 11. Todos os desfechos clinicamente importantes foram considerados?
> 12. Os benefícios apontados no estudo superam os possíveis efeitos adversos associados à intervenção?

secar" a maior parte dos artigos científicos e reconhecer tanto seus pontos fortes como os fracos rapidamente.[1]

// Considerações sobre as perguntas do Quadro 11.2

1. *No artigo, há um questionamento bem-estruturado?*

Um artigo adequado deve possuir uma questão clínica bem-formulada, mostrando informações precisas quanto à população que será estudada, à intervenção que será aplicada e aos desfechos que serão analisados.

2. *O tipo de estudo, de acordo com os objetivos apontados, foi adequado?*

Dependendo do objetivo do artigo, o tipo de estudo indicado pode variar. Por exemplo, para avaliar a prevalência de determinada doença em uma população, os mais indicados são os estudos transversais. Já para avaliar o risco de uma determinada condição (p. ex., tabagismo) na gênese de novos casos de câncer de pulmão, recomendam-se estudos prospectivos, tipo coorte. Se há a pretensão de se avaliar a eficácia de novos tratamentos, são indicados os estudos controlados randomizados. Na página 398, são descritos os principais tipos de estudos clínicos, com suas respectivas indicações, vantagens e desvantagens.

3. *A alocação dos pacientes em cada grupo deu-se por randomização?*

A randomização refere-se a um processo pelo qual cada paciente tem a mesma probabilidade de ser alocado em cada um dos grupos do estudo, seja no grupo-controle, seja no grupo intervenção (Figura 11.4, página 399). Em um estudo não-randomizado, os médicos poderiam, por exemplo, ser influenciados, mesmo que involuntariamente, a alocar no grupo intervenção os melhores pacientes da amostra (os menos graves, os mais colaborativos), o que poderia comprometer de modo significativo a validade dos resultados do estudo.

A randomização, especialmente a eletrônica (realizada por computador), também contribui para se atingir um equilíbrio entre as características da população do estudo, garantindo um número semelhante de fatores prognósticos bons e ruins em ambos os grupos.

4. *Todos os pacientes que entraram no estudo, mesmo os que não o completaram, tiveram os seus dados analisados quanto aos desfechos?*

Nem todos os pacientes que entram em uma pesquisa clínica chegam a completar o estudo. Isso ocorre porque alguns pacientes são perdidos durante o acompanhamento (o que é comumente referido pelo termo inglês *follow-up*), seja porque não mais foram localizados (mudaram de endereço, viajaram para outra cidade), seja por desejo voluntário de se retirar da pesquisa ou mesmo por efeitos colaterais associados à intervenção que vinham recebendo.

Atualmente, mesmo que o paciente não complete o estudo, recomenda-se que se faça a análise *intention-to-treat* em vez da análise *per-protocol*. A primeira recomenda que sejam incluídos na análise dos resultados os dados de todos os pacientes que foram randomizados, independentemente de terem completado o estudo. A segunda, por outro lado, leva em consideração apenas os dados dos pacientes que completaram o estudo.

A análise *intention-to-treat* auxilia na prevenção do viés de exclusão, o qual corresponde a diferenças sistemáticas nas perdas entre os grupos durante o acompanhamento, as quais poderiam comprometer a validade (veracidade) dos resultados do estudo.

Dessa forma, para melhor ilustrar essa situação, será utilizada como exemplo uma pesquisa clínica, que foi delineada para comparar a eficácia de um novo corticoide inalatório (grupo intervenção) em pacientes asmáticos com um corticoide inalatório já em uso há alguns anos (grupo-controle). Durante o acompanhamento, observou-se, em termos absolutos, um número semelhante de perdas entre os dois grupos, exceto no caso de asmáticos graves, em que ocorreu uma saída proporcionalmente maior no grupo intervenção em relação ao grupo-controle. No final do estudo, foi constatado que o novo corticoide inalatório é tão eficaz quanto o já em uso para o controle da asma. No entanto, como houve uma perda maior de asmáticos graves no grupo intervenção e como os asmáticos graves possuem um controle mais difícil, é perfeitamente possível que se faça o seguinte questionamento: caso não tivesse havido essas diferenças de perdas durante o acompanhamento, o resultado do estudo seria o mesmo?

5. *A equipe responsável pelo estudo e os pacientes permaneceram cegos?*

A utilização de cegamento ou mascaramento acrescenta ainda mais rigor metodológico ao artigo. Caso os médicos, por exemplo, não permaneçam cegos durante o estudo, pode-se ocorrer o viés de aferição, que corresponde a diferenças sistemáticas na coleta de dados entre os dois grupos. Nesse caso, há também o viés de *performance*, que corresponde à tendência de se dar mais atenção e um melhor acompanhamento aos pacientes do grupo intervenção. Dependendo da estratégia de mascaramento, os estudos podem ser:

➡ Abertos ou não-cegos: apenas os pacientes não sabem que tipo de tratamento estão recebendo.

➡ Duplo-cegos: tantos os pacientes como a equipe responsável pelo estudo desconhecem o tratamento que cada paciente está recebendo.

➡ Triplo-cegos: os pacientes, a equipe e o estatístico são cegos durante o estudo.

6. *Os grupos eram similares no início do estudo?*

Como se pretende comparar o efeito de um novo tratamento (intervenção) em relação ao grupo-controle (tratamento-padrão ou placebo), espera-se que os dois grupos, antes do início da intervenção, sejam similares entre as diversas características que foram pesquisadas, o que é mais fácil de se obter com o uso de métodos adequados de randomização, especialmente com o auxílio de um computador. Portanto, caso não haja similaridade entre os grupos, um número proporcionalmente maior de pacientes mais graves no grupo-controle em um estudo poderia resultar em uma observação de resultados favoráveis no grupo intervenção, dependendo dos desfechos a serem avaliados.

7. *Independentemente da intervenção, os grupos de pacientes foram tratados da mesma maneira durante o estudo?*

Os dois grupos devem ser igualmente tratados durante o estudo, de modo a se garantir que as diferenças observadas entre eles devam-se única e exclusivamente à intervenção. A estratégia de mascaramento duplo-cego previne a ocorrência, por exemplo, do viés de *performance*, descrito na questão 5.

8. *Qual foi a significância do efeito da intervenção em relação ao grupo-controle?*

Alguns termos são utilizados em artigos científicos para se descrever o efeito de uma intervenção (em inglês, *treatment effect*), como mostrado a seguir:

- Risco absoluto (RA): refere-se à chance de um evento acontecer, ou seja, a probabilidade de um dos desfechos analisados ocorrer.

- Redução do risco absoluto (RRA): diferença aritmética entre o risco absoluto de um evento ocorrer entre os pacientes expostos a uma intervenção e os não-expostos.

- Número necessário para tratar (NNT): pode ser definido como o número de pessoas que precisam receber determinada intervenção para se observar, em uma delas, o desfecho esperado. Pode ser calculado da seguinte forma: 1/RRA.

- Risco relativo (RR): indica o risco de um desfecho acontecer no grupo exposto à intervenção em relação ao grupo não-exposto.

- Redução do risco relativo (RRR): representa o quanto o risco é reduzido no grupo exposto em relação ao grupo não-exposto.

Para ilustrar as medidas de risco absoluto (RA, RRA, NNT) e relativo (RR, RRR), descritas anteriormente, serão utilizados dados que foram adaptados de um estudo randomizado, duplo-cego, placebo-controlado, que avaliou a eficácia de um anticorpo monoclonal, palivizumab, em reduzir as internações secundárias à infecção pelo vírus sincicial respiratório (VSR) em crianças durante um período de acompanhamento de 150 dias.[31-32] Isso exige a construção de uma tabela específica (Tabela 11.1).

De acordo com esse estudo, podem ser feitas as seguintes considerações:

➡ Pacientes expostos: pertencem ao grupo que recebeu a intervenção, representada pelo anticorpo monoclonal palivizumab.

➡ Pacientes não-expostos: são do grupo-controle (placebo), com este correspondendo a um medicamento biologicamente inativo, porém de aparência idêntica à do palivizumab. O placebo é necessário para que o estudo possa ser duplo-cego.

➡ Qual é o risco absoluto de as crianças que receberam o placebo serem internadas?

65/500 = 0,13 = 13,0% (ou seja, de cada 100 crianças que receberam o placebo, 13 foram internadas).

➡ Qual é o risco absoluto de as crianças que receberam a intervenção (palivizumab) serem internadas?

42/1000 = 0,042 = 4,2% (ou seja, de cada 100 crianças que receberam o anticorpo monoclonal, aproximadamente quatro foram internadas).

➡ Qual a redução do risco absoluto de internação nas crianças que receberam o palivizumab em relação às crianças do grupo-controle?

13,0% − 4,2% = 8,8% (ou seja, as crianças que receberam placebo têm um risco adicional de 8,8% de serem admitidas em comparação com as crianças que receberam a intervenção).

Tabela 11.1 // Número de crianças admitidas por infecções por VSR tanto no grupo que recebeu palivizumab como no grupo placebo[32]

Tratamento	Pacientes que foram internados	Pacientes que não foram internados	Total
Placebo	65	435	500
Palivizumab	42	958	1.000
Total	107	1.393	1.500

➡ Qual o número necessário para tratar associado à administração de palivizumab para a prevenção de internações pelo VSR?

NNT = 1/RRA = 1/8,8% = 1/0,088 = 11,3 (ou seja, é necessário que 11 crianças recebam o palivizumab para se prevenir que uma delas seja internada por infecção pelo VSR durante o período de acompanhamento de 150 dias).

➡ Qual o risco relativo de internação para os pacientes que receberam o palivizumab em relação ao placebo?

RA de internação no grupo que recebeu palivizumab dividido pelo RA de internação no grupo placebo = 4,2/13,0 = 0,32 (como é menor que 1, isso indica que os pacientes que receberam o palivizumab têm menos chance de serem hospitalizados, sendo, nesse caso, cerca de 1/3 do risco dos pacientes do grupo-controle).

➡ Qual é a redução do risco relativo de internação no grupo que recebeu o palivizumab em relação ao grupo placebo?

RRR = 1 − RR = 1 − 0,32 = 0,68, ou 68% (em outras palavras, isso indica que a chance de uma criança do grupo intervenção ser internada é reduzida em 68% em relação ao grupo-controle).

9. *Quão precisos foram os resultados da intervenção?*

O tamanho da amostra, juntamente com o valor de *p* (também conhecido como nível descritivo ou de significância), e o intervalo de confiança (IC; o mais utilizado é o de 95%) ajudam a responder às dúvidas quanto à precisão dos resultados do estudo.

Assim, *p* representa a probabilidade de as diferenças entre os resultados encontrados nos dois grupos terem ocorrido por acaso, e não por efeito da intervenção. A maioria dos estudos considera que os resultados são válidos quando o valor de *p* é ≤ 5% ou 0,05, o que indica que a chance de os resultados não serem válidos é muito pequena, havendo menos de uma chance em cada 20.

Portanto, pode-se dizer que o *p* corresponde ao erro tipo I (expresso como α), que indica a possibilidade de se detectar uma diferença que não existe, o contrário do erro tipo II (identificado como β), o qual corresponde a possibilidade de não se reconhecer uma diferença que realmente existe. Para verificar o poder do estudo (a sua capacidade de reconhecer diferenças que de fato existam entre os grupos), faz-se o seguinte cálculo: $1 - \beta$. Dependendo do questionamento clínico que se queira responder, do erro tipo I e do erro tipo II que se queira considerar, o tamanho da amostra (grupo de pacientes que representa a população-alvo) irá variar. Portanto, os artigos mais confiáveis explicam detalhadamente como foi calculada a amostra.

O IC, por sua vez, também auxilia a verificar se o tamanho da amostra foi suficiente e se os resultados obtidos foram secundários à intervenção ou ao acaso. Quanto mais estreito for o IC, mais certeza se tem de que a amostra utilizada foi representativa da população-alvo analisada. Dessa forma, uma variável de estudo que revela um estreito IC, de 95%, indica que há 95% de chance de um paciente que não pertença a essa amostra possuir um resultado que se situe dentro desse intervalo.

10. *Esses resultados podem modificar a forma como trato os meus pacientes?*

É necessário verificar se os participantes do estudo são semelhantes aos seus pacientes.

11. *Todos os desfechos clinicamente importantes foram considerados?*

Em geral, uma única pesquisa não consegue avaliar todos os desfechos clínicos importantes em determinada condição médica, de modo que se encontra, na literatura, vários artigos sobre uma mesma doença, cada um envolvendo desfechos diferentes, uns de maior e outros de menor importância clínica.

Por outro lado, para cada artigo, é importante observar se há um questionamento clínico relevante, se ele foi capaz de respondê-lo e se foram analisados outros desfechos também relevantes.

12. *Os benefícios apontados no estudo superam os possíveis efeitos adversos associados à intervenção?*

Os possíveis efeitos adversos nem sempre são explicados detalhadamente, mas, assim como os custos referentes a determinado tratamento, devem ser levados em consideração antes que se decida por oferecê-lo ao paciente.

// Tipos de estudos clínicos

Há diversos tipos de estudos clínicos que, dependendo da presença ou não de uma intervenção, podem ser classificados como experimentais ou observacionais.

Os estudos experimentais podem ser classificados quanto ao uso ou não de randomização, havendo, dessa forma, os estudos controlados randomizados (ECR), também conhecidos como *randomized controls trials* (RCT), e os controlados não-randomizados. A expressão "controlados" refere-se ao uso de um grupo-controle, em que os pacientes podem receber ou um tratamento já avaliado e em uso ou mesmo placebo.

Já os estudos observacionais podem ser classificados como analíticos ou descritivos. Os analíticos, representados pelos coorte, estudos de caso controle e transversais, recebem essa denominação por permitirem, a partir da análise dos dados colhidos, inferir determinadas conclusões. Os descritivos, por sua vez, referem-se principalmente a relatos de casos clínicos, não havendo qualquer análise inferencial. A Figura 11.1 mostra os principais tipos de estudos clínicos.

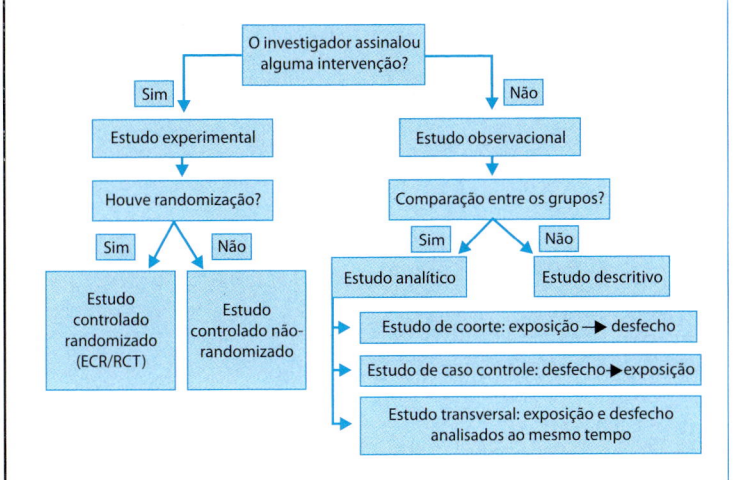

Figura 11.1 // Principais tipos de estudos clínicos.[33]

// Estudos de coorte

➡ Nesse tipo de estudo, são acompanhados dois grupos de pacientes que diferem entre si quanto à presença ou não de uma exposição (vacina, estilo de vida, agente ambiental, etc.) (Figura 11.2).

➡ São direcionados para detectar a frequência de ocorrência de determinado desfecho clínico, mais comumente doenças, em ambos os grupos durante o período de acompanhamento.

➡ Podem ser prospectivos ou retrospectivos, mas sempre partem da exposição e verificam a ocorrência ou não do desfecho em avaliação.

Figura 11.2 // Delineamento de um estudo de coorte prospectivo.[33]

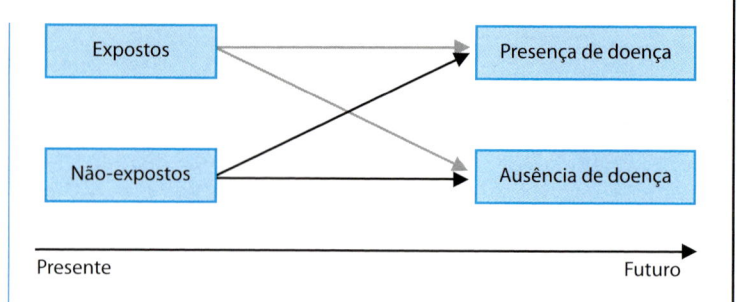

Expostos → Presença de doença
Não-expostos → Ausência de doença

Presente → Futuro

Vantagens

➡ No caso de o desfecho ser o desenvolvimento de determinada doença, permitem aferir a incidência (novos casos) dessa doença.

➡ São muito úteis para se estudar a história natural de doenças.

➡ Permitem que se façam estimativas de risco, como a determinação do risco relativo, a partir da diferença de ocorrência do desfecho analisado entre os expostos e os não-expostos.

Desvantagens

➡ Estudos demorados e de alto custo.

➡ Ineficientes para estudar desfechos raros, como doenças pouco comuns.

➡ Sujeitos à perda de acompanhamento, o que pode afetar os resultados.

➡ Podem ser afetados por variáveis de confusão.

// Estudos de caso controle

➡ São estudos geralmente retrospectivos, em que pessoas com uma determinada doença (casos) são comparadas com outras pessoas sem essa doença (controles), em relação a determinadas exposições (Figura 11.3).

➡ Diferentemente dos estudos de coorte, os estudos de caso controle partem do desfecho (doentes e não-doentes) e verificam, retrospectivamente, a ocorrência ou não de exposições.

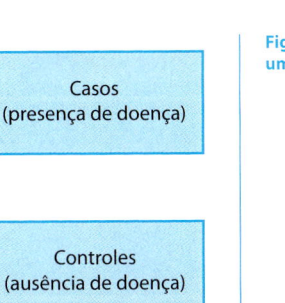

Figura 11.3 // Delineamento de um estudo de caso controle.[33]

```
Expostos      ←──┐
                 ├── Casos
Não-expostos  ←──┘   (presença de doença)


Expostos      ←──┐
                 ├── Controles
Não-expostos  ←──┘   (ausência de doença)
```

Passado ←──────────────────────── Presente

Vantagens

➡ São úteis para condições clínicas raras.

➡ São de curta duração.

➡ Têm custo relativamente baixo.

➡ Exigem amostra relativamente pequena.

➡ Permitem fazer estimativas de risco, como a determinação da razão de chances (*odds ratio*), a qual corresponde a uma estimativa do risco relativo, sendo calculada dividindo-se a chance de a doença se desenvolver nos expostos pela chance de a doença se desenvolver nos não-expostos.

Desvantagens

➡ Permite a análise de apenas um desfecho.

➡ Não permite estabelecer com certeza uma sequência temporal entre a exposição e o desfecho (relação causal).

➡ Não permite cálculos da incidência e da prevalência da doença em estudo.

➡ É sujeito a inúmeros vieses (erros metodológicos), com destaque para o viés de seleção (inclusão de controles inadequados) e o de lembrança (também conhecido como informação ou memória), caracterizado pela dificuldade de se recordar informações relevantes no passado, podendo resultar em diferenças consideráveis no registro de dados entre os casos e controles.

// **Estudos transversais**

→ Possuem estrutura semelhante à de um estudo de coorte; no entanto, realizando todas medições em um único momento, não existindo, portanto, período de acompanhamento dos pacientes. Em outras palavras, o desfecho e a exposição são analisados ao mesmo tempo.

→ São apropriados para se descrever as características de populações específicas quanto à presença de determinadas variáveis com seus respectivos padrões de distribuição.

Vantagens

→ São rápidos, práticos e de baixo custo.

→ Não são suscetíveis a perdas de pacientes, visto que não há período de acompanhamento.

→ Permitem conhecimento sobre a existência de fatores de risco e a prevalência (casos existentes) de doenças no local e no período em que foram realizados.

→ Também podem fornecer estimativas de risco, como a prevalência relativa (semelhante ao risco relativo), calculada a partir da razão entre a prevalência de doença nos indivíduos que possuem o fator em estudo e a prevalência da doença nos que não o possuem.

Desvantagens

→ Não permitem estabelecer relações causais, por não provarem a existência de uma sequência temporal entre o fator em estudo (exposição) e o desenvolvimento de doença.

→ Não são indicados para o estudo de doenças raras, exigindo, nesse caso, amostras muito numerosas.

→ Não permitem aferir a incidência de doenças.

// **Estudos controlados randomizados (ECR)**

→ A amostra é selecionada de uma população, com uma característica peculiar presente, sendo, posteriormente, dividida em grupos controle e intervenção. Os resultados são provenientes da comparação dos desfechos de ambos os grupos (Figura 11.4).

→ A randomização constitui um processo em que se assegura que cada paciente do estudo tenha a mesma chance de ser incluído ou no grupo-controle ou no grupo intervenção.

➡ Esse delineamento permite reduzir a chance de ocorrência de vieses (erros metodológicos), resultando em maior rigor científico.

➡ Constituem o melhor tipo de estudo para se avaliar a eficácia de determinada intervenção ou tratamento.

Vantagens

➡ Realizam a avaliação rigorosa de uma única variável (informação precisa quanto à intervenção) em um grupo de pacientes bem-definido (p. ex., mulheres após a menopausa entre 50 e 60 anos).

➡ Fornecem informações precisas quanto aos desfechos analisados.

➡ São estudos prospectivos (dados colhidos a partir do momento que os pacientes entram no estudo).

➡ Por compararem dois grupos idênticos, potencialmente evitam vieses de seleção, os quais consistem em diferenças sistemáticas entre os grupos por randomizações inadequadas.

➡ Permitem a realização de meta-análises (combinação de resultados numéricos de vários ensaios similares) – ver Página 405.

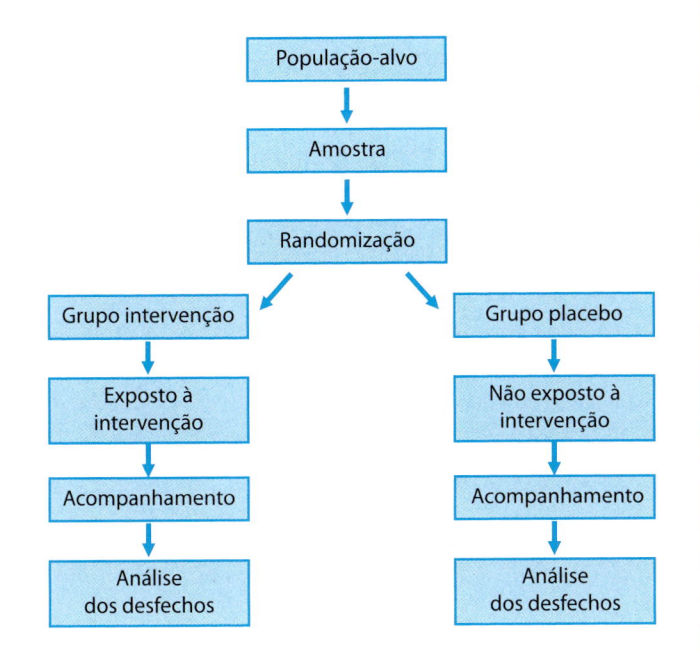

Figura 11.4 // Delineamento de um estudo randomizado, placebo-controlado. Seleciona-se, da população-alvo, uma amostra, que deverá ser semelhante à população-alvo. Procede-se, então, com a randomização, de modo que cada paciente terá a mesma chance de ser alocado ou no grupo intervenção ou no grupo placebo. Os resultados do estudo serão obtidos a partir das comparações dos desfechos obtidos nos dois grupos.[19]

Desvantagens

➡ São de alto custo e mais complexos, consumindo bastante tempo na prática.

➡ Eventualmente, os pacientes podem se recusar a participar pela possibilidade de fazerem parte do grupo-controle, condição que implica em não receberem os novos tratamentos, os quais poderiam oferecer melhores chances de cura ou de melhora clínica.

➡ Associam-se a questões éticas: os pacientes não podem ser alocados para o grupo placebo se existe um tratamento-padrão cuja eficácia já foi estabelecida; em outras palavras, não se pode deixar de oferecer aos pacientes um tratamento que se encontra disponível.

Situações clínicas em que os ECR não são necessários

➡ Quando uma intervenção claramente eficaz já foi documentada.

➡ No caso da existência prévia de outros ECR ou de revisão sistemática sobre a intervenção em questão.

Situações em que os ECR são impraticáveis

➡ Naquelas em que seria antiético procurar por consentimento para randomizar.

➡ Quando o cálculo da amostra revelar um número consideravelmente alto, tornando proibitiva e impraticável a execução do estudo.

Situações em que os ECR são inapropriados

➡ Quando o objetivo do estudo é avaliar o prognóstico de uma doença. Nesse caso, o modelo recomendado é um estudo prospectivo do tipo coorte.

➡ Quando o estudo é direcionado para validar um teste diagnóstico ou de *screening*. Nesse caso, o modelo recomendado é um estudo transversal.

// Relatos de casos

➡ Estudos que se propõem a relatar uma condição médica de determinado paciente na forma de história.

➡ Muito comuns em congressos, sendo apresentados, em geral, na forma de pôsteres.

→ Úteis para se tomar conhecimento sobre doenças raras, apresentações atípicas de outras doenças ou, mesmo, sobre reações adversas de tratamentos.

→ São puramente descritivos, não havendo qualquer análise de dados.

// Níveis de evidência e graus de recomendação

Exercer MBE implica, como já destacado, utilizar as evidências mais válidas e que sejam aplicáveis na prática clínica. Nesse aspecto, é perfeitamente possível que alguém faça as seguintes perguntas:

→ E quais são as melhores evidências?

→ E quais são as de maior relevância e aplicabilidade clínica?

A primeira pergunta pode ser respondida de acordo com um sistema, comumente adotado, que leva em consideração a "força" de cada evidência, o que varia de acordo com o tipo de estudo clínico que foi utilizado (Figura 11.5).[19] Apesar de haver consenso quanto a essa hierarquia, existem diversas escalas disponíveis, tornando impossível a existência de uma uniformidade.[34-37]

A resposta para o segundo questionamento, por sua vez, apoia-se na utilização de escalas compostas por graus de recomendação, em que se avalia o quanto se pode recomendar que determinada intervenção possa e deva ser inserida na

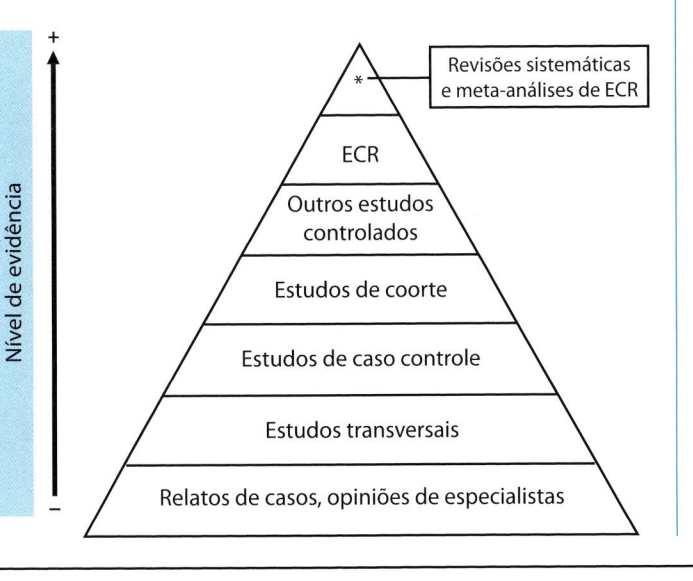

Figura 11.5 // Pirâmide mostrando a hierarquia dos níveis de evidência, de acordo com os tipos de estudos. Observar que a melhor evidência é proporcionada pelas revisões sistemáticas e metanálises de ECR.[19]

prática clínica. Novamente, também existem diferentes sistemas de graus de recomendação, como mostrado a seguir.

// Oxford Center for Evidence-Based Medicine

De acordo com o Center for Evidence Based Medicine (CEBM), fundado em 1995 em Oxford (Reino Unido), a evidência científica pode ser categorizada em diferentes níveis e graus de recomendação. Na Tabela 11.2, encontra-se a última atualização, publicada em maio de 2001.[34]

Os níveis de evidência, de acordo com esse mesmo centro, podem ser agrupados em quatro diferentes graus de recomendação, com A indicando as evidências mais sólidas e D, as evidências menos estruturadas e, portanto, menos recomendadas.

- A: estudos consistentes nível 1
- B: estudos consistentes níveis 2 ou 3 ou extrapolação* de estudos nível 1
- C: estudos nível 4 ou extrapolações de estudos níveis 2 ou 3
- D: evidência de nível 5 ou estudos inconsistentes ou inconclusivos de qualquer nível

// U.S. Preventive Services Task Force (USPSTF)

Corresponde a um grupo independente de especialistas, patrocinados pela Agency for Healthcare Research and Quality (AHRQ), que, a partir de avaliações imparciais e rigorosas das evidências científicas, elaboram diretrizes voltadas para serviços preventivos, como rastreamento, aconselhamento e uso de medicações profiláticas.[38-39]

Suas recomendações são consideradas referência (padrão-ouro) mundial para atividades preventivas. A USPSTF utiliza uma escala de três categorias (boa, razoável, pobre) para avaliar a "qualidade" da evidência disponível.[40]

- Boa: decorrente de resultados consistentes e provenientes de estudos bem-delineados e conduzidos de maneira adequada em populações representativas. Tais estudos avaliam diretamente efeitos em desfechos clínicos na área de saúde.

---

* O termo "extrapolação" significa que dados de estudos são utilizados em situações com diferenças potenciais e clinicamente importantes com relação ao estudo original.

Tabela 11.2 // Níveis de evidência científica segundo Oxford Center for Evidence-Based Medicine (2001)[34]

Nível de evidência	Tipo de evidência		
	Tratamento/prevenção Etiologia/dano	Diagnóstico	Prognóstico
1a	Revisão sistemática (com homogeneidade[a]) de ensaios clínicos controlados e randomizados	Revisão sistemática (com homogeneidade[a]) de estudos diagnósticos nível 1; critérios diagnósticos[b] provenientes de estudos nível 1b em diferentes centros clínicos	Revisão sistemática (com homogeneidade[a]) de coortes desde o início da doença; critério prognóstico[b] validado em diversas populações
1b	Único ensaio clínico controlado e randomizado	Coorte validada[c], com bom padrão de referência; critério diagnóstico[b] testado em um único centro clínico	Coorte, desde o início da doença, com perda de acompanhamento < 20%; critério prognóstico[b] validado em uma única população
1c	Série de casos "tudo ou nada"[d]	Achados diagnósticos com sensibilidade ou especificidade próximas de 100%[e]	Série de casos "tudo ou nada"
2a	Revisão sistemática (com homogeneidade[a]) de estudos de coorte	Revisão sistemática (com homogeneidade[a]) de estudos diagnósticos de nível > 2	Revisão sistemática (com homogeneidade[a]) de coortes históricas (retrospectivas) ou de seguimento de casos não-tratados de grupo-controle de ensaio clínico randomizado
2b	Estudo de coorte (incluindo ensaio clínico randomizado de menor qualidade, por exemplo, com perda > 20% durante acompanhamento)	Coorte exploratória[b] com bom padrão de referência; critério diagnóstico derivado ou validado em amostras fragmentadas[f] ou banco de dados	Estudo de coorte histórica ou seguimento de pacientes não-tratados de grupo controle de ensaio clínico randomizado; critério prognóstico[b] derivado ou validado somente em amostras fragmentadas[f]
2c	Observação de desfechos clínicos (*outcomes research*) Estudos ecológicos[g]	Não se aplica	Observação de desfechos clínicos (*outcomes research*)
3a	Revisão sistemática (com homogeneidade[a]) de estudos caso-controle	Revisão sistemática (com homogeneidade[a]) de estudos diagnósticos de nível ≥ 3b	Não se aplica
3b	Estudo caso-controle	Seleção não-consecutiva de casos ou padrão de referência aplicado de forma pouco consistente	Não se aplica
4	Relatos de casos (incluindo estudos de coorte ou caso-controle de baixa qualidade)	Estudo caso-controle ou padrão de referência pobre ou não-independente	Série de casos e coorte prognóstica de menor qualidade

(continua)

Tabela 11.2 // Níveis de evidência científica segundo Oxford Center for Evidence-Based Medicine (2001) (*continuação*)

Nível de evidência	Tipo de evidência		
	Tratamento/prevenção Etiologia/dano	Diagnóstico	Prognóstico
5	Opinião de especialistas desprovida de avaliação crítica ou baseada em matérias básicas (estudos fisiológicos ou estudos com animais)		

[a] Homogeneidade refere-se à revisão sistemática livre de variações relacionadas aos desfechos analisados e à certeza dos resultados entre os estudos que foram incluídos.
[b] Referem-se a algoritmos ou a sistemas de escores, utilizados para definição de diagnóstico ou para estimativa de prognóstico.
[c] É indicada para se avaliar a qualidade – nesse caso, de um teste diagnóstico específico, baseado em evidência prévia.
[d] Estudos em que todos os pacientes evoluíam para óbito devido a determinada condição, mas, agora, devido a um novo tratamento, alguns pacientes continuam vivos; ou quando alguns pacientes faleciam de determinada condição médica, mas, agora, não se registra nenhum óbito em virtude do novo tratamento.
[e] Referem-se a testes em que a sensibilidade é tão alta que os resultados falso-negativos são improváveis ou a caso de testes com especificidade tão elevada que resultados falso-positivos são improváveis.
[f] Quando os dados são coletados e, posteriormente, divididos, de modo artificial, em diferentes amostras, utilizadas para validação ou derivação.
[g] São estudos que utilizam dados populacionais para comparar a frequência de doenças entre diferentes grupos.

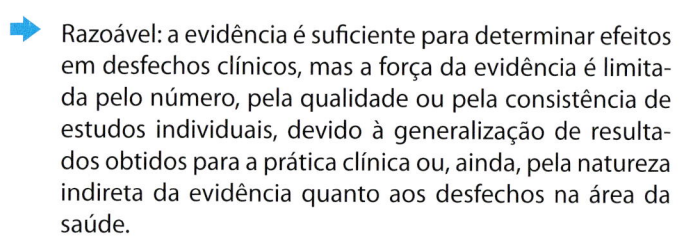

➡ Razoável: a evidência é suficiente para determinar efeitos em desfechos clínicos, mas a força da evidência é limitada pelo número, pela qualidade ou pela consistência de estudos individuais, devido à generalização de resultados obtidos para a prática clínica ou, ainda, pela natureza indireta da evidência quanto aos desfechos na área da saúde.

➡ Pobre: não há evidência suficiente para se avaliar efeitos em desfechos clínicos na área da saúde devido ao número limitado de estudos, por falhas significativas nos desenhos dos estudos considerados ou pela falta de informação quanto aos efeitos em desfechos clínicos na área da saúde.

De acordo com essa escala, a USPSTF[40] utiliza um sistema de cinco letras (A, B, C, D, I) para expressar o grau de recomendação, como mostrado a seguir.

➡ A: a USPSTF recomenda intensamente que os médicos disponibilizem o serviço em questão aos pacientes elegíveis, já que há boa evidência clínica de que ele resulta em melhoras importantes em desfechos clínicos e de que os benefícios superam substancialmente os riscos de danos.

➡ B: a USPSTF recomenda que os médicos disponibilizem o serviço em questão aos pacientes elegíveis, já que existe, pelo menos, razoável evidência clínica de que ele melhora importantes desfechos clínicos e que os benefícios superam os riscos de danos.

➡ C: a USPSTF não faz nenhuma recomendação a favor ou contra o serviço em questão, já que foi observada, pelo menos, razoável evidência clínica de que ele pode melhorar alguns desfechos clínicos. Não há, no entanto, como se justificar uma recomendação geral, pois os benefícios encontram-se bastante próximos aos riscos de danos.

➡ D: a USPSTF é contra o uso do serviço em questão para pacientes assintomáticos. Foi observada, pelo menos, evidência razoável de que ele é ineficaz ou de que os danos superam os benefícios.

➡ I: a USPSTF conclui que a evidência científica é insuficiente para se posicionar contra ou favor do serviço em questão. A evidência quanto à eficácia desse serviço não existe ou é considerada de má qualidade ou conflitante, de forma que o equilíbrio entre os benefícios e riscos de danos não pode ser determinado.

// IMPLEMENTANDO AS MELHORES EVIDÊNCIAS NA PRÁTICA CLÍNICA

Inicialmente, é importante ressaltar que a MBE não se restringe apenas aos estudos controlados randomizados e às revisões sistemáticas. Além disso, estas últimas também são passíveis de erros, podendo, inclusive, fornecer recomendações inapropriadas.[1,41] Assim, praticar MBE envolve rastrear continuamente as melhores evidências, a fim de que os questionamentos clínicos possam ser respondidos de maneira adequada;[2,3] contudo, no caso, por exemplo, de não existirem estudos controlados randomizados, deve-se considerar as evidências que se encontram disponíveis, mesmo que não sejam as mais adequadas, até que evidências novas e mais relevantes surjam.[3]

Uma vez identificadas as evidências válidas e relevantes, os médicos podem optar por incorporarem-nas diretamente no tratamento de seus pacientes ou na confecção de diretrizes clínicas. Combinar a MBE com a experiência clínica definitivamente resulta em um aperfeiçoamento da prática médica. Por outro lado, apesar de proporcionar vários benefícios, a MBE também possui as suas desvantagens, como mostrado no Quadro 11.3.[1]

// REVISÕES SISTEMÁTICAS/META-ANÁLISES

A revisão sistemática pode ser definida como uma revisão estruturada da literatura para se responder a uma pergunta

Quadro 11.3 // Vantagens e desvantagens de se exercer MBE[1]

Vantagens de se exercer a MBE

- Auxilia os médicos a melhorar seus conhecimentos, mantendo-os atualizados.
- Facilita o entendimento dos tipos de estudos clínicos, permitindo uma avaliação mais crítica da literatura.
- Aumenta a confiança em se prescrever ou optar por determinado tratamento.
- Diminui as dificuldades em se utilizar recursos de informática (computadores, internet), também melhorando as estratégias de busca em bases de dados.
- Fornece ferramentas para que médicos, individualmente ou em grupos, esclareçam dúvidas que aparecem na prática clínica.
- Capacita alunos, internos e residentes a contribuírem diretamente em decisões clínicas.
- Proporciona um uso mais racional dos recursos médicos.
- Permite melhor relação médico-paciente, ao permitir esclarecer junto aos pacientes e familiares a razão de se ter escolhido determinado tratamento médico.

Desvantagens de se exercer a MBE

- Requer tempo e dedicação para ser aprendida e praticada. Pode-se levar mais duas horas para fazer um questionamento clínico, conduzir o levantamento bibliográfico, recuperar os artigos desejados, realizar a avaliação crítica da literatura e decidir por implementá-la ou não na prática clínica.
- Exige investimento financeiro dos hospitais e instituições, seja para a compra e manutenção de computadores e conexão à internet, seja para a assinatura de periódicos ou de serviços necessários para acesso a bases de dados bibliográficas.
- Nem sempre as evidências podem ser apropriadas e aplicáveis. Dependendo do histórico médico do paciente, ou mesmo dos custos envolvidos, determinados tratamentos podem ser, respectivamente, contra-indicados ou não acessíveis.
- Nem toda intervenção utilizada na prática médica possui evidência que lhe dê suporte, devido à carência de pesquisas clínicas relacionadas, seja pela raridade de determinada condição ou doença ou, até mesmo, pela falta de interesse de indústrias farmacêuticas ou de centros de pesquisa em realizá-las. Em outras palavras, pode-se afirmar que a ausência de evidência científica não significa necessariamente evidência de ausência de benefício ou dano com determinada intervenção.
- Recuperar as melhores evidências pode ser frustrante, devido a problemas na indexação dos artigos mais relevantes junto às principais bases de dados, exigindo do médico ainda mais habilidades para se obter os resultados desejados.

específica na área da saúde. Desse modo, consiste em uma das principais ferramentas da MBE, pois proporciona a melhor evidência científica disponível (ver Figura 11.5). Apesar disso, é importante ressaltar que nem todas as revisões sistemáticas podem ser consideradas de boa qualidade, o que depende, em especial, dos artigos que foram incluídos e da metodologia que foi empregada. Isso resulta na necessidade de também se fazer a avaliação crítica desse tipo de estudo.[42-45]

Com frequência, durante a elaboração de revisões sistemáticas, são utilizados métodos estatísticos para que se possa integrar os resultados de todas as referências incluídas, procedimento conhecido como meta-análise. Historicamente, o termo *meta-analysis* foi incorporado aos descritores de saúde em 1992, facilitando a sua identificação na MEDLINE e no LILACS.[45]

No entanto, não é obrigatório que uma revisão sistemática inclua uma meta-análise, até porque, às vezes, isso é impossível, como no caso quando os desenhos dos estudos são bastante heterogêneos ou os desfechos analisados não são suficientemente semelhantes para serem agrupados. Além disso, pode-se também fazer uma meta-análise, sem uma revisão sistemática, ao se combinar os resultados de mais de um artigo publicado. Nessa situação, mesmo que os resultados da meta-análise tenham maior poder estatístico que os resultados individuais de cada um dos estudos incluídos, podem ter ocorrido sérios vieses durante a seleção dos artigos, o que pode comprometer seriamente a interpretação e a aplicabilidade clínica dos resultados encontrados.[42-45]

Para o desenvolvimento de uma revisão sistemática, são necessários vários passos, de acordo com o Cochrane Handbook (publicação da Colaboração Cochrane), descritos a seguir.[45]

1. Formulação da pergunta: talvez uma das etapas mais importantes da revisão sistemática, já que determina o seu foco, sendo realizada, de modo semelhante à estratégia PICO (descrita na página 382), para elaboração de questionamentos clínicos. É fundamental especificar correta e adequadamente o que se planeja responder, já que isso influencia de forma direta na estrutura da revisão. Em perguntas corretamente formuladas, além de se definir os pacientes e a intervenção que serão avaliados, deve-se também detalhar:

    Quais desfechos serão avaliados. Exemplos de desfechos: redução de mortalidade, redução de internações, melhora da qualidade vida relacionada à saúde, etc.

    Que tipo de estudo será incluído. Dependendo do desfecho a ser avaliado, os tipos de estudos recomendados podem variar. Por exemplo, no caso de se avaliar questões sobre terapêutica (benefícios associados a determinado procedimento ou medicamentos), os estudos clínicos randomizados são considerados o padrão-ouro. Por outro lado, estudos que procuram definir a influência de determinados fatores de risco na gênese de doenças são melhor respondidos por estudos de coorte ou caso-controle.

2. Localização e seleção dos estudos: o próximo passo envolve um levantamento bibliográfico, em que devem ser procurados todos os estudos relevantes relacionados à pergunta formulada. Essa busca deve ser realizada em bases de dados eletrônicas (MEDLINE, Embase, LILACS, Cochrane Controlled Trials Database, etc.) e em periódicos e anais de congressos. Além disso, deve-se checar as referências bibliográficas dos estudos relevantes e descrever qual foi a estratégia de busca adotada para cada uma das bases de dados utilizada.

3. Avaliação crítica dos estudos: são critérios para determinar a validade dos estudos até então selecionados, o que é fundamental para se verificar a qualidade da metodologia empregada e o quanto se pode ter formulado conclusões influenciadas por vieses. Após esse processo, permanecem apenas os estudos com melhor delineamento para posterior inclusão na análise dos dados. Os artigos excluídos são citados, com a devida explicação de sua exclusão.

4. Coleta de dados: todas as variáveis estudadas devem ser observadas nos estudos e resumidas, inclusive as características do método, dos participantes e dos desfechos clínicos, o que permitirá determinar a possibilidade de comparar ou não os estudos selecionados. Algumas vezes, será necessário entrar em contato com o autor do estudo para pedir-lhe informações mais detalhadas.

5. Análise e apresentação dos dados: com base na semelhança entre os estudos, estes serão agrupados para a meta-análise. Cada um desses agrupamentos deverá ser preestabelecido no projeto, bem como a forma de apresentação gráfica e numérica, para facilitar o entendimento do leitor.

6. Interpretação dos dados: etapa em que se determina a força da evidência encontrada, a aplicabilidade dos resultados, as informações sobre o custo e a prática corrente que sejam relevantes, avaliando-se claramente os limites entre os benefícios e os riscos de danos.

7. Aprimoramento e atualização da revisão: uma vez publicada, a revisão sofrerá críticas e receberá sugestões que devem ser incorporadas às edições subsequentes, caracte-

rizando uma publicação viva. Além disso, será atualizada cada vez que surgirem novos estudos sobre o tema.

No intuito de melhor familiarizar o leitor com a metodologia utilizada na MBE, será apresentado, neste capítulo, o exemplo de um gráfico real e já publicado de uma revisão sistemática (Figura 11.6),[46] mostrando todos os seus detalhes e como interpretá-los.

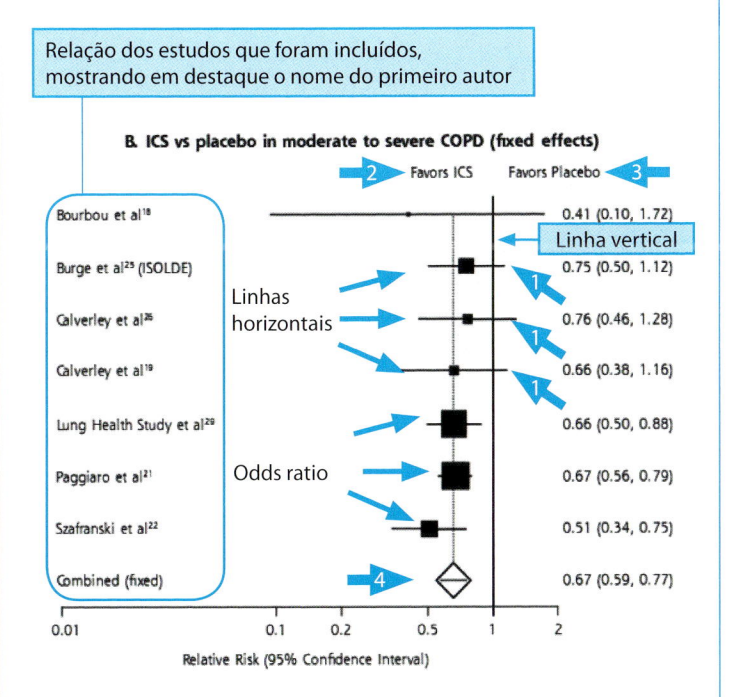

Figura 11.6 // Exemplo de gráfico de meta-análise desenvolvido a partir de uma revisão sistemática. Desfecho: taxa de exacerbação (não mostrada) em pacientes com doença pulmonar obstrutiva crônica (COPD na figura) moderada a grave. Comparação: corticoides inalatórios (ICS na figura) X placebo. [46]

Observações sobre a Figura 11.6.

➡ As linhas horizontais indicam o IC de 95% de cada estudo, com o ponto central (na forma de quadrados) representando o *odds ratio*.

➡ O tamanho dos quadrados acima indica o peso relativo de cada estudo no resultado final, com os grandes estudos (os com maior número de pacientes e eventos) tendo maior peso. No exemplo da figura, as duas pesquisas que mais influenciaram no resultado final foram a de Lung Health Study e colaboradores e a de Paggiaro e colaboradores. É importante salientar, por outro lado, que a qualidade dos estudos não influencia no peso.

➡ Nos estudos cujas linhas horizontais tocaram ou cruzaram a linha central vertical (setas 1), pode-se concluir que não foram observadas diferenças estatisticamente significativas entre os grupos com relação ao desfecho analisado.

➡ Os *odds ratios* que se encontram à esquerda da linha vertical indicam que a intervenção desse estudo, nesse exemplo (prescrição de corticoides inalatórios em pacientes com DPOC moderada a grave), mostrou benefício em reduzir a taxa de exacerbação em comparação ao placebo (*Favors ICS* – seta 2). Caso esteja à direita da linha vertical, a interpretação é justamente o contrário, ou seja, o placebo foi superior à intervenção (*Favors Placebo* – seta 3).

➡ O diamante em destaque (seta 4) representa o resultado final da combinação dos estudos (meta-análise). O ponto central representa o *odds ratio* da meta-análise, sendo o intervalo de confiança representado pelo seu tamanho. Observe que, como o diamante encontra-se à esquerda da linha vertical, conclui-se que *o odds ratio* em questão é menor do que 1. Ou seja, os pacientes com doença pulmonar obstrutiva crônica moderada a grave que usaram corticoides inalatórios, com base nessa revisão sistemática, evoluíram com menor taxa de exacerbação em comparação com o placebo.

// Curso *on-line* de revisão sistemática e meta-análise

Para que o leitor se familiarize com esses conceitos, sugere-se um curso *on-line*, gratuito e didático, desenvolvido pelo Centro Cochrane do Brasil e pelo Laboratório de Ensino à Distância do Departamento de Informática em Saúde da Universidade Federal de São Paulo/Escola Paulista de Medicina (LED-DIS). O conteúdo encontra-se dividido em 12 aulas, organizadas em cinco módulos.

O objetivo do *site*, de acordo com os organizadores, é divulgar os aspectos teóricos de uma revisão sistemática, além de fornecer conhecimentos e habilidades para que o próprio aluno possa não só interpretar, mas também planejar e desenvolver revisões sistemáticas.

Assim, o curso é organizado para que o aluno aprenda de forma independente, o que reforça o conceito de autoaprendizagem. É possível interagir com os outros participantes de várias maneiras, especialmente por *e-mail* e "bate-papo" virtual. O endereço do curso é http://www.virtual.epm.br/cursos/metanalise/.

// Sugestões de leitura complementar sobre revisão sistemática, meta-análise e avaliação crítica da literatura

A seguir, encontra-se uma seleção de *links*, para que o leitor possa aprofundar ainda mais o estudo desses assuntos.

➡ http://www.metodologia.org: corresponde a um livro *on-line*, que traz informações sobre ética em pesquisa, avaliação crítica da literatura, tipos de pesquisas clínicas, revisão sistemática, além de princípios de planejamento de pesquisa clínica.

➡ http://www.evidencias.com: *site* com conteúdo semelhante ao anterior, com várias aulas disponíveis para *download*.

➡ http://www.cche.net/usersguides/ebm.asp: acesso completo à coleção Users´ Guide to the Medical Literature, citada anteriormente, que fornece conceitos importantes e necessários para se interpretar de forma correta e adequada a literatura médica.

➡ http://www.evidence-based-medicine.co.uk/What_is_series.html: disponibiliza uma coleção de artigos interessantes e didáticos (What is… ?), abordando desde noções de MBE a conceitos importantes de estatística.[47-51]

➡ http://www.shef.ac.uk/scharr/ir/netting/: *site* Netting the Evidence. Na seção *Library*, podem ser encontradas coleções com artigos bastante didáticos, noções de meta--análise, orientações de como se ler e interpretar *papers*, informações sobre ensaios controlados e dicas de como se aplicar a pesquisa clínica na prática médica.

➡ http://muhc-ebn.mcgill.ca/EBN_tools.htm: parte do *site* Evidence-Based Nursing: guides & Tools, da Universidade de McGill. Disponibiliza vários materiais úteis em MBE.

➡ http://clinicalevidence.bmj.com/ceweb/resources/glossary.jsp: glossário extenso que traz definições e explicações de diversos termos e expressões utilizados na MBE.

➡ http://www.cebm.net: *site* do Centro de Medicina Baseada em Evidências da Universidade de Oxford. Na seção EBM tools, clicando-se no *link* "Critical appraisal worksheets", tem-se acesso a roteiros sugeridos e comentados para avaliação crítica de praticamente todos os tipos de estudos clínicos. Além disso, podem ser encontradas informações sobre a hierarquia dos níveis de evidência (ver Tabela 11.2), explicações sobre ferramentas de estatística e calculadoras *on-line*. Também está disponível um programa, CATmaker, que auxilia na criação de *Critically Appraised Topics* (CATS), sendo útil para a localização de artigos importantes focados em MBE.

// COLABORAÇÃO COCHRANE

A Colaboração Cochrane (http://www.cochrane.org) é uma organização independente e sem fins lucrativos, fundada em 1993 pelo epidemiologista britânico Archie Cochrane, com o objetivo de produzir informações acuradas e atualizadas sobre o impacto das mais variadas intervenções nos serviços de saúde (Figura 11.7).[52] É composta por uma rede extensa de voluntários, na maioria profissionais da saúde, que demonstram interesse em participar de grupos de revisão (*review groups*), responsáveis por elaborar e atualizar revisões sistemáticas sobre tópicos específicos na área de saúde.

A Cochrane Library, por sua vez, consiste em uma coleção de bases de dados, atualizada quatro vezes por ano, que pode ser acessada por meio de um CD-ROM ou por meio do *site* http://www.thecochranelibrary.com/.[53] Inclui as seguintes bases de dados:

➡ Cochrane Database of Systematic Reviews: consiste em uma coleção de revisões sistemáticas em que são investigados os efeitos de diversas intervenções tanto no campo de prevenção como no do tratamento ou da reabilitação. É considerada o principal produto da Colaboração Cochrane, sendo reconhecida como uma das melhores fontes de evidências no mundo por inúmeras publicações de renome na comunidade científica, como The Lancet, The New England Journal of Medicine, The British Medical Journal e The Journal of the American Medical Association.

➡ Database of Abstracts of Reviews of Effects (DARE): compreende resumos de revisões sistemáticas de qualidade destinadas à avaliação da eficácia de novos tratamentos que não foram elaborados pela Colaboração Cochrane. É produto do Center for Reviews and Dissemination (CRD), citado no Quadro 11.1 como exemplo de fonte secundária de informação relacionada à MBE.

➡ Cochrane Central Register of Controlled Trials: inclui detalhes de estudos clínicos, recuperados a partir de bases de dados bibliográficas (mais frequentemente MEDLINE e EMBASE) ou de outras fontes, fornecendo várias informações como o título, o periódico em que foram publicados e, com frequência, o *abstract* (resumo).

➡ Health Technology Assessment Database: trata-de de uma base de dados, também produzida pelo CRD, composta por avaliações principalmente descritivas de tratamentos, de procedimentos e de outros serviços que estão sendo ou podem ser aplicados na área da saúde.

➡ HNS Economic Evaluation Database: outro produto do CRD, fornecendo detalhes, além de avaliações críticas, sobre os custos e benefícios de diversas intervenções na área da saúde.

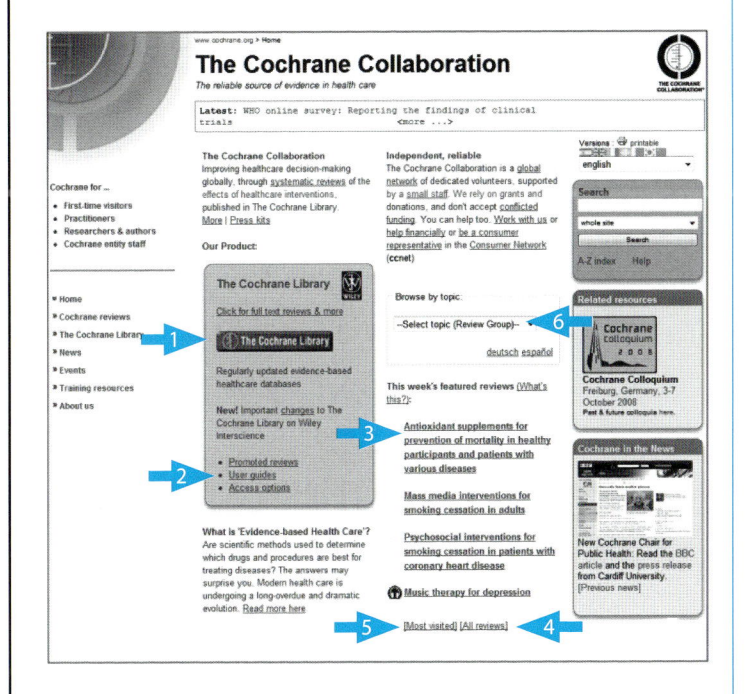

Figura 11.7 // Tela do *site* da Colaboração Cochrane. O *link* para a Cochrane Library está assinalado pela seta 1. No *link* User guides (seta 2), o usuário encontra tutoriais (disponíveis em várias línguas) explicando, passo a passo, como se utilizar a interface *on-line* para a localização de revisões sistemáticas. A seta 3 ilustra a seção This weeks's featured reviews, em que o usuário pode encontrar resumos de artigos de MBE selecionadas pela própria equipe da Cochrane. Observar que existe um *link* para se visualizar todas as revisões (All reviews) ou as mais vistas (Most visited), setas 4 e 5 respectivamente. A seta 6 mostra uma caixa para localização rápida de revisões de acordo com um tópico específico.

// Portal Cochrane na Biblioteca Virtual em Saúde (BVS)

Pode ser acessado pelo endereço http://cochrane.bvsalud.org/portal/php/index.php, oferecendo acesso gratuito a três coleções de revisões sistemáticas, descritas a seguir.[54,55]

➡ The Cochrane Library: conteúdo referente às revisões sistemáticas da Colaboração Cochrane, em formato completo, também trazendo informações sobre ensaios clínicos e estudos de farmacoeconomia.

➡ Biblioteca Cochrane *Plus* (BCP): coleção adicional à Cochrane Library, produzida pela Rede Cochrane Ibero-Americana. Permite acesso a textos completos da Cochrane e a outras fontes exclusivas em espanhol: Bandolera, Gestión

Clínica y Sanitaria, Resúmenes de la Fundación Kovacs, Evidencia en Atención Primaria de Argentina, etc.

➡ Resumos de Revisões Sistemáticas em Português: conjunto de revisões sistemáticas, em português, produzidas pelo Centro Cochrane do Brasil.

É importante ressaltar que o acesso gratuito é possível devido a contratos assinados entre a Organização Pan-Americana da Saúde e a Organização Mundial da Saúde (OMS), via BIREME, com as empresas Wiley Sons e Update Software, responsáveis, respectivamente, pela produção e distribuição da Cochrane Library e Cochrane Library Plus. Além disso, essa iniciativa é apoiada pelo Centro Cochrane do Brasil e pelo Centro Cochrane Ibero-Americano.[56]

O conteúdo do Portal Cochrane na BVS, que utiliza uma interface trilíngue (português, espanhol e inglês), é restrito aos usuários e às instituições dos países da América Latina e do Caribe, que, por sua vez, compartilham os custos anuais relativos à manutenção e à operação técnica desse portal.

Nas Figuras 11.8 a 11.13, mostraremos resumidamente como procurar por revisões sistemáticas utilizando-se o Portal Cochrane da BVS. Para isso, o passo inicial será digitar a palavra "asthma" na caixa de pesquisa (Figura 11.8).

Figura 11.8 // Tela mostrando resultados relativos ao termo *"asthma"* (seta) entre as coleções de revisões sistemáticas presentes no Portal Cochrane da BVS (*box*).

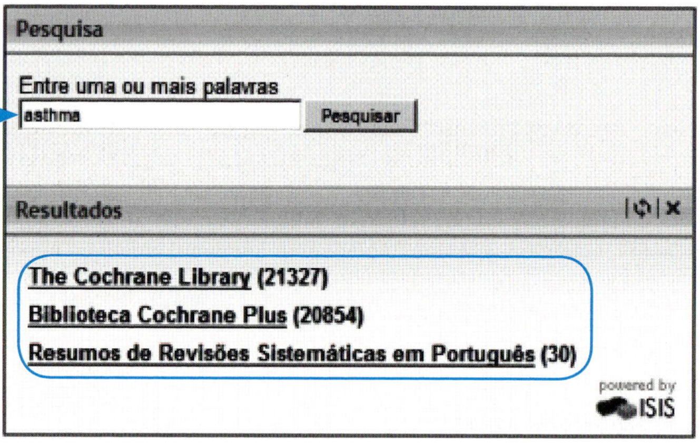

Observe, na Figura 11.8, que foram encontradas 21.327 referências na Cochrane Library, 20.854 na Biblioteca Cochrane Plus e 30 entre os Resumos de Revisões Sistemáticas em Português.

Agora, supondo que se deseje realizar uma pesquisa mais específica, procurando por alguma revisão sistemática que avalie, por exemplo, o uso crônico de macrolídeos como medicação anti-inflamatória para o controle da asma, será necessário mudar a estratégia de busca. Dessa forma, digita-se, na caixa de pesquisa, as palavras "asthma" e "macrolides" (Figura 11.9).

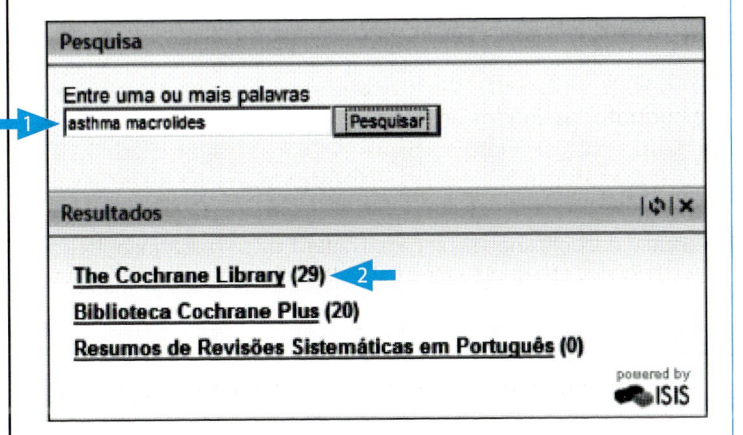

Figura 11.9 // Tela mostrando os resultados relativos aos termos "*asthma*" e "*macrolides*" (seta1) entre as bases de dados de revisões sistemáticas do Portal Cochrane da BVS (seta 2).

Observe que foram encontradas referências relacionadas à estratégia de busca utilizada e que o número de referências recuperadas foi bem menor, tornando a pesquisa viável. Clicando na seta azul da Figura 11.9, restringe-se o acesso apenas aos resultados referentes à Cochrane Library. Pode-se observar, na Figura 11.10, que as 29 referências encontram-se separadas em diferentes coleções (16 em "Revisões Sistemáticas da Cochrane", 11 no "Registro Cochrane de Ensaios Controlados", 1 na "Colaboração Cochrane" e 1 nas "Avaliações Econômicas da NHS").

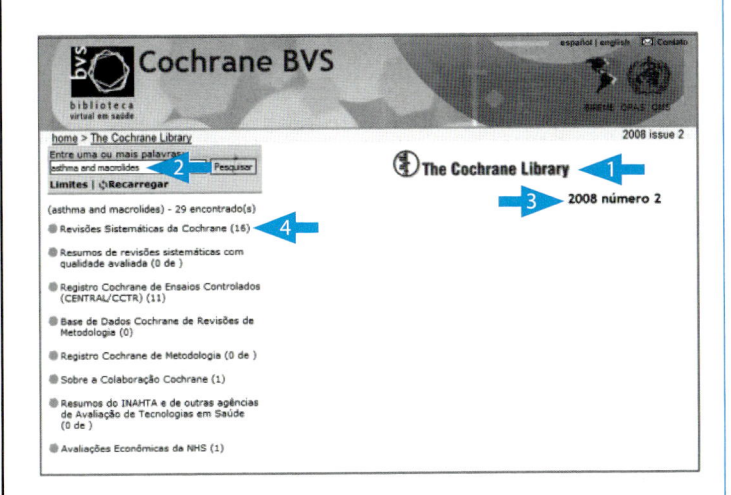

Figura 11.10 // Tela mostrando o número de referências encontradas (entre parênteses) em diferentes coleções da Cochrane Library (seta 1), com base na estratégia de busca "asthma" e "macrolides". O operador booleano AND foi automaticamente inserido entre as palavras digitadas na caixa de pesquisa (seta 2).

Na Figura 11.10, a expressão "2008 número 2" (seta 3) identifica a edição acessada dentro da Cochrane Library, com "2008" identificando o ano corrente e o "número 2" (ou *issue 2*) demonstrando que foi acessada a segunda edição desse ano, já que a base de dados da The Cochrane Library é atualizada a cada três meses. Ao se clicar no registro indicado pela seta 4 (Figura 11.10), obtém-se a tela mostrada na Figura 11.11.

Figura 11.11 // Tela mostrando a presença de 16 "Revisões completas" (seta 1) dentro da coleção "Revisões Sistemáticas da Cochrane" (seta 2).

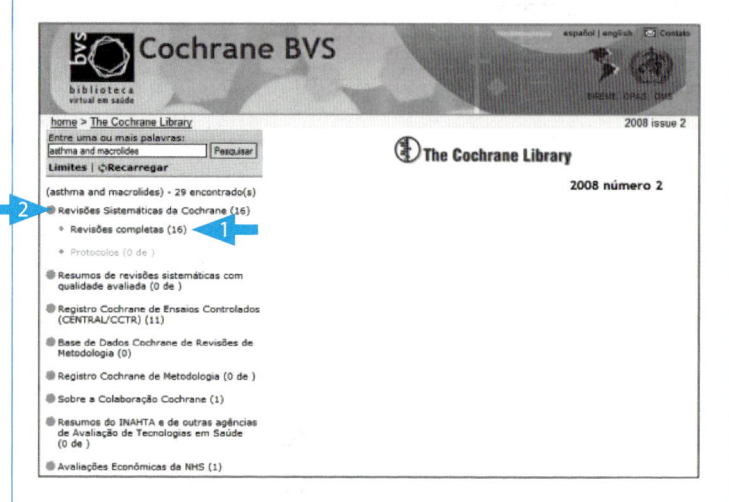

Para ter acesso aos títulos das revisões sistemáticas encontradas, basta clicar em "Revisões Completas", indicado pela seta 1 na Figura 11.11. Aparecerá, então, outra tela, como mostrado na Figura 11.12.

Figura 11.12// Parte dos títulos das revisões sistemáticas encontradas de acordo com a estratégia de busca utilizada ("*asthma*" e "*macrolides*") – seta 1. Para passar para as outras páginas, é necessário clicar nos botões (setas 2 e 3).

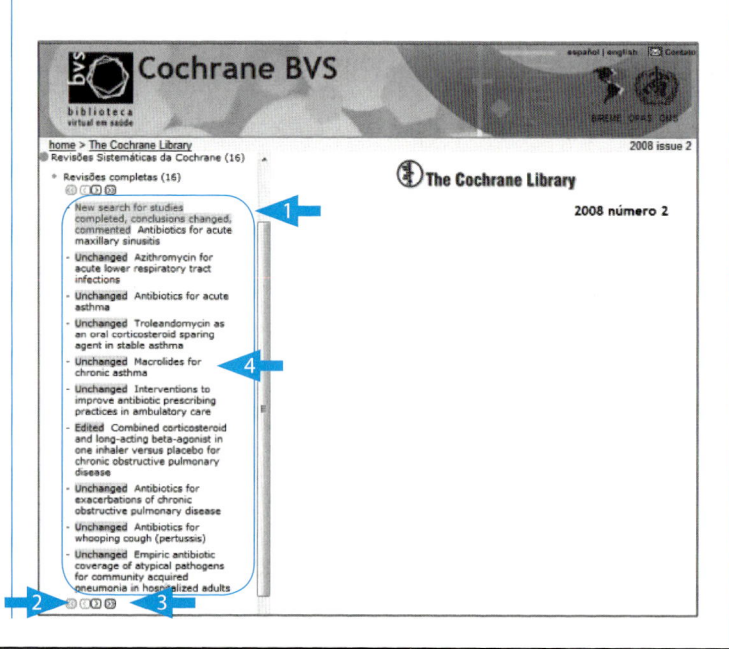

Uma das revisões sistemáticas localizadas aborda justamente o uso de macrolídeos na asma, quer era o objetivo da pequisa descrita anteriormente, estando identificada pelo título "Macrolides for chronic asthma" (seta 4 na Figura 11.12). Para ter acesso ao conteúdo na íntegra dessa revisão sistemática, clica-se sobre o título correspondente. A Figura 11.13 mostra parte do *abstract* do artigo relacionado com o respectivo índice.

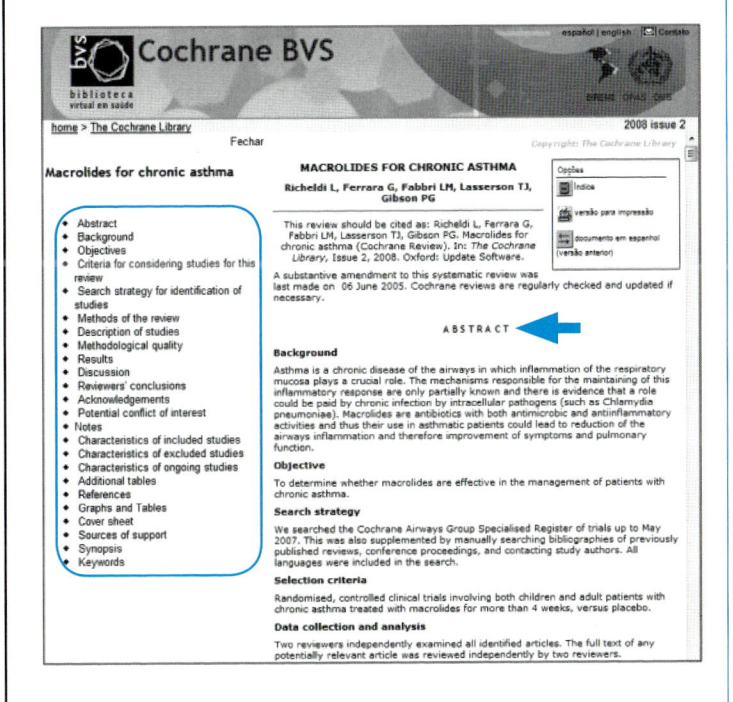

Figura 11.13 // Tela mostrando em detalhes parte do *abstract* da revisão sistemática Macrolides for Chronic Asthma (seta). O *box* azul mostra a organização do índice.

// CONCLUSÃO

Neste capítulo, o leitor pôde conhecer os princípios da MBE, com suas respectivas vantagens e desvantagens. Noções de avaliação crítica da literatura, com destaque para as principais características dos diversos tipos de estudos clínicos. Exemplos de níveis de evidência e graus de recomendação também foram comentados.

Apesar de uma abrangência ampla, este capítulo, em conjunto com o restante do livro, não chega e nem se propõe a abordar por completo o mundo da MBE, mas fornece ao leitor praticamente todas as ferramentas necessárias para que ele mesmo possa se iniciar nessa nova abordagem que visa melhorar o exercício da medicina. Por outro lado, não existe nenhuma razão para que esses conhecimentos permaneçam restritos ao campo da medicina, de modo que eles podem e devem ser aplicados em várias outras áreas da saúde, como enfermagem, farmácia, fisioterapia, odontologia, fonoaudiologia, psicologia, etc.

// **REFERÊNCIAS**

1. Rosenberg W, Donald A. Evidence based medicine: an approach to clinical problem-solving. BMJ. 1995 April 29, 1995;310(6987):1122-6.
2. Sackett DL, Rosenberg WMC, Gray JAM, Haynes RB, Richardson WS. 1996. Evidence based medicine: what it is and what it isn't. BMJ 312:71-2.
3. Sackett DL, Richardson WS, Rosenberg WMC, Haynes RB. Evidence-based medicine. How to practice and teach EBM. Edinburgh: Churchill Livingstone; 2000.
4. What is evidence-based medicine? [cited 2008 Dec 14]. Available: http://www.evidence-based-medicine.co.uk/ebmfiles/Whatisebm.pdf.
5. Nursing Library and Information Resources. Evidence-based practice: ask the clinical question [homepage on the Internet]. New Haven: Yale; c2005. [cited 2008 Jun 20]. Available from: http://www.med.yale.edu/library/nursing/ education/clinquest.html
6. Sackett DL. Haynes RB, Taylor DW. et al. Clinical determination of the decision to treat primary hypertension. Clin Res. 1977; 24:648.
7. Evidence-based medicine: PICO [homepage on the Internet]. Beirut: American University of Beirut; 2008. Available from: http://www.aub.edu.lb/libraries/ medical/ues/cochrane_evidence.html#pico
8. Nobre MRC, Bernardo WM, Jatene FB. A prática clínica baseada em evidências. Parte I: questões clínicas bem construídas. Rev Assoc Med Bras. 2003;49:445-9.
9. Oxman AD, Sackett DL, Guyatt GH. Users' guides to the medical literature. I. How to get started. The Evidence-Based Medicine Working Group. JAMA. 1993 November 3,270(17):2093-5.
10. Nursing Library and Information Resources. Evidence-based practice: Clinical Question Categories [homepage on the Internet]. New Haven: Yale; c2005. [cited 2008 Jun 20]. Available from: http://www.med.yale.edu/library/nursing/education/searching.html
11. Bernardo WM, Nobre MRC, Jatene FB. A prática clínica baseada em evidências: parte II - buscando as evidências em fontes de informação. Rev Assoc Med Bras. 2004;50:104-8.
12. Nursing Library and Information Resources. Evidence-based practice resources [homepage on the Internet]. New Haven: Yale; c2005. Available from: http://www.med.yale.edu/library/nursing/education/ebresources.html
13. Evidence-based medicine: EBM [homepage on the Internet]. Beirut: American University of Beirut; 2008. Available from: http://www.aub.edu.lb/libraries/ medical/ues/cochrane_evidence.html#resorces
14. Suny Downstate Medical Center. EBM resources [homepage on the Internet]. Brooklyn: Suny Downstate Medical Center; c2008. Available from: http://library.downstate.edu/resources/ebm.htm.
15. Greenhalgh T. How to read a paper. The Medline database. BMJ. 1997 Jul 19;315(7101):180-3.
16. Greenhalgh T. How to read a paper. Getting your bearings (deciding what the paper is about). BMJ. 1997 Jul 26;315(7102):243-6.
17. Greenhalgh T. Assessing the methodological quality of published papers. BMJ. 1997 Aug 2;315(7103):305-8.

18. Greenhalgh T. How to read a paper. Papers that report diagnostic or screening tests. BMJ. 1997 Aug 30;315(7107):540-3.
19. Greenhalgh T. How to read a paper: the basics of evidence-based medicine. 3. ed. London: BMJ Books; 2006.
20. Evidence-based medicine. What is critical appraisal? London: Evidence-based Medicine; c2008. Available from: http://www.evidence-based-medicine.co.uk/ebmfiles/WhatisCriticalAppraisal.pdf
21. Nobre MRC, Bernardo WM, Jatene FB. A prática clínica baseada em evidências. parte III: avaliação crítica das informações de pesquisas clínicas. Rev Assoc Med Bras. 2004;50:221-8.
22. Guyatt GH, Sackett DL, Cook DJ. Users' guides to the medical literature. II. How to use an article about therapy or prevention. A. Are the results of the study valid? Evidence-Based Medicine Working Group. JAMA. 1993 Dec 1;270(21):2598-601.
23. Guyatt GH, Sackett DL, Cook DJ. Users' guides to the medical literature. II. How to use an article about therapy or prevention. B. What were the results and will they help me in caring for my patients? Evidence-Based Medicine Working Group. JAMA. 1994 Jan 5;271(1):59-63.
24. Guyatt GH, Sackett DL, Sinclair JC, Hayward R, Cook DJ, Cook RJ. Users' guides to the medical literature. IX. A method for grading health care recommendations. Evidence-Based Medicine Working Group. JAMA. 1995 Dec 13;274(22):1800-4.
25. Hayward RS, Wilson MC, Tunis SR, Bass EB, Guyatt G. Users' guides to the medical literature. VIII. How to use clinical practice guidelines. A. Are the recommendations valid? The Evidence-Based Medicine Working Group. JAMA. 1995 August 16;274(7):570-4.
26. Richardson WS, Detsky AS. Users' guides to the medical literature. VII. How to use a clinical decision analysis. B. What are the results and will they help me in caring for my patients? Evidence Based Medicine Working Group. JAMA. 1995 May 24;273(20):1610-3.
27. Wilson MC, Hayward RS, Tunis SR, Bass EB, Guyatt G. Users' guides to the Medical Literature. VIII. How to use clinical practice guidelines. B. what are the recommendations and will they help you in caring for your patients? The Evidence-Based Medicine Working Group. JAMA. 1995 November 22, 1995;274(20):1630-2.
28. Bucher HC, Guyatt GH, Cook DJ, Holbrook A, McAlister FA, for the Evidence-Based Medicine Working G. Users' Guides to the Medical Literature: XIX. Applying Clinical Trial Results; A. How to Use an Article Measuring the Effect of an Intervention on Surrogate End Points. JAMA. 1999 August 25, 1999;282(8):771-8.
29. Hunt DL, Jaeschke R, McKibbon KA, for the Evidence-Based Medicine Working G. Users' Guides to the Medical Literature: XXI. Using Electronic Health Information Resources in Evidence-Based Practice. JAMA. 2000 April 12;283(14):1875-9.
30. Satya-Murti S. Users' Guides to the Medical Literature: Essentials of Evidence-Based Clinical Practice Users' Guides to the Medical Literature: A Manual for Evidence-Based Clinical Practice. JAMA. 2002 March 20, 2002;287(11):1464-6.
31. The IMpcat-RSV Study Group. Palivizumab, a humanized respiratory syncytial virus monoclonal antibody, reduces hospitalization from respiratory syncytial virus infection in high-risk infants. Pediatrics. 1998;102:531-7.
32. Akobeng AK Arch. Understanding measures of treatment effect in clinical trials Dis Child. 2005 Jan;90(1):54-6.

33. Hulley SB, Cummings SR, Browner WS, Grady DG, Newman TB. Delineando a pesquisa clínica 2.ed. Porto Alegre: Artmed; 2003.
34. Centre for Evidence-based medicine (CEBM) [homepage on the Internet]. Headington, Oxford: CEBM [cited 2008 Dec 2008]. Available from: http://www.cebm.net.
35. Essential Evidence Plus. Levels of evidence [homepage on the Internet]. Hoboken: Essential Evidence Plus; c2008. Available from: http://www.essentialevidenceplus.com/concept/ebm_loe.cfm.
36. Patient UK. Different levels of evidence: critical reading. Patient UK; c2008. Available from: http://www.patient.co.uk/showdoc/40002064.
37. Nursing Library and Information Resource. Levels of evidence and the systematic review [homepage on the Internet]. New Haven: Yale; c2005. Available from: http://www.med.yale.edu/library/nursing/education/sysdata.html
38. Agency for Healthcare Research and Quality (AHRQ) [homepage on the Internet]. Rockville, MD: AHRQ. [cited 2008 Dec 14]. Available from: http://www.ahrq.gov/.
39. U.S. Preventive Services Task Force. (USPSTF). Rockville, MD: AHRQ. Available from: http://www.ahrq.gov/clinic/USpstfix.htm
40. U.S. Preventive Services Task Force Ratings. Strength recommendations and quality of evidence. Guide to clinical preventive services. 3rd ed. Periodic Updates, 2000-2003. Agency for Healthcare Research and Quality, Rockville, MD. Available from: http://www.ahrq.gov/clinic/3rduspstf/ratings.htm
41. Sterne JA, Egger M, Smith GD. Systematic reviews in health care: investigating and dealing with publication and other biases in meta-analysis. BMJ. 2001 Jul 14;323(7304):101-5.
42. Atallah AN, Castro AA. Revisão sistemática e metanálise. In: Atallah AN, Castro AA. Evidencias para melhores decisões clínicas. São Paulo: Lemos-Editorial; 1998. http://www.epm.br/cochrane/bestevidence.htm
43. Castro AA. Revisão sistemática e meta-análise. São Paulo; 2001 [atualizado 2007 Nov 17; capturado em 2008 Dec 14]. Disponível em: http://www.metodologia.org/meta1.PDF
44. Castro AA. Avaliação da qualidade da informação. In: Castro AA. Fiat lux. Maceió: AAC; 2005 [capturado em 2008 Dec 14]. Disponível em: http://www.metodologia.org/ecmal/livro.
45. Cochrane Handbook for Systematic Reviews of Interventions 4.2.6. The Cocrhane Collaboration; 2006.
46. Gartlehner G, Hansen RA, Carson SS, Lohr KN. Efficacy and safety of inhaled corticosteroids in patients with COPD: a systematic review and meta-analysis of health outcomes. Ann Fam Med. 2006;4(3):253-62.
47. Davies HTO, Crombie IK. What is a systematic review? London: Hayward Medical Communication; 2003. (What is...?; 5). Available from: http://www.evidence-based-medicine.co.uk/ebmfiles/WhatisSystreview.pdf.
48. Moore A, McQuay HJ. What is an NNT? London: Hayward Medical Communication; 2003. (What is...?; 1). Available from: http://www.evidence-based-medicine.co.uk/ebmfiles/WhatisanNNT.pdf
49. Phillips C, Thompson G. What is cost-effectiveness? London: Hayward Medical Communication; 2003. (What is...?; 3). Available from: http://www.evidence-based-medicine.co.uk/ebmfiles/Whatiscosteffect.pdf
50. Watt E, Burrell A. Whati is implementing NNTs. London: Hayward Medical Communication; 2003. (What is...?; 7). Available from: http://www.evidence-based-medicine.co.uk/ebmfiles/implementNNTs.pdf

51. Davies HTO, Crombie IK. What is meta-analysis? London: Hayward Medical Communication; 2003. (What is...?; 8). Available from: http://www.evidence-based-medicine.co.uk/ebmfiles/WhatisMetaAn.pdf
52. Cochrane Collaboration [homepage on the Internet]. Oxford: Cochrane; [updated 2008 Marc 26]. Available from: http://www.cochrane.org/contact/index.htm
53. The Cochrane Library. Oxford: Cochrane; c199-2008. Available from http://www.thecochranelibrary.com/
54. Biblioteca Virtual em Saúde [homepage na Internet]. São Paulo: Bireme. Disponível em: http://www.bireme.br/php/index.php.
55. Cochrane BVS [homepage na Internet]. São Paulo: Bireme. Disponível em: http://cochrane.bvsalud.org/portal/php/index.php
56. Centro Cochrane do Brasil. São Paulo: Centro Cochrane do Brasil. Disponível em: http://cochrane.bvsalud.org/portal/php/index.php

// LEITURAS RECOMENDADAS

Centre for Health Evidence. Edmonton, Alberta; c2007. Available from: http://www.cche.net/default.asp

Eccles M, Mason J. How to develop cost-conscious guidelines. Health Technol Assess. 2001;5(16):1-69.

Evidence-based medicine [updated 2009 Jan 30; cited 2009 Feb 05]. Available form: http://en.wikipedia.org/wiki/Evidence-based_medicine.

Greenhalgh T. How to read a paper. Statistics for the non-statistician. I: Different types of data need different statistical tests. BMJ. 1997; 315:364-6.

Greenhalgh T. How to read a paper. Statistics for the non-statistician. II: "Significant" relations and their pitfalls. BMJ. 1997;315:422-5.

Greenhalgh T. How to read a paper: papers that tell you what things cost (economic analyses). BMJ. 1997;315:596-9.

Hierarchy of evidence and grading of recommendations. Thorax. 2004 March 1, 2004; 59(90001):i13-4.

Levels of evidence in American Family Physician. [cited 2008 Jun 22]. Available from: http://www.aafp.org/online/en/home/publications/j ournals/afp/afplevels.html.

Light RJ, Pillemer DB. Organizing a reviewing strategy. In: Summing up: the science of reviewing research. Cambridge, Massachusetts: Harvard University Press; 1984. p. 13-31.

The University of Sheffield [homepage on the Internet]. Sheffield; c2009. Definitions of evidence based practice netting the evidence. Available from: http://www.shef.ac.uk/ scharr/ir/def.html.

12 // Organizadores de referências

Amílcar Marcelo Bigatão
Fernando Sergio Studart Leitão Filho

"É necessário ter o caos aqui dentro para gerar uma estrela."
Friedrich Nietzsche

// INTRODUÇÃO

Em todas as especialidades da área de saúde, devido ao número cada vez maior de referências existentes, está se tornando cada vez mais árduo e demorado o processo de organizá-las durante a elaboração de artigos científicos, teses, monografias, pesquisas e dissertações.

Essas dificuldades podem ser contornadas, no entanto, com o uso de programas específicos, conhecidos como organizadores ou gerenciadores de referências ou *Citation Managers*[1-4], dos quais os mais conhecidos são ProCite[5], Reference Manager[6], EndNote[7] e RefWorks[8]. Além disso, é importante ressaltar que erros de citação e/ou de formatação de referências são relativamente frequentes, estando presentes, por exemplo, em 22,9 a 41,6% dos artigos publicados em jornais da área de enfermagem, segundo uma revisão recentemente publicada.[3]

No Quadro 12.1 há uma descrição mais detalhada sobre esses 4 programas, salientando as suas principais diferenças. A seguir, encontram-se alguns dos recursos oferecidos por esses aplicativos:

➡ Criação de bancos de referências, que podem ser organizados, de acordo com o desejo do usuário, por ano, autor, doença, etc.

➡ Inserção e alteração de referências diretamente no editor de texto, com subsequente atualização destas, caso se adicione ou remova determinadas referências.

➡ Captação de referências diretamente de bases de dados eletrônicas, como a MEDLINE, evitando a necessidade de serem digitadas manualmente.

Quadro 12.1 // Comparativo das principais características de quatro organizadores de referências disponíveis no mercado (ProCite, Reference Manager, EndNote e RefWorks).[a]

ProCite (http://www.procite.com/)

- Versão mais recente: 5
- Desenvolvedor: Thomson Corporation
- Compatibilidade com editor de texto: Microsoft Word® 7, 97, 2000, XP, 2003 e Corel WordPerfect 7, 8, 9, 10
- Número ilimitado de referências e bibliotecas[b]
- Tipos de referências suportadas[c]: 39, com, no máximo, 45 campos

Reference Manager (http://www.refman.com/)

- Versão mais recente: 12
- Desenvolvedor: Thomson Corporation
- Compatibilidade com editor de texto: Microsoft Word® 2000, XP, 2003, 2007 e WordPerfect® 10, 11, 12 e x3
- Número ilimitado de referências e bibliotecas
- Tipos de referências suportadas: 35, com, no máximo, 37 campos
- Aproximadamente 1.200 estilos bibliográficos[d] diferentes, com possibilidade de adição de novos, no endereço http://www.refman.com/support/rmstyles.asp
- Centenas de filtros para importação de referências diretamente de bases de dados eletrônicas. Novos filtros podem ser adicionados no endereço http://www.refman.com/support/rmfilters.asp

EndNote (http://www.endnote.com)

- Versão mais recente: X2
- Desenvolvedor: Thomson Corporation
- Compatibilidade com editor de texto: Microsoft Word® 2000, XP, 2003 e 2007
- Número ilimitado de referências e bibliotecas
- Tipos de referências suportadas: 45, com, no máximo, 52 campos
- Mais de 3.000 estilos bibliográficos diferentes, com possibilidade de adição de novos no endereço http://www.endnote.com/support/enstyles.asp (versão 8 ou superior)
- Cerca de 2.800 filtros para a importação de referências diretamente de bases de dados eletrônicas. Novos filtros podem ser adicionados no endereço http://www.endnote.com/support/enconnections.asp

RefWorks (http://www.refworks.com/)

- Versão mais recente: 5
- Desenvolvedor: RefWorks
- Compatibilidade com editor de texto: Microsoft Word XP, 2003 e 2007
- Número ilimitado de referências e bibliotecas
- Tipos de referências suportadas: 31, com, no máximo, 51 campos
- Possui mais de 800 estilos bibliográficos diferentes
- Mais de 870 filtros para a importação de referências de bases de dados eletrônicas

[a] Os organizadores ProCite, Reference Manager e EndNote possuem integração otimizada com algumas versões de editor de textos a partir do recurso "Cite While You Write", que permite a visualização das referências no documento de texto à medida que elas vão sendo inseridas. O RefWorks tem um recurso semelhante, denominado "Write-N-Cite".
[b] Bibliotecas constituem grupos ou coleções de referências.
[c] Tipos de referências referem-se a formatos predeterminados, que variam de acordo com a fonte ou origem da referência descrita. Exemplos: artigos de jornais, teses, páginas eletrônicas, livros, etc.
[d] Estilos bibliográficos correspondem a leiautes predeterminados, ou seja, modelos de como as referências serão dispostas no texto. Exemplos: Vancouver, ABNT, Index Medicus, etc.

→ Conversão, em segundos, das referências para outros estilos bibliográficos, entre centenas ou milhares disponíveis.

A seguir, será apresentado um tutorial extenso sobre o EndNote X1, escolhido como exemplo por ter uma interface simples, ser compatível com o Office 2007 e possuir maior número de estilos bibliográficos e filtros de importação do que os outros organizadores de referências descritos anteriormente. É possível testá-lo por 30 dias (http://www.endnote.com/endemo.asp), precisando pagar uma licença após esse período para que o programa continue funcionando (*shareware*). É importante ressaltar que praticamente não há diferenças significativas entre essa versão e a recentemente lançada, X2.

// TUTORIAL DO ENDNOTE X1

Por ser a versão mais atualizada e possuir melhor integração com o EndNote, recomenda-se que se utilize como editor de textos o Microsoft Word 2007, que será mencionado neste capítulo apenas como Word.

Após a instalação do EndNote, deve-se abrir o Word e procurar, no *menu* principal, uma aba dedicada ao programa, que, quando presente, indica que o EndNote foi instalado corretamente (Figura 12.1).

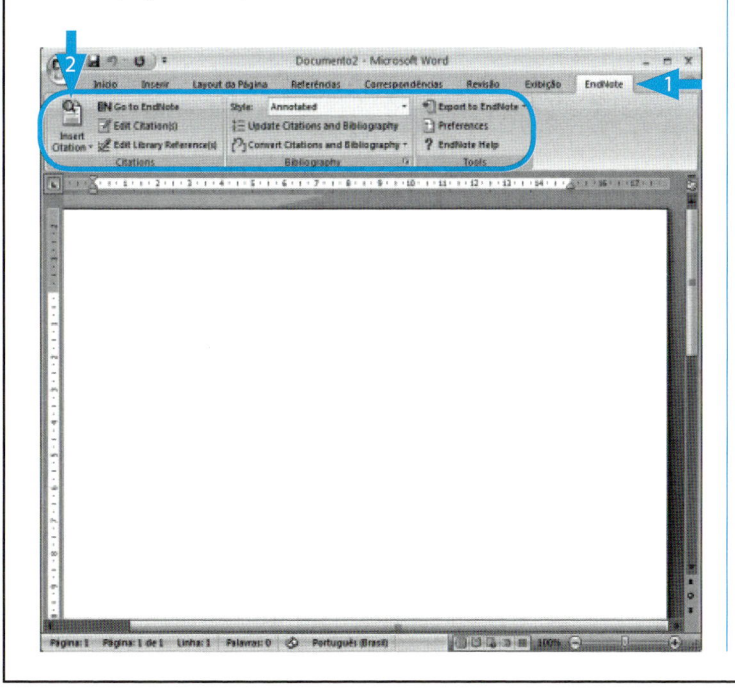

Figura 12.1 // Tela mostrando a localização dos recursos do EndNote no *menu* de ferramentas do Word (seta 1). As opções relacionadas ao EndNote estão indicadas no destaque. A seta 2 mostra a função "Insert Citation".

A Figura 12.2 mostra a tela inicial do EndNote, com destaque para as três opções que aparecem:

- Criar uma nova biblioteca ("Create a new EndNote library", seta 1).
- Ver o que há de novo no EndNote ("See what's new in EndNote X1", seta 2).
- Abrir uma biblioteca existente ("Open an existing EndNote library", seta 3).

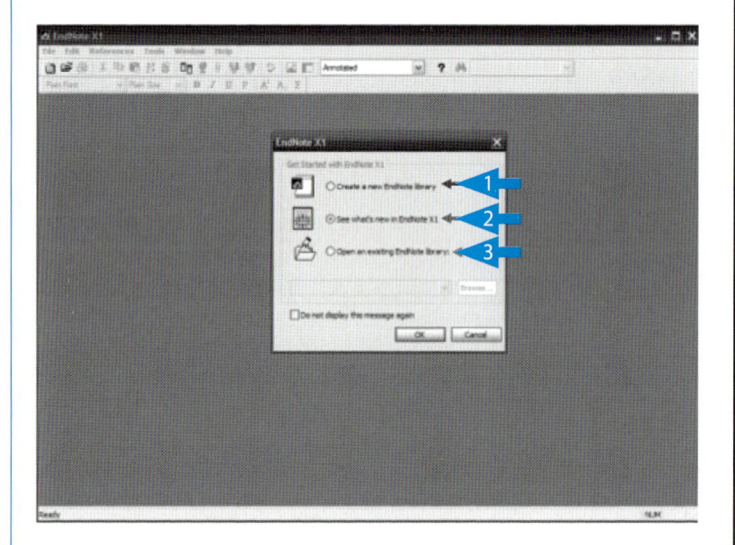

Figura 12.2 // Tela inicial do EndNote mostrando as opções iniciais (criar uma nova biblioteca – seta 1–, ver o que há de novo no EndNote – seta 2 – e abrir uma biblioteca já existente – seta 3).

Depois de o EndNote ser instalado, o próximo passo para começar a usá-lo é montar uma biblioteca, que pode ser composta por artigos científicos, capítulos de livros, imagens, entre outros. Para isso, nessa mesma tela inicial (Figura 12.3) deve-se selecionar a opção "Create a new EndNote library" (seta 1), clicando-se, em seguida, no botão "OK" (seta 2).

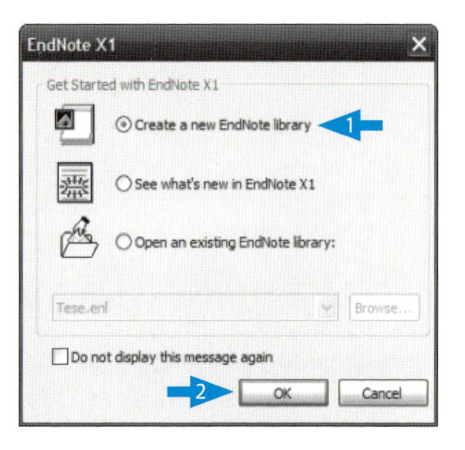

Figura 12.3 // Tela mostrando como criar uma nova biblioteca no EndNote.

ORGANIZADORES DE REFERÊNCIAS // **427**

Aparecerá, então, uma tela solicitando o nome da biblioteca a ser criada e o local para salvá-la no computador. A Figura 12.4 apresenta um exemplo de biblioteca com o nome "Hypertension" (seta 1) e o local em que está sendo salva no computador (na pasta "Meus documentos", seta 2). A seta 3 mostra a extensão utilizada no EndNote (*.enl).

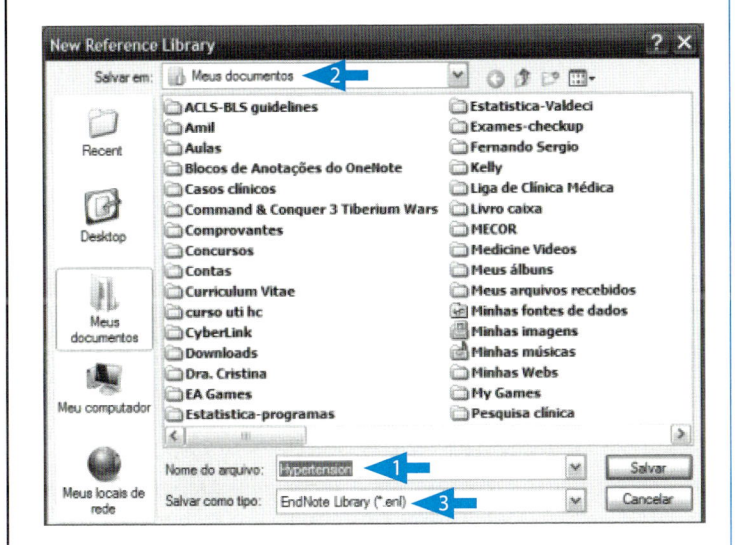

Figura 12.4 // Tela mostrando o nome da biblioteca criada, "Hypertension".

Depois de criada a biblioteca, há vários modos de se inserir uma referência. Um deles é abrir o *menu* "References" (seta 1 da Figura 12.5) e clicar em "New Reference" (seta 2). A seta 3 indica a biblioteca criada.

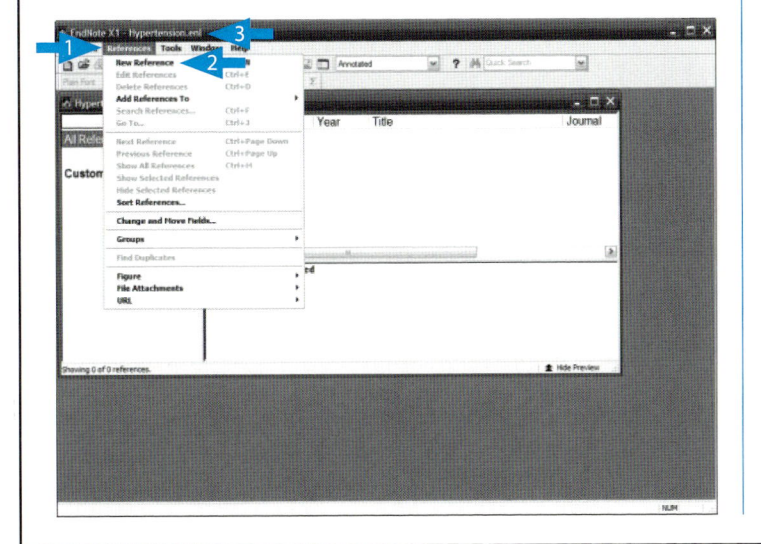

Figura 12.5 // Tela mostrando um dos modos de inserir novas referências no EndNote.

Em seguida, aparecerá uma tela na qual deverão ser digitados os dados necessários para a inserção das referências (Figura 12.6). Como indicado no destaque da figura, os principais dados solicitados são:

- Autor (Author)
- Ano (Year)
- Título (Title)
- Periódico (Journal)
- Volume do periódico em que o artigo foi publicado (Volume)
- Edição (Issue)
- Páginas (Pages)

Além da inserção de referências provenientes de artigos de periódicos (seta), é possível escolher outros modelos de referências (livros, teses, etc.), como indicado na Figura 12.7. Depois de inseridas as referências na biblioteca, elas são automaticamente salvas (no EndNote, não é necessário salvar periodicamente as referências).

Figura 12.6 // Tela mostrando os dados a serem digitados (destaque) para a inserção de uma nova referência. Observar que o modelo para inserção de referências selecionado foi "artigos científicos", ou seja, artigos publicados em periódicos, o que é indicado pela opção "Journal Article" (seta).

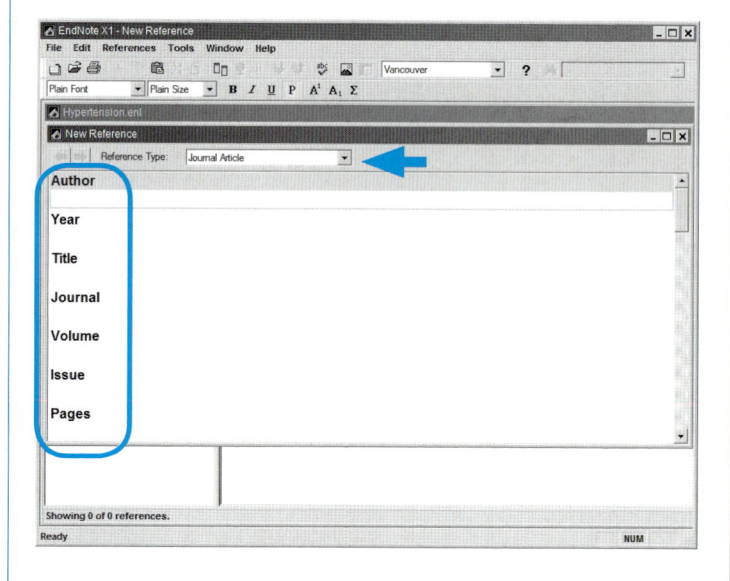

ORGANIZADORES DE REFERÊNCIAS // **429**

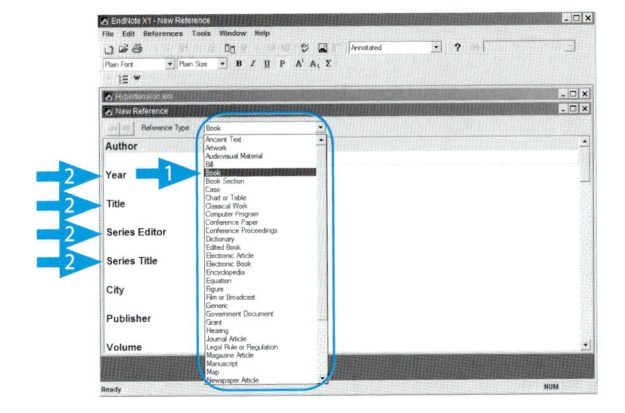

Figura 12.7 // Tela mostrando as várias opções de modelos pré-configurados para a inserção de referências no EndNote (destaque). Observar que o modelo de inserção de refências selecionado foi "livros" (Book, seta 1), assim, os dados necessários são diferentes (setas 2) em relação à Figura 12.6.

Dentro da nova referência a ser criada, existe a possibilidade de inserção de arquivos, como figuras (Figura 12.8). Assim, se houver a necessidade de inserir uma figura no modelo Journal Article, deve-se clicar no campo "Figure" (seta 1). Em seguida, é preciso acessar novamente o menu "References" (seta 2), selecionar a opção "Figure" (seta 3) e a opção "Attach Figure" (seta 4). Também é possível anexar outros tipos de arquivos; para isso, o caminho é o mesmo descrito anteriormente, selecionando, no entanto, a opção "File Attachments" (seta 5) depois de "Figure".

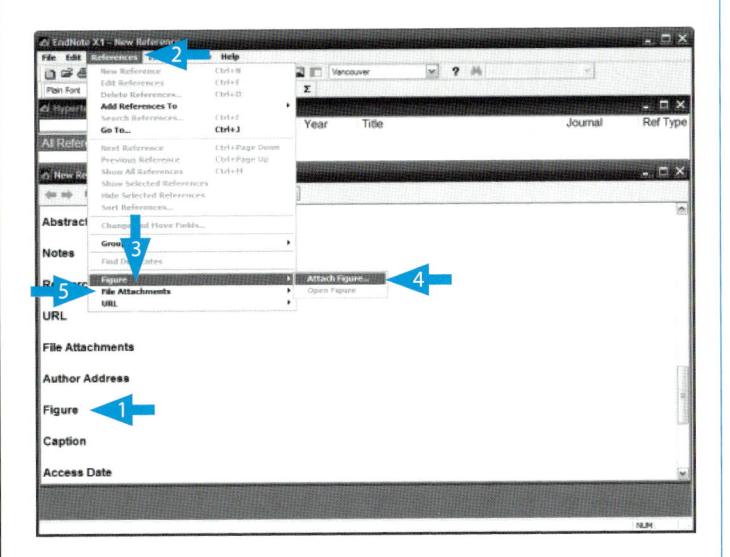

Figura 12.8 // Tela mostrando a inserção de figuras em uma referência no modelo Journal Article no EndNote.

A Figura 12.9 mostra a referência em desenvolvimento com uma figura (seta 1) e um arquivo do Excel (seta 2) anexados.

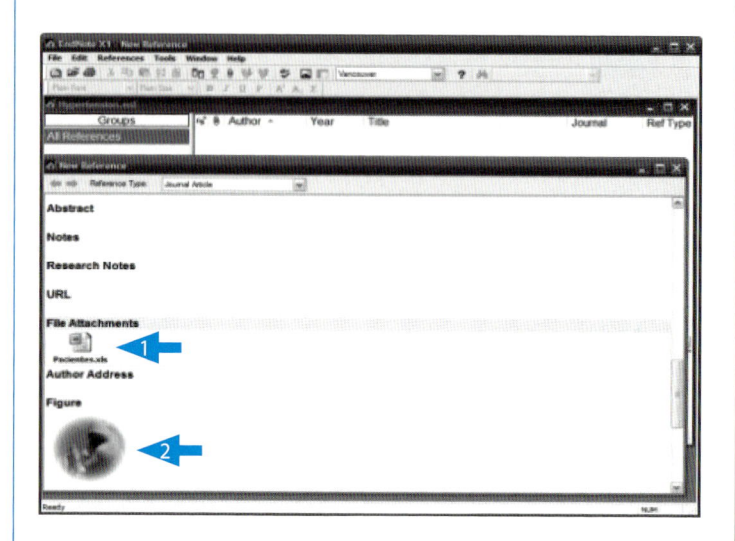

Figura 12.9 // Tela mostrando que foram anexadas uma planilha do Excel (seta 1) e uma figura (seta 2) na referência Journal Article.

Há modos mais fáceis de inserir referências sem a necessidade de se digitar todos os campos solicitados. Por exemplo, o EndNote possui recursos que permitem importar referências a partir de várias bases de dados. A seguir, serão apresentadas quatro maneiras de importar referências, com exemplos provenientes do PubMed (descritas com detalhes na página 212) ou a partir de *sites* de periódicos.

// Modo de importação de referências 1

Deve-se fazer uma pesquisa no PubMed e, em seguida, selecionar as referências a serem importadas. No exemplo mostrado na Figura 12.10, o assunto a ser pesquisado é menopausa (*menopause*). Para salvar as referências sobre esse assunto, deve-se criar uma nova biblioteca (no exemplo, "Menopausa.enl").

Após realizado todo o levantamento bibliográfico, selecionam-se as referências desejadas, clicando no quadro respectivo (setas 1 a 4). Ainda no PubMed, no *menu* "Display" (seta 5), deve-se mudar o formato das referências selecionadas para "MEDLINE", como mostrado na Figura 12.11.

Depois de mudar o formato das referências selecionadas para "MEDLINE", deve-se salvá-las em formato de texto ("Send to File"), como indicado na Figura 12.12.

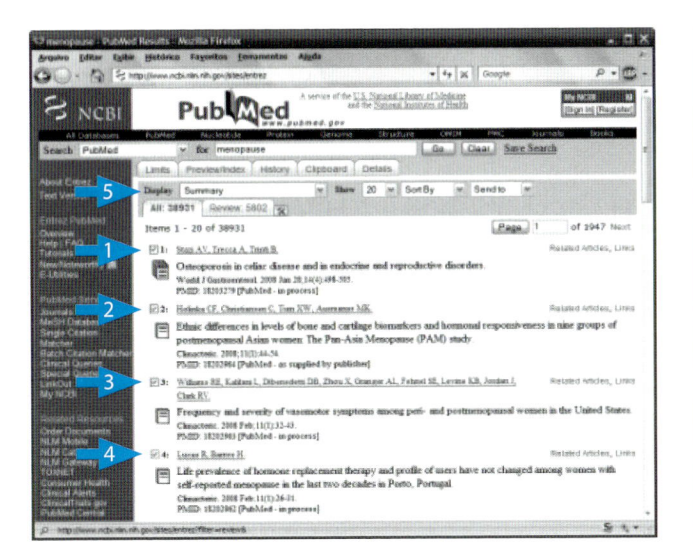

Figura 12.10 // Tela mostrando seleção de quatro referências após levantamento bibliográfico no PubMed para o termo "menopause".

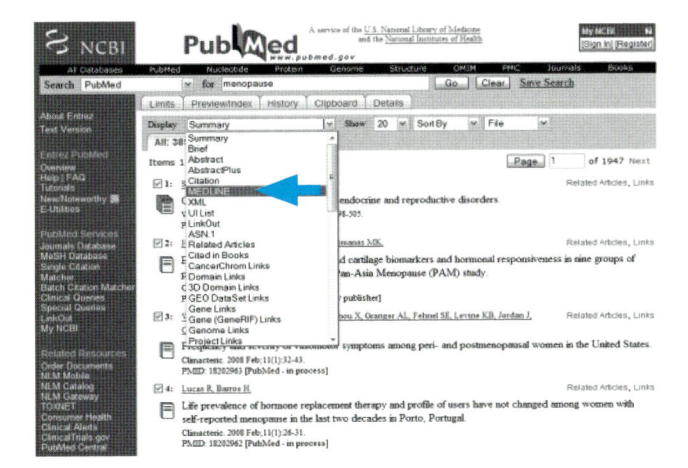

Figura 12.11 // Tela mostrando a seleção para o formato "MEDLINE" nas referências selecionadas (seta).

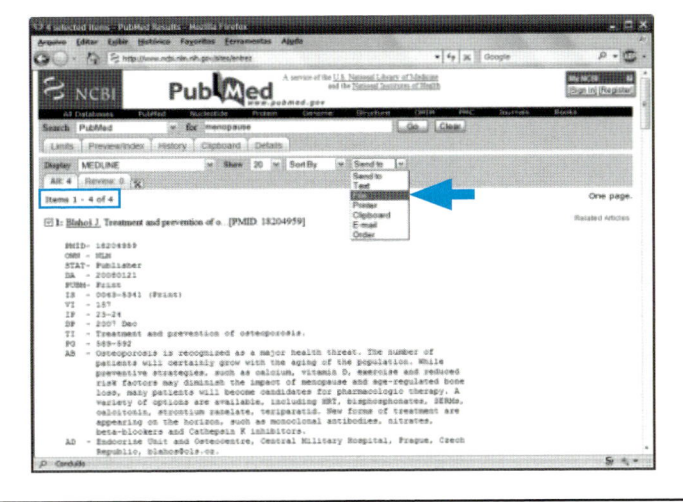

Figura 12.12 // Tela mostrando as quatro referências selecionadas em formato "MEDLINE" (destaque) e o processo para salvá-las em formato de texto ("Send to File", seta).

Clicando-se em "File" (seta), aparecerá outra tela, mostrada na Figura 12.13, solicitando que seja aberto ou salvo o documento de texto com as referências importadas.

Figura 12.13 // Tela solicitando que o documento com as referências importadas seja aberto ou salvo no computador.

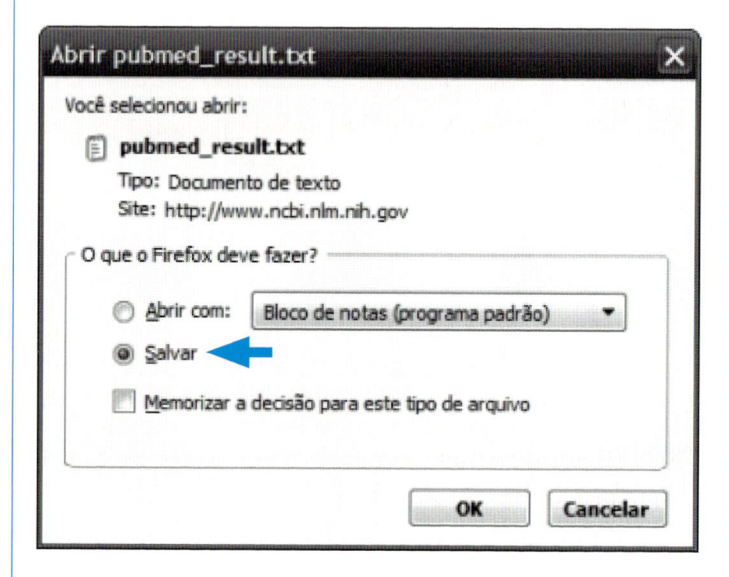

Como a intenção é importar as referências para o EndNote, deve-se escolher a opção "Salvar" (seta na Figura 12.13). Em seguida, aparecerá outra tela (Figura 12.14), na qual será solicitado o nome do arquivo (p. ex., "Referências a serem importadas", seta 1) e em que pasta será salvo (seta 2).

Figura 12.14 // Tela solicitando o nome do documento de texto a ser salvo com as referências ("Referências a serem importadas", seta 1) e onde será armazenado no computador (seta 2).

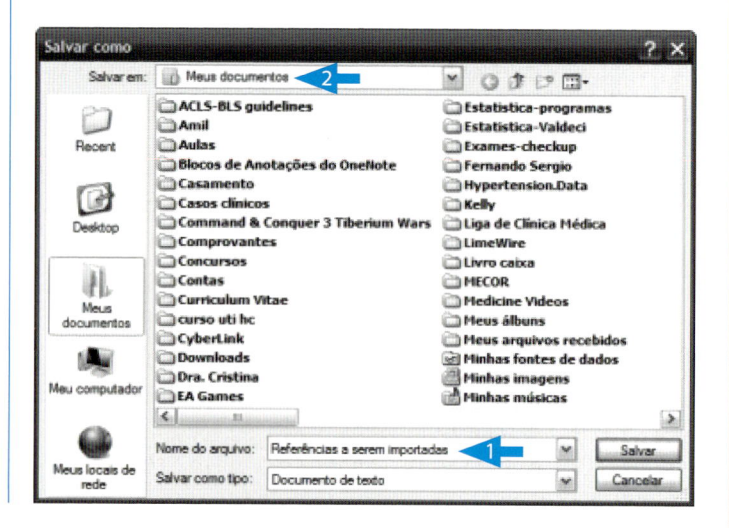

Depois de seguir todos os passos para criar e salvar referências bibliográficas, a próxima etapa é abrir o EndNote (Figura 12.15), clicar em "File" no *menu* principal (seta 1) e selecionar a opção "Import" (seta 2).

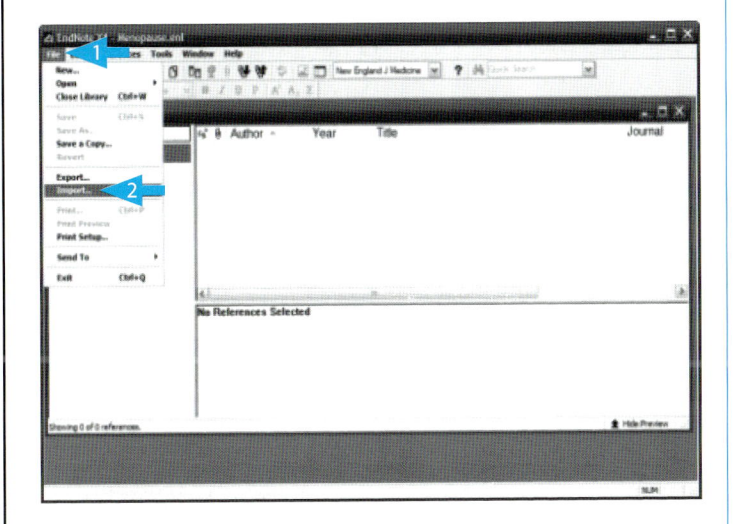

Figura 12.15 // Tela mostrando como importar referências no EndNote a partir de um documento de texto. A seta 3 mostra a biblioteca em uso (no caso, "Menopausa.enl").

A figura seguinte (Figura 12.16) mostra a ferramenta de importação de referências. É necessário localizar o arquivo a ser importado, o que é feito clicando-se em "Choose File" (seta).

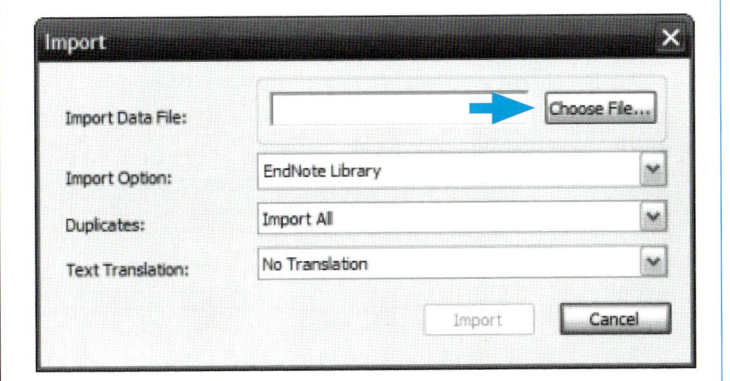

Figura 12.16 // Tela mostrando como localizar o arquivo com as referências para ser importado para o EndNote (seta).

O passo seguinte (Figura 12.17) é selecionar o filtro de importação a ser utilizado (no EndNote, isso é realizado pela opção "Import Option"). Se o filtro não foi utilizado recentemente, é preciso localizá-lo entre os filtros disponíveis, clicando em "Other Filters" (seta 1). A seta 2 indica o arquivo a ser importado, que já foi localizado.

Figura 12.17 // Tela mostrando o documento de texto com as referências já anexadas.

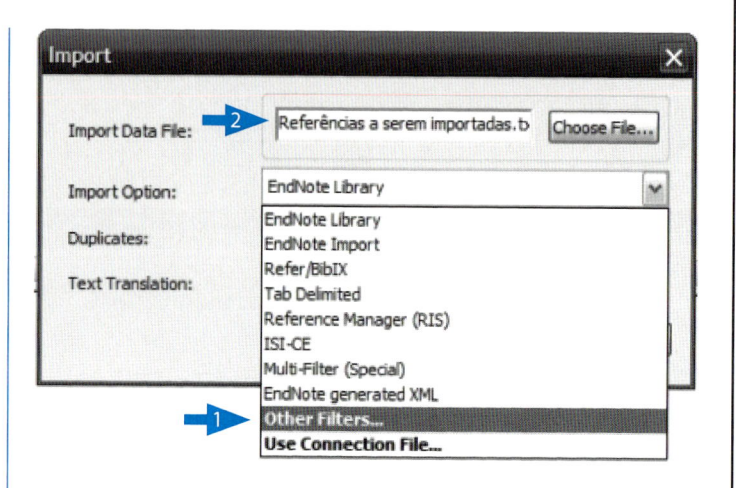

A tela seguinte (Figura 12.18) mostra a próxima etapa: seleciona-se o filtro para a importação (p. ex., PubMed – NLM) (seta1) e, em seguida, clica-se em "Choose" (seta 2).

Figura 12.18 // Tela mostrando a seleção do filtro de importação "PubMed (NLM)" (seta 1) e o botão "Choose" (seta 2).

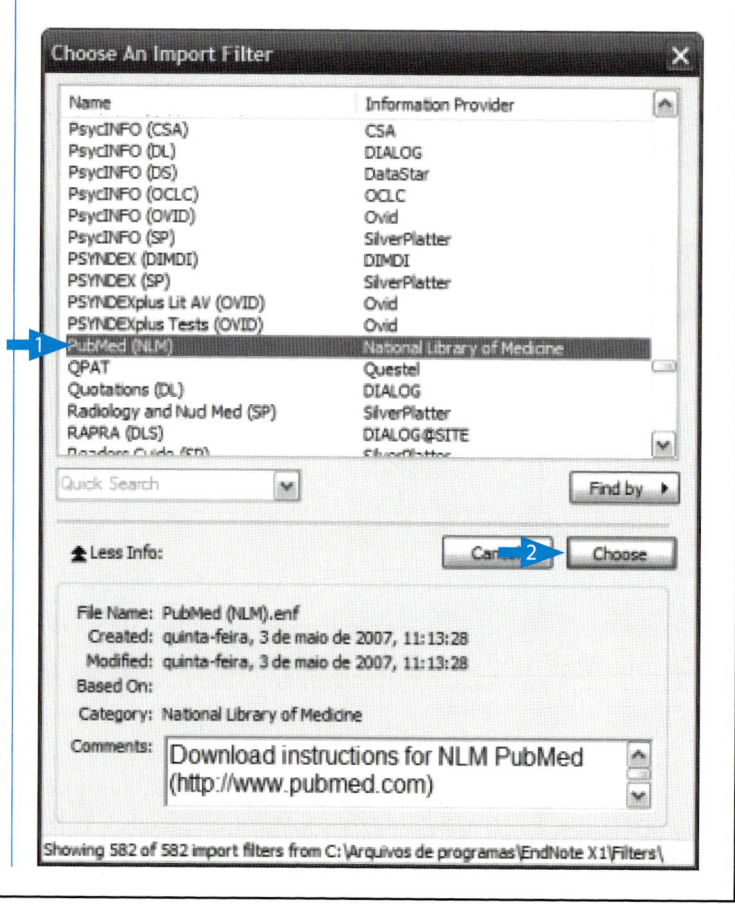

O último passo é clicar em "Import" (seta da Figura 12.19).

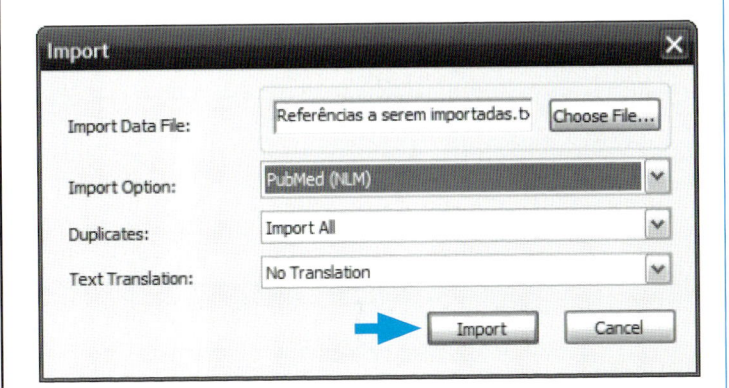

Figura 12.19 // Tela mostrando a importação do documento de texto com as referências.

Após importar as referências, estas aparecerão como mostrado na Figura 12.20. Observe que, durante o processo de importação, foi criado automaticamente um novo grupo de referências ("Imported References", seta 1), que permite a localização mais rápida de todas as referências importadas. Para visualizar as que estão presentes na biblioteca, é só acessar o grupo "All References" (seta 2).

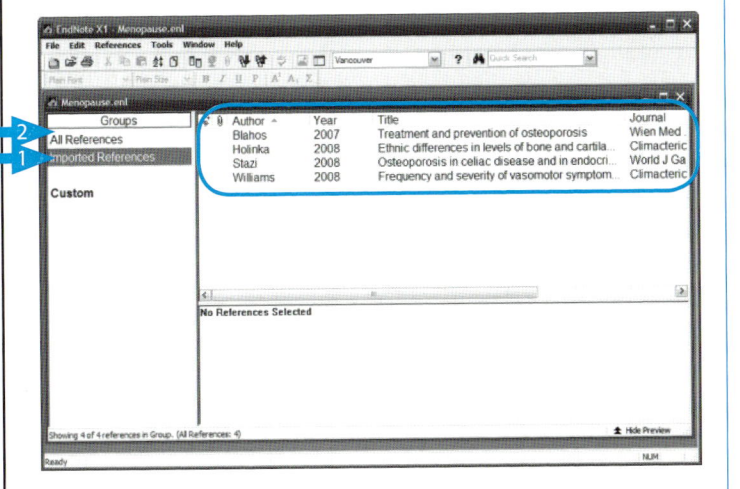

Figura 12.20 // Tela mostrando as quatro referências importadas (destaque).

Uma das grandes vantagens desse modo de inserção de referências é a possibilidade de se realizar um levantamento bibliográfico dentro do PubMed, usufruindo de todos os recursos oferecidos pela ferramenta de busca.

// Modo de importação de referências 2

Nesse modo, também é necessário um computador com internet, fundamental para conectar o EndNote ao banco de dados. Para a demonstração desse modo e das outras ferramentas do EndNote, será utilizada a biblioteca "Hypertension.enl" como exemplo. Inicialmente, deve-se clicar em "Tools" (seta 1 na Figura 12.21) e, em seguida, selecionar a opção "Online Search" (seta 2).

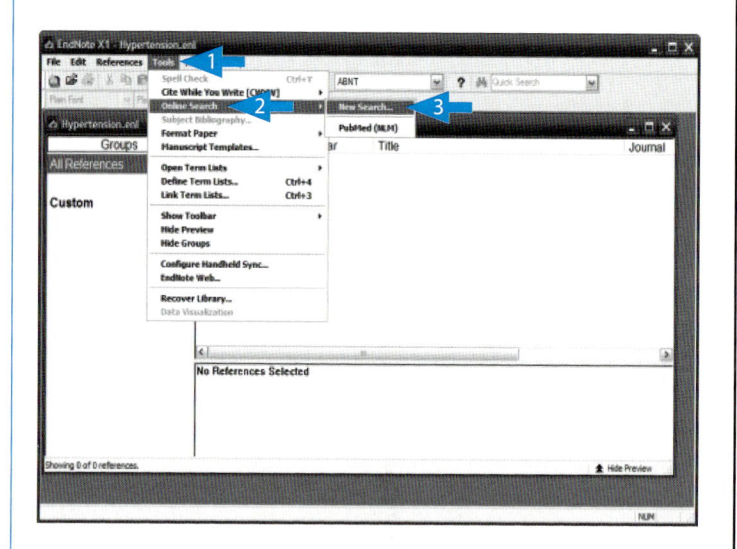

Figura 12.21 // Tela mostrando como se inserir referências diretamente de bases de dados a partir da internet.

Após esse procedimento inicial, clica-se em "New Search" (seta 3). Aparecerá outra janela com o título "Choose A Connection" (Figura 12.22), na qual deve ser escolhida a base de dados em que o programa irá se conectar. É preciso escolher uma opção – por exemplo, "PubMed (NLM)" (seta 1) – em, em seguida, clicar em "Choose" (seta 2).

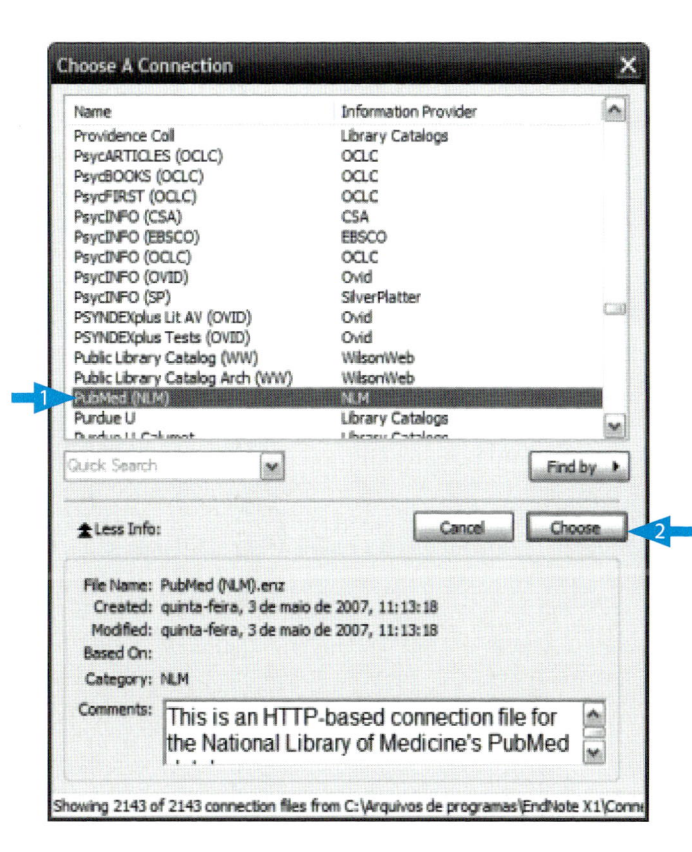

Figura 12.22 // Tela mostrando a seleção da base de dados PubMed (NLM) para a inserção de novas referências.

Estabelecida a conexão, é possível buscar artigos em um banco de dados de um servidor remoto (Figura 12.23), como o PubMed. Também é possível utilizar mais de um termo para a busca. Como exemplo, os termos "cardiovascular risk", "hypertension" e "diabetes", indicados, respectivamente, pelas setas 1, 2 e 3 na Figura 12.23, podem ser inseridos. Caso haja necessidade de se realizar a pesquisa com mais termos, deve-se clicar no botão "Add Field", indicado pela seta 4, o qual permite o preenchimento de um ou mais campos. Essa ferramenta é importante para restringir ainda mais a estratégia de busca utilizada, especialmente no caso de haver muitas referências. Caso se deseje remover campos, o raciocínio é semelhante, porém a função a ser utilizada é "Delete Field", indicado pela seta 5.

Figura 12.23 // Tela mostrando os principais recursos de busca *on-line* (PubMed).

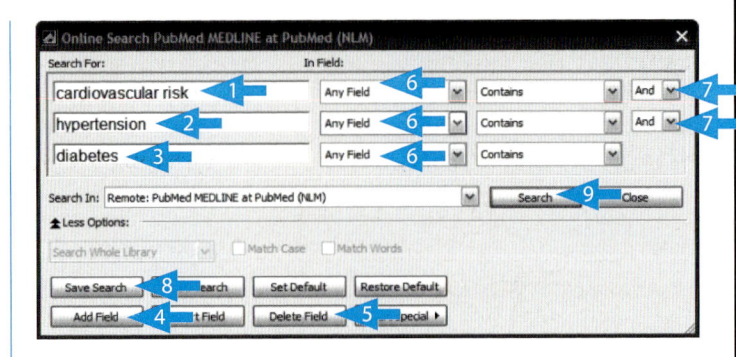

Ainda na mesma figura, três termos foram adicionados ao exemplo e constam no campo "In Field" como "Any Field" (seta 6). Ou seja, os termos serão procurados em qualquer campo dentro dos artigos presentes no PubMed. O EndNote fornece várias opções de categorias, como autor, ano, volume, título, etc. Dependendo das categorias utilizadas, mesmo que se usem os mesmos termos, os resultados podem ser muito diferentes, como mostrado nas Figuras 12.24 e 12.25. Também é possível escolher a sintaxe da operação, selecionando os operadores booleanos "And", "Or" ou "Not" (ver página 205), localizados no último campo de cada linha (seta 7 da Figura 12.23). Por último, caso se deseje salvar as pesquisas bibliográficas, clica-se em "Save Search" (seta 8). Para realizar a pesquisa desejada, clica-se em "Search" (seta 9).

Utilizando-se a estratégia mostrada na Figura 12.23, com cada termo inserido na condição "Any Field", foram encontradas 8.404 referências (Figura 12.24).

Figura 12.24 // Tela mostrando que foram encontradas 8.404 referências (seta 1), ao se usar os campos "Any Field" em todos os termos (seta 2).

Caso a estratégia de busca seja procurar apenas nos títulos das referências presentes no PubMed (como mostrado pelas setas número 3 na Figura 12.25), será encontrada uma quantidade bem menor. Nesse caso, para se visualizar as referências encontradas, clica-se no botão "OK" (seta 1). Assim, com essa estratégia, foram encontradas 32 referências (seta 2 da Figura 12.25 e Figura 12.26).

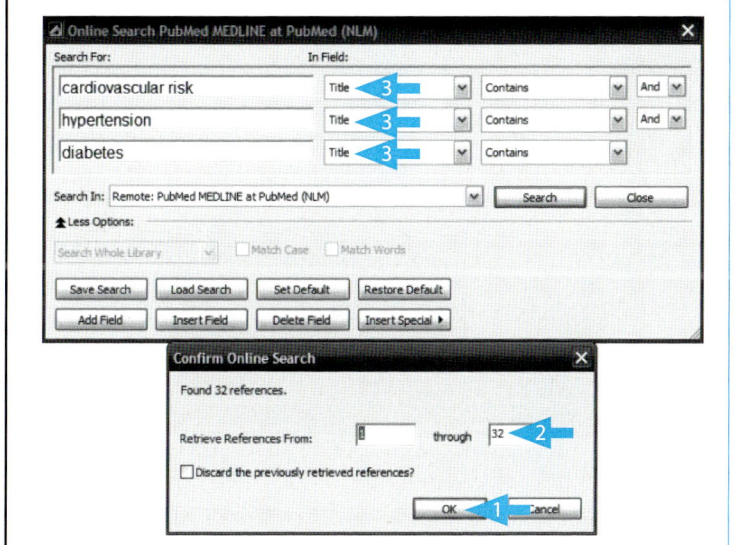

Figura 12.25 // Tela mostrando que foram encontradas apenas 32 referências (seta 2) ao se usar "Title" em todos os termos (setas 3).

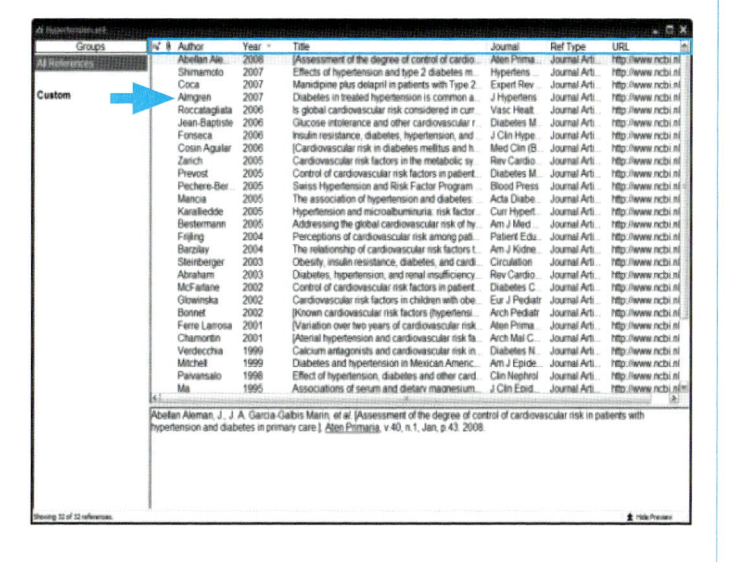

Figura 12.26 // Tela mostrando a visualização das referências recuperadas no PubMed a partir da segunda estratégia de busca utilizada. Observe no destaque que, para cada referência, é mostrado o nome do principal autor, o ano de publicação, o título do artigo, o periódico em que foi publicado, o tipo de referência e a página no PubMed para acessar o respectivo *abstract* (resumo).

Com relação às informações da Figura 12.26, têm-se as seguintes opções:

▶ Para obter mais informações sobre cada uma das referências, basta clicar duas vezes sobre a referência desejada que aparecerá uma nova tela (p. ex., Almgreen, ver seta) trazendo mais detalhes sobre ela. Na Figura 12.27, a seta mostra esse recurso para uma das referências (Almgren, 2007).

Figura 12.27 // Tela mostrando informações mais detalhadas, inclusive com o abstract de uma das referências (Almgren, 2007) recuperada na estratégia de busca utilizada.

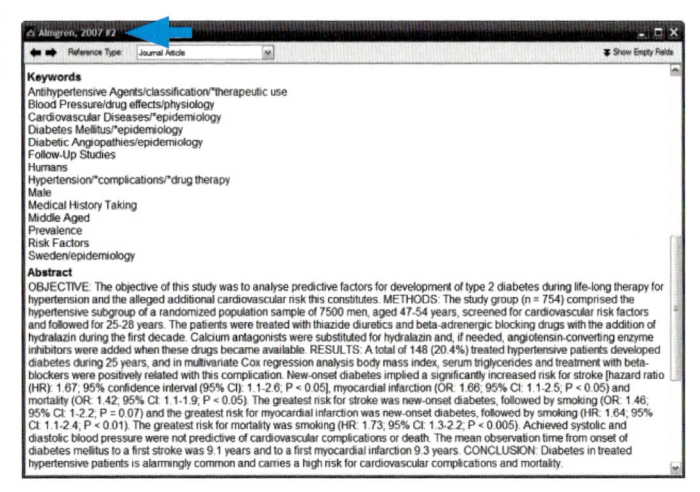

▶ Para selecionar todas as referências, basta utilizar o atalho "Ctrl + A" (pressionando as duas teclas simultaneamente). Caso se deseje selecionar apenas algumas referências, deve-se clicar uma a uma, mantendo a tecla "Ctrl" pressionada (Figura 12.28).

▶ Após selecionar as referências desejadas (destaque da Figura 12.28), o próximo passo é copiá-las para alguma biblioteca. Para copiar, clica-se no botão "Copy Selected to" (seta1). Caso a biblioteca de destino esteja aberta, seu nome aparecerá abaixo (p. ex., a biblioteca "Hypertension.enl", indicada pela seta 2). É possível, também, criar uma nova biblioteca, em "New Library" (nova biblioteca), logo abaixo da seta 1.

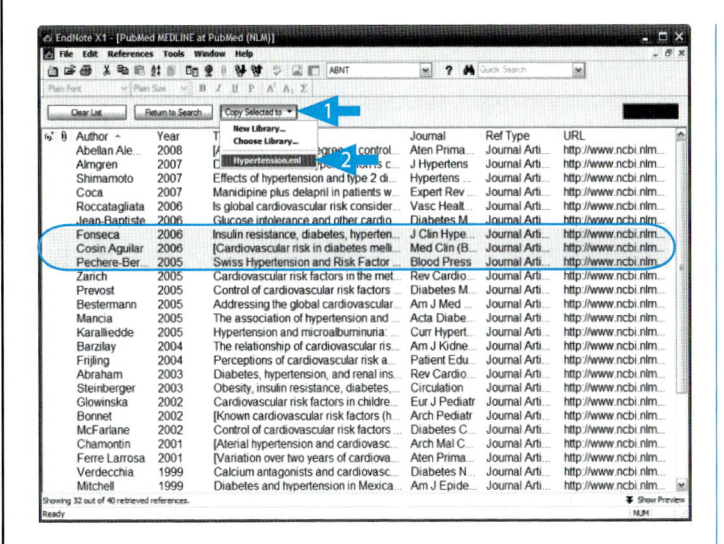

Figura 12.28 // Tela mostrando a seleção de apenas três das 32 referências encontradas (destaque), com o auxílio da tecla "Ctrl".

// Modo de importação de referências 3

Outro modo de se inserir referências na biblioteca em desenvolvimento é pelo PMID (PubMed Unique Identifier)[9]. O PMID corresponde a uma sequência única de números atribuída a cada artigo indexado no PubMed, semelhante ao International Standard Book Number (ISBN), utilizado para a identificação de livros. Para localizar o PMID de um artigo anexado ao PubMed, é necessário possuir o seu abstract já impresso ou acessá-lo diretamente a partir do PubMed. A Figura 12.29 mostra onde encontrar o PMID no PubMed (destaque).

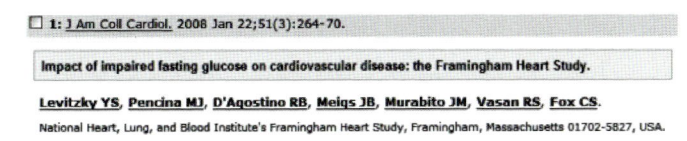

Figura 12.29 // Tela mostrando a localização do PMID (destaque) em um abstract de um artigo no PubMed.

Com a identificação do PMID de uma referência, o próximo passo é digitá-lo em um dos campos da ferramenta "Online Search", com o computador conectado ao PubMed, e selecionar, na seção "In Field", a categoria "PMID" (Figura 12.30).

Figura 12.30 // Tela mostrando a inserção do código PMID da referência da Figura 12.29 (seta 1) na ferramenta "Online Search", via conexão com PubMed (seta 2). Note a categoria PMID (seta 3) na seção "In Field".

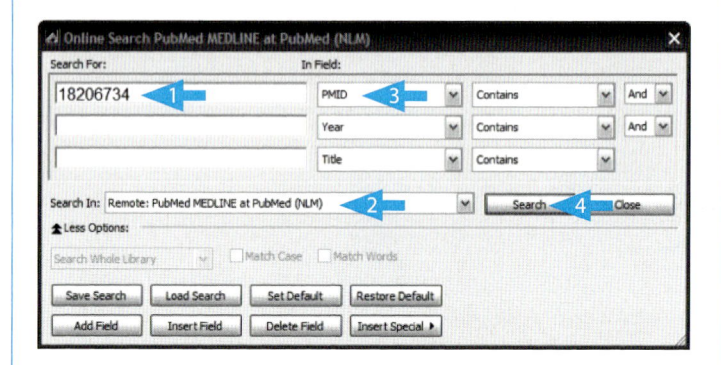

Por último, deve-se clicar em "Search" (seta 4) para pesquisar a referência solicitada.

// Modo de importação de referências 4

Devido à dificuldade de se trabalhar com um grande número de referências, vários periódicos já oferecem a possibilidade de importá-las diretamente de artigos para uma biblioteca no EndNote. Esse recurso normalmente aparece como "Download to Citation Manager" (seta da Figura 12.31), localizado no *menu* do lado direito da tela, o qual pode ser acessado ao se clicar duas vezes sobre qualquer artigo dentro de *sites* de periódicos que o disponibilizam. Para ilustrar esse recurso, a Figura 12.31 apresenta o periódico Hypertension (http://hyper.ahajournals.org/).

Figura 12.31 // Tela mostrando a identificação do recurso "Download to Citation Manager" (seta) no periódico Hypertension.

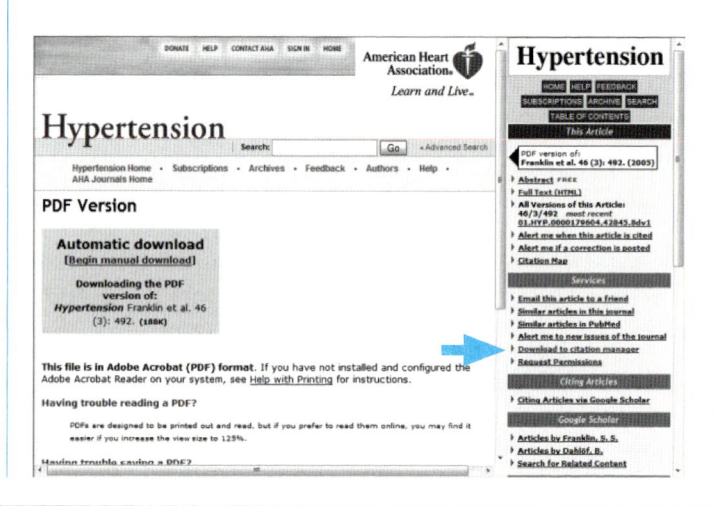

Clicando-se em "Download to Citation Manager", aparecerá outra tela (Figura 12.32), mostrando várias opções de programas que funcionam como organizadores de referências, entre eles o EndNote. Em seguida, clica-se no *link* relacionado ao EndNote para exportar a referência desejada para a biblioteca em desenvolvimento (p. ex., Hypertension.enl).

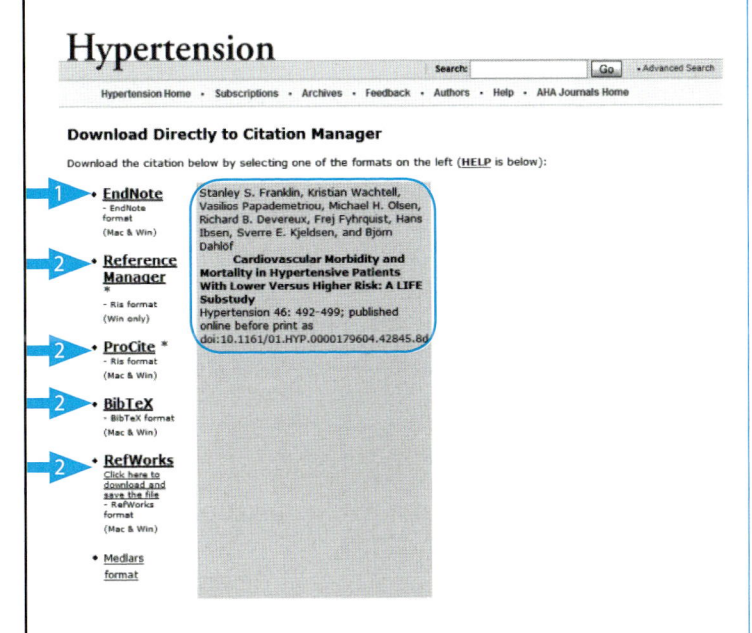

Figura 12.32 // Tela mostrando as opções de programas organizadores de referências (setas 2) presentes no *site* do periódico Hypertension. O EndNote está indicado pela seta 1. O destaque mostra a referência do artigo a ser importado.

Após clicar no *link* do EndNote (seta 1 na Figura 12.32), aparecerá uma outra tela (Figura 12.33). Nela, será solicitado abrir (seta 1) ou salvar (seta 2) a referência dentro da biblioteca em desenvolvimento.

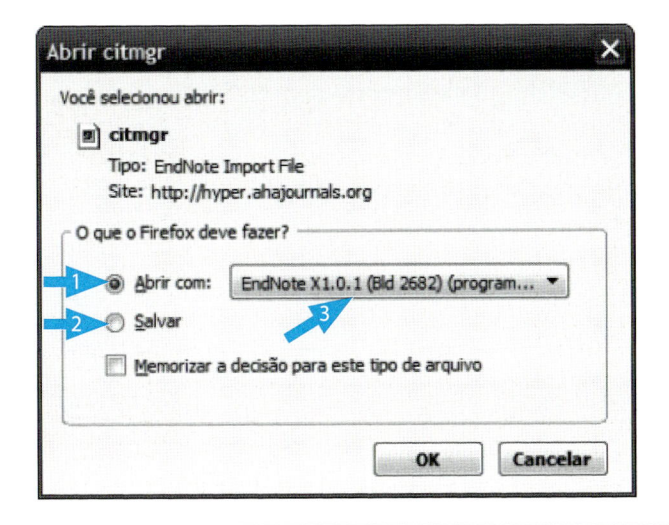

Figura 12.33 // Tela mostrando a opção de salvar ou abrir a referência a ser importada em uma biblioteca dentro do EndNote, identificado pela seta 3.

Escolhendo-se a opção "Abrir com" (seta 1 na Figura 12.33), aparecerá outra tela (Figura 12.34). Nela, será solicitado que se indique a biblioteca (seta 1) para qual a referência será importada. Nesse processo, é necessário saber em que local do computador a biblioteca está salva. Caso seja a primeira referência importada, o programa as aloca dentro de um novo grupo ("Imported References") para facilitar a localização.

Figura 12.34 // Tela mostrando o processo de importação de uma referência para a biblioteca Hypertension. Observe que a biblioteca está localizada na pasta "Meus Documentos" (seta 2).

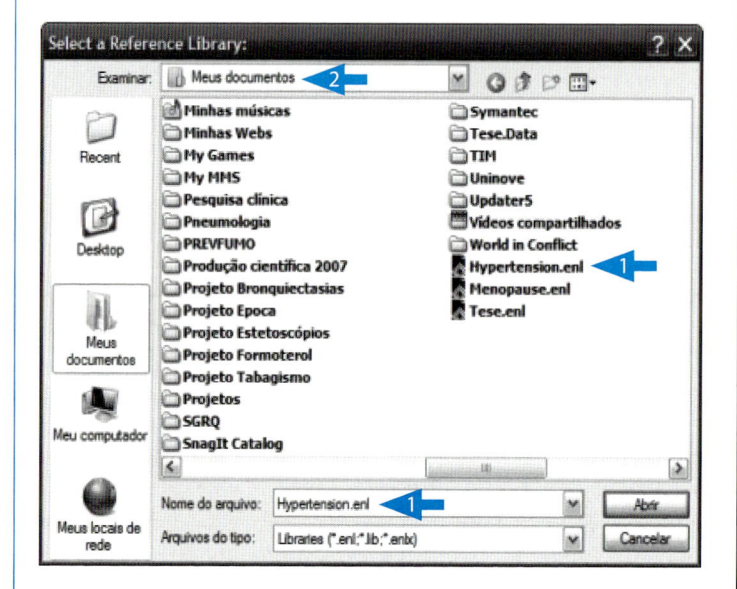

Além da MEDLINE, outra base de dados muito utilizada no Brasil é a Scientific Electronic Library Online (SciELO), que, além de ser gratuita, é muito útil para localização de referências publicadas em periódicos não-indexados na MEDLINE. Trata-se de uma extensa biblioteca eletrônica, composta principalmente por periódicos brasileiros. Além disso, no *site* da SciELO (http://www.scielo.br), também existe a possibilidade de se importar referências, o que é realizado pelo recurso "How to cite this article". A Figura 12.35 mostra esse recurso, utilizando como exemplo um artigo localizado na base de dados SciELO.

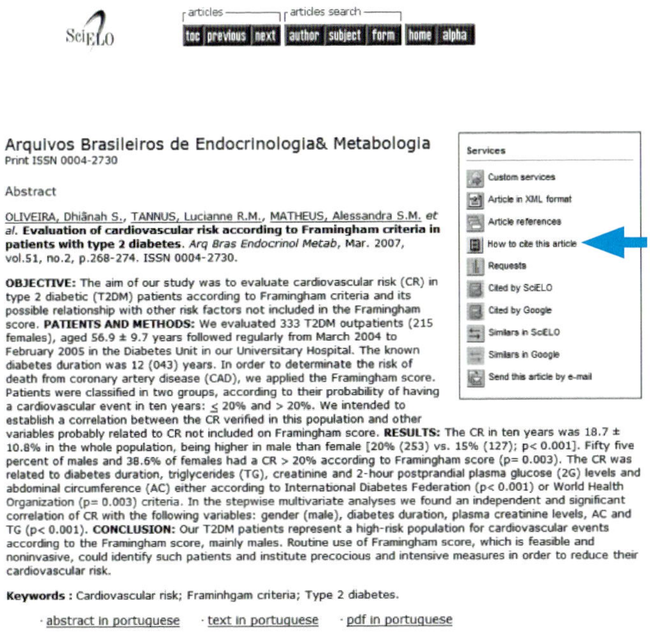

Figura 12.35 // Tela mostrando a identificação do recurso "How to cite this article" em um artigo na SciELO.

Após clicar em "How to cite this article", aparecerão descrições mostrando como citar a referência desejada em três diferentes estilos de formatação: ISO, ABNT e Vancouver. Além disso, o usuário encontrará opções para exportar a referência selecionada para diferentes programas organizadores de referências, sendo um deles, o EndNote. Para isso, depois de selecionar "How to cite this article", clica-se em "Export to EndNote" (Figura 12.36).

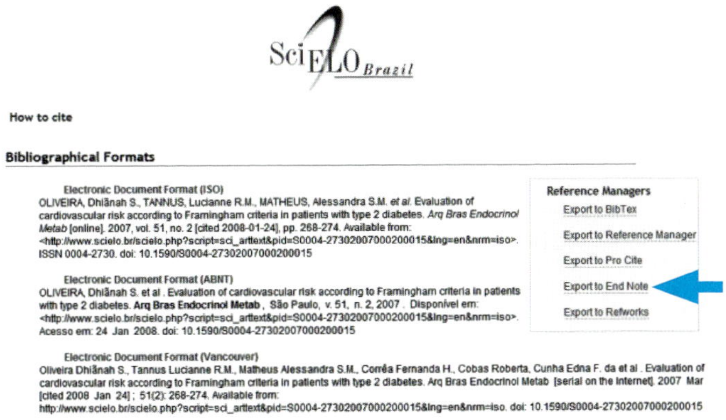

Figura 12.36 // Tela mostrando o processo de exportar referências do SciELO para o EndNote (seta).

Os próximos passos até a inclusão da referência no EndNote são idênticos aos das Figuras 12.33 e 12.34, descritos anteriormente.

Na biblioteca Hypertension.enl (Figura 12.37), foram inseridas 32 referências do PubMed e uma do periódico Hypertension, encerrando o levantamento e a inclusão de novas referências (o número de referências em um levantamento bibliográfico varia de acordo com a necessidade de cada usuário).

Figura 12.37 // Tela mostrando a relação de referências presentes na biblioteca Hypertension.enl; nesse caso, constam 33 referências.

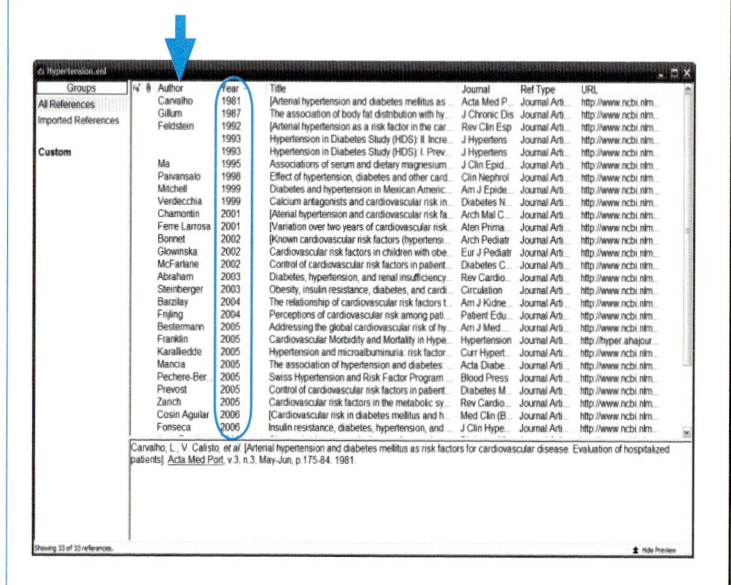

Na Figura 12.37, os artigos selecionados no levantamento bibliográfico estão listados em ordem cronológica (destaque). Caso se deseje organizar as referências por ordem alfabética, clica-se na coluna "Author" (seta da Figura 12.37) que o programa reorganizará a lista das referências, como mostra a Figura 12.38. Já se for necessário, conforme a conveniência, organizar as referências por "Year", "Title" ou presença de anexos, o procedimento é o mesmo, ou seja, clicar na coluna correspondente.

Figura 12.38 // Tela mostrando a relação das referências, agora em ordem alfabética (destaque).

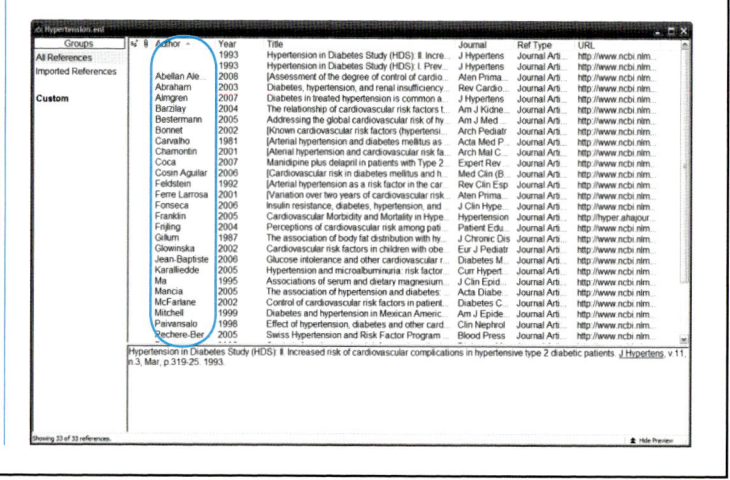

Para editar uma referência (alteração de dados), basta clicar duas vezes sobre ela e inserir as informações nos campos que deseja alterar. A Figura 12.39 mostra esse recurso para a referência "Almgren, 2007", da biblioteca "Hypertension.enl".

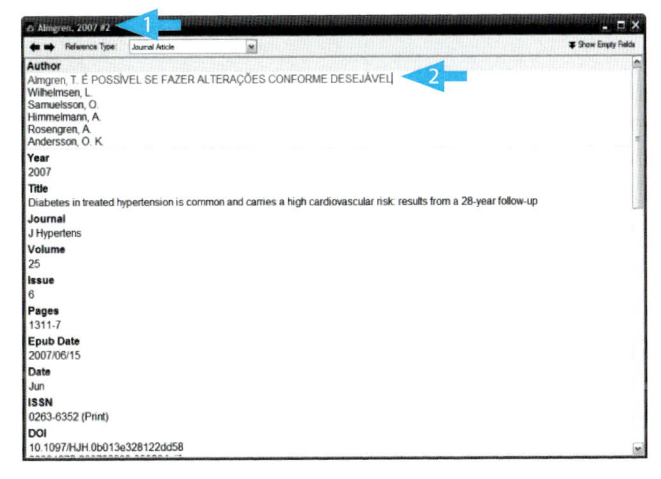

Figura 12.39 // Tela mostrando como inserir alterações em um dos campos da referência, "Almgren, 2007" (seta 1), da biblioteca Hypertension.enl. O texto inserido encontra-se em vermelho (seta 2).

Outra ferramenta importante do EndNote permite modificar o modo como as referências aparecerão no Word (ou outro editor de textos) ao serem inseridas. Na Figura 12.40, pode-se observar que as referências na biblioteca Hypertension.enl estão configuradas de acordo com o estilo ABNT. O EndNote fornece mais de 2.800 estilos de formatação. Por exemplo, é possível mudar o formato das referências e configurá-las de acordo com o estilo Vancouver, muito utilizado na elaboração de teses e artigos científicos. Inicialmente, é necessário mudar o estilo de formatação em uso, o que é feito clicando-se na caixa de estilos, indicada pela seta 1 na Figura 12.41.

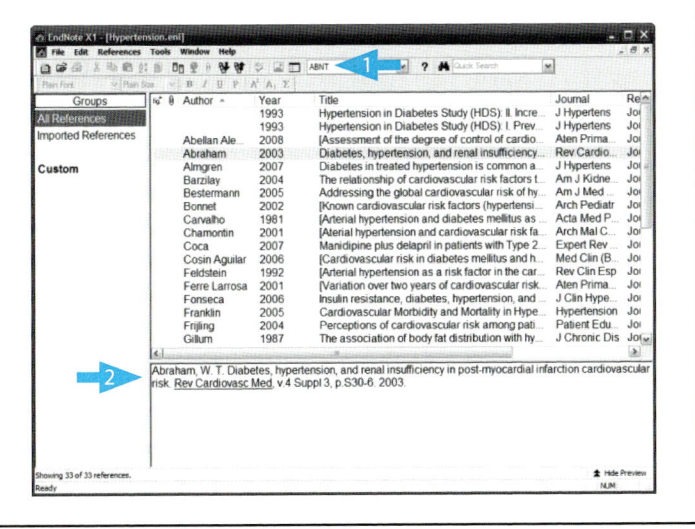

Figura 12.40 // Tela mostrando a formatação das referências de acordo com o estilo ABNT (seta 1). Em destaque, uma referência (Abraham, W. T.) com seu respectivo leiaute (seta 2).

Figura 12.41 // Tela mostrando como acessar a caixa de estilos no EndNote (seta 1).

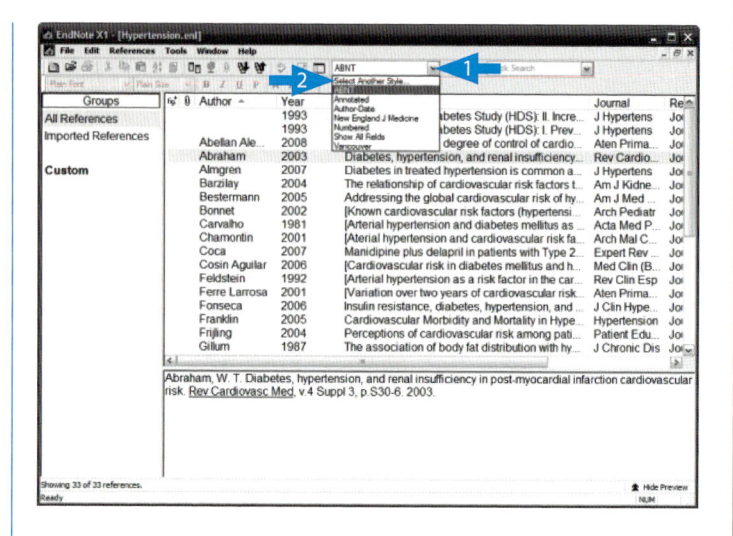

Ao clicar-se em "Select Another Style" (seta 2), aparecerá uma tela mostrando todos os estilos de formatação já pré-configurados no EndNote (Figura 12.42). É importante observar que há estilos relacionados tanto a normas de publicação (ABNT) (seta 1) como os adotados por academias (seta 2), havendo também aqueles usados especificamente em determinados periódicos (seta 3). Além disso, do lado direito, existe uma coluna de categorias que permite separar os estilos por áreas, como geografia, ciência, medicina, psicologia, etc. (seta 4).

Figura 12.42 // Tela mostrando os estilos de formatação de referências no EndNote X1.

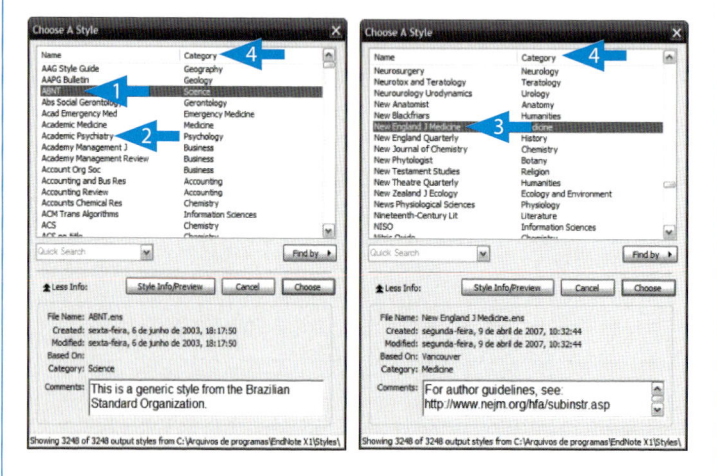

Caso seja necessário organizar as referências por categorias, clica-se na aba correspondente que a lista é automaticamente reorganizada. Isso é muito útil para localizar todos os estilos relacionados a uma determinada área, como, por exemplo, medicina (Figura 12.43). Além disso, é possível antever o formato da referência de acordo com cada estilo, o que é feito clicando-se sobre o botão "Style Info/Preview" (seta 2).

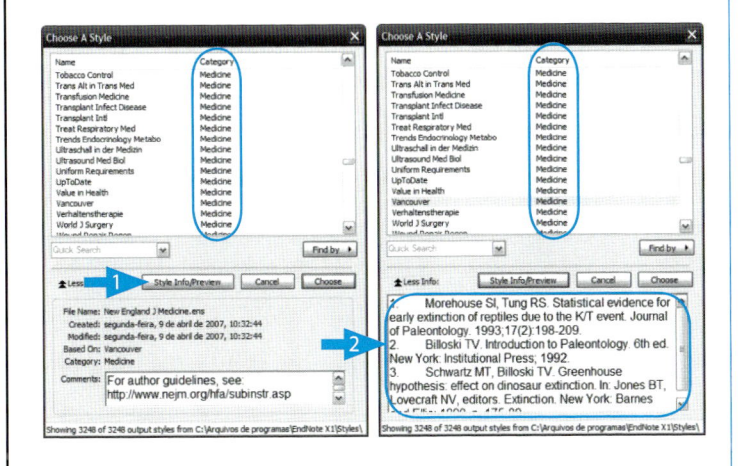

Figura 12.43 // Tela mostrando parte dos estilos relacionados à área de medicina no EndNote (destaques). A seta 1, mostra o botão "Style Info/Preview", e a seta 2 realça o leiaute correspondente.

Na Figura 12.44, foi selecionado o estilo Vancouver (seta 1), o qual apresenta leiaute diferente com relação ao estilo ABNT, mostrado na Figura 12.40.

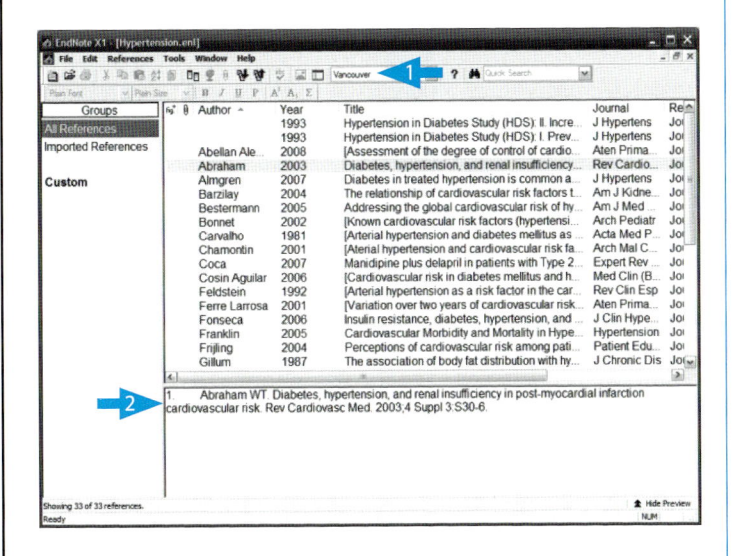

Figura 12.44 // Tela mostrando a formatação da mesma referência da Figura 12.40 de acordo com o estilo Vancouver (seta 2).

Além disso, a Figura 12.45 mostra que, com a biblioteca aberta e clicando-se em "References" (destaque), pode-se acessar um *menu* que permite realizar várias operações, tais como:

- Acrescentar artigos ("New reference") – atalho: Ctrl + N
- Editar referências ("Edit References") – atalho: Ctrl + E
- Excluir referências ("Delete References") – atalho: Ctrl + D

- Criar subgrupos de referências dentro da mesma biblioteca ("Add Reference To")
- Procurar um artigo na biblioteca ("Search References"). É possível procurar por data, título e autor – o que é muito útil quando a biblioteca tem muitos itens. Atalho: Ctrl + F
- Associar determinada referência a algum arquivo; por exemplo, ao PDF correspondente ("File Attachments")

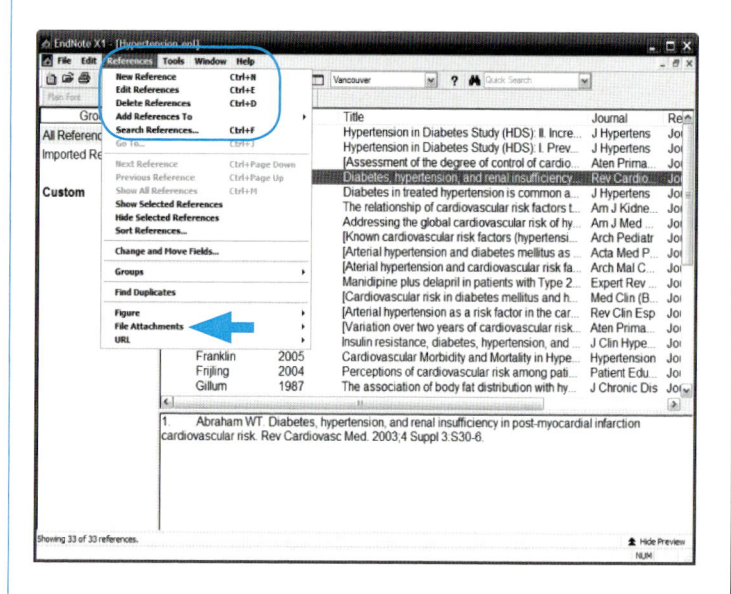

Figura 12.45 // Tela mostrando várias operações acessíveis a partir do *menu* "References".

Depois de criar uma biblioteca no EndNote e salvar as referências diretamente de bases de dados, o próximo passo é mostrar, em um editor de textos (com o Word), a aplicabilidade desse programa para a inserção e a manipulação de referências bibliográficas. Para a inserção de referências no Word, os seguintes passos são necessários:

- Estar com um documento aberto no Word, o qual pode ser um artigo a ser publicado, uma tese, uma pesquisa ou uma dissertação (será usado como exemplo um texto intitulado "Hipertensão").
- Selecionar, na biblioteca do EndNote X1, a referência que será inserida no Word. Caso seja necessário inserir mais de uma referência, pressiona-se a tecla Ctrl do teclado e seleciona-se com o *mouse* as referências necessárias (Figura 12.46).

ORGANIZADORES DE REFERÊNCIAS // **451**

➤ Clicar na aba "EndNote" presente no Word 2007 e, logo após, clicar em "Insert Selected Citation(s)" (Figura 12.47).

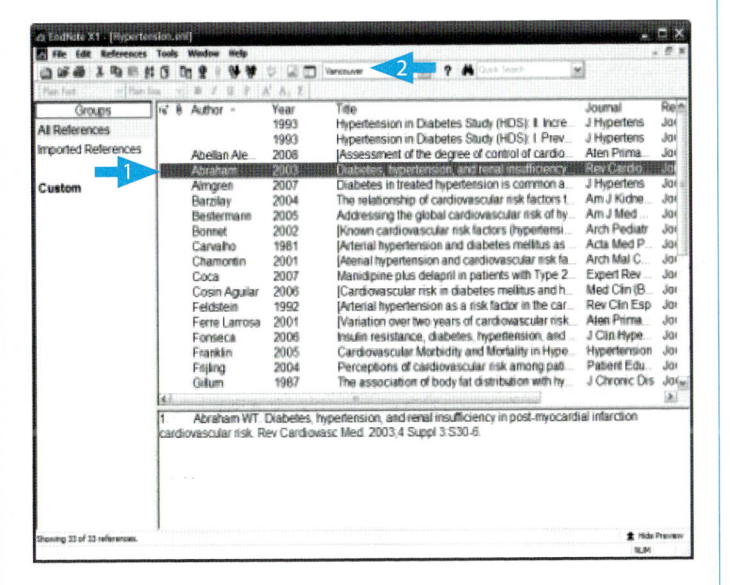

Figura 12.46 // Tela mostrando a biblioteca Hypertension aberta e a seleção de uma referência a ser inserida no Word (seta 1). Observar que o estilo de formatação selecionado é Vancouver (seta 2).

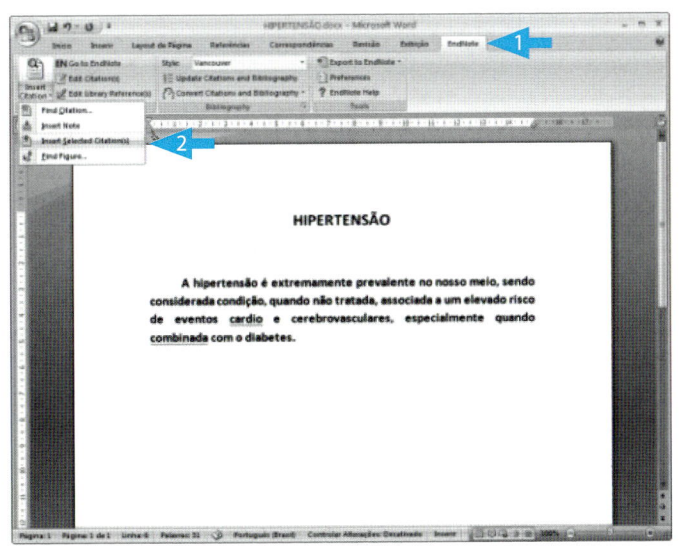

Figura 12.47 // Tela mostrando a aba do EndNote (seta 1) e a ferramenta Insert Selected Citation(s) (seta 2).

Assim, a referência é inserida no Word no estilo escolhido, Vancouver, conforme o qual ela aparece numerada no texto (seta 1 na Figura 12.48) com o respectivo leiaute abaixo do corpo do texto (seta 2).

Figura 12.48 // Tela mostrando a inserção de uma referência no Word. Observe a numeração da referência no texto, com seu respectivo leiaute abaixo.

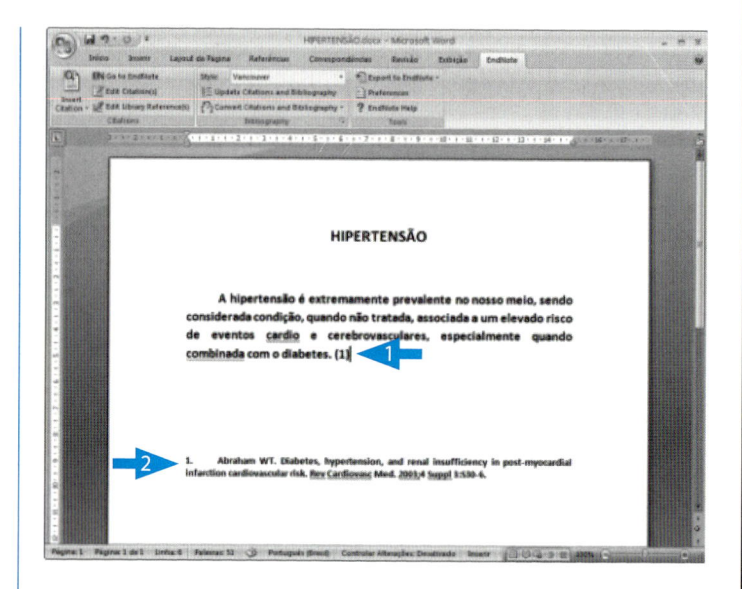

A ferramenta "Find Citation" também pode ser utilizada para inserir referências. Com ela, é possível procurar, dentro da biblioteca em uso no EndNote, a referência relacionada ao texto do Word. Por exemplo, pode-se inserir, em um arquivo de Word, a referência de um artigo publicado por Bestermann W. No intuito de tornar claro tal processo, as Figuras 12.49 a 12.51 mostram a localização e subsequente inserção dessa referência com o auxílio da ferramenta Find Citation.

Figura 12.49 // Tela mostrando a localização da ferramenta "Find Citation" no Word (seta).

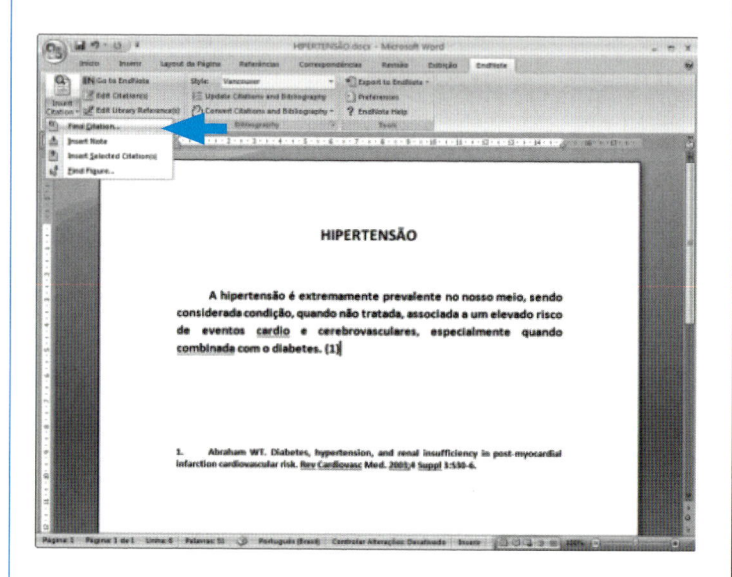

ORGANIZADORES DE REFERÊNCIAS // **453**

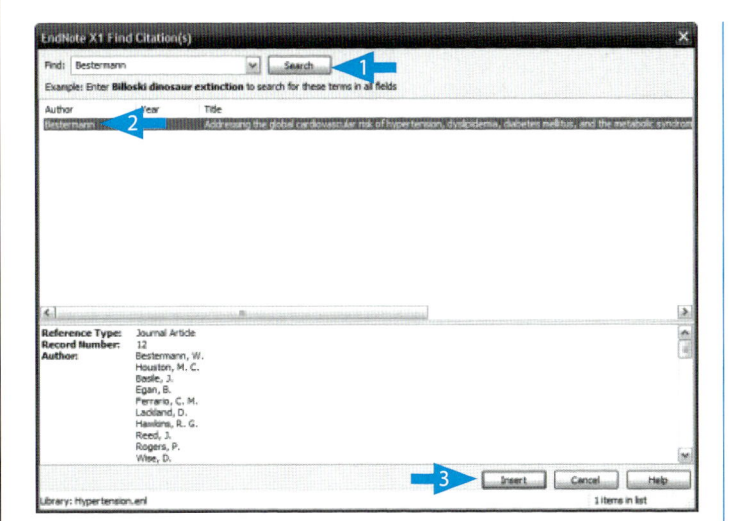

Figura 12.50 // Tela mostrando a localização da referência "Bestermann et al." com o auxílio da ferramenta Find Citation.

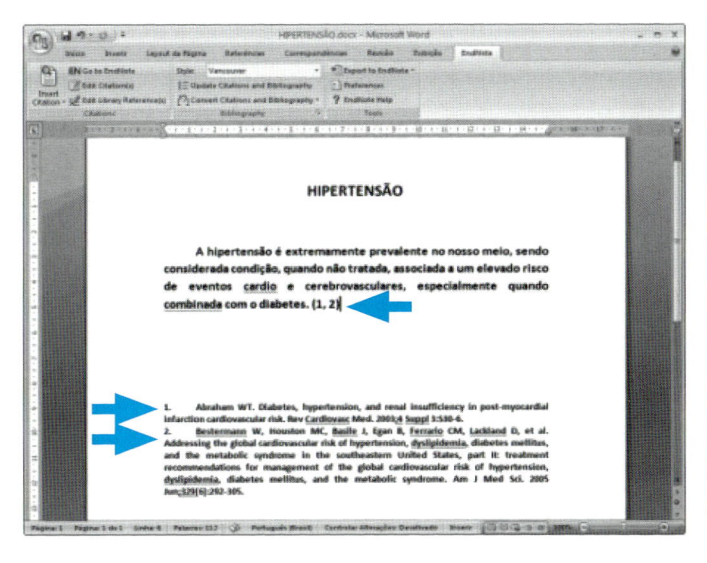

Figura 12.51 // Tela mostrando as duas referências juntas no Word.

Observe na Figura 12.50 que, após se clicar em "Search" (seta 1) aparece a referência desejada (seta 2). Para incluí-la no texto, basta clicar em "Insert" (seta 3), de modo que, no Word, aparecerão duas referências juntas, como mostra a Figura 12.51.

Além disso, outra vantagem proporcionada pelo EndNote é a possibilidade de se inserir novas referências a qualquer momento, sem a necessidade de reordená-las. Em geral, o usuário tem de alterar uma a uma, além de verificar se o número de cada referência no texto coincide com o artigo relacionado na seção "Bibliografia". No EndNote, no entanto, pode-se, por exemplo, inserir uma nova frase (seta 1 na Figura 12.52) no início do texto Hipertensão e incluir uma nova referência (seta 2) sem dificuldades.

Na Figura 12.52, a primeira referência é "Ferre Larrosa F."; a segunda, "Abraham WT"; e a terceira, "Bestermann W". Ao comparar-se essa figura com a Figura 12.51, percebe-se que a referência "Abraham WT" passou de primeira para segunda, e a "Bestermann W", de segunda para terceira. Ou seja, o EndNote reorganizou automaticamente todas as referências, o que é muito mais prático, rápido e confiável.

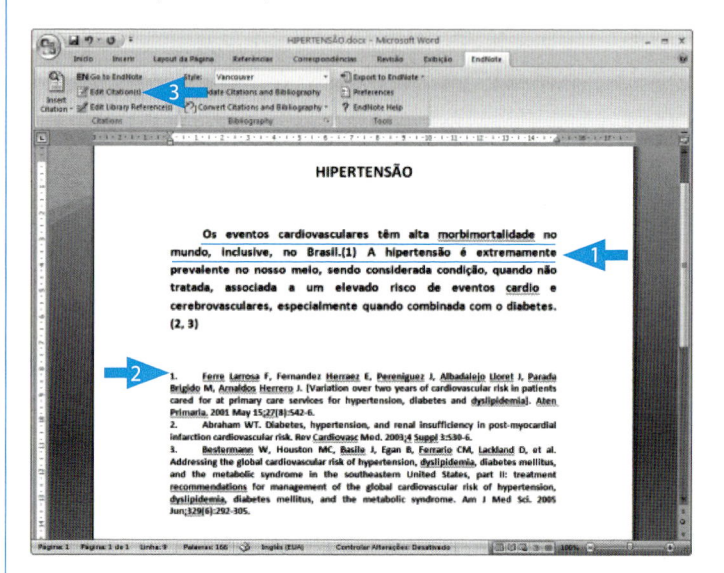

Figura 12.52 // Tela mostrando a inclusão de uma nova frase com a inserção de uma nova referência no texto Hipertensão no Word.

Também é possível excluir quaisquer referências que foram incluídas. Para isso, clica-se em "Edit Citation(s)" (seta 3 na Figura 12.52), seleciona-se a referência a ser removida (seta 2 na Figura 12.53) e clica-se em "Remove" (seta 3). A Figura 12.54 mostra como ficou o documento Hipertensão com a remoção da segunda referência.

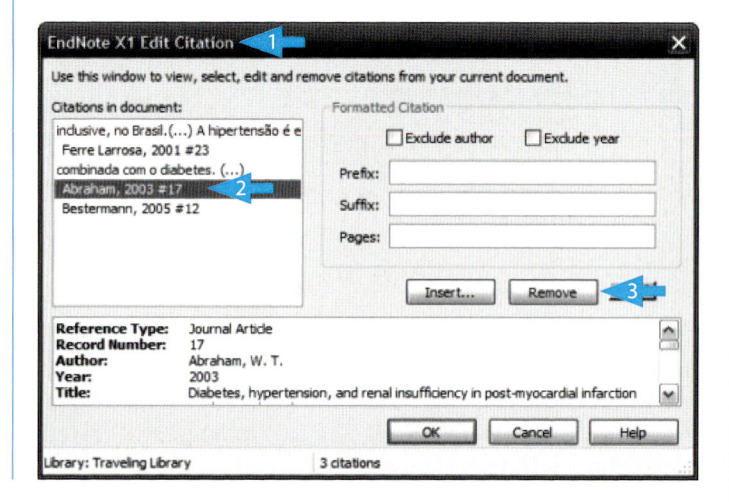

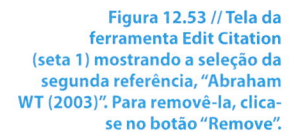

Figura 12.53 // Tela da ferramenta Edit Citation (seta 1) mostrando a seleção da segunda referência, "Abraham WT (2003)". Para removê-la, clica-se no botão "Remove".

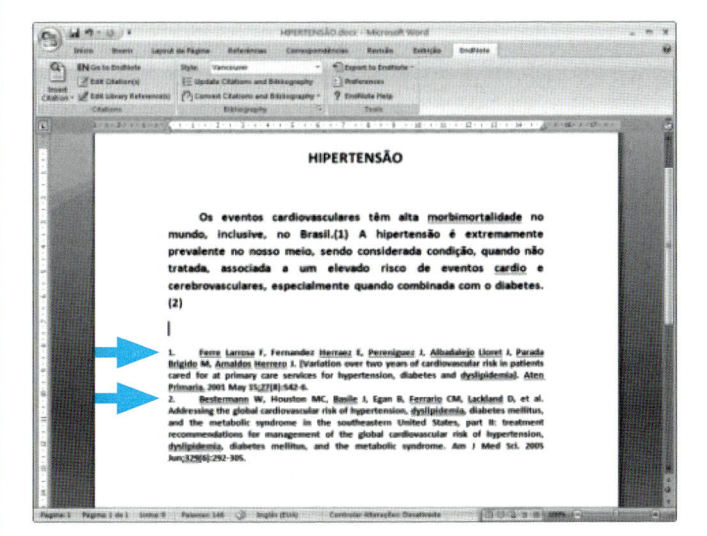

Figura 12.54 // Tela mostrando a remoção da segunda referência ("Abraham WT") com atualização automática das referências restantes (setas).

Caso se deseje alterar o estilo de formatação utilizado, existe uma ferramenta que permite fazer esse tipo de alteração no próprio Word, na aba do EndNote (Figura 12.55).

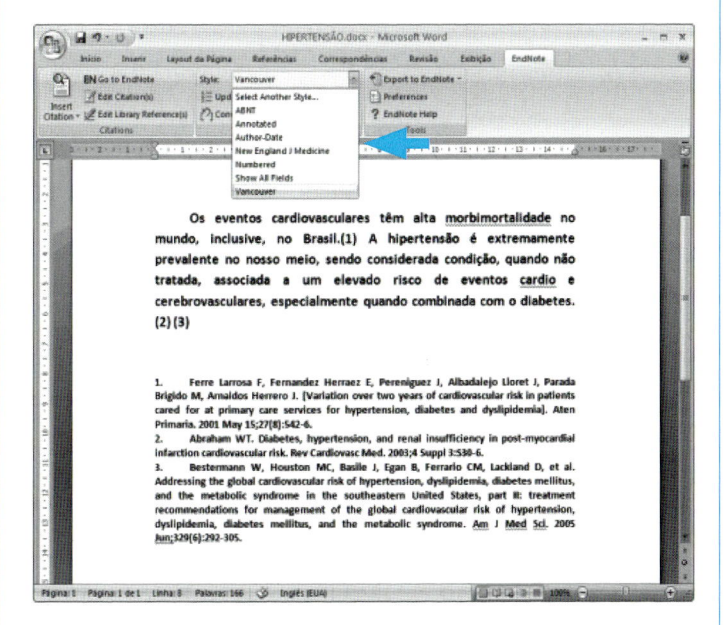

Figura 12.55 // Tela mostrando como alterar rapidamente o estilo de formatação das referências inseridas no texto a partir da aba do EndNote no próprio Word. A seta mostra a caixa de estilos.

Além disso, o EndNote também permite alterar a forma como as referências aparecem a partir da ferramenta "Format Bibliography", que é acessada clicando-se em "Bibliography" (destaque da Figura 12.56).

Figura 12.56 // Tela mostrando a ferramenta "Format Bibliography" (seta), acessada clicando-se em "Bibliography" (destaque).

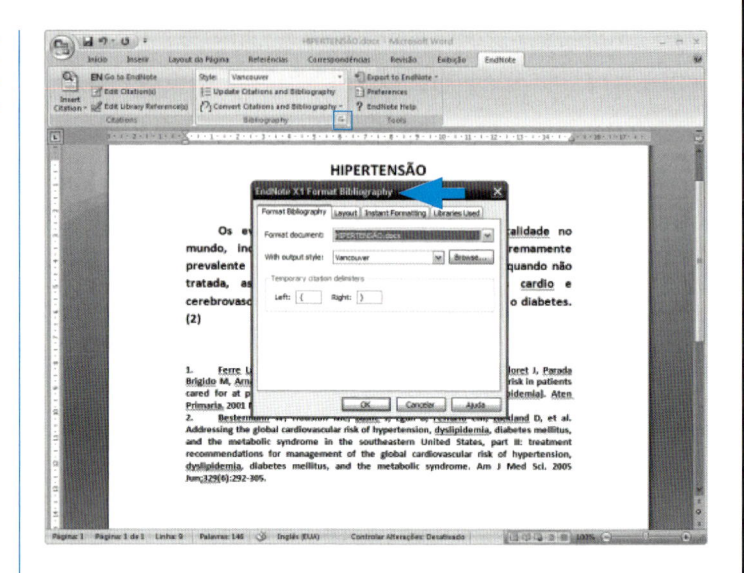

Assim, a Figura 12.57 mostra como alterar o estilo de formatação utilizando-se os recursos da ferramenta "Format Bibliography": é só mudar o estilo configurado na caixa "With output style" (seta 1) e selecionar outro formato clicando-se no botão "Browse" (seta 2).

Figura 12.57 // Tela mostrando alteração do estilo de formatação por meio da ferramenta "Format Bibliography".

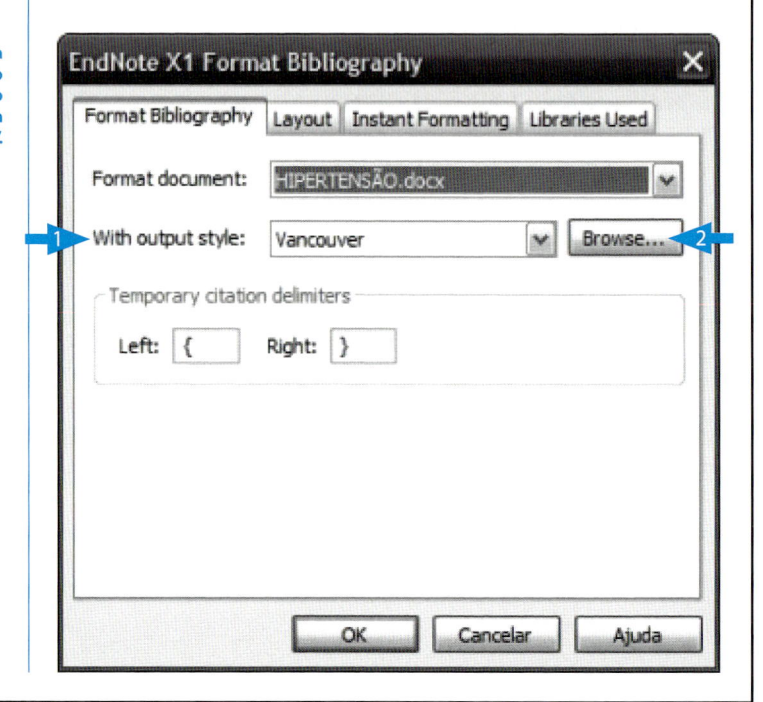

Outra possibilidade, como indicado na Figura 12.58, é alterar o tipo (seta 1) e o tamanho da fonte (seta 2) usada na digitação das referências. Além disso, o usuário também pode inserir um título antes do início das referências (seta 3) e modificar as margens na página e o espaçamento entre as linhas (seta 4). Como exemplo, a seção de bibliografia será personalizada com as seguintes modificações: fonte Times New Roman, tamanho 12, espaçamento 1,5 e introdução, antes das referências, do título "Referências Bibliográficas". Para isso, devem ser feitas as alterações mostradas na Figura 12.59. É interessante observar, na Figura 12.60, que o leiaute da seção Referências Bibliográficas, após as modificações, está bem diferente daquele mostrado na Figura 12.52.

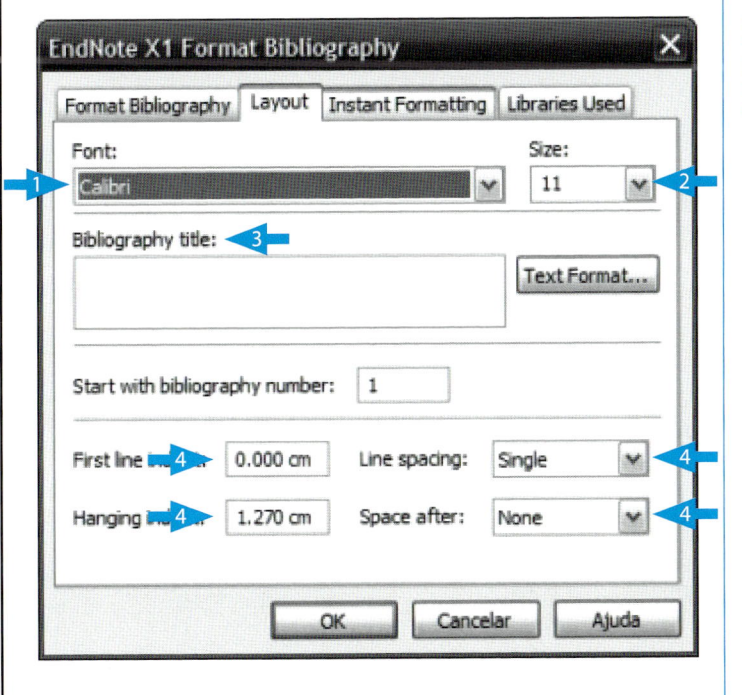

Figura 12.58 // Tela da aba "Layout" da ferramenta "Format Bibliography" mostrando várias opções para personalizar da aparência das referências.

Figura 12.59 // Tela mostrando a personalização da aparência das referências, com seleção da fonte Times New Roman (seta 1), tamanho 12 (seta 2), espaçamento 1,5 (seta 3) e introdução do título "Referências Bibliográficas" (seta 4) para identificação da seção de bibliografia.

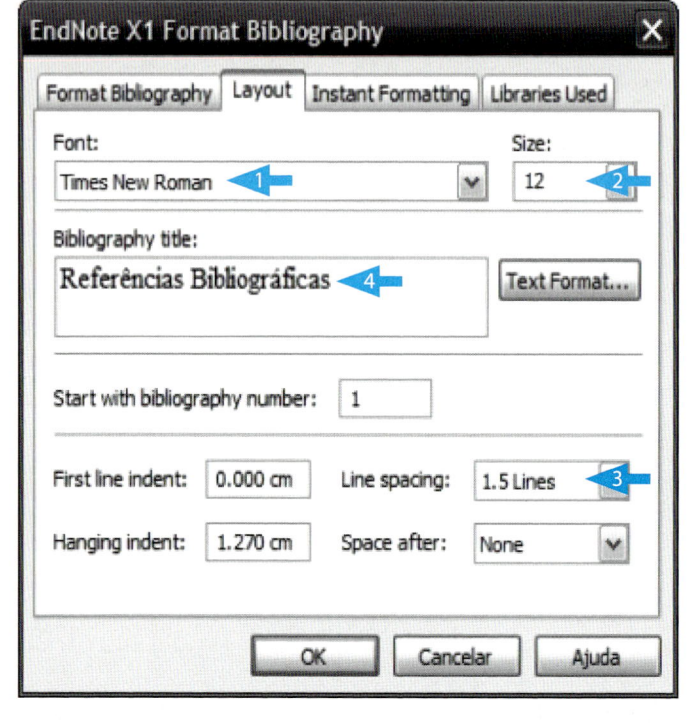

Figura 12.60 // Tela mostrando o novo leiaute das referências, após as modificações, em relação ao mostrado na Figura 12.52.

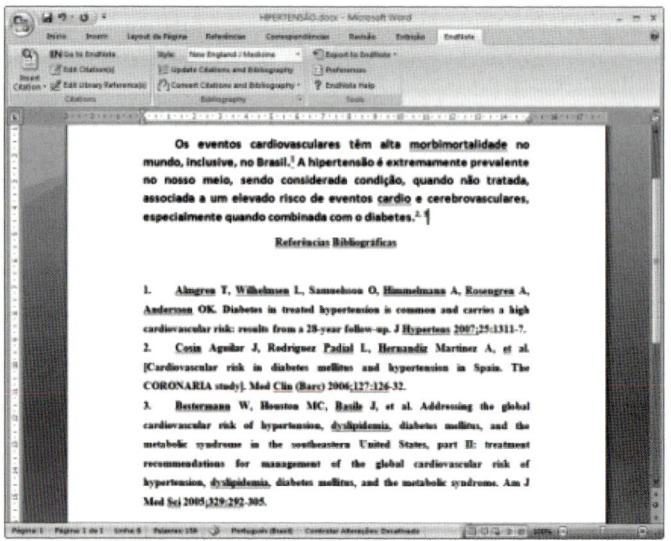

Já na aba "Instant Formatting" (Figura 12.61) há uma ferramenta que, quando ativada, permite realizar atualizações automáticas da lista de referências, à medida que novas referências são adicionadas ou modificadas. Por fim, na aba "Libraries Used" (Figura 12.62), é possível visualizar todas as bibliotecas em uso em determinado documento.

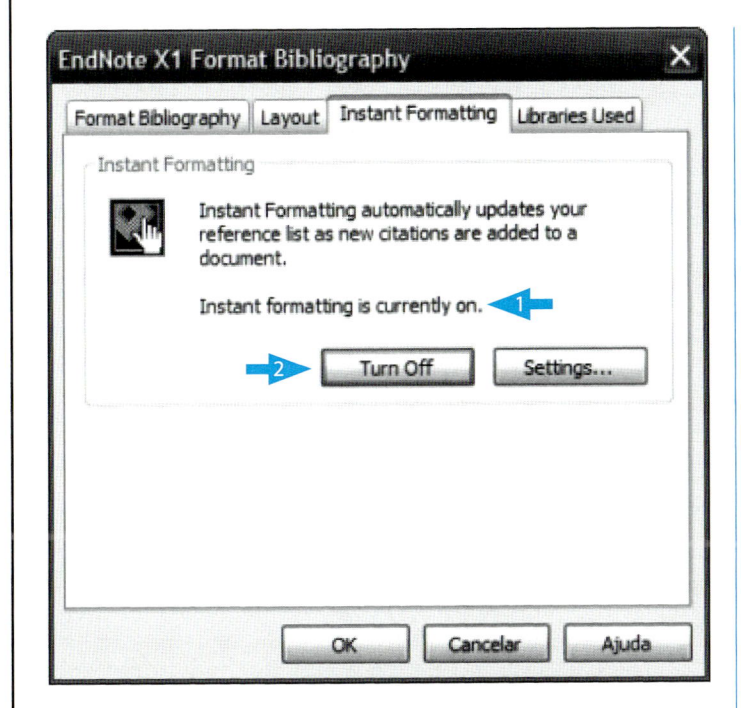

Figura 12.61 // Tela mostrando a ferramenta "Instant Formatting", que permite atualizar as referências automaticamente, à medida que são feitas alterações. Observar que a ferramenta está ativada (seta 1) e que pode ser desativada, se conveniente (seta 2).

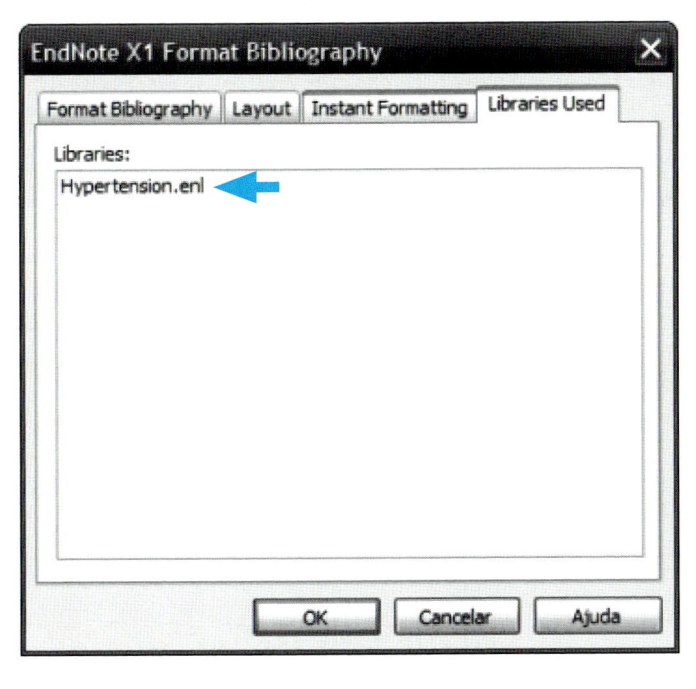

Figura 12.62 // Tela mostrando o conteúdo da aba "Libraries Used", indicando que as referências no documento Hipertensão são provenientes apenas da biblioteca Hypertension.enl (seta).

// **ZOTERO**

O Zotero é um complemento gratuito para o Firefox 2 e 3 que permite, dentro do próprio navegador, localizar, organizar e citar referências em algum editor de texto. Também é compatível com o Netscape Navigator 9.0 e o Flock 0.9.1.[10] Além disso, possui vários recursos, listados a seguir.

➡ Captura de citações diretamente de páginas eletrônicas

➡ Possibilidade de armazenamento de diversos formatos de arquivos, como PDFs, textos, imagens, *links* e *home pages*

➡ Integração com os editores de texto Word, OpenOffice e Google Docs

➡ Interface disponível em várias línguas, inclusive em português

➡ Ferramenta de busca rápida para localização de citações

➡ Possibilidade de criação de pastas, facilitando ainda mais a organização das coleções

➡ Opções diversas de importação e exportação de referências

➡ Acesso às coleções criadas em qualquer lugar do mundo a partir da internet

Após a sua instalação, é importante verificar se existe um ícone do Zotero no canto inferior direito da janela do Firefox, o qual, quando pressionado, abrirá a tela desse programa. No que diz respeito à utilização, na página http://www.zotero.org/documentation/quick_start_guide há um excelente tutorial, tanto em PDF como em vídeo, que, além de descrever, ensina como utilizar os principais recursos desse aplicativo. Por conta disso, serão mostrados neste livro apenas os principais passos envolvidos para se capturar e exportar referências com o uso do Zotero. Para isso, serão utilizadas como exemplo algumas referências recuperadas no PubMed a partir da estatégia de busca "asthma" (Figura 12.63).

A seguir, na Figura 12.63, podem ser feitas algumas considerações sobre o aplicativo.

ORGANIZADORES DE REFERÊNCIAS // **461**

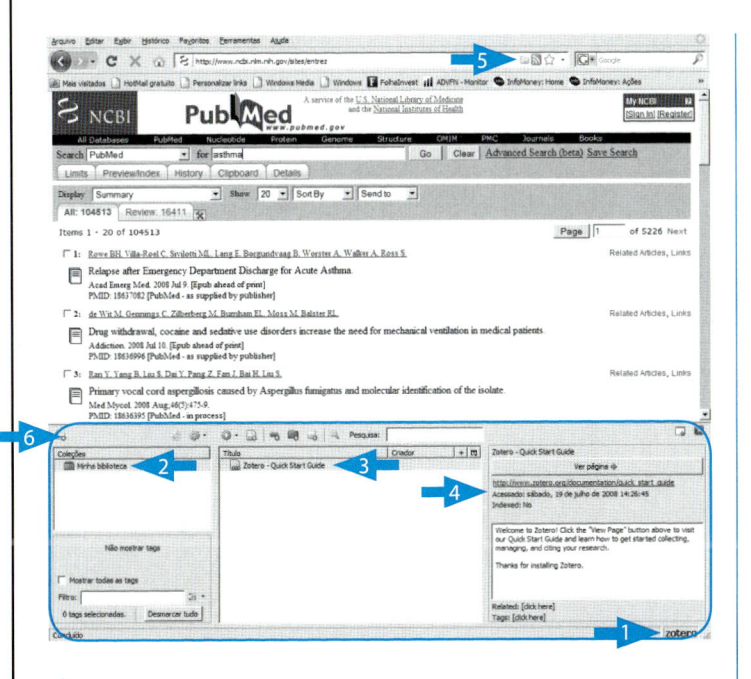

Figura 12.63 // Tela do Firefox 3.0 mostrando que foram encontradas mais de 10 mil referências no *site* do PubMed a partir da estratégia de busca "asthma".

➡ O destaque mostra a tela do Zotero em português, aberta, após clicar-se no seu ícone (seta 1).

➡ Já existe, no Zotero, uma coleção criada, indicada pelo nome "Minha biblioteca", mostrada no painel esquerdo (seta 2).

➡ Nessa coleção, há uma única referência ("Zotero – Quick Start Guide"), visualizada no painel do meio (seta 3).

➡ No painel à direita, podem ser encontradas informações mais detalhadas sobre a referência selecionada no painel do meio (seta 4).

➡ Na barra de endereços do Firefox, pode ser visto o ícone "Save to Zotero" (seta 5) que, quando presente, indica que existem referências que podem ser capturadas com o Zotero.

➡ Para a criação de novas coleções, deve-se clicar no ícone "Nova coleção" (seta 6).

Clicando-se no ícone "Save to Zotero" aparecerá outra tela solicitando que sejam indicadas as referências a serem capturadas para a coleção desejada (Figura 12.64).

462 // GESTÃO DO CONHECIMENTO MÉDICO

Figura 12.64 // Tela mostrando a seleção de seis referências dentre as reconhecidas pelo Zotero (destaque) para serem importadas na coleção "Asma" (seta).

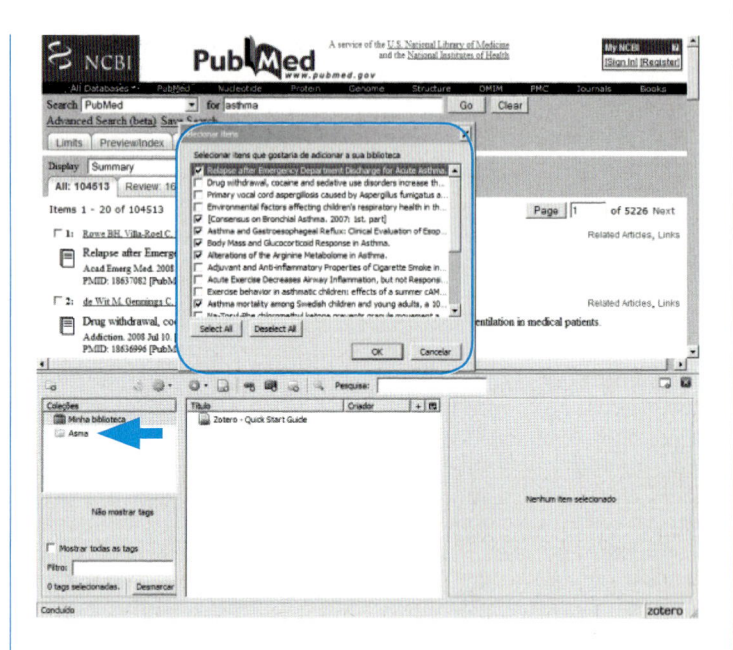

Em seguida, na Figura 12.65, podem ser vistas as seis referências que foram importadas para a coleção "Asma". Com as teclas "Control + A", é possível selecionar, ao mesmo tempo, todas as citações presentes nessa coleção e, caso se queira criar uma biblioteca com essas referências, clicar com o botão direito do *mouse* e escolher a opção relacionada, como mostrado na Figura 12.65.

Figura 12.65 // Tela mostrando como criar uma biblioteca com as referências da coleção "Asma" (seta).

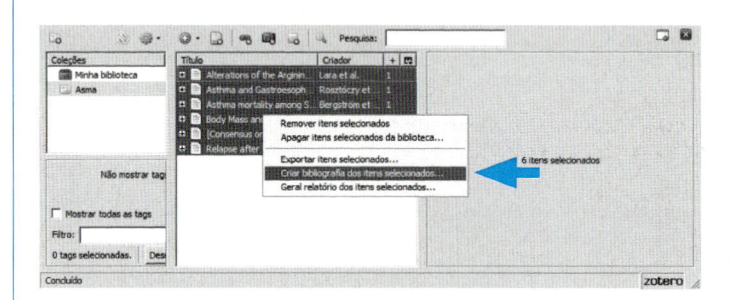

Dessa forma, após clicar na opção "Criar biblioteca dos itens selecionados", aparecerá uma caixa solicitando que se indique o estilo em que as referências deverão ser exportadas e o formato de saída, que pode ser "Salvar como RTF" (rich text format), "Salvar como HTML", "Copiar para Área de Transferência" ou "Imprimir" (Figura 12.66).

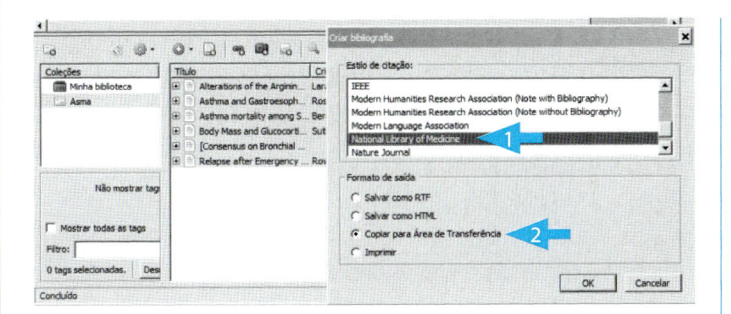

Figura 12.66 // Caixa mostrando os estilos de citação disponíveis no Zotero e a escolha do formato de saída, ou seja, como as referências deverão ser exportadas.

A opção "National Library of Medicine" (seta 1) corresponde justamente ao formato das referências do PubMed/MEDLINE. Optando-se pela opção "Copiar para a Área de Transferência" (seta 2), basta utilizar em seguida o comando "Colar" no Word, para que essas referências apareçam no texto em desenvolvimento, como mostrado na Figura 12.67.

Além disso, existe um *plug-in* que aumenta ainda mais a interação do Zotero com o Word, também disponível gratuitamente. Ele possui apenas 119 kb de tamanho e o *download* pode ser feito no endereço http://www.zotero.org/support/microsoft_word_integration. É compatível com Word 2000, XP, 2003 e 2007.

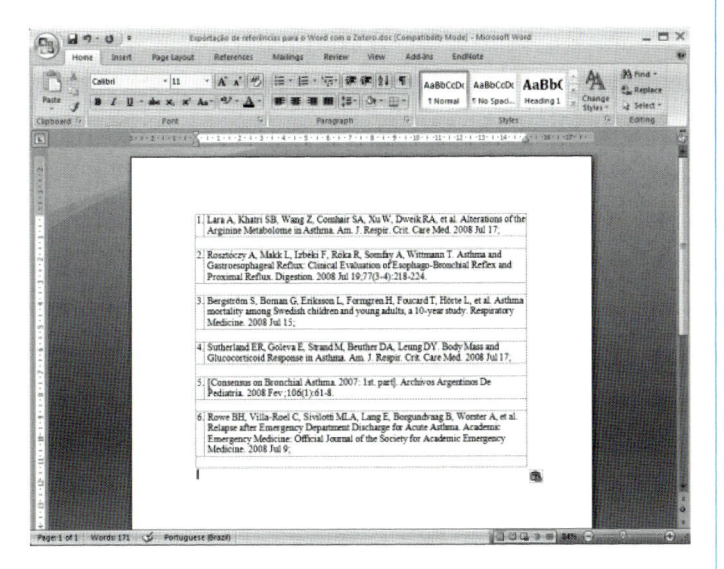

Figura 12.67 // Tela mostrando a inserção de referências no Word com o auxílio do Zotero.

// CONCLUSÃO

Neste capítulo, o leitor recebeu orientações de utilização dos principais recursos do EndNote, com destaque para a criação de uma nova biblioteca, a importação de referências de bases de dados eletrônicas e a exportação destas – com muitas possibilidades de estilos bibliográficos diferentes – para o editor de texto. Além disso, também foi descrito um breve tutorial sobre o Zotero, um complemento gratuito para o navegador Firefox, que também auxilia na captura de referências.

Com o conhecimento desses dois programas, o leitor perceberá que a tarefa de organizar referências será, em vez de árdua e demorada, rápida e agradável.

// REFERÊNCIAS

1. Miller MC. Reference management software: a review of EndNote Plus, Reference Manager, and Pro-Cite. MD Comput. 1994 May-Jun;11(3):161-8.
2. Reference Management Software [updated 2008 Nov 17; cited 2008 Dec 21]. Available from: http://en.wikipedia.org/wiki/Reference_management_software
3. Smith CM, Baker B. Technology in nursing scholarship: use of citation reference managers. Int J Ment Health Nurs. 2007 Jun;16(3):156-60.
4. Brahmi FA, Gall C.EndNote and Reference Manager Citation formats compared to "instructions to authors" in top medical journals.Med Ref Serv Q. 2006 Summer;25(2):49-57.
5. Procite [homepage on the Internet]. Carlsbad, CA. [cited 2009 Jan. 23]. Available from: http://www.procite.com/
6. Thomson Reuters. Reference Manager [homepage on the Internet]. Carlsbad, CA. [cited 2009 Jan. 23]. Available from: http://www.refman.com/
7. Thomson Reuters. EndNote. Carlsbad, CA. [cited 2009 Jan. 23]. Available from: http://www.endnote.com/
8. RefWorks. Bethesda, Maryland: RefWorks; c2008. [cited 2009 Jan. 23]. Available from: http://www.refworks.com/
9. PMID [homepage on the Internet]. [updated 2008 Dec 16; cited 2008 Dec 21]. Available from: http://en.wikipedia.org/wiki/PMID
10. Zotero [homepage on the Internet]. [cited 2009 Jan. 23]. Available from: http://www.zotero.org/

// LEITURAS RECOMENDADAS

Beutler E. Reference Manager. Science. 1987 Aug 21;237(4817):824. No abstract available.

Comparison of reference management software [homepage on the Internet]. Available from: http://en.wikipedia.org/wiki/Comparison_of_reference_management_software

EndNote [homepage on the Internet]. Available from: http://en.wikipedia.org/wiki/EndNote

Gerstein Science Information Centre. Available from: http://www.library.utoronto.ca/gerstein/subjectguides/personalbib.html

Índice

A

Acesso à informação, 13-33
    na prática médica, 13-14
    obstáculos, 16-29
Artigo científico, 355-370
    arquivos PDF, 362-366
    compactadores/descompactadores de arquivos, 366-370
    etapas do processo de aquisição, 357-361
    modos de aquisição, 355-360
    versões eletrônicas, 361-370
    via biblioteca, 356
    via *on line*, 355-356
    via serviços de solicitação de documentos, 356-357
Assistentes pessoais digitais, 91-131
    Palm OS, 96-99
    perfil do médicos que utilizam, 101-103
    Pocket PC, 96-99
    prevalência de utilização na medicina, 99-101
    principais PDAs usados pelos médicos, 103-107
    Smartphones, 95-96
    uso na medicina, 99-107
    Windows Mobile, 94-95
Atualização do profissional de medicina, 13-33

B

Bases de dados bibliográficas na *Web*, 211-352
Bases de dados de enfermagem, 158
British Library, 357
Buscadores, 195-200
    Google Scholar, 199
    Scirus, 198

C

Cochrane, 412-417
Competências gerais do profissional, 15-16
COMUT, 357
Confiabilidade na Internet, 21
Critérios europeus de confiabilidade na Internet, 21

D

Del.icio.us, 63
Educação à distância, 79-84
    audioconferência, 81
    CDs, DVDs e outras mídias, 80
    e-learning, 85-87
    material impresso, 79-80
    simulações virtuais, 84
    tecnologias, 84
    videoconferência, 81-82
    webconferência, 82-84

E

Educação continuada, 73-89
    à distância, 77-84
    conflitos de interesse, 76
    efetividade real, 74-76
    onde encontrar, 77
    tradicional, 87-89
    via Internet, 87-89
EMBASE, 352

F

Flickr, 63
Formação e competência para o graduando em medicina, 14-15

G

Gestão da informação, 29-33

H

Habilidades de gestão da informação, 22-29
    certificação e recertificação, 27-29
    informação na Internet para médicos e pacientes, 25-26
    pacientes que buscam informações da Internet, 27
    pressão das fontes pagadoras, 22
    processo de certificação profissional, 26
    relação médico-paciente, 22-24
HEAL, 62

I

Indicadores de qualidade de produção científica, 371-375
    cálculo do fator de impacto, 373-374
    fator de impacto, 371-376
    índice H, 376-378
    principais periódicos, 374-376
Internet, 37-55
    a cabo, 48
    acesso discado, 45-47
    ADSL, 47
    configuração POP3/SMTP, 52-53
    e-mail, 50-52
    File Transfer Protocol, 52-53
    grupos de discussão, 54-55
    histórico, 38-42
    Internet 2, 50
    NewsGroups, 53-54
    no Brasil, 44-45
    programas cliente-servidor, 54
    protocolo IEEE 802.11, 49-50
    sem fio, 48-49
    World Wide Web, 42-44

L

LILACS, 320-351
    acesso à base, 322-348
    bases de dados especializadas, 348-351
    pesquisa, 321-322

M

Medicina baseada em evidências, 381-421
    avaliação crítica da literatura, 387-403
    Cochrane, 412-417
    levantamento bibliográfico, 384-383
    materiais úteis, 383-387
    melhores evidências na prática clínica, 405-412
    questionamentos clínicos, 382-384
Metabuscadores, 158-159

N

Navegadores, 64-70
    Chrome, 69-70
    Internet Explorer 7, 64-66
    Mozilla Firefox 3, 66-69
Nursing Center, 158

O

Obstáculos ao acesso à informação, 16-22
    acesso à tecnologia, 20
    fatores individuais, 17-19
    qualidade da informação na Internet, 20-21
    sobrecarga de informação, 16-17
Organizadores de referências, 423-492
    EndNote X1, 425-460
    Zotezero, 460-463

P

Palms OS, 107-112
    anotações, 107
    calculadora, 109
    calendário, 108-109
    contatos, 108
    despesas, 109
    HotSync, 110-111
    navegador para Internet, 110
    programa de e-mail, 110
    programas para áudio, 111
    relógio, 109-110
    tarefas, 109
    textos e planilhas, 111-112
    visualizador de imagens e vídeos, 111
Pesquisa bibliográfica, 201-210
    base de dados bibliográfica, 202
    bibliografia, 202
    campos de dados de referências bibliográficas, 203
    elementos descritivos do documento, 203
    estratégia de busca, 204
    indexação, 203-204

ÍNDICE // **467**

    operadores booleanos, 205-206, 207-209
    operadores de proximidade, 206-207
    referência bibliográfica, 202
    regras de pesquisa, 209-209
Portais médicos, 135-194
    CAPES, 138-140
    consensos médicos, 140-145
    Doctor's Guide, 156
    Drugs, 155-156
    educação médica, 157-158
    eMedicine, 151-152
    Free Medical Journals, 145
    FreeBooks4Doctors, 145-146
    Martindale Virtual Medical Center, 138
    MD Consult, 153-155
    Medlink, 156-157
    Medical Matrix, 137-138
    Medscape, 148-151
    Online Continuing Medical Education, 157
    OVID, 146
    RIMA, 146-148
Programas médicos, 112-131
    Current Consult Medicine, 116-117
    DrDrugs, 115
    Johns Hopkins ABX Guide, 114-115
    links, 128-131
    outros programas médicos, 117-125
    Principles of Surgery Companion Handbook, 117
    programas de consensus/escores/escalas, 125-128
    Reeder and Felson's Gamut in Radiology, 115
    Sanford Guide, 116
    Skyscape, 113-114
    USBMIS, 115-116
PubMed, 212-284
    barra de funções, 264-281
    componentes, 213-214
    descrição da *homepage*, 218-219
    estado das citações, 217-218
    história, 214-217
    mapeamento automático de termos, 235-247
    MeSH Database, 219-232
    My NCBI, 281-284
    pesquisa de frases, 247-248
    resultado da pesquisa, 249-264
    símbolo de truncagem, 248-249
    tags de campos de pesquisa, 232-235

S

SCAD, 357
SciELo, 352
Scopus, 351-352
Sites, 135-194
    administração de consultório, 190-191
    anatomia patológica, 159-160
    anestesiologia, 160
    cardiologia, 160-162
    cirurgia de cabeça e pescoço, 183
    cirurgia geral, 168-169
    citações bibliográficas, 191
    clínica médica, 162-168
    dermatologia, 169-171
    endocrinologia, 171-172
    genética médica, 173
    geriatria, 173-174
    ginecologia, 174-175
    grastrenterologia, 172-173
    hematologia, 175-176
    indústrias farmacêuticas, 191-194
    infectologia, 176-177
    medicamentos, 190
    medicina de urgência, 177-178
    nefrologia, 178-179
    neurocirurgia, 181
    neurologia, 179-181
    oftalmologia, 181-182
    oncologia, 175-176
    ortopedia, 182
    otorrinolaringologia, 183
    pediatria, 183-184
    pneumologia, 184-185
    programas úteis a prática clínica, 190
    psiquiatria, 186-187
    radiologia, 187-188
    reumatologia, 188-189
    traumatologia, 189
Slideshare, 63

U

Utilização da informação, 16-22

W

WEB 2.0, 55-70
    aplicações em saúde, 61-62
    blogs, 60-61
    podcasting, 59-60
    RSS, 57-59

    sites selecionados, 62-63
    wikis, 55-57
    novidades, 63-64
Web of Science, 284-320
    barra de ferramentas, 289-290
    como acessar, 288-289
    formulário de pesquisa, 291
    história, 287-288
    índice de citações, 285-287
    página de pesquisa, 290
    pesquisa avançada, 318-320
    pesquisa de referências citadas, 315-318
    pesquisa por autor, 297-302
    pesquisa por autor corporativo, 303-305
    pesquisa por idioma, 307-315
    pesquisa por periódico, 305-307
    pesquisa por título, 296-297
    pesquisa por tópico, 293-296
    regras de sintaxe e pesquisa, 292-293

Y

YouTube, 63